YAOXUE DAOLUN YU YAOWU LINCHUANG YANJIU

药学导论与
药物临床研究

亓军波 等 主编

长江出版传媒
湖北科学技术出版社

图书在版编目（C I P）数据

药学导论与药物临床研究/亓军波等主编. -- 武汉：
湖北科学技术出版社，2022.11
ISBN 978-7-5352-9232-2

Ⅰ. ①药… Ⅱ. ①亓… Ⅲ. ①临床药学-研究 Ⅳ.
①R97

中国版本图书馆CIP数据核字（2022）第209767号

责任编辑：许可   封面设计：胡博

出版发行：湖北科学技术出版社   电话：027-87679426
地   址：武汉市雄楚大街268号   邮编：430070
      （湖北出版文化城B座13-14层）
网   址：http://www.hbstp.com.cn

印   刷：山东道克图文快印有限公司   邮编：250000

787mm×1092mm   1/16   21.25印张   503千字
2022年11月 第1版   2022年11月第1次印刷
                   定价： 88.00 元

《药学导论与药物临床研究》
编委会

主　编

亓军波　　济南市中西医结合医院
郇彦芹　　山东省潍坊市临朐县第二人民医院
王　丽　　临朐县人民医院
张艳霞　　费县人民医院
孟祥欣　　昌乐县人民医院
张婧怡　　潍坊市人民医院

副主编

曲宏伟　　烟台市烟台山医院
吴晓云　　山东省食品药品检验研究院
侯旭伟　　烟台海港医院
王淑芳　　山东省滨州市邹平市
　　　　　好生街道社区卫生服务中心
焦　健　　济南市人民医院
山海霞　　衡水市第六人民医院

编　委

王蓉蓉　　青岛大学附属医院
张莎莎　　青岛大学附属医院

前　言

　　临床药学作为现代医院药学的核心，亦是一门运用药学专业理论与临床实践，以患者为中心，确保患者用药安全的应用型学科。临床用药是临床医务人员的基本技能，由于医药科学发展迅速，疾病种类、诊断指标、药物的品种和剂型、规格都发生了变化，临床医务人员特别是基层临床药师，迫切需要可便捷查阅药物信息的图书。为了能更好地应用临床药学专业知识参与临床用药，为药师及医师提供安全用药指导，编者编写了本书。

　　本书首先阐述了药物基本知识，包括药物效应动力学和药物代谢动力学以及影响药物作用的因素，然后对药品质量管理和药剂学也进行了较细的讲述。后面主要章节从临床实际用药出发，以药学为纲逐一展开，收录了作用于各个系统疾病的常见药物，分别介绍了其药品名称、药理作用、适应证、用法用量、不良反应、禁忌、注意事项、规格等。并详细阐述了不同病情和不同人群的合理用药、各系统疾病的科学合理用药以及药物相互作用等各方面的内容。其资料新颖，内容科学实用、紧扣临床，尽可能做到深入浅出，简明精炼，力求达到科学性、先进性、系统性、思想性和实用性的原则。适合各级药学专业同仁、临床医生阅读参考。

　　由于编写时间仓促，编写水平有限，若本书内容存在不足之处，恳请广大读者批评指正。

编　者

目　　录

第一章　临床药物效应动力学 ································ （1）

　第一节　药物的基本作用 ································· （1）

　第二节　药物的量效关系和时效关系 ·················· （3）

　第三节　药物与受体 ··································· （5）

第二章　临床药代动力学 ································· （10）

　第一节　药物的体内过程 ······························ （10）

　第二节　临床药代动力学应用 ·························· （22）

第三章　药物相互作用与配伍禁忌 ························ （30）

　第一节　概述 ··· （30）

　第二节　药动学相互作用 ······························ （34）

　第三节　药效学相互作用 ······························ （48）

　第四节　中西药相互作用 ······························ （54）

　第五节　食物药物相互作用 ···························· （60）

　第六节　配伍禁忌 ····································· （65）

第四章　神经系统用药 ··································· （71）

　第一节　抗癫痫药 ····································· （71）

　第二节　治疗中枢神经系统退行性疾病药 ·············· （84）

　第三节　治疗抑郁症与焦虑症的药物 ·················· （93）

　第四节　治疗精神病和躁狂症的药物 ················· （105）

　第五节　阿片类镇痛药 ······························ （120）

第五章　呼吸系统用药 ·································· （138）

　第一节　平喘药 ······································ （138）

　第二节　镇咳药 ······································ （146）

　第三节　祛痰药 ······································ （148）

第六章　循环系统用药 ·································· （150）

　第一节　抗高血压药 ·································· （150）

　第二节　抗心力衰竭药 ································ （159）

　第三节　抗心绞痛药 ·································· （174）

　第四节　调节血脂药 ·································· （181）

第五节　抗心肌缺血药 …………………………………………………………（190）

第七章　消化系统用药 ………………………………………………………（202）

第一节　治疗消化性溃疡药 ……………………………………………………（202）

第二节　消化功能调节药 ………………………………………………………（205）

第三节　治疗炎性肠病药 ………………………………………………………（208）

第八章　血液系统用药 ………………………………………………………（215）

第一节　抗凝血药 ………………………………………………………………（215）

第二节　抗血小板药 ……………………………………………………………（219）

第三节　纤维蛋白溶解药 ………………………………………………………（222）

第四节　促凝血药 ………………………………………………………………（223）

第五节　抗贫血药 ………………………………………………………………（225）

第六节　促白细胞增生药 ………………………………………………………（227）

第七节　血容量扩充药 …………………………………………………………（228）

第九章　妇产科用药 …………………………………………………………（229）

第一节　生殖系统炎症用药 ……………………………………………………（229）

第二节　妇科肿瘤用药 …………………………………………………………（246）

第三节　分娩期并发症用药 ……………………………………………………（265）

第四节　产褥期疾病用药 ………………………………………………………（278）

第十章　儿科用药 ……………………………………………………………（291）

第一节　小儿病毒感染用药 ……………………………………………………（291）

第二节　小儿支气管哮喘用药 …………………………………………………（304）

第三节　小儿肺炎用药 …………………………………………………………（312）

第四节　小儿营养性贫血用药 …………………………………………………（317）

参考文献 ………………………………………………………………………（331）

第一章 临床药物效应动力学

第一节 药物的基本作用

一、药理作用与效应

药物的作用指药物对机体的原发作用,是动因。药物的效应是药物作用引起的机体功能和形态变化,是结果。药物的作用和效应两者因果关系间的过程统称为作用机制。药物直接对它所接触的器官、细胞所产生的作用称为直接作用。由机体反射性生理调节机制所产生的作用称为间接作用。药理效应的基本类型是兴奋和抑制,分别为机体原有功能的增强或减弱。对于大多数药物来说,其兴奋或抑制的药理效应比较稳定,另有少数药物在使机体极度兴奋之后,出现功能衰竭而转为抑制。

药物作用具有特异性,药理效应具有选择性。药理效应的选择性指药物引起机体产生效应的范围的专一或广泛程度。选择性高的药物,其作用靶点专一,效应范围窄;选择性低的药物作用位点多,效应范围广。药物作用的特异性与药理效应的选择性并不一定平行。例如,阿托品特异性阻断 M-胆碱受体,但其药理效应选择性不高,对心脏、血管、平滑肌、腺体及中枢神经系统都有影响,而且有的兴奋、有的抑制。作用特异性强及(或)效应选择性高的药物应用时针对性较好。反之,效应广泛的药物副作用较多。但广谱药物在多种病因或诊断未明时也有其方便之处,例如广谱抗生素、广谱抗心律失常等。药物选择性的产生与药物在体内的分布、组织器官的生化功能、组织结构差异等因素有关。

药物必须在作用靶点达到有效浓度时才能产生效应。如胆道感染时,应选用原形经胆汁排泄的药物;泌尿道感染时,则应选用原形经肾排泄的药物。药物作用的靶点决定药物作用的性质和选择性。对病原体而言,其与人体组织细胞的结构差异是药物的选择性作用靶点的基础。细菌有细胞壁而哺乳动物细胞没有,β-内酰胺类抗生素可通过抑制细胞壁合成起杀菌作用,而对人的毒性很小。不同种属之间组织细胞的结构差异也影响药物的选择性作用,如同样是影响叶酸代谢的药物,磺胺药用于抗菌,乙胺嘧啶用于预防疟疾。

二、治疗作用与不良反应

治疗作用指符合用药目的、有利于防治疾病的药物作用。不良反应(ADR)指不符合用药目的、并给患者带来不适或痛苦的反应。治疗作用和不良反应是药物本身存在的两重性作用。临床用药时,必须充分考虑用药的有效性和安全性,结合病情与治疗需要权衡利弊,合理选用。

(一)治疗作用

治疗作用可分为对因治疗和对症治疗。对因治疗指用药目的在于消除原发致病因子,彻底治愈疾病,也称治本。例如,应用化疗药物杀灭体内的病原体;对症治疗指用药目的在于改善症状,也称治标。例如,心绞痛发作时,舌下含服硝酸甘油予以急救。对症治疗不能根除病因,但对病因未明暂时无法根治的疾病却是必不可少的。因此,在临床用药时应遵循"急则治其标,缓则治其本"的原则,根据患者的病情及时选用对症治疗和对因治疗或"标本兼治"的方案治病救人。

(二)不良反应

多数不良反应是药物的固有作用所致,可以预知并避免。药物的不良反应主要有以下几种:

1.副作用

指药物在治疗剂量时产生的与治疗目的无关的作用。其原因是药物作用的选择性差,效应范围广。例如,阿托品用于解除胃肠痉挛时,可引起口干、心悸、便秘等副作用。

2.毒性反应

指用药剂量过大或时间过长而引起的严重不良反应。毒性反应是药理效应的进一步增强和延续。有时用药剂量不大,但由于机体对药物过于敏感也可出现毒性反应。绝大多数药物都有一定的毒性,例如治疗慢性心功能不全的药物地高辛过量可引起心律失常等。短期内过量用药所引起的毒性反应称为急性毒性,以损害循环、呼吸及神经系统功能为主;长期用药导致药物在体内过量蓄积而逐渐发生的毒性反应称为慢性毒性,常损害肝、肾、骨髓、内分泌等功能。致癌、致畸和致突变等属于特殊毒性。

3.后遗效应

指停药后血药浓度已降至阈浓度以下时残存的药理效应。如服用巴比妥类催眠药后,次晨仍有困倦现象;长期应用肾上腺皮质激素后导致肾上腺皮质萎缩在停药后短期内难以恢复。

4.停药反应

指长期用药后突然停药出现的原有疾病加剧,又称反跳现象。如长期服用可乐定降血压,停药次日血压将明显回升。因此,应该遵循临床用药规则,在病情控制后逐渐减量缓慢停药。

5.变态反应

指过敏体质患者应用某些药物后产生的对机体有损害的异常免疫反应,也称过敏反应。致敏原可为药物本身、药物代谢产物或药物中的杂质;变态反应的发生与用药剂量无关,反应性质也与药理作用无关;反应程度差异较大,从轻微的皮疹、发热到过敏性休克甚至致死等均可发生。青霉素的过敏反应早已熟知,中药注射剂等引起的变态反应正日益被重视。由于许多药物来源于自然界,因此首次用药也可发生变态反应,如首次应用青霉素时即可发生过敏性休克。

6.特异质反应

指少数特异体质的患者对某些药物发生的异常反应。该反应与遗传有关,与药理作用无关,大多是由于机体缺乏某种酶,使药物在体内代谢受阻所致。如对骨骼肌松弛药琥珀胆碱的特异质反应是由于先天性血浆胆碱酯酶缺乏所致。目前各种基因检查或酶活性检测方法的应用,可避免特异质反应的发生。

第二节 药物的量效关系和时效关系

一、量效关系

药理效应的强弱与其剂量或浓度大小呈一定相关性,称为量效关系。以药理效应的强度为纵坐标,药物剂量或浓度为横坐标作图表示量效关系的曲线称为量效曲线。

在量效关系中效应有两种表达方法。一种是"量反应",指药理效应强度随用药剂量或浓度增减呈连续变化的反应。例如,药物对呼吸、心率、血压、血糖等的作用,其药效强度可用实测数值表示,数据有计量单位。另一种是"质反应",指药物效应随用药剂量或浓度增减呈全或无、阴性或阳性反应。例如,药物使动物存活或死亡、惊厥或不惊厥等的作用,药效强度常用阳性率、有效率、死亡率等表示。量反应也可转化为质反应,即可根据需要指定某范围为"有"或"无"。

(一)量反应的量效曲线

量反应量效曲线以效应强度为纵坐标,剂量或浓度为横坐标作图,可得直方双曲线;若将药物剂量或浓度改为对数剂量或对数浓度表示,则量反应量效曲线呈对称的 S 形曲线。通过对该曲线的分析,可以了解药物量效关系的特点,并获得反映该关系的参数。

1.斜率

量效曲线在效应量的 20%～80%大致呈直线,该段直线与横坐标夹角的正切值称为量效曲线的斜率。斜率大的药物说明药量的微小变化即可引起效应的明显改变。

2.最小有效量或最小有效浓度(MEC)

指能引起药理效应的最小药物剂量或最小药物浓度,也称为阈剂量或阈浓度。

3.半效剂量或浓度(ED_{50} 或 EC_{50})

指能引起 50%最大效应的药物剂量或浓度。

4.最大效应(E_{max})

也称为效能,指继续增加药物剂量或浓度而效应不再继续上升,即达到最大效应。

5.效价强度

指能引起等效反应(一般采用 50%效应量)的相对剂量或浓度,其值越小则强度越大。

效能和效价强度两者分别反映药物的不同性质,都用于评价药物作用的强弱。但是,效能高比效价强度高的药物更具临床意义,因为效价强度高仅是用药量多少的差异,而效能高则可以获得更高的效应。例如,中效能利尿药环戊噻嗪和氢氯噻嗪的排钠效价强度大于高效能利尿药呋塞米,这仅意味着用药量较少即可取得相当效应;由于氢氯噻嗪的效能低,最大排钠有限,常用于轻、中度水肿患者;呋塞米效能高,重症水肿患者选用可获得较强的利尿效应。

(二)质反应的量效曲线

质反应量效曲线常见的绘制方法有:将动物按用药剂量分组进行实验,以剂量或浓度为横坐标,以阳性反应率为纵坐标作图,可得到与量反应中的直方双曲线相似的曲线;将横坐标的剂量或浓度改为对数剂量或浓度表示,以药物剂量或浓度区段出现阳性反应率为纵坐标作图,可得到呈正态分布的倒钟形曲线;横坐标用对数表示,以随剂量增加的累计阳性反应率为纵坐标作图,则可得到S形量效曲线。

质反应的量效曲线中,斜率不仅反映药效强度,也反映阳性反应的离散趋势,即反映个体差异程度,斜率陡峭的药物反映个体差异较小;半数有效量(ED_{50})指能引起50%的实验动物出现阳性反应的药物剂量,如效应为中毒,称为半数中毒量(TD_{50}),如效应为死亡,称为半数致死量(LD_{50})。

质反应的量效关系有如下临床意义:

1.比较药物的效价强度

通过对两药的ED_{50}或LD_{50}比较,可以判断药物的效价强度。ED_{50}或LD_{50}较小者,效价强度一般较强。

2.判断药物作用的差异

通过对药物量效关系直线斜率的分析,可以判断药物作用的异同。若两药的斜率差异有统计学意义,提示两药的作用可能有较大差别。

3.评价药物安全性

经量效关系分析所获得的LD_{50}、ED_{50}等常用于药物的安全性评价,评价方式有以下几种:

(1)LD_{50}:是常用的评价药物毒性的指标,LD_{50}值小,说明药物毒性大。LD_{50}在新药研发及药物筛选中有重要作用。

(2)治疗指数(TI):指药物LD_{50}/ED_{50}的比值。通常以TI的大小来衡量药物的安全性。TI值大,表示药物的有效剂量与致死剂量间距离大,药物相对安全。但当某药的量效曲线与其剂量毒性曲线不平行时,则TI值不能完全表示药物的安全性。

(3)安全范围:指LD_5(5%致死量)与ED_{95}(95%有效量)之间的距离。其值越大,表示药物越安全。

(4)可靠安全系数(CSF):指LD_1(1%致死量)与ED_{99}(99%有效量)的比值,CSF>1,表示药物较为安全。

通常评价药物的安全性,除参考TI值外,还必须参考LD_1与ED_{99}的比值,或LD_5与ED_{95}之间的距离。绝大多数药物的安全性与药物剂量(或浓度)相关,因此将药物的ED_{50}与TD_{50}(或LD_{50})这两组实验的数据同时分析并加以比较,则比较容易清楚治疗指数和安全范围的关系及其意义。须指出,上述指标仅能反映与剂量有关的急性毒性,无论这些指标提示安全性多大,与剂量无关的过敏性休克或特殊类型的慢性毒性仍可发生。

必须指出,与药物剂量相比,血药浓度与药理效应的关系更为紧密。大多数药物的血浆浓度在一定范围内与药理效应呈相关性,临床上对某些药物进行治疗药物监测时,往往通过检测血药浓度而制订合理用药方案。

二、时效关系

(一)时效曲线

用药后随着时间的推移,药物作用出现动态变化的过程。一次用药后相隔不同时间测定药物效应,以时间为横坐标、药物效应强度为纵坐标作图,可得时效曲线。如果在治疗有效的效应强度处以及在出现毒性反应的效应强度处分别各作一条与横轴平行的直线(称为有效效应线和中毒效应线),则在时效曲线上可找到起效时间、最大效应时间、疗效维持时间以及作用残留时间。上述参数可以作为制订用药方案的参考。但必须结合连续用药时的情况综合考虑。

(二)临床意义

1.时效曲线与时量曲线的关系

时间-血药浓度曲线即时量曲线也可以反映药物效应的关系。但在某些情况下药物的效应与血药浓度并不平行。如那些需活性代谢产物发挥作用或缓慢起效的药物,时量曲线和时效曲线在时间上可能存在差异。由于药物作用的性质和机制不同,药物的作用强度往往具有自限性(饱和性),不能随着血药浓度升高而增强。因此,这两种曲线可以互相参考而不能互相取代。

2.药物蓄积

由于反复使用代谢较慢或毒性较大的药物,使给药速度大于消除速度,或由于患者肝、肾功能不良,使药物消除发生障碍时,就会产生药物蓄积。蓄积过多可致蓄积中毒。因此,在连续用药时,必须根据药代动力学参数和量效、时效关系,制订用药方案,以防止蓄积中毒。临床上口服抗凝血药和强心苷类药等较易发生蓄积中毒,应予注意。

第三节 药物与受体

早在1878年Langley即提出有关受体的假说,用以解释药物作用的特异性及其机制。目前,受体学说已被公认是阐明生命现象和药物作用机制的基本理论,对指导合理用药和发展新药都有实际意义。

一、受体的概念和特性

受体是一类存在于细胞膜、细胞或细胞核内具有识别和结合特定化学物质(配体)、介导细胞信号转导并产生生物学效应的功能蛋白质。药物作为配体,只能与相应的受体结合,这是药物作用具有特异性的基础。药物与受体大分子的一个或多个部位结合,该结合部位称为结合位点或受点。受体具有以下特性。

1.灵敏性

受体只需与很低浓度的药物结合就能产生显著的效应。

2.特异性

引起某一类型受体兴奋反应的药物结构非常相似,但不同光学异构体的反应可能完全不同。

3.饱和性

受体数目是一定的,因此药物与受体结合的剂量反应曲线具有饱和性,作用于同一受体的药物之间存在竞争现象。

4.可逆性

药物与受体的结合是可逆的,药物与受体复合物可以解离。

5.多样性

同一受体可广泛分布到不同的细胞而产生不同效应。同时,受体受生理、病理及药理因素的调节,其结构与功能经常处于动态变化之中。受体多样性是受体亚型分类的基础。

二、受体学说

1.占领学说

占领学说认为,受体只有与药物结合才能被激活而产生效应,而效应的强度与占领受体的数量成正比,全部受体被占领时出现最大效应。

后有学者修正了占领学说,认为药物与受体结合不仅需要亲和力,而且还需要有内在活性(α)才能激动受体而产生效应。内在活性是指药物与受体结合后产生效应的能力。只有亲和力而没有内在活性的药物,虽可与受体结合,但不能产生效应。另外,药物只占领小部分受体即可产生最大效应。未被占领的受体为储备受体。激动剂占领的受体必须达到一定的阈值后才开始出现效应,当达到阈值后被占领的受体数目增多时,激动效应随之增强。阈值以下被占领的受体称为沉默受体。

2.速率学说

速率学说认为,药物作用最重要的因素是药物与受体结合与分离的速率。药物作用的效应与其占有受体的速率成正比,而与其占有的多少无关,效应的产生是一个药物分子和受点相碰时产生一定量的刺激,并传递到效应器的结果。

3.二态模型学说

二态模型学说认为,受体的构象分活化状态(R^*)和失活状态(R)。两者处于动态平衡,可相互转变。在不加药物时,受体系统处于无自发激活的状态。加入药物时则药物均可与R^*和R两态受体结合,其选择性决定于亲和力。当激动剂与阻断药同时存在时,两者竞争受体,效应取决于R^*-激动剂复合物与R-阻断药复合物的比例。如后者较多时,则激动剂的作用被减弱或阻断。部分激动剂对R^*与R有不同程度的亲和力,因此它既可引起较弱的效应,也可阻断激动剂的部分效应。

必须强调,受体学说是以实验研究为基础提出并逐步完善的,各种学说从不同角度阐明药物与受体之间相互作用的规律,分别适用于某种相互作用形式。因此,在理解药物作用机制时应尊重客观的实验依据以及充分考虑各种假说存在的可能性。

三、作用于受体的药物分类

根据药物与受体结合后所产生效应的不同,将作用于受体的药物分为激动剂和拮抗剂(阻断药)。

(一)激动剂

激动剂为既有亲和力又有内在活性的药物,能与受体结合并激动受体而产生效应。根据亲和力和内在活性的不同,激动剂又分为完全激动剂和部分激动剂。前者有较强的亲和力和较强的内在活性($\alpha=1$);后者有较强的亲和力,但内在活性不强($\alpha<1$)。完全激动剂(如吗啡)可产生较强的效应,而部分激动剂(如喷他佐辛)只引起较弱的效应,有时还可以对抗激动剂的部分效应,即表现部分拮抗作用。

(二)拮抗剂

拮抗剂为能与受体结合,具有较强亲和力而无内在活性($\alpha=0$)的药物。拮抗剂本身不产生作用,但因占据受体而拮抗激动剂的效应,如纳洛酮、普萘洛尔等。若以拮抗作用为主,同时还兼具较弱的内在活性($0<\alpha<1$),并表现一定的激动受体的效应,则为部分拮抗剂,如氧烯洛尔等。

根据阻断药与受体结合是否可逆可分为竞争性拮抗剂和非竞争性拮抗剂。

1.竞争性拮抗剂

指能与激动剂竞争相同受体,且结合是可逆的。增加激动剂的剂量,就能与拮抗剂竞争结合部位,最终仍能使量效曲线的最大作用强度达到原来的高度。当竞争性拮抗剂的浓度逐渐增加时,激动剂量效曲线逐渐平行右移,但最大效应不变。

竞争性拮抗剂与受体的亲和力通常用 pA_2 表示。在实验系统中加入拮抗剂后,若 2 倍浓度的激动剂所产生的效应恰好等于未加入拮抗剂时激动剂引起的效应,则所加入拮抗剂浓度(mol/L)的负对数称为 pA_2 值。pA_2 值的大小反映竞争性拮抗剂对相应激动剂的拮抗程度,pA_2 越大,拮抗作用越强。pA_2 还可用于判断激动剂的性质,如两种激动剂被同一拮抗剂拮抗,且两者 pA_2 相近,则说明这两种激动剂是作用于同一受体。

2.非竞争性拮抗剂

指拮抗剂与受体结合是相对不可逆的,它能引起受体构型的改变,从而干扰激动剂与受体的正常结合,而激动剂不能竞争性对抗这种干扰。因此,增大激动剂的剂量也不能使量效曲线的最大作用强度达到原来的水平。随着此类拮抗剂剂量的增加,激动剂量效曲线逐渐下移。

四、受体的调节

受体虽是遗传获得的蛋白,但并不是固定不变的,其数量、亲和力及效应力经常受到各种生理及药理因素的影响。

受体的调节是维持机体内环境稳定的一个重要因素,其调节方式有脱敏和增敏两种类型。受体脱敏是指长期使用受体激动剂后,受体对激动剂的敏感性和反应性下降的现象。如连续应用 β 肾上腺素受体激动剂治疗哮喘时,扩张支气管的作用减弱。若仅对一种类型的激动剂反应性下降,而对其他类型受体激动剂的反应性不变,则称之为激动剂特异性脱敏或同源脱敏;若对一种类型受体激动剂脱敏,对其他类型受体激动剂也不敏感,则称之为激动剂非特异性脱敏或异源脱敏。前者可能与受体磷酸化或受体内移有关,后者则可能是由于所影响的受体具有相同的反馈调节机制或信号转导通路。

受体增敏与脱敏相反,是指受体激动剂水平降低或长期使用受体拮抗剂,会导致受体对激动剂的敏感性和反应性增高,如长期应用 β 肾上腺素受体阻断剂普萘洛尔后,突然停药可致"反跳"现象,是由于 β 受体的敏感性增高所致。

若受体脱敏和增敏仅涉及受体密度变化,称为受体下调和上调。

五、受体与临床用药

药物作用于受体对指导临床合理用药有重要的意义。

1.选择药物

一般情况下,可根据疾病过程中所涉及受体的具体情况,以及药物作用的特异性选择药物。如哮喘可用β肾上腺素受体激动剂治疗,由于支气管上分布的是 β_2 亚型,因此选择 β_2 亚型受体的激动剂(如沙丁胺醇)则可避免异丙肾上腺素因兴奋 β_1 所产生的心脏兴奋作用。同样,在应用β肾上腺素受体阻断剂治疗高血压、心律失常和心绞痛时,如上述患者伴有支气管哮喘,则应禁用β肾上腺素受体阻断剂如普萘洛尔,因为它同时可阻断支气管上的 β_2 受体而诱发或加重哮喘,甚至可导致呼吸困难而致死。

药物作用于受体所产生的效应或不良反应,与药物对受体的选择性不强有关。如氯丙嗪除了阻断多巴胺受体以外,还对乙酰胆碱受体、肾上腺素受体和5-羟色胺受体有阻断作用,因此除了发挥抗精神分裂症的治疗作用外,还会引起直立性低血压、鼻塞、口干、便秘、淡漠、反应迟钝等不良反应。

2.受体调节

受体调节可影响药物作用,临床用药过程中应注意受体的调节变化对药效学的影响。长期大量应用受体激动剂或阻断药,可引起受体的下调或上调,机体对药物的敏感性发生改变,出现耐受性等。长期应用受体阻断剂会引起受体上调和增敏,一旦停药则可使低浓度的激动剂产生较强反应;与此相反,受体激动剂应用剂量过大或时间过久会引起受体下调和脱敏,可产生耐受性。临床长期应用此类药物时应密切观察监护,根据受体调节变化及时调整用药方案,一般不宜突然停药。

长期用药后突然停药所致的停药反应较为多见,其发生与药物-受体作用后的受体调节密切相关,如抗高血压药、β受体阻断剂、镇静催眠药、阿片类镇痛药、肾上腺皮质激素等。

3.内源性配体水平

体内内源性配体水平高低可影响阻断该类配体受体药物的作用。如普萘洛尔减慢心率的作用与体内儿茶酚胺的基础水平有关,对内源性儿茶酚胺高的患者作用明显,反之,作用不明显。对部分激动剂,这方面的影响更需注意。因此,在应用涉及内源性配体的受体拮抗剂时必须考虑内源性配体水平,当内源性配体浓度过高时可适当加大拮抗剂剂量,而在病情好转、内源性配体浓度有所减低后,拮抗剂剂量也应及时加以调整。

拟内源性配体作用的受体激动剂因反馈性调节作用,也可影响内源性配体水平,而影响药物作用。如儿茶酚胺类除作用于突触后膜受体发挥作用外,还可同时作用于突触前膜受体而减少内源性配体的释放。这种负反馈调节在连续用药时可能导致药物疗效的降低,也可能与某些药物的依赖性有关。因此,在应用该类药物时,应注意受体的正常反馈调节对药效的影响。

4.受体基因多态性

受体基因遗传多态性可影响药物与受体的结合,进而影响药物作用。如β受体有 β_1、β_2 和 β_3 三种亚型,其中基因多态性导致 β_1 受体氨基端第49位氨基酸发生改变时,可降低患者对β受体阻断剂的敏感性;μ阿片受体为阿片类药物的主要作用部位,当其基因多态性导致该受体第40位氨基酸发生变化后,对吗啡的耐受性大大提高。因此,受体基因遗传多态性可引起药物的疗效或毒性发生改变,在临床个体化用药时应予注意。

近年来,基于肿瘤患者癌组织某些受体的基因多态性而采取的肿瘤靶向治疗已取得了突破性进展。如吉非替尼等酪氨酸激酶抑制剂(TKIs)是根据肺癌患者癌组织表皮生长因子受体(EGFR)的基因突变(19Del/L858R、T790M 等),选用 TKIs 靶向治疗,可使非小细胞肺癌患者客观缓解率和无进展生存期均明显优于化疗。EGFR 突变的肺癌患者应优先选择分子靶向治疗,已成为肺癌诊疗共识。

5.联合用药

对作用于同一受体或不同受体(或亚型)的激动剂与阻断药联合应用,需根据用药目的进行具体分析。传统观点认为,有相同作用的同类药物合用,其作用可相加或相互增强,称为协同作用;反之,称为拮抗作用。部分激动剂的发现,使该观点有了进一步发展。

(1)激动剂与激动剂:一般情况下,不将作用于同一受体或受体亚型的激动剂合用,因为合用后疗效得不到增强,有时反而降低。

(2)激动剂与拮抗剂:不能将作用于同一受体或受体亚型的激动剂与拮抗剂合用,因为它们的效应可相互抵消。在激动剂中毒时,可以利用阻断同一受体的阻断药消除激动剂的毒性。有时也可以用对受体无选择性的激动剂(如肾上腺素可激动 α 受体及 β 受体)与对某一亚型受体的阻断药(如酚妥拉明对 α 受体有阻断作用)合用,以增加疗效。

(3)完全激动剂与部分激动剂:作用于同一受体的完全激动剂与部分激动剂不得合用,因为部分激动剂可抵消完全激动剂的效应,如喷他佐辛与吗啡合用,反而减弱吗啡的镇痛效应。

综上所述,临床联合用药时必须考虑药物对受体作用的特点,以免出现意外的药物协同或阻断而导致治疗失败。

第二章 临床药代动力学

第一节 药物的体内过程

药物的体内过程是药物经过给药部位进入体内直至排出体外的过程,包括药物的吸收、分布、代谢和排泄,即 ADME 四个基本过程。其中分布、代谢和排泄是机体处置的过程,可统称为药物处置;代谢和排泄是机体消除药物的方式,可合称为药物消除。药物的体内过程直接影响到药物在机体作用部位的浓度和有效浓度维持的时间,从而决定药物作用的发生、发展和消失。因此,药物的体内过程是药物发挥药理作用、产生治疗效果的基础,是临床制定用药方案的依据。

一、药物的转运机制与转运体

(一)药物的转运机制

药物在体内的吸收、分布、代谢和排泄过程中,均需通过各种具有复杂分子结构与生理功能的单层或多层生物膜,如细胞膜、胞内的线粒体膜、内质网膜、溶酶体膜及核膜等的亚细胞膜、毛细血管壁、胃肠道黏膜、肾小球和肾小管壁、血脑屏障及胎盘屏障等,这一过程称为药物的跨膜转运。药物的转运方式与生物膜特性、药物的理化性质(如脂溶性、解离常数)及分子大小有关,其转运机制可分为被动转运和载体转运两大类。

1.被动转运

是指药物从高浓度侧经细胞膜向低浓度侧的转运过程,该过程不消耗细胞能量、无饱和现象,也不被其他物质竞争而受抑制。被动转运包括滤过和简单扩散两种方式。滤过对药物的肾排泄、脑脊液清除某些药物有意义,但对大多数药物的转运并不重要。简单扩散又称脂溶扩散,是药物转运的一种最常见、最重要的形式。因为生物膜的脂质特性,药物的简单扩散主要与药物的脂溶性(油/水分配系数)与解离度有关。非极性物质、解离度小或脂溶性强的药物容易通过膜的类脂相,极性大、解离型或脂溶性小的药物,一般不易通过生物膜。

大部分药物属于有机弱酸或有机弱碱,即属于弱电解质,它们的解离度影响它们的油/水分配系数,从而影响药物的简单扩散。解离度大小取决于药物的解离常数 K_a 及所处溶液的 pH。

弱酸性药物在酸性环境中不易解离,而在碱性环境中易解离。弱碱性药物则相反,在酸性环境中大部分解离,在碱性环境中不易解离。如口服弱酸性药物丙磺舒($pK_a=3.4$)后,在胃液($pH=1.4$)中解离约 1%,而在血液($pH=7.4$)中解离约 99.99%。当生物膜两侧的 pH 不同时,弱酸性药物在酸性侧解离少,以非解离型为主,这样就容易通过生物膜而转运到弱碱性侧;弱酸性药物在碱性侧则解离多,非解离型少,不易通过生物膜。因此,在弱酸性药物(如巴比妥类)中毒时,碱化尿液可加速这些药物的排出。

酸性和碱性很弱的药物,在生理 pH 变化范围内大多数是非解离型,扩散速率较快,与 pH 的关系不大;强酸或强碱性药物在生理 pH 变化范围内可全部解离,扩散速率很慢,pH 变化的影响也不大。而受影响较大的药物主要是 pK_a 值为 $3\sim7.5$ 的酸性药物,如阿司匹林、保泰松、甲苯磺丁脲等,以及 pK_a 值为 $7\sim11$ 的碱性药物,如苯妥英钠、茶碱及麻黄碱等,这些酸性或碱性药当环境 pH 改变时,药物解离度将发生明显改变。

2.载体转运

这种转运由载体介导。生物膜的双脂质中镶嵌的蛋白质(蛋白、脂蛋白、糖蛋白等)具有载体作用,当被催化激活时能与底物(如药物)结合,产生构型改变,使底物通过生物膜,然后解离,载体恢复原状。载体转运的速率大大超过被动扩散。

载体转运又可分为主动转运和易化扩散两种。主动转运的特点是膜上载体对药物有特异选择性;药物可以逆浓度梯度或电化学梯度通过生物膜;需要消耗细胞能量,代谢抑制物能阻断此过程;以同一载体转运两个化合物时,可出现竞争性抑制;转运过程有饱和现象。肠、肾小管及脉络丛的上皮细胞都有主动转运过程。一些内源性代谢物及某些药物可借主动转运机制在生物膜上转运。如氨基酸、维生素、糖、嘌呤、嘧啶等,药物如青霉素、甲基多巴等。

易化扩散的特点是膜上载体对药物有特异选择性;药物的转运是顺浓度梯度进行的,不耗能;转运系统可被某些物质抑制或竞争,在药物浓度高时可出现饱和现象。葡萄糖进入红细胞以及维生素 B_{12} 通过胃肠黏膜的过程属易化扩散过程。该转运方式的意义在于能加快药物的转运速率。

(二)药物的转运体

药物的体内 ADME 过程都涉及药物对生物膜的通透。药物能否透过生物膜主要由其理化性质决定,脂溶性通常是决定药物吸收、肝转运和脑部通透程度的关键因素。然而,有时增加药物的亲脂性,并不一定能增加生物膜对药物的通透性。进一步研究表明,许多组织的生物膜存在特殊的转运蛋白系统介导的跨膜转运,称为转运体。

近年来,对体内药物转运体的研究取得了长足的进展。许多药物已被证明是转运体的底物或抑制剂,人们对药物转运体在药物吸收、分布、代谢和排泄中的作用、药物转运体的分子结构、功能及应用、药物转运体基因多态性等方面有了新的认识,转运体在药物体内转运过程中的重要性越来越引起人们的关注。

1.药物转运体主要类型

药物转运体按其转运的方向不同大致可分为两类。一类为摄取性转运体,可转运底物进入细胞,增加细胞内底物浓度,已知有机阴离子转运多肽(OATP)、有机阴离子转运体(OAT)、有机阳离子转运体(OCT)、肽转运体(PEPT)、集中性核苷转运体(CNT)和单羧化物转运体(MCT)等均属此类转运体;另一类为外排性转运体,是依赖 ATP 分解释放的能量,将底物逆向泵出细胞,降低底物在细胞内的浓度,主要包括 ATP 结合盒式(ABC)转运体家族成员,如 P-糖蛋白(P-gp)、多药耐药相关蛋白(MRP)、乳腺癌耐药蛋白(BCRP)、肺耐药蛋白(LRP)等均属此类。

2.常见的药物转运体

(1)P-糖蛋白(P-gp):目前研究较多的药物转运体以及 ABC 转运体超家族的经典范例是

多药耐药基因 1 的产物 P-糖蛋白。P-糖蛋白于 20 世纪 70 年代研究癌症患者化疗耐药时发现,是一个相对分子质量为$(170\sim180)\times10^3$ 的跨膜糖蛋白,广泛分布于全身各组织器官(如肠道黏膜上皮细胞、肝细胞膜胆管面、肾近端小管、血液-组织屏障、外周的淋巴细胞和人的肿瘤细胞)。在啮齿类动物中 P-糖蛋白由 mdr1a、mdr1b、mdr2 编码,而在人类中由 MDR1 和 MDR3 编码,其中 MDR1、mdr1a、mdr1b 基因与 P-糖蛋白的外排作用有关。

P-糖蛋白的作用是将药物(包括其他化学物质)从细胞内转运到细胞外,降低细胞内的药物浓度。P-糖蛋白在药物吸收、分布、代谢等过程所介导的外排作用。胃肠道的 P-糖蛋白减少其底物的吸收、降低生物利用度。肠道和肝中的 P-糖蛋白还增加药物的非肾清除,增加药物随粪排泄量。肾小管上皮细胞上的 P-糖蛋白增加肾清除。P-糖蛋白转运药物是高耗能过程且呈饱和性,所以药物剂量和用药方式的改变会影响它对药物的作用结果。有些 P-糖蛋白底物超过一定剂量后,生物利用度突然增大,清除率降低。某些底物联用会对 P-糖蛋白的转运作用产生竞争性抑制,如喹诺酮类抗菌药。底物与 P-糖蛋白抑制剂联用时,底物的血药浓度-时间曲线下面积(AUC)值增大,清除率下降。底物与 P-糖蛋白增强剂联用时情况则相反。由于 P-糖蛋白的底物、抑制剂、增强剂或诱导剂在常用药物中普遍存在,所以由 P-糖蛋白介导的药物相互作用也十分普遍,由此引起的某些药物的临床疗效和毒性应引起重视。

(2)多药耐药相关蛋白(MRP):MRP 转运体是 ABC 转运体超家族中成员最多的重要一族,其蛋白在一级结构上与 P-糖蛋白有 15% 的同源性,有 2 个 ATP 结合位点,目前最常见的 9 个成员包括 MRP 1~9。MRP 广泛分布于机体各个部位,其中 MRP1 在人的胃、十二指肠、结肠都有分布;而 MRP2 则主要位于肝、肾和肠道中,多表达在极性单层细胞的顶侧,将其底物从细胞外排入肠腔;在小肠、肝等细胞的基底侧存在的 MRP3,其主要功能是将细胞内的药物转运到血液循环。MRP 主要转运有机阴离子、谷胱甘肽氧化物、硫酸盐、葡糖醛酸结合物等。

(3)有机阴离子转运多肽(OATP):OATP 是转运内源性和外源性化合物的膜蛋白。至今已发现 OATP 在人类中有 9 个成员。OATP 分布很广泛,在肝、脑、肾和小肠都有分布。在肝,所有已知的 OATP 成员均定位于底膜,介导底物由血液进入胆汁;在肾的近端小管,OATP1 表达于膜的刷状缘,提示该转运体可促进尿液中底物的重吸收;在脉络丛,OATP1 和 OATP2 分别位于顶膜和底膜,协同运输底物排出脑脊液。OATP 能运输各种结构各异的药物和外源物,如有机阴离子(胆盐、胆红素、雌激素结合物)、阳离子、中性或两性化合物等。抗组胺药非索非那定是人 OATP 的底物,通过 OATP 介导的主动转运和被动扩散进入肠上皮细胞,而一些果汁(如葡萄柚汁、柑橘汁、苹果汁等)可明显抑制 OATP,从而降低非索非那定的肠吸收和生物利用度。

(4)有机阳离子转运体(OCT):约有 40% 的常用药物在体内会转化成为有机阳离子,OCT 是这些药物转运的重要转运体,主要是将细胞外液中水溶性的阳离子化合物转运到细胞内。OCT 家族包括 OCT1、OCT2、OCT3 和其亚族 OCTN1、OCTN2。已有研究证明大鼠 OCT1(rOCT1)位于小肠黏膜上皮细胞基底侧,促进底物转运入上皮细胞中。OCT2 和 OCTN2 也发现在小肠中有表达。

3.药物转运体在药物体内转运过程中的作用

药物转运体在药物吸收、分布、代谢及排泄过程中起到重要作用。近年研究表明,药物转运体是影响一些药物自消化道吸收的一个重要因素。一些转运体能主动吸收如氨基酸、多肽、寡糖、胆酸以及一些水溶性的维生素，使之从肠腔进入血管，增加药物的吸收。另有一些转运体能主动将药物和外源物从肠上皮细胞外排至肠腔而使胞内药物浓度降低，限制药物的吸收，从而降低药效。肠上皮细胞膜上转运体主要有 P-gp、MRP、OATP、OCT、OAT 等转运体家族。其中，P-糖蛋白在胃肠道主动外排药物的研究最为广泛。

现已证实药物转运体的数量和功能状态也显著影响药物分布。体内的某些屏障结构，对调控药物体内分布发挥重要作用。这些屏障组织中大都存在 P-糖蛋白等外排转运体，它们能将药物和外源物外排到细胞外，从而改变药物的组织分布。以往认为，增加药物的亲脂性或降低解离度可以提高血脑屏障对药物的通透性。但后来发现，环孢素、长春新碱、多柔比星等药物的亲脂性都很高，但血脑屏障的通透性却很低。进一步研究证实，位于脑毛细血管内皮细胞腔面上的 P-糖蛋白，起药物外排泵的作用，将进入内皮细胞的某些亲脂性药物外排回血液，从而降低药物进入脑部的量。胎盘屏障存在的 P-糖蛋白对药物发挥逆向转运的作用，可降低胎儿的药物暴露。因此，孕期应慎用 P-糖蛋白抑制剂类药物，以保障人类这种天然的防护机制的完整，降低药物对胎儿的损害。

肝对于药物的清除和代谢起着十分重要的作用，肝的主动吸收是肝清除药物的重要过程。肝窦状小管膜和小管膜上的转运体，参与了药物和外源物在肝胆的转运。OATP 是肝主要吸收有机阴离子的药物转运体，对于肝胆排泄，特别是介导肝吸收，起着重要的作用。OATP 的某些成员特异地定位于肝窦状小管膜上，如 OATP-C 和 OATP-8 绝大部分在肝表达，OATP-C 甚至被称为肝特异性转运体（LST-1）。OATP 家族有很广的底物范围，所以不能单从命名上推测其底物特性。与 OATP 转运体相比，其他转运家族在肝药物吸收的研究数据很少，如 OCT、OAT 等在肝胆药物分泌中的作用和定位还不很清楚。

肾对许多内源性的代谢物及药物的消除起着十分重要的作用。肾小球对药物的过滤是被动扩散过程，肾小管分泌和重吸收，包括被动扩散和主动转运两方面，主动转运过程由许多转运体所介导。以 OAT 和 OCT 为代表的吸收转运体在肾间质组织吸收化合物，并将它们运输到管腔；同时，在肾小管还分布着外排转运体（如 P-糖蛋白和 MRP 等），阻止药物的重吸收。

4.药物转运体的基因多态性

药物转运体广泛参与药物的体内过程，其编码基因的单核苷酸多态性（SNP）位点变异可能与药物转运体的表达、转运功能密切相关。药物相关转运体 SNP 基因多态性与功能表型相关性的研究，以及相关基因多态性对药代/药效动力学特征的影响是近来的研究热点，深入了解药物转运体在药物反应个体/群体差异性中的作用，将为指导临床个体化用药提供理论依据。

二、药物的吸收

药物从给药部位进入血液循环的过程称为吸收。不同的给药途径有不同的药物吸收过程和特点。临床上的给药途径除局部用药外，一般包括血管内（动脉、静脉）给药途径和血管外（口腔、胃肠道、肌内、皮下、肺和直肠）给药途径。前者药物直接进入血液循环无吸收过程，后者通过吸收过程进入血液循环。

（一）消化道吸收

1.口腔吸收

口腔黏膜吸收面积小，但口腔有丰富的血管，可促进药物的吸收。一些脂溶性高的药物（如硝酸甘油）舌下给药，药物很容易被唾液溶解并通过简单扩散自口腔黏膜迅速吸收。由于经口腔黏膜吸收的药物不经过门静脉，故可避免肝的首关效应，直接进入血液循环。

2.胃吸收

胃有丰富的血流供应，胃内容物与胃黏膜上皮细胞也有充分的接触时间与接触面积，给药物的吸收提供优良的吸收环境与条件。由于胃液的酸性较强（pH 为 1～2），弱酸性药物（如对乙酰氨基酚）基本以非离子型存在，容易被吸收；而弱碱性药物（如地西泮或麻黄碱）在胃中大部分以离子型存在，不易吸收，常常在胃内积存。弱碱性药物静脉注射后，由于血液的弱碱性，药物在血液中呈非解离状态，很快从血中再分布到胃内，造成胃内积存。药物自胃的吸收除了与解离度密切相关外，药物的脂溶性也很大程度地影响药物自胃的吸收。此外，药物自胃的吸收在患者间有很大的个体差异，同一患者不同时间的吸收也有不同。

3.小肠及直肠吸收

小肠是口服给药的主要吸收场所，一方面其含有丰富的血流及淋巴管，另一方面小肠上皮细胞是由单层细胞组成，含有丰富的绒毛及微绒毛，吸收面积远比胃大。因此，药物与小肠有充分接触面与接触时间，加上有很高的血流灌注速率，这均有利于药物的吸收。药物在小肠的吸收多集中在空肠近端。虽然药物在小肠的吸收机制可涉及主动转运、易化扩散、内吞及滤过等，但最主要的转运机制还是属于简单扩散。因此，药物的 pK_a 及小肠液的 pH（正常人小肠内小肠液的 pH 为 7.0～7.2）是药物吸收的决定性因素，通常 $pK_a>3$（有机酸）或 $pK_a<8$（有机碱）的化合物才易被小肠吸收。

直肠给药不是一种主要的给药途径，但在服药较困难的儿童、患者口服药物呕吐严重或患者昏迷等情况下常被采用。由于生理结构的原因，在直肠吸收的药物约有 50% 进入血液循环前不经过肝，所以首关效应较口服者轻，生物利用度可能较高。但直肠吸收常不规则、不完全，有时药物对直肠黏膜有刺激作用。

（二）影响药物自消化道吸收的因素

1.药物方面影响

药物的解离度和脂溶性是影响药物吸收的主要因素，此外，固体制剂的崩解与溶解速率也往往是药物自消化道吸收的限速因素。药物粒子越小，表面积越大，溶解速率越快，如灰黄霉素只有粒子在 $5\mu m$ 以下时才能被吸收；药物不同晶型的吸收也有差异，例如 B 晶型棕榈氯霉素比 A 晶型棕榈氯霉素吸收好，血药浓度高。除药物晶型、旋光性等对吸收有重要影响外，药物不同的剂型、辅料的生产工艺对药物的吸收也会产生明显的影响。

2.机体方面影响

（1）胃排空及肠蠕动功能：由于大多数药物在小肠有最大的吸收效率，故胃排空的速率能显著影响吸收。不同食物和药物可加快或延缓胃排空。延缓胃排空，一方面有利于一些碱性药物在胃中溶解，促进其在肠道被吸收；另一方面，它又使一些药物进入小肠的时间延长，影响吸收的速率。如果药物在胃内破坏（如左旋多巴、红霉素），延缓胃排空则使其吸收量下降。

肠蠕动的强弱与快慢也影响药物的吸收,肠蠕动增加可促进固体制剂的崩解和溶解,并进一步帮助溶解的药物与肠黏膜表面接触,增加药物吸收,但对于溶解度小或主动转运吸收的药物,肠蠕动加快可缩短药物在肠内停留时间,减少吸收。

此外,胃肠内容物也可以影响药物吸收。例如,食物中的纤维素能吸附地高辛而使其吸收减少;胃肠内多价金属阳离子如 Mg^{2+}、Fe^{2+}、Ca^{2+}、Al^{3+} 等能与喹诺酮类或四环素螯合而减慢其吸收速率;脂肪则可增加灰黄霉素的吸收。

(2)血流量:药物通过生物膜后随着血流带走,因而维持了膜两侧的浓度梯度差,使药物继续吸收。血流灌注速率大,单位时间内携带的药物数多,吸收较快。被动转运的药物,如高脂溶性药物或可自由通过膜孔的小分子,透过生物膜的速率较快,其吸收速率主要受血流灌注速率限制。因此,胃肠道淤血、水肿时,药物吸收量明显减少。

(3)首关效应:口服药物后,从给药部位到进入血液循环,有多个环节会使药物丢失。如在胃肠道受 pH 或酶的作用发生降解;通过胃肠道黏膜时被酶代谢;药物进入肝后被酶代谢等,都可导致吸收下降。胃肠道和肝是使药物代谢的主要器官,这种在药物吸收过程中第一次通过某些器官造成的原形药量减少的现象,称为首关效应(或称第一关卡效应、首关效应)。例如异丙肾上腺素可在肠黏膜内与硫酸结合呈现首关效应;口服普萘洛尔后有 90% 以上被肝代谢,进入体循环的药量仅为给药量的 10% 左右。因此,首关效应强的药物,一般不宜采用口服途径给药。此外,首关效应强的药物也不适合作为缓(控)释制剂,因为药物在胃肠道缓慢释出,同时缓慢地通过肝,都会增强其首关效应而达不到应有疗效。

(三)注射部位的吸收

动脉、静脉注射药物可使药物迅速完全进入血液循环,无吸收过程,血药浓度可立即达到较高水平。肌内或皮下注射给药是目前非消化道给药中最常见的途径。这两种给药途径具有吸收快,剂量精确、避免首关效应等优点;但也有给药不方便,有出现疼痛或压痛、局部组织坏死、微生物感染以及神经损伤等缺点。皮下或肌内注射时,药物先沿结缔组织扩散,再经毛细血管和淋巴管进入血液循环。毛细血管具有微孔,常以简单扩散及滤过方式转运。吸收速率取决于注射部位的血流量、结缔组织的量及其组成。肌肉组织的血流量比皮下组织丰富,故肌内注射比皮下注射吸收快。此外,注射部位的吸收速率与药物的剂型有关。水溶液吸收迅速;油剂、混悬剂或植入片可在局部滞留,吸收慢,但作用持久。

(四)呼吸道吸收

肺泡表面积较大且血流丰富,气体、挥发性液体和气雾剂等均可通过肺泡壁而被迅速吸收。药物通过肺吸收入血的方式除被动扩散、易化扩散外,还可经内吞或通过淋巴系统最后入血。气雾剂为分散在空气中的微细气体或固体颗粒,颗粒直径 $3\sim10\mu m$ 可到达细支气管,如异丙肾上腺素气雾剂可用于治疗支气管哮喘。小于 $2\mu m$ 可进入肺泡,但粒子过小又可随气体排出;而粒径过大的喷雾剂大多滞留在支气管,可用于鼻咽部的局部治疗,如抗菌、消炎、祛痰、通鼻塞等。药物经呼吸道给予的优点是:吸收快、避免首关效应,特别是病灶在肺,可直接局部给药使达到病灶,如支气管哮喘的治疗;主要缺点是:难于掌握剂量,给药途径有时很复杂,患者难以掌握,且很多挥发性药物或气体对肺上皮细胞有刺激性。

(五)皮肤和黏膜吸收

完整的皮肤吸收能力差,外用药物时,皮肤角质层仅可使部分脂溶性高的药物通过,如硝酸甘油等,对水溶性药物因皮脂腺的分泌物覆盖在皮肤表面,可阻止其吸收。近年来,有许多促皮吸收剂如月桂氮䓬酮可与药物制成贴剂,经皮给药后可达到局部或全身疗效,如硝苯地平贴剂等。

黏膜远较皮肤的吸收能力强。黏膜给药除前述的舌下和直肠给药外,尚有鼻腔黏膜给药。鼻腔黏膜的吸收面积大,且血管丰富,吸收也迅速,如安乃近(氨基比林和亚硫酸钠相结合的化合物)滴鼻剂用于小儿高热等。磷酸酯类杀虫剂等可从皮肤及呼吸道黏膜吸收,应加强防护,注意防止接触吸收中毒。

三、药物的分布

药物从给药部位进入血液循环后,通过各种生理屏障向机体各组织转运,称为分布。药物在体内的分布不均匀,有些组织器官分布浓度较高,有些组织器官分布浓度较低,这导致了药物对各组织器官作用强度的不同。影响药物分布的因素主要有以下几个方面。

(一)组织血流量

药物分布到组织的速率基本上取决于组织的血流量。药物进入血液循环后,早期阶段主要快速分布到血流较丰富的组织,如心、肝、肺、肾、脑等处。之后药物随着各组织的血流量及膜的通透性进行再分布。例如,药物在器官组织达到与血药浓度平衡的时间,肾仅 0.25min,肌肉为 40min,而脂肪则需 2.8d。脂溶性小分子药物,易通过细胞膜和毛细血管壁,组织的血流灌注速率是其分布的限速因素。如脂溶性很高的静脉麻醉药硫喷妥钠,静脉注射后首先分布到血流丰富且含脂质高的脑组织中,迅速产生麻醉作用,随后又向血流量少的脂肪组织转移,以致患者苏醒迅速。

(二)药物的组织亲和力

药物在各组织器官的分布量常是不均匀的,这与药物和组织的亲和力、组织及药物的特性等有关。一些药物对某些细胞成分具有特殊亲和力,如该药的组织亲和力大于血浆蛋白时,则该药主要分布在组织中,使药物的分布具有一定的选择性。例如,碘在甲状腺组织中的浓度不但比血浆中浓度高,而且比其他组织也高出 1 万倍,这种结合力的差异,使碘具有高度的选择性,故放射性碘适用于甲状腺功能诊断和治疗甲状腺功能亢进。

药物在组织的结合,也可以是药物的一种储存现象。例如脂肪组织是脂溶性药物的巨大储库。静脉注射硫喷妥钠后有 70%的分布到脂肪组织,地高辛 50%以上的储存在骨骼肌。有些药物在组织内结合形成不可逆的复合物,不能再游离分布到血液循环。例如,四环素与钙络合沉着于牙齿及骨骼中,可造成小儿骨骼生长缓慢及牙齿着色,这些不可逆的组织结合,往往易引起药物的不良反应。

(三)血浆蛋白结合

药物进入血液循环后可不同程度地与血浆蛋白结合,酸性药物通常与白蛋白结合,碱性药物与 α_1 酸性糖蛋白或脂蛋白结合,内源性物质及维生素等主要与球蛋白结合,这种结合是可逆的,呈结合型药物与游离型药物动态平衡。但仅游离型药物能穿过生物膜在体内组织自由分布,所以药物与血浆蛋白结合率是决定药物在体内分布的重要因素。

药物与血浆蛋白结合率取决于游离型药物浓度、血浆蛋白总量、药物与血浆蛋白的亲和力的大小。结合型药物(DP)暂时失去药理活性,同时因分子体积增大,不易透出血管壁,限制了其跨膜转运,因此药物与血浆蛋白结合可视为药物在血液中的一种暂时储存形式,当血浆中游离型药物的浓度随着分布、消除而降低时,结合型药物可释出游离药物,使血液中游离型药物保持一定水平和维持一定时间。因此,药物与血浆蛋白的结合影响药物的分布及消除,从而影响其作用时间和作用强度。

药物与血浆蛋白结合的特异性低,因此,同时联用可结合于同一结合点上的且血浆蛋白结合率都很高的药物时,便可发生竞争性置换相互作用。如抗凝血药华法林99%与血浆蛋白结合,当与保泰松合用时,结合型的华法林被置换出来,使血浆内游离药物浓度明显增加,抗凝作用增强,可造成严重的出血,甚至危及生命。药物与内源性化合物也可在血浆蛋白结合位点发生竞争性置换作用,如磺胺异噁唑可将胆红素从血浆蛋白结合部位上置换出来,新生儿使用该药可发生致死性胆红素脑病。药物在血浆蛋白结合部位上的相互作用并非都具有临床意义。一般认为,只有血浆蛋白结合率高、分布容积小、消除慢以及治疗指数低的药物,这种相互作用才可能有临床意义。

药物与血浆蛋白结合程度会对药效和不良反应产生影响。所以,一些血浆蛋白结合率高而治疗范围窄的药物,如苯妥英钠(蛋白结合率89%±23%)、华法林(蛋白结合率99%±1%)及环孢素(蛋白结合率93%±2%)临床应用时应注意药物相互作用;如需进行治疗药物监测,应测定其游离药物浓度,以免因仅测血药总浓度导致错误的判断。老年人血浆白蛋白含量随着年龄增加而下降,血浆中游离型药物比例增加;肝硬化、烧伤、肾病综合征、怀孕等情况下血浆白蛋白浓度也会降低,用药时均应注意。

(四)体液的 pH 和药物的理化性质

在生理情况下细胞内液 pH 约 7.0,细胞外液 pH 约 7.4。由于弱酸性药物在偏碱的细胞外液中解离增多,不易进入细胞内,因此它们在细胞外液中的浓度高于细胞内液。提高血液 pH 可使弱酸性药物向细胞外转运;降低血液 pH 则使其向细胞内浓集。在临床上给予碳酸氢钠使血浆及尿液碱化,既可促进巴比妥类弱酸性药物由脑组织向血浆转运,也可使肾小管重吸收减少,加速药物自尿排出,因此可以解救巴比妥类药物中毒。弱碱性药物则相反,易进入细胞,在细胞内浓度较高。改变血液 pH 也可相应改变其原有的分布特点。此外,药物的理化性质如分子大小、脂溶性、极性、pK_a 等,也是影响药物分布的重要因素。

(五)体内屏障

人体内的某些屏障结构,对调控药物的体内分布发挥重要作用。在大脑、眼及胎盘部位存在特定的屏障结构,分别为血脑屏障、血眼屏障、胎盘屏障等。这些屏障限制了药物在脑、眼等器官及在胎儿的分布,使得药物在这些部位的浓度远低于血液。一般来说,药物要穿过这些屏障主要取决于药物脂溶性。

血脑屏障是将脑与血液循环分开的屏障,它是机体防止外源性化合物进入脑内的重要自身防护机制。血脑屏障的解剖学基础是脑毛细血管内皮细胞紧密连接,从而形成物理学屏障,可阻止水溶性、大分子药物通过,而亲脂性药物则能横跨毛细血管内皮细胞经被动扩散方式进入血脑屏障。

血眼屏障包括血房水屏障、血视网膜屏障等结构,可使全身给药时药物在房水、晶状体和玻璃体等组织的浓度远低于血液,难以达到有效浓度,因此大部分眼病的有效药物治疗是局部给药。与血脑屏障相似,脂溶性或小分子药物比水溶性大分子药物更易通过血眼屏障。

胎盘屏障存在于母体循环系统与胎儿循环系统之间,是母体和胎儿之间控制内外物质流通的结构,也是药物由母体进入胎儿的流通结构。胎盘屏障有类似于血脑屏障的性质,非离子型的、脂溶性高的药物易于通过,而脂溶低的、易解离的药物则较难通过。与血清蛋白结合的药物也易于通过屏障,进入胎儿。由于孕妇用药后药物可或多或少地作用于胎儿,有些药物对胎儿毒性较大,并可导致畸胎,因此孕妇用药应特别审慎。

四、药物的代谢

药物的代谢(M)又称生物转化或药物转化,是指药物在体内经酶或其他作用而发生的化学结构改变。阐明代谢规律对于掌握药物或毒物的作用至关重要,其意义在于:①许多脂溶性药物代谢生成的代谢物通常是极性较母药增大,水溶性增强,易从肾或胆汁排出;②多数药物经代谢后活性降低,即从活性药物变成无活性的代谢物,可称灭活;③某些无活性药物或前体药经代谢后形成活性代谢物,可称激活;也有的活性药物转化成仍具有活性的代谢物,但与母药相比,它们的作用或体内过程可能发生不同程度的改变;④有些药物等外源性化合物经生物转化后可形成毒性代谢物。药物在体内代谢后,最终目的是使其脂溶性降低、极性增加、易排出体外。

(一)药物代谢方式

药物代谢可分为 2 种类型,即Ⅰ相反应和Ⅱ相反应。Ⅰ相反应主要是通过氧化、还原、水解等反应,使药物分子上引入某些极性基团,如-OH、-COOH、-NH$_2$ 或-SH 等。Ⅰ相反应使多数药物失去活性,但也是产生活性或毒性代谢物的主要途径。Ⅱ相反应是结合反应,药物或代谢物通过与葡糖醛酸、硫酸或甘氨酸等结合,形成水溶性复合物,从尿和胆汁排出体外。不同药物代谢的方式不同,有些药物均有Ⅰ相和Ⅱ相代谢,有些药物仅有Ⅰ相或Ⅱ相代谢反应。表3-2 和表 3-3 列出了经Ⅰ相或Ⅱ相代谢反应的一些药物。

(二)CYP 酶

肝是代谢的主要部位,代谢的催化酶是肝微粒体细胞色素 P450 酶系及非微粒体酶系。其中最重要的是肝微粒体细胞色素 P450 酶系,又称为混合功能氧化酶或单加氧酶,简称"CYP 酶""肝药酶""CYP450"或"P450"。

CYP 酶是一个基因超家族,包括若干亚家族。凡氨基酸同源性大于 40％的视为同一家族,氨基酸同源性大于 55％为同一亚家族。在人体中已鉴别出至少 12 种 CYP450 酶家族,其中有 3 种酶系家族作用较强:CYP1、CYP2 和 CYP3。而且每一个酶系家族又可分为 A、B、C、D 及 E 五个亚家族,在每个亚家族中具体单个的酶用阿拉伯数字来表示。例如,CYP3A4 中的 CYP 是细胞色素 P450 的缩写,3 是家族,A 是亚家族,4 是单个酶。在亚家族中与药物代谢相关较密切的有 CYP3A、CYP2D、CYP2C、CYP1A、CYP2E 等。其中 CYP3A4 作用底物较多,能被药物诱导或抑制,是药物相互作用中非常重要的酶。CYP 酶在遗传上存在变异因素,普遍具有药物代谢多态性。研究显示,CYP1A2、CYP2D6、CYP2C9、CYP2C19、CYP3A4 等存在遗传代谢多态性,越来越多涉及的药物(如甲苯磺丁脲、华法林、苯妥英钠及非甾体消炎药等)已引起人们的重视。酶的代谢表型可分为 4 种:快代谢型(EM)、弱代谢型(PM)、中间代谢型(IM)和超强代谢型(UM)。

(三)影响药物代谢因素

1.遗传因素

个体之间药物代谢酶的差异主要由遗传因素和环境因素引起。一般来说,遗传因素引起药物代谢酶结构变异,从而导致代谢功能改变。而环境因素不改变酶的结构,只是调节代谢酶的活性。同时遗传因素和环境因素都能引起体内药物代谢酶量的改变。遗传因素影响药物生物转化的主要表现为药物代谢的多态性现象,即药物的代谢速率在人群中有明显差异,这些差异可表现在种族方面,也可发生于同一种族的不同人群中。首次描述生物转化因遗传多态性所致差异的现象是在 20 世纪 70 年代。发现人群对异烟肼的 N-乙酰化有快慢两种表型,慢乙酰化者肝 N-乙酰转移酶含量明显减少。继后,又发现异喹胍羟化多态性(遗传变异酶 CYP2D6)、乙酰化多态性(胞质 N-乙酰转移酶 NAT2),近年,已发现 CYP2C9 等的底物也存在多态性等。

2.CYP 酶的诱导剂和抑制剂

许多物质可以改变 CYP 酶活性,从而影响药物代谢速率、改变药物作用强度及维持作用时间等。凡是能促进 CYP 酶合成和/或活性增强的药物,称为酶诱导剂,目前已发现有 200 多种药物有诱导 CYP 酶的作用,主要有苯巴比妥、利福平、甲丙氨酯等。药酶活性增加是机体对药物产生耐受性的原因之一,因药酶活性增加,促使药物代谢加快,而使机体对药物的反应性减弱。例如苯巴比妥和抗凝血药双香豆素合用时,因苯巴比妥的药酶诱导作用很强,连续用药可使双香豆素破坏加速,使凝血酶原时间缩短;突然停用苯巴比妥后,又可使双香豆素血药浓度升高,导致出血危险。此外,有些药物如巴比妥类、水合氯醛、甲丙氨酯等本身就是它们所诱导的 CYP 酶的底物,因此在反复应用后,CYP 酶的活性增高,其自身代谢也加快,这一作用称自身诱导。反之,凡是能抑制 CYP 酶活性或减少药酶合成的药物称为酶抑制剂,主要有异烟肼、西咪替丁、氯霉素、奎尼丁等。若与其他药物合用时,由于药酶受到抑制使这些药物的代谢减慢,血中浓度增高,可引起中毒反应。另外,有些药物对 CYP 酶活性具有双重作用。如保泰松对 CYP 酶活性的改变依合用药物种类不同而异,它对安替比林、可的松、地高辛等药是酶诱导剂,而对甲苯磺丁脲、苯妥英钠等则是酶抑制剂。这可能是由于保泰松对不同类型的 CYP 分别起诱导和抑制的作用,而不同类型的 CYP 代谢不同的药物。

3.其他因素

年龄、疾病、饮食等也是影响药物代谢的常见因素。例如,早产儿、新生儿肝内葡糖醛酸转移酶不足,易出现胆红素脑病;且应用氯霉素因代谢障碍易引起急性中毒的"灰婴综合征"。心脏、肝及肾疾病时,都可因血流量不足、功能受损而导致药物代谢及消除减慢等结果。

另外,近年研究显示,肠道菌群不仅影响食物的消化和吸收,还影响到口服药物吸收和代谢处置。有人甚至认为胃肠道微生物群落强大的代谢能力可与肝相媲美。肠道菌群在胃肠道首关效应中起着关键作用。例如,肠道菌群能够将甲硝唑代谢为还原型代谢物乙酰氨和 N-(2-羟乙基)草氨酸。肠道菌群还可通过对肝药酶活性的诱导作用,增加部分 CYP 的表达,从而影响药物代谢酶的作用。

五、药物的排泄

药物的排泄是药物原形物或其代谢物排出体外的过程,是药物体内消除的重要组成部分。肾排泄与胆汁排泄是最重要的途径。

(一)肾排泄

肾是药物排泄的最主要器官。药物肾排泄方式主要为肾小球滤过和肾小管分泌。肾小管重吸收则可将已排入原尿的药物再吸收回血液。此外,近端小管上皮细胞上的 P-gp 等转运体也参与肾的药物排泄。

1.肾小球滤过

肾小球毛细血管壁有很多小孔,药物以膜孔扩散方式滤过。影响药物滤过的主要因素是肾小球滤过率及药物血浆蛋白结合的程度。如药物与血浆蛋白结合则不能滤过,所以药物的血浆蛋白结合程度高可使滤过药量减少。并且经肾小球滤过后,尿中主要含游离的原形药物和代谢物,其浓度与血浆中浓度相等。在生理情况下,肾小球滤过率(GFR)约 125mL/min。如药物只经肾小球滤过,并全部从尿排出,则药物排泄率与滤过率相等。内源性物质肌酐及外源性物质菊粉的消除率与肾小球滤过率相近,因此,临床上常以单位时间肌酐清除率来代表肾小球滤过率。肾小球滤过率降低(如肾病患者、新生儿、老年人)也可使滤过药量减少,药物易在体内蓄积。

$$肾清除率 = \frac{尿中药物浓度 \times 每分钟尿量}{血浆药物浓度}$$

2.肾小管分泌

药物的肾小管分泌主要在近端肾小管进行,这种分泌作用具有主动转运的特点,即可逆浓度梯度转运、由载体转运、需能量、有饱和现象等。目前认为,参与肾小管分泌药物的载体至少有两类:酸性药物载体与碱性药物载体。分泌机制相同的两种酸性药物或两种碱性药物联用时,可发生竞争性抑制,使药物肾小管分泌明显减少,疗效或毒性增强。例如,丙磺舒为弱酸性药,通过酸性药物转运机制经肾小管分泌,因而可竞争性抑制经同一转运机制排泄的其他弱酸性药,如青霉素、头孢菌素等,使后者血药浓度增高,效应增强。

3.肾小管的重吸收

药物在肾小管的重吸收有两种转运方式。主动重吸收:主要在近端小管进行,重吸收的物质大多是身体必需的营养品,如葡萄糖、氨基酸、维生素及某些电解质等。被动重吸收:主要在远端小管进行,其重吸收方式为被动扩散。由于肾小管细胞膜的类脂质特性与机体其他部位生物膜相似,亲脂性分子易被重吸收,因而药物能否在肾小管重吸收,取决于药物的理化性质。同时,尿液 pH 影响药物的解离度,从而影响药物的重吸收,因此,临床上可通过调节尿液 pH 作为解救药物中毒的有效措施之一。例如巴比妥类、水杨酸类等弱酸性药物中毒,可服用碳酸氢钠碱化尿液加速药物排出;相反,氨茶碱、哌替啶及阿托品等弱碱性药物中毒,酸化尿液可加速药物排泄等。

(二)胆汁排泄

肝是物质代谢的器官,也是胆汁生成和分泌的器官。许多药物或其代谢物能从胆汁排泄,这是一个主动分泌过程。药物自胆汁排泄与肾排泄相似,药物进入肝、胆,除了通过生物膜的被动扩散外,转运体也发挥着重要作用。肝至少有三个彼此独立的载体主动转运系统,分别起转运阴离子(有机酸类如对氨基马尿酸、磺溴酞、青霉素等)、阳离子(有机碱类如奎宁、红霉素等)和中性化合物(强心苷等)的作用。肝排泌有机酸和有机碱至胆汁的机制与肾小管排泌此类物质的机制相似,也存在同类药物相互竞争的现象,如丙磺舒可抑制利福平及吲哚美辛的胆汁排泄。

从胆汁排出的药物,先储存于胆囊中,然后释放进入十二指肠。有些药物可由小肠上皮细胞吸收,有些在肝与葡糖醛酸结合后的代谢物在肠道被菌群水解后也可重吸收,这种直接或间接的小肠、肝、胆汁间的循环,称为肠肝循环。肠肝循环的临床意义取决于药物的胆汁排出量,药物从胆汁的排出量多时,肠肝循环常能延长药物作用的时间。如果阻断该药的肠肝循环,则能加速该药的排泄。如洋地黄毒苷中毒,服用考来烯胺可在肠中与洋地黄毒苷结合,阻断其重吸收促进排泄。胆汁中未被重吸收的药物可通过粪便排出体外。

胆汁排泄率可用清除率来表示:

$$胆汁清除率 = \frac{胆汁流量 \times 胆汁药物浓度}{血浆药物浓度}$$

胆汁流量一般稳定在 $0.5 \sim 0.8 \text{mL/min}$,如果药物的胆汁浓度等于或小于血浆浓度时,胆汁清除率低;如果胆汁药物浓度很高,其胆汁清除率也相对高。有些药物胆汁浓度高于血浆药物浓度达 1000 倍或以上时,其胆汁清除率也可高达 500mL/min,甚至更高。胆汁清除率与胆汁流量有关,受到肝血流量的影响。胆汁清除率高的药物在临床用药上有一定的意义。例如,氨苄西林、头孢哌酮、利福平、红霉素等主要经胆汁排泄,其胆汁浓度可达血药浓度的数倍至数十倍,故可用于其敏感菌引起的肝胆道感染,同时,也由于这些药物主要经胆汁排泄而非肾排泄,所以在肾功能不全时,常可不必调整用量等。

(三)肠道排泄

过去对药物自肠道的排泄注意较少,近年来发现肠道排泄是某些药物(如地高辛、毒毛花苷 G、洋地黄毒苷、红霉素、奎宁、苯妥英钠等)重要的排泄途径。药物自肠道排泄既有被动扩散也有主动转运机制参与。位于肠上皮细胞膜上的 P-gp、有机阳离子转运蛋白、有机阴离子转运蛋白等也可将药物及其代谢物直接从血液中分泌排入肠道。药物自肠道排泄一方面降低了药物的吸收程度,另一方面在解毒处理中有一定临床价值。

(四)其他途径的排泄

药物除上述主要排泄途径外,有些药物尚可通过汗液、唾液、泪液等排泄,从排泄总量来看,这些途径并不重要,但它们的浓度往往能反映药物在血中的浓度。有些药物还可以通过乳汁排泄,药物从乳腺排出属被动转运。乳汁呈偏酸性(pH 约 6.6),一些弱碱性药物如吗啡($pK_a = 8$)、阿托品($pK_a = 9.8$)、红霉素($pK_a = 8.8$)等易自乳汁排出。故哺乳期妇女用药应慎重,以免对乳儿引起不良反应。

挥发性药物,如麻醉性气体、可挥发的液体药物,由肺呼出是其重要的排泄途径。这类药物的排泄速率与药物的血气分配系数有关,分配系数大的药物排泄慢,分配系数小的药物排泄快。

第二节　临床药代动力学应用

一、临床给药方案的拟订与调整

临床使用药物时,为达到合理用药的目的,根据使用者的具体情况及药物药效学和药代动力学的特点所拟定的药物治疗或试验计划称之为给药方案。其主要内容有用药品种、剂量、给药时间、给药途径、疗程、不良反应的防治措施等。

药物的临床疗效主要决定于药物在作用部位或组织中的浓度,以及组织对药物的敏感性。然而,在组织对该药的效应确定以后,同一浓度下的效应强度差异较少。但是,要测定作用部位药物的浓度,因为技术上或伦理上等方面的原因,往往比较困难。由于大多数药物在作用部位或组织中的浓度与血中药物浓度存在一定的比例关系,所以可通过测定血药浓度的变化来间接反映作用部位浓度的变化。而血药浓度可受吸收、分布、生物转化和排泄等四个方面因素所影响,因此,新药临床研究的用药或个体化的用药(剂量个体化)要达到安全有效的目的,就必须借助药代动力学方法来确定给药剂量、给药时间、给药途径以及疗程等,从而拟定合理的给药方案。

拟定给药方案的基本要求是使血药浓度保持在有效的治疗水平上而不引起毒性反应,即将血药浓度范围控制在最低有效浓度(MEC)与最低中毒浓度(MTC)之间的药物的治疗浓度范围内。常用药物的有效治疗浓度范围可从有关文献获得。

新药的临床研究,必须根据其药代动力学特点拟定合理的给药方案,并在研究过程中优化给药方案。然而,许多早已上市的常用药物,由于历史上条件的限制,其药代动力学研究不深入,往往沿用传统的临床经验确定的给药方案。随着医学、药学等研究的手段和方法不断发展,目前合理用药方案的研究,不仅限于新药,老药也有必要进行更合理的用药方案的研究。

(一)给药途径的选择

临床上选择给药途径,主要取决于药物的理化性质(如溶解度、刺激性)、吸收、代谢、排泄情况和患者的状态,这里仅从药代动力学的角度,对几种主要给药途径的特点做出比较。

1.静脉内给药

静脉注射能将药物直接输入血液循环,可迅速产生药理效应,适用于在胃肠道或组织内不易吸收或有明显首关效应的药物,以及皮下或肌内注射有强烈刺激性而引起难以忍受的疼痛的药物。临床上适用于一次用药有效及治疗指数大、血药浓度或组织药浓度允许有较大波动的药物,重复多次用药才能达到治疗效果时,也可采用此法。

然而,由于静脉注射给药血药浓度或组织药浓度波动很大,如药物治疗指数较小则影响药物的安全性,半衰期过短的药物频繁静脉注射会给患者带来痛苦。因此,对治疗指数较小或半衰期过短的药物,应采用静脉滴注给药,以保持波动较小的有效血药浓度。临床上许多药物常采用静脉滴注给药,如氨茶碱、利多卡因、硝普钠、去甲肾上腺素、青霉素类及头孢菌素类等。

2.肌内给药及皮下给药

肌内及皮下给药都是较常用的给药途径。血药浓度可比静脉给药持久,其生物利用度与注射部位的血流速率、药物的离子化及脂溶性、注射剂的浓度与体积、药液的等渗度及合并应用的药物、制剂中的附加剂等有关。一般来说,药物的生物利用度:肌内>皮下>口服。然而,一些水溶性差的药物(如地高辛、地西泮等),肌内注射后,一旦溶液扩散并缓冲到生理 pH 时,引起缓慢而不完全的吸收,其生物利用度比口服时还低。此外,头孢氨苄肌内注射的生物利用度也不比口服时高,因此常用口服给药的方法。药物肌内注射的吸收一般比皮下注射快,然而,有些药物如胰岛素,皮下注射后吸收比肌内注射快,故临床主要采用皮下注射。因此,一种药物肌内注射或皮下注射的吸收速度与程度,决不能主观地加以臆测,应进行生物利用度等有关研究做比较。

3.消化道给药

口服是最常用的消化道给药途径,方便、经济、安全,适用于大多数药物和患者。然而,口服给药时,药物的吸收速度和生物利用度将会受到制剂和机体等方面多种因素的影响,从而干扰了治疗效果。特别是治疗范围较小的药物,如地高辛、奎尼丁、苯妥英钠等口服药物,应用时又常需反复多次给药,因此需进行血药浓度治疗监测,才能保证安全有效用药。

栓剂是最常用的直肠给药剂型。直肠给药时,肝首过消除会比口服给药少,然而,直肠给药的吸收主要通过被动扩散,没有主动转运的吸收部位,吸收速率与生物利用度比口服给药也要不规则得多,因此,药物改为栓剂时,有必要进行生物利用度的研究。此外,有些药物仅在胃肠道某部位能吸收,如铁和维生素 B_1 的吸收主要在小肠的近端;胆盐的吸收限于远端回肠;维生素 B_2 的吸收只在小肠近端;维生素 B_{12} 的吸收则在回肠。这些药物要通过胃肠道的特定部位才能吸收,故不宜采用直肠给药途径。

(二)不同给药方案的拟订

1.单次给药

单次给药时,药物的血药浓度和药物效应维持的时间较短,但临床应用中,某些药物如镇痛药、麻醉药、驱虫药、催眠药、神经肌肉阻断药、诊断用药等,通常只需单次给药就可以达到预期效果。在这种情况下,根据治疗浓度的要求,只要掌握该药的一些基本的药代动力学参数,就可以确定单次给药的剂量。

2.多次给药

通常多数药物需要重复多次给药才能达到预期的血药浓度,并维持在有效治疗浓度范围内。对于治疗指数大、血药浓度或组织药浓度允许有较大幅度波动的药物,较小剂量多次给药是一种安全的给药方式。对于治疗指数较小、或浓度范围窄的药物,则需连续静脉滴注给药。

3.实际应用中的给药方案

在临床实践中,给药间隔宜选取易于控制的时间,如每 24h、12h、8h、6h 或 4h,或每天给药1、2、3、4、6 次,再调节相应的维持剂量,使维持剂量等于达到有效治疗浓度水平所必需的体内最小药量。选择剂量应考虑现有的制剂规格以及达到预期的稳态血药浓度的波动范围。

若 $t_{1/2} > 24h$,一般每天给药 1 次,给药间隔小于半衰期,初始剂量高于 2 倍的维持剂量。

治疗窗较宽并且半衰期在 6~24h 的药物,给药间隔通常应与药物的半衰期相当,负荷剂量大约为 2 倍的维持剂量。治疗浓度范围窄的药物则给药频度需要比较高,而维持剂量需要较低。有时使用缓释制剂较为理想。

若 $t_{1/2}$ < 6h,如果考虑重复给药,则治疗浓度范围要求比较宽。初始剂量等于维持剂量。对于那些治疗指数低的药物则应采用静脉输注给药。

(三)个体化给药方案的剂量调整

个体化给药方案的调整包括药物的种类、给药途径、给药时间、给药剂量等多方面的调整,以求达到最佳的治疗效果。本部分主要探讨给药剂量调整的有关问题。

1.根据分布性质作剂量调整

临床上的常用药物剂量,如按 mg/kg 计算,随年龄下降而提高。例如7～12岁小儿,剂量为正常人125%,1～7岁为150%,2周～1岁为200%,才能达到治疗浓度。剂量必须增大的原因和其表观分布容积(L/kg)较大有关。一般认为药物的表观分布容积与体表面积成正比。因此,儿科用药按体表面积计算用药剂量要比按千克体重计算用药剂量更合理得多。

2.根据药物处置变化作剂量调整

人体处于病理状态时,其对药物的处置(生物转化和排泄)过程往往发生改变,因此患者的给药方案应根据实际情况进行调整。患者给药方案的调整依据主要是通过治疗药物监测(TDM)获得。通过 TDM 可获得血液或其他体液中的药物浓度、药物的临床疗效等方面的信息,给临床合理用药带来很大帮助。但开展 TDM 也有局限,例如可能给患者带来不适、需要熟练的技术人员和必要的仪器设备、增加患者的费用、周期长、不简便等,故在临床实际中,也可以根据其他途径获得的信息(如肌酐清除率的变化)进行给药方案的调整。

肝功能异常的患者,使用主要由肝转化消除的药物时,该药物的体内过程必然发生改变,其给药方案也应随肝功能的改变程度进行调整。但由于目前测定肝功能的一些指标(如转氨酶的高低)与肝病程度并不平行,不能反映肝病的真实程度,使给药方案的调整面临一定的困难。

肾功能异常的患者,使用主要由肾排泄消除的药物时,该药物在体内的消除、停留的时间等均发生改变,其给药方案也应随肾功能的改变程度进行调整。由于肾功能改变的程度可以比较准确地得到反映(根据肌酐清除率,或用菊粉测定),此时用药方案可以比较准确地加以调整(包括剂量和给药间隔时间)。

许多药物的肾清除率与肌酐清除率(CL_{cr})呈正比关系,在正常情况下,机体每天血清肌酐的产生与消除维持一定的动态平衡,故肌酐清除率可通过测定血清肌酐值来估算。临床上,测定肾功能的常用方法是测定血清肌酐值,并以肾功能不全与肾功能正常情况下的肌酐清除率之比反映肾功能的变化。

$$血清肌酐 = \frac{肌酐生成速率}{肌酐清除率}$$

$$RF = \frac{患者\ CL_{cr}}{正常人\ CL_{cr}}$$

(1)通过血清肌酐值计算肌酐清除率的公式。

成人(20～100岁)

男性

$$肌酐清除率(mL/min) = \frac{(140-年龄)×体重(kg)}{72×血清肌酐量(mg/dL)}$$

$$肌酐清除率(mL/min) = \frac{1.23 \times (140 - 年龄) \times 体重(kg)}{72 \times 血清肌酐量(\mu mol/L)}$$

女性

$$肌酐清除率(mL/min) = \frac{(140 - 年龄) \times 体重}{85 \times 血清肌酐量(mg/dL)}$$

$$肌酐清除率(mL/min) = \frac{1.04 \times (140 - 年龄) \times 体重}{血清肌酐量(\mu mol/L)}$$

儿童(0~20岁)

$$肌酐清除率(mL/min) = \frac{0.48 \times 身高(cm)}{血清肌酐量(mg/dL)} \times \frac{体重(kg)}{70}$$

$$肌酐清除率(mL/min) = \frac{42.5 \times 身高(cm)}{血清肌酐量(\mu mol/L)} \times \frac{体重(kg)}{70}$$

注意:对于肌肉发达、消瘦或过度肥胖的老年患者,直接测定肌酐清除率可能比通过测定血清肌酐值估算更准确。肌酐的产生与消除均随年龄的增加而下降,通常20岁以后,如果肾功能正常,其血清肌酐值始终维持恒定。

(2)调整维持剂量(D_m):调整肾功能不全患者的维持剂量的最简单的方法是维持稳态的平均未结合药物浓度。

$$F \cdot \frac{D_m}{\tau} 未结合药物清除率 CL_U \times 稳态平均未结合药物浓度 C_{U,SS,av}$$

由上式得:

$$\frac{肾功能不全患者 \frac{D_m}{\tau}}{肾功能正常患者 \frac{D_m}{\tau}} = \frac{肾功能不全患者 CL_U}{肾功能正常患者 CL_U} \times \frac{肾功能不全患者 F}{肾功能正常患者 F}$$

当生物利用度未变时,由上式得肾功能不全患者的给药速率:

$$肾功能不全患者 \frac{D_m}{\tau} = \frac{肾功能不全患者 CL_U}{肾功能正常患者 CL_U} \times 肾功能正常患者 \frac{D_m}{\tau}$$

二、临床药代动力学研究

在新药的临床试验阶段,其临床药代动力学研究是不可或缺的重要研究内容。新药的临床药代动力学研究可阐明药物在人体内的吸收、分布、代谢和排泄等处置过程的动态变化规律,可为全面认识人体与药物间相互作用以及临床制订合理用药方案等提供关键依据。

(一)健康志愿者药代动力学研究

本研究的目的是了解药物在体内吸收、分布和消除(代谢和排泄)的动态变化特点。由于各种疾病的病理状态均可不同程度地对药物的代谢动力学产生影响,通常选择健康受试者(成年男性和女性)来客观反映药物在人体的特征。如果试验药品的安全性较小,试验过程中可能对受试者造成损害,伦理上不允许时,可选用目标适应证的患者作为受试者。

健康志愿者的药代动力学研究包括单次与多次给药的药代动力学研究、进食对口服药物制剂影响的药代动力学研究、药物代谢产物的药代动力学研究、药物-药物药代动力学相互作用研究。

1.单次给药药代动力学研究

本研究根据受试者的血药浓度-时间数据进行参数的估算,获得单次给药的主要参数,以全面反映药物在人体内吸收、分布和消除的特点。主要参数有:峰时间(T_{max}(实测值))、峰浓度(C_{max}(实测值))、曲线下面积(AUC)、表观分布容积(V_d 或 V_d/F)、消除速率常数(K_{el})、半衰期($t_{1/2}$)、平均驻留时间(MRT)、清除率(CL 或 CL/F)。根据尿药浓度时间数据估算药物经肾排泄的速率和总量。对参数进行分析,说明其临床意义:①如是否具有非线性动力学特征?②个体差异是否较大?个体差异大(RSD>50%)时,提示必要时需作剂量调整或进行血药浓度监测;AUC 集中于高低两极者提示可能有快代谢型、慢代谢型的遗传性代谢差异。③不良反应发生率和发生程度是否有剂量依赖性?④是否存在性别差异?⑤主要参数与国内外文献(同类药物或同一药物)或是否一致?

2.多次给药药代动力学研究

当药物在临床上将连续多次应用时,需获得多次给药的特征。本研究根据需获得的参数,包括峰时间(T_{max})、稳态谷浓度($C_{SS,min}$)、稳态峰浓度($C_{SS,max}$)、平均稳态血药浓度($C_{SS,av}$)、消除半衰期($t_{1/2}$)、清除率(CL 或 CL/F)、稳态血药浓度-时间曲线下面积(AUC_{SS})及波动系数(DF)等,进行结果分析:①阐明多次给药时药物在体内的特征;②应与单次给药的相应的参数进行比较,观察它们之间是否存在明显的差异,特别在吸收和消除等方面有否显著的改变,并对药物的蓄积作用进行评价、提出用药建议;③考察药物多次给药后的稳态浓度(C_{SS}),药物谷、峰浓度的波动系数(DF),是否存在药物蓄积作用和/或药酶的诱导作用。

3.进食对口服药物制剂影响的药代动力学研究

许多口服药物制剂的消化道吸收速率和程度往往受食物的影响。食物能减慢或减少药物的吸收,也可促进或增加某些药物的吸收。

本研究通过观察口服药物在饮食前、后服药时对药物,特别是对药物的吸收过程的影响,以期为后续制订科学、合理的用药方案提供依据。因此,研究时所进食的试验餐应是高脂、高热量的配方,以使食物对胃肠道生理状态的影响达到最大,使进食对所研究药物的影响达到最大。根据试验结果,与空腹比较,对进食是否影响该药吸收及其特征(T_{max}、C_{max}、AUC 等)进行分析和小结,对进食后药物的体内过程进行评估。

4.药物代谢产物的药代动力学研究

如果研究结果显示,药物主要以代谢方式消除,且其代谢物可能具有明显的药理活性或毒性作用;或作为酶抑制剂而使药物的作用时间延长或作用增强;或通过竞争血浆和组织的结合部位而影响药物的处置过程,从而使代谢物的动力学特征影响到药物的疗效和毒性。那么,在进行这类原形药物单次给药、多次给药的时,应考虑同时进行药物代谢产物的药代动力学研究。但代谢产物的选择以及相应标准品来源需要综合考虑。

5.药物-药物的药代动力学相互作用研究

当药物在临床上预期将与其他药物同时或先后应用,由于药物与药物间在吸收、与血浆蛋白结合、诱导/抑制药酶、存在竞争排泌或重吸收等方面均存在相互作用的可能。其中合用药物与血浆蛋白的竞争性结合、对药物代谢酶的诱导或抑制等均可能导致试验药物血浆浓度明显升高或降低,导致药物发生毒性反应或疗效降低,从而需要调整用药剂量或给药间隔时间。

因此有必要进行药物-药物的药代动力学相互作用研究,以期尽可能明确引起相互作用的因素或机制,为制订科学、合理的联合用药方案提供依据。大多数相互作用研究选择在健康志愿者为研究对象。

(二)特殊人群的药代动力学研究

1.肝功能损害的药代动力学研究

肝功能损害可使药物效应增加甚至引起毒性效应,其原因有:多数药物血浆蛋白结合率降低,游离型药物浓度增加;因肝药酶水平明显减少或活性降低,使通过肝药酶代谢消除的药物代谢速率和程度明显减退,使原形药浓度升高,消除半衰期延长;另外,肝内淤胆型肝病可使主要从胆汁排泄的药物的消除受到影响。需要进行肝功能损害的药代动力学研究的情况:①药物或其活性代谢物主要经肝代谢和/或排泄;②虽肝不是药物和/或活性代谢物的主要消除途径,但药物治疗范围窄等情况下,需考虑进行肝功能损害的药代动力学研究,并与健康志愿者的参数进行比较。

2.肾功能损害的药代动力学研究

肾损害可改变主要经肾排泄的药物代谢动力学过程和效应。肾损害可引起药物或其代谢经肾排泄的明显降低,同时还可引起吸收、分布、代谢等过程的变化;肾损害越严重,这些变化越突出,甚至肾途径不是主要排泄途径的药物也可观察到。

对可能用于肾功能损害的药物,如药物和/或其活性代谢物的治疗指数小、药物和/或其活性代谢物主要通过肾消除,由于肾损害可能明显改变药物和/或其活性/毒性代谢物的特性,必须通过调整给药方案来保证这些用药的安全和有效时,需考虑在肾功能损害患者进行药代动力学研究,并与肾功能正常的人进行比较。

3.老年人药代动力学研究

与正常成年人比较,老年人可存在胃酸分泌减少、消化道运动功能减退、血流减慢;体内水分减少,脂肪成分比例增加;血浆蛋白含量减少;肾单位、肾血流量、肾小球滤过率均下降;肝血流量减少,肝药酶水平与活性降低等改变。这均可导致药物在老年人体内的吸收、分布、代谢、排泄过程发生相应改变。当药物预期的适应证主要是老年人时,需要进行老年人药代动力学研究,从而可根据其特点选择药物,并调整给药剂量或间隔。老年人的药代动力学研究可选择老年健康志愿者或患者。

4.儿科人群药代动力学研究

由于儿童具有胃液的 pH 低,胃肠蠕动慢;各组织水分的含量高;血浆蛋白含量低;血脑屏障处于发育阶段;对药物代谢的能力较弱等生理特点,因此药物在儿童与成人的过程可能存在明显差异。因此,当药物预期的适应证主要是儿童,可进行儿科人群药代动力学研究。另外,不同年龄阶段的儿童生长、发育有其各自的特点,其特点也各不相同。因而,进行研究时,应考虑拟应用疾病、人群、药物本身特点等情况酌情选取不同发育阶段的儿童进行。由于在儿科人群多次取血比较困难,可考虑采用群体药代动力学研究方法。

三、群体药代动力学研究

(一)群体药代动力学概述

群体药代动力学(PPK)是在药代动力学基础上发展起来的,即药代动力学的群体分析法。

它将药代动力学基本原理和统计学方法相结合,对药物体内过程的群体规律、药代动力学参数统计分布及影响因素等进行研究,是药代动力学的分支学科。

群体是根据不同药物的研究目的所确定的研究对象或患者的总体。群体方法采用经典药代动力学模型与群体统计学模型结合起来的新型药代动力学研究方法,可定量考察群体或亚群体中药物浓度的决定因素,即群体典型值、固定效应参数、个体间变异和个体自身变异等群体药代动力学参数,进一步研究给予标准剂量方案时群体典型的参数和群体中个体间的药代动力学特征变异性。

群体药代动力学主要研究药代动力学特性中存在的变异性,即确定性变异和随机性变异。确定性变异,又称固定效应,通常在一定时间内较为固定,如年龄、性别、身高、体重、合并用药、种族、性别、肝肾功能、饮食、吸烟、病理因素等。随机性变异,又称随机效应,如个体间差异,个体内变异,测定误差等。固定效应(结构)模型用于定量考察固定效应对药代动力学参数的影响,而统计学模型则主要用于表达个体间变异和个体自身变异。

群体药代动力学的目的在于:①研究群体药代动力学与药效动力学的整体特征,获得参数平均值、典型值;②了解固定效应对与药效动力学的影响;③评价随机效应的作用。

其应用特点和意义主要包括:①可直接考虑临床的实际情况,对各种病理生理等药代动力学的影响因素进行明确的细化和定量化的考察,结果更具有临床意义;②取样点少,不同个体取样时间不要求统一,有利于临床开展;③可进行药物相互作用研究,定量分析不同药物间的相互影响,并将药代动力学参数和药物疗效紧密结合,有助于个体化用药。

(二)群体药代动力学研究数据分析方法

群体药代动力学研究数据分析方法,主要指 NONMEN 法(非线性混合效应模型法)。其他群体药代动力学数据分析方法还包括单纯集聚法与两步法。

1.单纯集聚法(NPD)

是指将所有个体对象的原始数据按时间点求出均数,以药物浓度均值及时间进行曲线拟合,确定群体药代动力学参数。因其有把不同的个体数据当作一个个体,无视数据的各种差异,只能估算单项参数的均值,不能估算各参数的标准差,精确度很差等缺点,实用价值不大。

2.标准两步法(STS)

即经典的药代动力学研究方法。先将每一个体的时间血浓数据分别作曲线拟合,求得各个体的药代动力学参数,然后求算各参数的均值和标准差。其优点是每例的药代动力学参数较准确;所得参数的均数及标准差可反映数据与药代动力学模型的误差及测量误差。但缺点在于要求每例受试者取样点较多(常为 10~15 个),不易接受,如果每例受试者只有 2~3 个点,则无法拟合估算参数;受试者一般为健康志愿者或轻症患者,对特定群体的代表性差;往往过高估计参数的差异程度,尤其是个体间变异。

3.非线性混合效应模型法

NONMEN 法是广为采用的群体药代动力学参数测定方法。将患者少量的原始血浓数据集合在一起,同时考虑生理病理等影响药代动力学参数的因素,计算出群体药代动力学参数。适合于分析临床常规监测的稀疏数据。其优点是切合临床实际用药情况;能处理临床收集的稀疏数据;每例患者取样少;全面地估算出各种参数;定量考察生理病理等因素对药代动力学参数的影响；各类参数有较好的点和区间估算。但有所需病例较多；不能对某一个体算出药代动力学参数等不足。

目前，NONMEM 法已广泛应用于个体给药、药物评价、药物相互作用、群体药代动力学、群体药效学等研究。

群体药代动力学研究有着独特的优越性（如只需要群体中的个体提供 1～2 个标本），可为临床科学制订个体化给药方案，提高合理用药水平提供关键依据。目前，在新药研发（Ⅰ期、Ⅱ期、Ⅲ期临床试验）、治疗药物监测等方面得到越来越广泛的应用。

第三章 药物相互作用与配伍禁忌

第一节 概述

一、药物相互作用与配伍禁忌的含义

随着医药科技的飞速发展以及人类疾病谱的改变,研发上市的新药越来越多,临床用药的品种和数量大大增加,联合用药的现象越来越普遍。联合用药是指将两种或两种以上药物同时或先后应用于患者。当患者同时患有多种疾病或同一疾病需要多种药物治疗时,联合用药的机会大大增加。临床上,联合用药意义主要表现在以下几个方面:①可治疗多种疾病;②提高药物的疗效,减少单一药物的用量;③减少药物不良反应;④延缓机体耐受性或病原微生物耐药性的产生,缩短治疗疗程,提高药物治疗效果。

合理的药物联用可以增强药物疗效,降低药物不良反应。不合理的药物联用,则很容易引起药物不良反应,严重者甚至危及患者生命。联合用药的品种越多,发生药物相互作用的机会就增多,引起不良反应的概率就越大。国外资料显示,药物联用种数越多,不良反应发生率越高。药物相互作用与药物的安全性和有效性紧密相关,影响药物治疗的效果,因此越来越受到医药工作者和普通民众的关注。

药物相互作用(DDI)是指某一种药物由于其他药物的存在而改变了药物原有的理化性质、体内过程或组织对药物的敏感性等,从而改变了药物效应的现象。通常,狭义的药物相互作用主要指药物与药物之间的相互作用。广义的药物相互作用除包括药物与药物之间的相互作用外,还包括药物与食物、烟酒、添加剂、内源性物质(如胆红素、激素、维生素、糖类、酶类、活性多肽和蛋白质)等之间的相互作用。

联合用药时,如果药物之间配伍不当,有时会出现配伍禁忌。配伍禁忌是指两种以上药物混合使用或药物制成制剂时,发生的体外相互作用,出现药物中和、水解、破坏失效等理化反应,这时可能发生浑浊、沉淀、产生气体及变色等外观异常的现象。配伍禁忌又称为药剂学相互作用或体外药物相互作用。

二、药物相互作用相关的重要历史事件

20世纪70年代之前,由于当时药物数量相对较少,具有临床意义的药物相互作用比较少见,人们对药物相互作用知之甚少,对药物在体内的相互作用所引起的后果也没有引起足够重视。随着现代医药的发展及疾病治疗的需要,绝大多数患者几乎都存在多种药物联合应用进行疾病治疗的状况,从而使药物相互作用所致的不良反应日趋严重。20世纪90年代,非镇静抗组胺药与某些药物合用后,产生了严重的药物相互作用,导致了致死性的室性心律失常事件发生,从而使医药工作者在临床药物治疗中越来越高度关注药物相互作用及其潜在的危害。西伐他汀和米贝地尔等新药因上市后出现严重的药物相互作用而被迫撤市。此后,药物研发

机构和制药公司也接受了惨痛教训,加强了药物在研发阶段和临床前阶段有关相互作用的研究,以降低药物的研发风险。医疗机构在临床用药过程中也加强了对药物相互作用的监控,以避免或减少不良药物相互作用的发生。

(一)特非那定

特非那定为第二代非镇静抗组胺药物,1972年研制成功,1985年被FDA批准上市,上市后迅速成为受临床欢迎的抗过敏药物。1986—1996年,世界卫生组织(WHO)国际药物不良反应监测合作中心共收到17个国家976例抗组胺药的不良事件报道,几乎全部为第二代非镇静抗组胺药物所致。其中报道最多的是特非那定的心脏毒性,因严重心律失常而致死者达98例。特非那定为前药,在体内由CYP3A4代谢为非索非那定发挥抗组胺作用。当合用CYP3A4抑制剂,如大环内酯类抗生素和咪唑类抗真菌药物时,CYP3A4催化的特非那定代谢受阻,致使其血药浓度明显升高而影响心肌细胞的钾通道和静息电位的稳定性,发生室性心动过速而致死。FDA于1998年2月将其停用并建议撤市。

(二)米贝地尔

米贝地尔是一个典型的、因广泛而严重的药物相互作用而撤市的药物。米贝地尔于1992年研制成功,并于1997年8月批准上市。与以往的钙通道(L通道)阻滞剂不同,它是一个T通道阻滞剂,因其疗效迅速、显著而在34个国家被广泛应用,在不到一年时间内使用的患者便多达60万人。但随后却因为严重药物相互作用于1998年7月被罗氏公司撤出市场,上市时间仅11个月。现已证实,米贝地尔是一个强效CYP450抑制剂,主要抑制CYP3A4和CYP2D6,导致许多经此酶代谢的心血管药物代谢受阻而产生毒性作用。据报道,32例美托洛尔合用米贝地尔患者,其体内美托洛尔血药浓度升高4～5倍,导致严重的心动过缓。也有报道,4名患者因合用米贝地尔与β受体拮抗剂(普萘洛尔、纳多洛尔和缓释美托洛尔)而导致严重心源性休克,其中1例死亡。此外,米贝地尔能使环孢素血药浓度升高2～3倍,使奎尼丁的AUC增加50%,能明显抑制特非那定、阿司咪唑、西沙必利的代谢,增加这些药物的心脏毒性;也能抑制辛伐他汀、洛伐他汀和阿托伐他汀等降脂药的代谢,显著增加他汀类药物的肌肉毒性,引起患者横纹肌溶解。

(三)氟尿嘧啶和索立夫定

1993年日本发生了氟尿嘧啶(5-FU)和索立夫定药物相互作用的事件,导致15名合并带状疱疹病毒感染的癌症患者死于中毒,其中3例死于5-FU的前体药物替加氟。后来研究证实,索立夫定在肠道菌群作用下代谢为溴乙烯基尿嘧啶(BVU),BVU在体内被二氢嘧啶脱氢酶(DPD)代谢为二氢-BVU,二氢-BVU能与DPD不可逆的结合而失活。DPD是尿嘧啶、胸腺嘧啶和5-FU分解代谢的限速酶,它将85%的5-FU不可逆的转换为无生物活性的代谢产物二氢氟尿嘧啶(5-FUH$_2$),DPD的抑制失活导致5-FU蓄积中毒,表现为严重的骨髓抑制、肠黏膜萎缩、白细胞和血小板减少、血性腹泻等中毒症状。

(四)西伐他汀钠与吉非贝齐

西伐他汀钠是拜耳公司于1997年在德国和美国等国家推出的降低胆固醇和低密度脂蛋白的新药。它是一种脂溶性较强的HMG-CoA还原酶抑制剂,但是药物本身能导致罕见的横纹肌溶解症,当它与降甘油三酯的药物吉非贝齐合用时,可以明显加重肌肉毒性。尽管此后厂家在说明书中注明西伐他汀钠禁止与吉非贝齐合用,美国报道的 31 宗与拜斯亭有关的案例中,仍有 12 宗同时合用了拜斯亭和吉非贝齐。此后研究发现,CYP3A4 抑制剂能显著升高西伐他汀钠(CYP3A4 底物)的血药浓度,会加剧其肌肉毒性。拜耳公司于 2001 年 8 月因为横纹肌溶解症的风险将该药全面撤出市场。

三、药物相互作用的分类

根据发生机制和形式不同,药物相互作用可分为体内药物相互和体外药物相互作用。一般所说的药物相互作用主要指体内药物相互作用。而体内药物相互作用又包括药动学相互作用和药效学相互作用两种方式。二者主要通过影响机体因素发挥作用。其中,药动学相互作用主要通过影响与药物体内吸收、分布、代谢、排泄等相关的酶、转运体,以及改变药物的药动学属性(如生物利用度等)而影响药物的疗效和安全性。根据机体对药物的处置环节不同,药动学相互作用又分为吸收环节的药物相互作用、分布环节的药物相互作用、代谢环节的药物相互作用和排泄环节的药物相互作用。药效学相互作用主要通过调节药物效应相关的受体、离子通道等因素,改变体内动态药效物质组的构成,从而影响药物的疗效与安全性。根据作用结果的不同,药效学相互作用又分为相加作用、协同作用和拮抗作用。体外药物相互作用,常称为配伍禁忌,主要依赖环境因素,发生的是药物理化性质的改变。根据反应机制不同,配伍禁忌可分为物理配伍禁忌、化学配伍禁忌和物理化学配伍禁忌。

根据联用药物的种类或发生相互作用的对象不同,药物相互作用又可细分为药物相互作用、中药相互作用、中西药相互作用、食物-药物相互作用以及药物内源性物质相互作用等。

根据合并用药后产生结果的不同,药物相互作用又可以分为有益的、不良的和无关紧要的药物相互作用三种。其中,大多数药物相互作用是无关紧要的。我们要充分利用有益的药物相互作用,尽量避免不良的药物相互作用。

四、药物相互作用的表现

药物联合应用后发生的相互作用有各种表现。其中,大多数药物,尤其是治疗目的不同的药物联用,许多情况下不会对联用药物各自的疗效和安全性产生明显影响。然而,临床上很多时候有目的的将不同的药物联用治疗某一疾病,目的是发挥有益的药物相互作用,使药效起到相加或协同作用,从而达到增强药物疗效、减少毒副作用、延缓耐药性的产生、提高治疗效果的目的。例如,内脏器官疼痛时常联合使用吗啡与阿托品镇痛,阿托品可以对吗啡引起的平滑肌收缩效应产生抵消作用,既可以降低用药导致的不良反应,同时还能达到更好的镇痛效果。《中国高血压防治指南》(2013 年修订)优先推荐的高血压联合治疗方案即是将不同作用机制的降压药联合应用,发挥协同降压作用的同时,减少药物不良反应和并发症,降低主要心血管事件发生的风险以及防治靶器官损害。其中,二联降压方案包括:①钙拮抗剂(D-CCB)+血管紧张素Ⅱ受体拮抗剂(ARB);②D-CCB+血管紧张素转换酶抑制剂(ACEI);③ARB+噻嗪类利尿剂;④ACEI+噻嗪类利尿剂;⑤D-CCB+噻嗪类利尿剂;⑥D-CCB+β受体拮抗剂等。临床上治疗胃、十二指肠溃疡时,常采用奥美拉唑、克拉霉素与阿莫西林(或甲硝唑)三联疗法作为初始治疗方案。该方案是利用三种药物的协同作用治疗溃疡,其中奥美拉唑具有抑制胃酸分泌,克拉霉素与阿莫西林可联合杀灭幽门螺杆菌。我国治疗成人及青少年艾滋病的推荐方案采用将齐多夫定(或替诺福韦)、拉米夫定与依非韦伦(或奈韦拉平)联合使用的"鸡尾酒"疗法。该疗法可以减少单一用药产生的耐药性,最大限度地抑制病毒的复制,使被破坏的机体免疫功能部分甚至全部恢复,从而延缓病程进展,延长患者生命,提高生活质量。

临床上最不希望发生的是药物联用后产生不良甚至有害的相互作用。因为它往往使药物疗效降低、毒副作用增加,甚至危及患者生命。例如,钙通道阻滞剂维拉帕米一般不与 β 受体拮抗剂(如美托洛尔、阿替洛尔及艾可洛尔等)合用,因二者均可抑制心肌收缩力、减慢心率和传导,合用后有产生心脏停搏危险。保钾利尿药(如螺内酯)与血管紧张素转化酶抑制剂(如卡托普利、依那普利等)联合应用时,可导致高钾血症,处理不及时会出现心搏骤停的危险,应注意监测血清钾浓度。某些氨基苷类抗生素(如卡那霉素、多黏菌素)有肌肉松弛作用,与骨骼肌松弛药琥珀胆碱合并使用时,易导致呼吸麻痹;与麻醉药(如乙醚、氟烷、甲氧氟烷)合并使用,可造成呼吸肌麻痹和增高神经肌肉阻断的危险。当琥珀胆碱与氟烷合用时,体温可突然上升至 42℃,出现恶性高热,某些患者进而出现惊厥,死亡率很高。苯乙肼、帕吉林、呋喃唑酮等单胺氧化酶抑制剂(MAOI)与拟肾上腺素药(如麻黄碱、间羟胺、哌甲酯等)、降压药(如可乐定、胍乙啶、利血平等)合用可引起去甲肾上腺素大量堆积,与三环类抗抑郁药(如丙米嗪、氯米帕明、阿米替林等)合用可抑制后者的代谢灭活,容易引起致命的高血压危象,甚至死亡。

由于新药的不断涌现以及临床治疗的需要,在输液中添加其他注射剂合并使用的情况日益增多,几种注射剂合用的情况也越来越多。药物,特别是注射剂的配伍问题也就显得尤为突出。有些药物配伍使药物的治疗作用减弱,导致治疗失败;有些药物配伍使副作用或毒性增强,引起严重不良反应;还有些药物配伍使治疗作用过度增强,超出了机体所能耐受的能力,也可引起不良反应,乃至危害患者。例如,青霉素类、头孢菌素类抗生素与磺胺类药物、维生素 C、氨茶碱等混合后会出现沉淀、分解等化学反应。酸性药物与碱性药物在输液中混合后会发生酸碱中和反应,出现浑浊、沉淀、变色等现象。2007 年 2 月 25 日,国家食品药品监督管理总局发出紧急通知:"鉴于头孢曲松钠与含钙溶液同时使用可发生不良事件并导致新生儿或婴儿死亡",为保证头孢曲松钠的安全使用,要求有关生产企业,立即在头孢曲松钠制剂说明书中增加警示语:"本品不能加入哈特曼氏(乳酸钠林格液)以及林格氏等含有钙的溶液中使用。"主要原因很可能是二者反应生成络合物,产生配伍禁忌。因此,药师和医护人员应密切关注药物间的配伍禁忌,以免产生不必要的毒副作用,给患者带来伤害。

五、影响药物相互作用的因素

药物相互作用的发生,影响因素众多,主要与药物特性、患者个体差异及用药方式方法等有关。其中,药物特性主要包括理化性质(溶解度、脂溶度、解离度、油水分布系数等)、药效学(如受体、离子通道等分布、含量、活性等)和药动学特性(吸收、分布、代谢、排泄、转运体和代谢酶的影响)等。患者的个体差异包括患者的种族、年龄、性别、生理、病理、营养状况、生活方式(如饮食、吸烟、饮酒等)及遗传因素等。用药方法包括合并用药的种类、数目、给药剂量、给药时间(给药间隔、餐前、餐后)、给药途径和方法(口服给药、直肠给药、胃肠插管给药等消化道给药;静脉注射、动脉注射、肌内注射、皮下注射、皮内注射、心内注射、吸入给药、皮肤给药、黏膜给药、灌肠给药、眼部给药、鼻腔给药等非消化道给药等)。这些因素对合并用药后药物的体外稳定性,体内疗效和药动学过程等均具有重要影响,进而影响药物的安全性、有效性、经济性和顺应性。

六、药物相互作用对药物治疗的影响

了解常用药物的配伍情况、配伍后药物相互作用的产生机制以及影响因素对临床疾病的治疗具有重要的意义,有利于人们制订给药方案时,充分利用合并用药所带来的有益药物相互作用,提高药物疗效,注意规避不合理配伍带来的不良的或有害的药物相互作用,降低药物不良反应,确保用药的安全性、有效性和经济性,提高药物治疗的效果和水平。

药物相互作用已成为影响合理用药的一个非常重要的因素。医药工作者应该有意识地运用药物相互作用的理论知识,指导临床药物治疗实践,提高药物治疗水平,造福于患者。

第二节　药动学相互作用

机体对药物的处置包括吸收、分布、代谢和排泄四个环节。药物进入机体后,在这四个环节上均有可能发生药动学相互作用。药动学相互作用是指一种药物能使另一种药物在体内的吸收、分布、代谢和排泄过程发生变化,从而影响另一种药物的血浆浓度,进而改变药物的作用强度或毒性。药动学相互作用改变的只是药物的药理效应大小及作用持续时间,不会改变药物的药理效应类型。通常我们可根据药物的药动学特征(如药物的吸收、分布、代谢和排泄过程,是否为转运体或代谢酶的底物、抑制剂或诱导剂等)或通过对患者的临床体征以及血药浓度的监测,对潜在的药动学相互作用进行预测。

根据发生机制的不同,药动学相互作用可表现为药物胃肠吸收的改变、竞争血浆蛋白结合、代谢酶的抑制或诱导、肾脏或胆汁的竞争性排泄以及转运体的抑制和诱导等。其中代谢环节的药动学相互作用发生率最高,约占全部药动学相互作用的 40%,具有重要的临床意义,成为人们研究和关注的重点。

一、吸收环节的药物相互作用

药物通过不同的给药途径(如口服、肌内注射、皮下注射、皮内注射、直肠给药等)被吸收入血,药物在给药部位及吸收过程中的相互作用会影响其吸收。影响药物吸收的因素非常多,既取决于药物本身的理化性质,如溶解度、油水分配系数、解离度、吸附与络合、稳定性等,又取决于机体的生理、病理因素,如消化液 pH、胃肠蠕动、血液循环、空腹与饱食等。

(一)胃肠道 pH 的影响

药物在胃肠道主要通过被动扩散方式吸收。药物的脂溶性和解离度是决定被动扩散的重要因素。非离子型药物脂溶性好,容易透过生物膜吸收,而离子型药物相反。大多数药物呈弱酸性或弱碱性。这些药物通过生物膜的难易与其解离度有关,而药物的解离度大小又取决于其所处环境的 pH。酸性药物在酸性环境中解离程度低,易透过生物膜,吸收多;碱性药物在碱性环境易吸收。对于弱酸性或弱碱性药物,当联用药物改变了胃肠道 pH,可能会导致此类药物解离度改变而影响其吸收。弱酸性药物(如阿司匹林、呋喃妥因、保泰松、苯巴比妥等)在酸性环境中吸收较好,因而不宜与弱碱性药物(如碳酸氢钠、碳酸钙、氢氧化铝等)同服。因为服用抗酸药后提高了胃肠道的 pH,使弱酸性药物解离增多,导致吸收减少,生物利用度降低。H_2 受体拮抗剂(如西咪替丁、雷尼替丁、法莫替丁、尼扎替丁)、抗酸剂(如氢氧化铝、氢氧化镁)

可升高胃 pH，使头孢菌素类抗生素(如头孢泊肟酯、头孢呋辛酯、头孢妥仑匹酯、头孢克洛、头孢地尼、头孢泊肟、头孢托仑等)、四环素的口服生物利用度降低 30%～40%。质子泵抑制剂(PPIs)奥美拉唑、兰索拉唑能减少胃酸分泌，使胃 pH 升高，分别使抗艾滋病药物阿扎那韦的口服生物利用度降低 79%和 94%。抗酸剂(如碳酸钙、铝/镁盐)所含铁、镁、铝、锌等金属离子可与氟喹诺酮类药物(如环丙沙星)形成复合物，使后者的最大血药浓度(C_{max})和血药浓度-时间曲线下面积(AUC)降低 50%～90%，从而降低药物的疗效。

相反，弱碱性药物(如氨茶碱)在碱性环境中易吸收，与弱碱性药物(如碳酸氢钠)联用则可增加吸收。红霉素口服易吸收，但能被胃酸破坏，因此忌与酸性药物配伍，可改用肠溶片或耐酸的依托红霉素。胃肠道 pH 变化还可引起药物溶解度和溶出速度改变，从而影响药物吸收，这对难溶性的弱酸或弱碱性药物影响尤其大。例如，抗酸药碳酸氢钠与酮康唑、美他环素(甲烯土霉素)同服，可降低后者的溶出，减少吸收。必须合用时，应注意至少在口服酮康唑前两小时服用抗酸剂。

(二)络合作用的影响

一些药物(如四环素、氟喹诺酮类药物)可与含二价或三价金属离子(Ca^{2+}、Fe^{2+}、Mg^{2+}、Al^{3+}、Bi^{3+}、Fe^{3+})的药物(如碳酸钙、氢氧化铝、硫酸亚铁、枸橼酸铋钾等)在胃肠道内形成难溶的或难以吸收的络合物，导致药物吸收变差，疗效降低。因此，该类药物不宜与含金属离子药物联用。如必须联用时，则应间隔 2 小时以上服药。

(三)吸附作用的影响

药用炭和高岭土(又称白陶土)对有毒物质(如肌酐、尿酸、细菌毒素)、某些药物(如维生素、抗生素、洋地黄生物碱类、乳酶生及其他消化酶类等)具有吸附作用，可减少其吸收，减弱其作用，被用作解毒药和止泻药。然而，临床上药用炭与对乙酰氨基酚、卡马西平、地高辛等药物合用时，因其吸附作用可明显减少后者在胃肠道的吸收，从而影响其疗效。高岭土可减少林可霉素、丙咪嗪的胃肠吸收。考来烯胺系季铵类阴离子交换树脂，对酸性分子具有很强的亲和力，可与巴比妥类、噻嗪类利尿剂、阿司匹林、普萘洛尔、地高辛、甲状腺素、华法林等多种酸性药物结合，影响它们的吸收。为避免此类不良药物相互作用的发生，在服用考来烯胺前 1h 或服用后 4～6h 再服用其他药物。

(四)改变胃肠道的吸收功能

非甾体消炎药(如对氨基水杨酸、阿司匹林、吲哚美辛)、抗肿瘤药(如环磷酰胺、长春碱)以及新霉素等容易损害胃肠黏膜，减弱其吸收功能，使地高辛、利福平等药物的吸收减少，血药浓度降低。例如，对氨基水杨酸与利福平合用，利福平血药浓度降低一半。临床上如确需联合应用，两药应至少间隔 8～12h 服用。长期服用口服避孕药、苯妥英钠、呋喃妥因、氨苯蝶啶等药物能妨碍叶酸在肠道的吸收，从而引起巨细胞性贫血。

(五)改变胃肠道的运动功能

胃肠蠕动的快慢直接影响药物在胃肠道中的吸收速率和吸收程度。胃肠蠕动增强，药物进入小肠的速率加快，对于在小肠吸收的药物则起效快，但排出也快，吸收不完全；反之，胃肠蠕动减弱则起效慢，但吸收完全。因此，凡是影响胃排空或肠蠕动的药物均可能影响合用药物到达小肠吸收部位和药物在小肠的滞留时间，进而影响其口服吸收。例如，甲氧氯普胺(胃复安)、多潘立酮、西沙比利加速胃的排空和肠蠕动,虽使某些药物(如地高辛)的吸收加快,但也缩短了药物在小肠的滞留时间,导致吸收减少,疗效降低。同样,抗胆碱药(如阿托品、山莨菪碱、溴丙胺太林、颠茄、甲胺痉平)、止泻药(如洛哌丁胺、地芬诺酯)由于能延缓胃排空,可延缓某些药物的吸收,不宜同时服用。如溴丙胺太林(普鲁本辛)与地高辛合用,使胃排空速率减慢,肠蠕动减弱,延长了地高辛在小肠的停留时间,使其吸收增加,容易引起中毒。溴丙胺太林能显著延缓对乙酰氨基酚的吸收速率。泻药(如硫酸镁、硫酸钠、乳果糖、大黄、番泻叶等)可明显加快肠蠕动,从而减少联用药物的吸收。建议临床上分开服用。

(六)肠道菌群的影响

人肠道内寄居着种类繁多的微生物,这些微生物称为肠道菌群。肠道菌群中超过99%都是细菌。这些肠道细菌可产生大量的药物代谢酶,使许多药物在吸收进入循环系统前发生肠道首过代谢,从而影响药物的吸收和口服生物利用度。长期服用四环素、氯霉素和新霉素可干扰肠道菌合成维生素K(缺乏会引起凝血障碍),使其来源减少,从而增强抗凝剂(如肝素、华法林、双香豆素)的作用,因此合用抗凝剂时应适当减少抗凝剂的剂量。地高辛在肠道中可被肠道菌群代谢成无活性的双氢地高辛,合用红霉素、克拉霉素可使正常菌群受到抑制,使地高辛的经肠代谢减少、吸收增加,血药浓度升高,容易引起地高辛中毒。再如氨甲蝶呤口服后,其中一部分经肠道菌群代谢,降低毒性后被吸收,合用新霉素后,使正常菌群受到抑制,致使其吸收增加,毒性增强。此外,一些黄酮苷类(如黄芩苷)、皂苷类(如人参皂苷、三七皂苷)药物可经肠道菌群代谢为苷元后吸收入血,发挥疗效。长期联用抗生素,由于肠道菌群被抑制,导致这类药物肠道代谢受阻,吸收变差,疗效降低。

(七)药物转运体的影响

药物转运体,又称药物转运蛋白,是影响药物体内处置的重要因素。存在于肠、肝、肾、脑等细胞膜上的转运体在药物的吸收、分布、代谢和排泄过程中发挥着重要作用。

人体内的药物转运体主要包括:H^+/寡肽共转运体(PEPT1)、葡萄糖转运体(包括GLUTs和SGLTs)、有机阳离子转运体(OCTs)、有机阴离子转运体(OATs)、有机阴离子转运多肽(OATPs)、单羧酸转运体(MCT)、氨基酸转运体、核苷转运体、脂肪酸转运体、胆酸转运体(BAT)和ATP结合盒式转运体(ABC转运体)等。其中ABC转运体主要包括P-糖蛋白(P-gp)、多药耐药相关蛋白(MRPs)及乳腺癌耐药蛋白(BCRP)等。药物转运体对药物体内过程的影响与药物疗效、药物相互作用、药物不良反应以及药物解毒等密切相关。

按转运机制和方向的不同,药物转运体可分为两类:①摄取转运体,如PEPT1、SGLTs、GLUTs、OATPs、LAT和BAT等。这类转运体作为药物摄取转运的载体,促进底物药物透过细胞膜,进入细胞内,促进吸收。如果这些转运体被抑制,往往会使药物的吸收减少;②外排转运体,如P-gp、MRP2、BCRP、OATs等。这类转运体作为药物外排转运的载体,促进底物药物排出细胞外,限制药物的摄取和吸收。当这些转运体的底物药物与其抑制剂或诱导剂联用时,可产生具有临床意义的药物相互作用。如果这些转运体被其抑制剂抑制,则使其合用的底物药物外排减少,吸收增加,口服生物利用度提高。

在上述药物转运体中,ABC转运体是目前研究的最广泛的。ABC转运体在人体多个组织和器官,如小肠、肝脏、肾脏、脑及胎盘屏障等都有表达。抗肿瘤药物多药耐药现象(MDR)

的产生主要是由于位于细胞膜上的一系列 ABC 转运体家族成员将药物从肿瘤细胞内转运出去的结果,其中主要为 ABC 外排转运体,如 P-gp、MRP2 和 BCRP 等。

1.P-gp

P-gp 是 1976 年发现的一种由多药耐药蛋白 1(MDR1)基因编码的能量依赖型膜转运体,是 ABC 转运体超家族重要成员之一。P-gp 分布于全身多个重要脏器组织中,如肝脏、肾脏、肠道、胎盘、睾丸、血脑屏障以及淋巴细胞系等,参与多类药物的体内转运过程,对药物的吸收、分布、代谢和排泄具有重要影响。P-gp 在肿瘤细胞过度表达,是抗肿瘤药物产生多药耐药的主要原因。P-gp 作为一种能量依赖性药物外排泵,主要转运疏水性阳离子药物,能够利用 ATP 水解释放的能量将底物药物从细胞内转运至细胞外,降低细胞内的药物浓度,减少药物的摄取或吸收,降低药物疗效、减轻细胞毒性或产生耐药,导致一些药物口服吸收变差,生物利用度降低。

P-gp 的底物非常广泛,包括许多抗肿瘤药、抗生素、免疫抑制剂、HIV 蛋白酶抑制剂、β 受体拮抗剂、钙通道阻滞剂、类固醇激素、强心苷、抗心律失常药、HMG-CoA 还原酶抑制剂、质子泵抑制剂、抗真菌药、抗组胺药、抗惊厥药等。一些亲脂性的肽类以及吗啡等也是 P-gp 的底物。水果、蔬菜和天然产物中的黄酮或香豆素类成分,黄连和黄檗中的小檗碱等也被证实为 P-gp 的底物。此外,一些药用辅料,如吐温 80、聚乙二醇 400(PEG-400)、亲水性环糊精等也显示出对 P-gp 的抑制作用。P-gp 底物药物与使用这些辅料的药物联用时应考虑到潜在的药物-辅料相互作用。

目前已发现数百种药物是 P-gp 抑制剂,主要包括:抗肿瘤药(如阿霉素、柔红霉素、长春新碱)、钙通道阻滞剂(如维拉帕米、硝苯地平)、免疫抑制剂(如环孢素、他克莫司)、抗真菌药(如伊曲康唑、酮康唑)、HIV 蛋白酶抑制药(如茚地那韦、奈非那韦、利托那韦、沙奎那韦)、质子泵抑制剂(如埃索美拉唑、兰索拉唑、奥美拉唑、泮托拉唑)、H_1 受体拮抗剂(阿司咪唑、特非那定)、异喹啉类生物碱(如粉防己碱)等。

当 P-gp 底物与上述 P-gp 抑制剂联用时,可使底物药物外排减少,吸收增加,疗效增强,甚至产生毒性反应。例如,地高辛是 P-gp 底物,当它与 P-gp 抑制剂(如奎尼丁、维拉帕米、硝苯地平、胺碘酮、克拉霉素、罗红霉素和伊曲康唑等)合用时,由于地高辛的肠道外排被 P-gp 抑制剂所抑制,可导致地高辛吸收增加,血药浓度增加 $50\% \sim 300\%$。由于地高辛治疗指数低($0.5 \sim 2\mu g/mL$),个体差异大,因而极易导致地高辛中毒(中毒浓度 $>2.4\mu g/mL$)。因此,临床上若发现地高辛与 P-gp 抑制剂合并用药的处方时,一定要对处方进行严格审查。不得已联合应用时,需要进行血药浓度监测,以防地高辛过量中毒。

P-gp 诱导剂在临床上比较常见,例如苯巴比妥、利福平、地塞米松、克霉唑以及贯叶金丝桃素等药物均是 P-gp 诱导剂。这些药物可诱导 P-gp 活性,与 P-gp 底物药物合用,影响底物药物的体内药物动力学过程,增加底物药物的外排(如地高辛、茶碱、环孢素、三环类抗抑郁药、华法林和 HIV 蛋白酶抑制剂等),降低其血药浓度,导致药物疗效降低,甚至失效。例如,地高辛与 P-gp 诱导剂利福平同服时,由于利福平促进了 P-gp 介导的地高辛肠道外排,导致地高辛血药浓度降低。需要注意的是,与 P-gp 抑制剂不同,一定数目的 P-gp 诱导剂仅在高剂量、连续给药的基础上才会出现明显的诱导作用,而在较低剂量时,无诱导作用,甚至呈现 P-gp 抑制作用。

2.MRPs

多药耐药相关蛋白(MRP)是一种 ATP 依赖型跨膜蛋白,是 ABC 转运体超家族的重要一族。目前,MRP 转运体分 9 个亚型,即 MRP1~9,统称为 MRPs。这些转运体是谷胱甘肽(GSH)-S-共轭物运转泵,在 GSH 参与下,转运共轭有机阴离子,起到药物外排泵的作用,在药物的吸收、分布和排泄中发挥重要作用。在一些肿瘤组织中,MRPs 的表达显著增高,是肿瘤细胞发生耐药的重要机制之一。其中,介导药物肠道外排的 MRPs 主要为 MRP2,编码基因 ABCC2。MRP2 在体内分布广泛,在肝、肠、肾、血脑屏障有高水平的分布,而肺和胃中分布较低,主要位于细胞顶侧膜上。MRPs 既转运疏水性非带电化合物,也转运水溶性的阴离子化合物。其中 MRP2 的底物药物包括有机阴离子化合物(如普伐他汀、辛伐他汀)、Ⅱ相结合物(如葡萄糖醛酸、硫酸和谷胱甘肽结合物)及抗肿瘤药物(如氨甲蝶呤、多柔比星、顺铂、长春新碱、长春碱、依托泊苷)等。

3.BCRP

乳腺癌耐药蛋白(BCRP)是 ABC 转运体中唯一的半转运蛋白,编码基因 ABCG2,也是 ABC 转运体超家族的成员之一。BCRP 主要分布于小肠、结肠、脑、肝脏、血脑屏障、前列腺、乳腺、睾丸、胎盘等的顶侧膜上,可介导药物的外排,限制药物的摄取。作为细胞膜上的药物排出泵,BCRP 可以将生物碱等外源性物质泵出细胞外,减少药物的吸收,降低药物疗效或毒性。BCRP 可以将一系列细胞毒药物转运至细胞外从而介导肿瘤细胞多药耐药。

BCRP 的底物药物包括抗肿瘤药(如米托蒽醌、伊立替康、拓扑替康、柔红霉素、阿霉素、氨甲蝶呤、齐多夫定)、HIV 蛋白酶抑制剂(如奈非那韦、洛匹那韦等)、酪氨酸激酶抑制剂(如吉非替尼、埃洛替尼)、喹诺酮类(如诺氟沙星、环丙沙星、氧氟沙星)、抗病毒药(拉米夫定、齐多夫定)、HMG-CoA 还原酶抑制剂(瑞舒伐他汀、匹伐他汀)、雌二醇的葡萄糖醛酸结合物及硫酸结合物等。BCRP 的抑制剂包括抗肿瘤药(阿霉素、新生霉素、伊米托蒽醌、托泊替康、他莫昔芬)、质子泵抑制剂(奥美拉唑、泮托拉唑)、HIV 蛋白酶抑制剂(奈非那韦、利托那韦、沙奎那韦)、激素类药物(地塞米松、曲安奈德、己烯雌酚、雌二醇)等。

当临床上配伍应用的药物是上述 ABC 转运体的底物、抑制剂或诱导剂时,则合用药物之间可能会发生转运体介导的药物相互作用。当 ABC 外排转运体的底物药物之间合用时,可发生底物之间的竞争性或非竞争性抑制,使合用药物的吸收增加,血药浓度和血药浓度曲线下面积(AUC)增加。当 ABC 外排转运体底物与抑制剂合用时,由于转运体的外排功能受到抑制,从而使底物药物外排减少,吸收增加,增强疗效或产生毒副作用。可见,ABC 转运体介导的药物相互作用具有重要的临床意义,应引起人们足够的重视。

(八)食物的影响

食物及其所含成分可影响一些药物的吸收。食物与药物之间的相互作用可使一些药物的吸收增加或减少,影响其口服生物利用度,进而影响药物的疗效。

二、分布环节的药物相互作用

药物在分布环节的相互作用可表现为相互竞争与血浆蛋白结合、改变游离型药物的比例以及改变药物在某些组织的分布量等。

(一)基于竞争血浆蛋白结合的药物相互作用

人血浆中有 60 多种蛋白质,其中与药物结合有关的蛋白质主要是清蛋白、α_1-酸性糖蛋白和脂蛋白(LP)等。其中,清蛋白,又称白蛋白,占血浆蛋白总量的 60%,在药物与血浆蛋白结合中起主要作用,主要与酸性、中性药物,如青霉素类、磺胺类、三环类抗抑郁药、华法林、非甾体消炎药等结合。

药物吸收进入体循环后与血浆蛋白产生疏松的、可逆的结合,与蛋白结合的药物称为结合型药物,未结合的药物称为游离型药物。

药物与血浆蛋白结合具有以下特点:

1.可逆性

药物与血浆蛋白的结合是疏松、可逆的,而且结合和非结合型药物始终处于一种动态变化的过程中。当血液中游离药物减少时,结合型药物可转化为游离型,恢复其药理活性。

2.差异性

不同药物的血浆蛋白结合率差异非常大。地西泮血浆蛋白结合率高达 99%,头孢拉定血浆蛋白结合率仅为 6%~10%,而异烟肼和卡那霉素则几乎不与血浆蛋白结合。

3.饱和性

由于血浆蛋白总量和结合能力有限,所以当一个药物结合达到饱和以后,再继续增加药物剂量,会导致游离型药物迅速增加,药物效应或不良反应会明显增强。

4.结合物无活性

药物一旦与血浆蛋白结合,分子增大,不能再透出毛细血管壁到达靶器官,不能到达肝脏被代谢灭活,不能被肾脏排泄,也不能透过血脑屏障,即结合物不再呈现药理活性,暂时失活。

5.非特异性

药物与血浆蛋白的结合是非特异性的,即多种药物都可竞争性地与血浆蛋白结合。

6.竞争性

两种或两种以上的药物联用时,可相互竞争血浆蛋白的结合部位,结合力强的药物能从蛋白结合部位上置换出结合力弱的药物,使后者成为游离型药物。游离型药物浓度增加,会使药效和毒性反应增强,其影响程度可因被置换药物的作用强弱、体内的分布容积不同而异。对体内分布容积大的药物一般影响不明显,如苯妥英钠的体内分布容积较大,当少量被从蛋白结合部位置换出来,因能立即分布到其他组织,药效和毒性不会明显增强;但对体内分布容积小,且作用强的药物则影响非常显著。例如口服抗凝血药双香豆素(血浆蛋白结合率 99%,体内分布容积小)与磺胺类、水杨酸盐、甲苯磺丁脲、保泰松等血浆蛋白结合力强的药物合用时,已与血浆蛋白结合的双香豆素可被置换出来而呈游离状态。如果游离型药物从 1% 增加到 10%,其抗凝作用就增强 10 倍,可造成胃肠出血而危及生命。

由此可见,药物与血浆蛋白结合是决定药物作用强度及维持时间的重要因素。对于那些与血浆蛋白结合率高、亲和力弱、分布容积小、安全范围窄、消除半衰期长的药物(如香豆素类抗凝剂、磺酰脲类降糖药、地高辛、洋地黄毒苷、氨甲蝶呤、地西泮、氯丙嗪等)易被蛋白亲和力强的药物(如非甾体消炎药、磺胺类药物、苯妥英钠等)置换而导致游离型药物血药浓度升高,药效增强,同时也可能引发严重的药物不良反应。例如,应用氨甲蝶呤治疗恶性肿瘤时,如果同时联用较大剂量的磺胺药或水杨酸盐,由于氨甲蝶呤被后者从蛋白结合部位置换出来,引起氨甲蝶呤血药浓度升高,出现肝脏损害、出血性肠炎、腹泻、胃溃疡等严重不良反应症状。这类药物联合应用时应注意加强药物监测,及时调整给药剂量,确保治疗安全有效。

(二)改变药物的组织分布量

药物向组织的转运除了取决于血液中游离型药物浓度外,也与该药物与组织的亲和力有关。当合并用药导致某一药物组织结合程度降低时,会引起其体内药动学参数的一系列改变,导致药物效应改变和不良反应产生。例如,地高辛可与骨骼肌、心肌组织结合。当同时给予奎尼丁时,奎尼丁可将地高辛从组织结合部位置换下来,导致地高辛血药浓度明显增高,许多患者的地高辛血药浓度升高达 1 倍。两药合用时应减少地高辛用量 30%～50%。抗疟药米帕林服药后 4 小时肝内药物浓度比血浆浓度高 3000 倍,4 天后高达 20000 倍。当米帕林与扑疟喹啉合用时,后者能将米帕林从肝中置换出来,导致严重的胃肠道及血液学毒性反应。

某些作用于心血管系统的药物能改变组织血流量,进而影响药物在组织的分布量。如去甲肾上腺素能减少肝血流量,使利多卡因在代谢部位肝的分布量降低,从而使其代谢减少,血药浓度增高。反之,异丙肾上腺素能增加肝血流量,从而增加利多卡因的肝分布量和代谢,导致其血药浓度降低。

(三)转运体对药物分布的影响

P-gp 作为药物外排泵,可将肝脏的 P-gp 底物转运到胆汁中,也可将 P-gp 底物从血脑屏障或胎盘屏障排出,并可限制其进入血脑屏障或胎盘屏障。如果临床上同时给予 P-gp 底物药物,则在 P-gp 结合位点上将发生药物相互作用,影响药物的外排而使药物在组织的分布发生变化。如止泻药洛哌丁胺作用于胃肠道的阿片受体而起到止泻作用。洛哌丁胺虽是 P-gp 的底物,其单用时由于血脑屏障 P-gp 的外排作用,脑内药物浓度很低,不会产生呼吸抑制作用。当临床上将洛哌丁胺与 P-gp 抑制剂奎尼丁合用时,由于奎尼丁抑制了中枢 P-gp 介导的洛哌丁胺外排,使一般情况下几乎不能进入中枢的洛哌丁胺避开了 P-gp 的外排作用,从而导致脑内洛哌丁胺浓度明显增加,进而作用于中枢阿片受体后产生严重呼吸抑制等神经毒性。由此可见,掌握药物转运体介导的药物相互作用并明确其作用机制,对指导临床安全用药极为重要。

三、代谢环节的药物相互作用

(一)药物代谢的抑制和诱导

药物代谢是指药物进入机体后,在体内各种酶以及体液环境作用下,可发生一系列化学反应,导致药物化学结构发生转变的过程。它反映了机体对外来药物的处置能力。药物的体内代谢与其药理作用密切相关。其临床意义主要表现为:①使药物失去活性;②使药物活性降低;③使药物活性增强;④使药理作用激活;⑤产生毒性代谢物。药物的主要代谢器官是肝脏。除肝脏外,胃肠道、血液、肺、皮肤、肾脏、脑等对药物也有一定代谢作用。

药物代谢的反应类型主要包括Ⅰ相代谢和Ⅱ相代谢。其中,Ⅰ相代谢包括氧化、还原和水解反应,脂溶性药物通过反应生成极性基团,主要涉及细胞色素 P450 酶系(CYP450 或 CYP);Ⅱ相代谢为结合反应,药物或第一相反应代谢物的极性基团与内源性物质生成结合物,主要涉及尿苷葡萄糖醛酸转移酶(UGTs)、磺基转移酶(SULT)、谷胱甘肽-S-转移酶(GST)等。Ⅰ相代谢在整个药物代谢中的贡献率超过 70％，Ⅱ相代谢少于 30％。通常情况下，一种药物可被多个药酶代谢，仅少数药物仅被单一的药酶代谢。

两种或两种以上药物在同时或序贯用药后，通过促进酶的合成、抑制酶的降解或竞争代谢酶结合，使联用药物的代谢发生改变，结果使疗效增强甚至产生毒副作用，或疗效减弱甚至治疗失败，这种在代谢环节发生的药物相互作用称为代谢性药物相互作用。通过影响药物代谢而产生的相互作用约占整个药动学相互作用的 40％，是最具临床意义的一类相互作用。

根据对代谢酶的作用结果，我们将药物具有的引起药酶活性或浓度降低，抑制药物本身或其他药物代谢的作用称为药物代谢的酶抑制作用，该药物称为酶抑制剂；将药物具有引起药酶活性或浓度增加，促进药物本身或其他药物代谢的作用称为药物代谢的酶诱导作用或酶促反应，该药物称为酶诱导剂。在代谢性药物相互作用中，代谢被改变的药物称为受变药，主要为代谢酶的底物药物；促使其他药物代谢改变的药物，称为促变药，包括酶抑制剂和酶诱导剂。

大多数情况下，酶抑制作用引起的药物相互作用使受变药代谢减弱、作用增强；酶诱导作用引起的药物相互作用多使受变药代谢增强、作用减弱。一般来说，酶抑制作用的临床意义远大于酶诱导作用，约占全部代谢性药物相互作用的 70％，酶诱导作用仅占 23％。代谢性药物相互作用是药动学相互作用的重要环节，一直是人们关注的重点，它与临床合理用药密切相关。

(二)CYP450 介导的药物相互作用

CYP450 是一组由许多同工酶组成的超基因大家庭，是一类主要存在于肝脏、肠道、肾脏和脑内的单加氧酶，催化内源性物质和外源性物质(药物、环境化合物和毒素)的生物合成或降解，是人体内最重要的药物代谢酶，占全部代谢酶的 75％。CYP450 主要存在于人体肝脏的微粒体中，故也称为肝微粒体酶。据统计，临床上 90％以上的代谢性药物相互作用都是由CYP450 酶活性的改变引起的。目前，人类基因组计划已经鉴定 CYP450 含有 57 个人类基因编码。据估算，大约有 60％的处方药需要经过 CYP450 酶代谢，主要包括 CYP1A2、CYP2C9、CYP2C19、CYP2D6、CYP3A4 五种同工酶，占 CYP 酶的 95％。其中大约 55％的药物经CYP3A4 代谢，20％的经 CYP2D6 代谢，15％的经 CYP2C9 和 CYP2C19 代谢。

根据作用机制不同，CYP450 介导的代谢性相互作用可分为酶抑制和酶诱导两种作用。CYP450 通过对底物药物的氧化、还原和水解，将其转化为活性代谢物(主要指前体药物)而发挥药效，或代谢为无活性的水溶性代谢物从体内消除。许多药物通过酶抑制或诱导作用降低或增加 CYP450 的活性，进而影响药物的代谢和消除，在改变药物疗效的同时，也成为药物不良反应的主要来源。

1.酶抑制引起的药物相互作用

在 CYP450 抑制剂的作用下，CYP450 的代谢活性降低，使得底物代谢变慢，血药浓度上升或 AUC 增加(有时会增加数倍乃至数十倍)，并开始在体内蓄积。大多数情况下，导致药物的药理活性增强，甚至引发毒副作用。这对于治疗窗窄、安全范围小、副作用大的药物的影响尤其显著。当一个药物只有一条代谢途径时，在常规剂量下合用其他 CYP450 抑制剂就会使原药的血药浓度大幅提高。如果该药的治疗指数窄，往往会发生毒副作用。如美托洛尔仅由CYP2D6 代谢，而帕罗西汀是 CYP2D6 的抑制剂，二者合用后，美托洛尔的血药浓度明显提高。有报道一名服用帕罗西汀治疗抑郁症的患者在同时服用 50mg/d 的美托洛尔缓释片后，发生心动过缓而被送入急救中心。再如异烟肼、氯霉素、香豆素类药物作为 CYP450 抑制剂可抑制苯妥英钠代谢，导致苯妥英钠血药浓度增高，引起中毒。

当一个药物以前药形式进入体内，并需要经过代谢酶活化后才产生药理活性。那么抑制代谢酶将会使活性代谢的血药浓度降低，疗效降低。例如，氯吡格雷本身是一种没有活性的前体药物，需要在肝脏经 CYP3A4 转化为有活性代谢物(一种硫醇衍生物)后发挥抗血小板效应。当患者同时服用 CYP3A4 竞争性抑制剂阿托伐他汀时，氯吡格雷的抑制血小板聚集的活性将显著降低。

对于一些生物利用度低的药物，与 CYP450 抑制剂合用能够提高药物疗效。蛋白酶抑制剂利托拉韦是 CYP3A4 的强抑制剂，当与生物利用度低的洛匹拉韦合用时，能显著提高后者的血药浓度，达到更好的抗 HIV 感染疗效。

由此可见，虽然酶抑制可导致相应目标药从机体的清除减慢，体内药物浓度升高，但酶抑制能否引起具有临床意义的药物相互作用取决于多种因素。

(1)目标药的毒性及治疗窗的大小：药物合并应用后能产生具有临床意义的药物相互作用，通常是由于目标药物的治疗很窄，即治疗剂量和中毒剂量之间的范围很小；或其剂量-反应曲线陡峭，药物浓度虽然只有轻微改变，但是其效应变化显著。如主要由 CYP3A4 代谢的抗过敏药阿司咪唑具有心脏毒性，与酮康唑、红霉素等 CYP3A4 抑制剂合用后，由于代谢受阻，血药浓度显著上升，可出现致死性的心脏毒性。而酮康唑抑制舍曲林的代谢则不会引起严重的心血管不良反应。

(2)是否存在其他代谢途径：如果目标药可由多种 CYP450 同工酶催化代谢，当其中一种酶受到抑制时，药物可代偿性经由其他途径代谢消除，药物代谢速率所受影响不大。但对主要由某一种 CYP450 同工酶代谢的药物，如果该代谢酶受到抑制，则容易产生明显的药物浓度和效应的变化。例如，研究发现镇静催眠药唑吡坦分别由 CYP3A4(61%)、CYP2C9(22%)、CYP1A2(14%)、CYP2D6(3%)和 CYP2C19(3%)代谢，而三唑仑几乎仅靠 CYP3A4 代谢。当合用 CYP3A4 抑制剂酮康唑时，唑吡坦的血药浓度-时间曲线下面积(AUC)增加 67%，而三唑仑的 AUC 增加达 12 倍之多。

(3)与能抑制多种 CYP450 同工酶的药物合用：有些药物能抑制多种 CYP450 同工酶亚型，临床上容易与其他药物发生相互作用。例如 H_2 受体拮抗剂西咪替丁，其结构中的咪唑环可与 CYP450 中的血红素部分紧密结合，因此能抑制多种 CYP450 同工酶而影响许多药物在体内的代谢。目前已报道有 70 多种药物的肝清除率在与西咪替丁合用后出现不同程度的下降。临床上当 CYP450 底物药物与西咪替丁合用时，应注意调整剂量，必要时可用雷尼替丁代替。

药酶抑制引起的药物相互作用常导致药物效应的增强和不良反应的发生，但也有例外。如奎尼丁是 CYP2D6 的抑制剂，而可待因须经 CYP2D6 代谢生成吗啡而产生镇痛作用，两者合用可使可待因的代谢受阻而使其镇痛作用明显减弱，药效降低。另一方面，如能掌握药物代谢及其抑制的规律并合理地加以利用，也能产生有利的影响。例如，用于治疗 HIV 感染的蛋白酶抑制剂沙奎那韦是 CYP3A4 的底物，生物利用度较低(平均为 4%)，给药剂量需 3600mg/

d 才能达到有效血药浓度。同类药利托那韦是 CYP3A4 抑制剂,如用小剂量的利托那韦与沙奎那韦合用,则可使沙奎那韦的日用量从 3600mg 减至 800mg,在保持疗效的同时减少该药剂量,降低治疗成本和毒副作用。

可根据 CYP450 底物和抑制剂的药动学性质及作用机制预测联合用药后血药浓度或 AUC 变化。

2.酶诱导引起的药物相互作用

酶诱导剂通过增加酶的合成量来提高 CYP450 的代谢活性,使底物药物代谢加快,血药浓度降低,导致药物疗效降低,甚至无效。例如,泰利霉素与 CYP3A4 的诱导剂利福平合用后,血药浓度显著降低,引起抗菌治疗失败。器官移植患者应用免疫抑制剂环孢素和糖皮质激素进行治疗,如合并结核病需同时应用利福平,由于利福平的酶诱导作用,可导致上述两个药物的代谢加快,药效下降,出现移植排斥反应。烟草烟雾中的多环芳烃 PAH 是肝脏中 CYP1A2 的诱导剂,咖啡因主要由 CYP1A2 代谢消除。研究发现,吸烟者体内咖啡因的消除率比正常提高 56% 以上,同等给药剂量下,吸烟者体内咖啡因的平均血药浓度只有正常人的一半。

需要指出的是,酶诱导促使药物代谢增加,但不一定均导致药物疗效下降。因为有些药物的代谢产物与原药的药理活性相同,甚至大于原药的药理活性,这种情况下酶促反应反而使药效增强。环磷酰胺在体外无活性,只有经 CYP2C9 代谢活化生成磷酰胺氮芥,才能与 DNA 烷化,进而发挥其药理作用,抑制肿瘤细胞的生长增殖。与 CYP2C9 诱导剂利福平合用,则起效加快,药效与毒性都增强。另外,如果药物经代谢生成毒性代谢产物,与酶诱导剂合用就可能会导致不良反应增加。如嗜酒者应用治疗剂量的对乙酰氨基酚,可引起严重的肝损害。这是由于长期饮酒诱导了 CYP2E1,对乙酰氨基酚被代谢为有肝毒性的羟化物的量增加,加之嗜酒者一般都有营养不良,谷胱甘肽缺乏,不足以解除代谢物的毒性,易引起肝功能的损害。异烟肼与利福平合用使患者药物性肝炎的发生率增高也与利福平的酶诱导作用有关。利福平可诱导异烟肼代谢生成具肝毒性的乙酰异烟肼。

当药物以前药形式进入体内,需要经过代谢酶活化以后才能产生药理活性,那么相应酶的诱导会使活性代谢物的血药浓度升高,提高疗效,甚至产生毒副作用。例如,白血病患者进行干细胞移植手术之前,需要连续高剂量使用免疫抑制剂环磷酰胺(CPA)进行自身的骨髓清除。CPA 主要经肝脏 CYP286 代谢为活性代谢物 4-OH CPA。4-OH CPA 透过细胞膜以后,分解为 DNA 烷化剂磷酰胺氮芥发挥细胞毒性。临床研究发现,由于 CPA 的代谢自诱导作用,患者反复使用 CPA 后,体内活性 4-OH CPA 大量累积,引发肝毒性甚至致死。

在某些情况下,合用和停用酶诱导剂时需对原药物治疗方案进行相应调整,以避免酶诱导引起的不良药物相互作用。例如,苯巴比妥、利福平、苯妥英等药物是一类很强的酶诱导剂,可诱导 CYP2C9 和 CYP3A4 等,促进多种药物代谢。该类药物与 S-华法林合用,可使 S-华法林在体内的血浆半衰期显著缩短,抗凝作用减弱,这时需加大 S-华法林剂量至原来的 2~10 倍,才能维持抗凝效果。一旦停用上述酶诱导剂,如果 S-华法林未及时减量,则可使血浆中 S-华法林浓度显著升高,容易引起凝血过度而大出血,严重时可危及生命。

需要指出的是,CYP450 的诱导在多数情况下可表现为 DNA 转录和(或)酶蛋白合成的增加,这一过程一般需要数天或数周,取决于诱导剂的剂量、消除半衰期和被诱导酶的动力学特性。诱导剂的剂量越大,消除半衰期越短(达到稳态浓度快),被诱导酶的合成与降解周期越短,则诱导作用出现越快。在少数情况下无酶量的改变但酶的活性增加。

我们可根据 CYP450 底物和诱导剂的药动学性质及作用机制预测联合用药后血药浓度或 AUC 变化。

3.转运体和代谢酶共同介导的药物相互作用

P-gp 和 CYP450 在体内具有相似的组织分布和底物重叠性,往往协同发挥作用,共同影响药物的体内过程和疗效。特别在肠道内,P-gp 和 CYP3A4 共同构成了药物吸收的主要屏障,影响药物的口服生物利用度。某学者对 1997～2004 年在同一次住院期间既给予克拉霉素又给予秋水仙碱治疗的 116 例患者进行了回顾性分析,结果显示有 10 例患者在入院 28 天内死亡。分析原因认为,由于克拉霉素可同时抑制 P-gp 外排和 CYP3A4 代谢,而秋水仙碱又是 P-gp 和 CYP3A4 的共同底物。二者合用导致秋水仙碱外排和代谢均减少,吸收增加,血药浓度超出安全范围而引发致命性的药物相互作用。

西伐他汀与吉非贝齐一起口服后,可导致西伐他汀的血药浓度明显升高,AUC 增加 4.4 倍,C_{max} 升高 2.5 倍,半衰期延长 2.4 倍。西伐他汀是肝细胞血管侧膜上有机阴离子转运多肽(OATPs)的底物,经 OATPs 摄取入肝细胞,而吉非贝齐也为 OATPs 的底物。西伐他汀与吉非贝齐合用后,由于吉非贝齐竞争了 OATPs 对西伐他汀的肝摄取,使西伐他汀的肝清除率下降而过多的进入血中,使其血药浓度升高。此外,吉非贝齐又是肝细胞内代谢西伐他汀的 CYP2C8 的抑制剂。当西伐他汀与吉非贝齐合用后,吉非贝齐抑制了西伐他汀的肝脏代谢,进一步使西伐他汀的血药浓度升高。这种在转运体和代谢酶水平上发生的药物相互作用所产生的后果,对患者来说可谓是"雪上加霜",这可能是西伐他汀与吉非贝齐合用后产生严重不良反应的主要机制。

4.引起严重后果的代谢性药物相互作用

CYP450 底物药物与其抑制剂(或诱导剂)配伍应用所产生的代谢性相互作用,有时会导致严重的药物不良反应或使治疗失败,甚至引起患者死亡而直接导致药物撤市。

抗癫痫药(苯妥英钠、苯巴比妥和卡马西平)与另一抗癫痫药丙戊酸(VPA)合用,可明显增加丙戊酸的肝毒性,并出现多例肝功能衰竭而致死的病例报道。研究认为,这是由于这些抗癫痫药是 CYP450 酶的诱导剂,可诱导肝微粒体中 CYP450 酶活性增强,使丙戊酸形成具有非常强肝毒性的 VPA 中间代谢产物4-ene-VPA,且后者可同时抑制氧化代谢过程中特异性酶所致。

抗结核药物联合应用或与其他有肝毒性的药物联合应用可增加肝损害的发生率。WHO 推荐的抗结核药异烟肼(INH)、利福平(RIF)、吡嗪酰胺(PZA)均有不同程度的肝毒性。研究表明,这三种药物分别单独应用,肝毒性不明显,但是合用则肝毒性发生率大大增加。例如,单用异烟肼转氨酶升高的发生率为 10%,而同时合并应用利福平则发生率为 35%。这主要与利福平诱导肝微粒体 CYP450 酶加速乙酰肼的氧化代谢,生成大量肝毒性物质有关。据报道,利福平和吡嗪酰胺联用 2 个月的预防性治疗可导致严重甚至致命的肝损害。对于伴 HIV 感染的结核病患者,在使用抗结核药物的同时必须使用反转录酶抑制剂,而后者可使抗结核药物肝毒性发生率从 2% 升高到 18%。因此,在使用抗结核药物时应尽量避免同时应用其他肝毒性药物。

　　大环内酯类药物红霉素作为 CPY3A4 的抑制剂可抑制 CPY3A4 的底物药物卡马西平和丙戊酸等抗癫痫药的代谢,导致后者血药浓度增高而发生毒性反应。同理,红霉素与阿芬太尼合用可抑制后者的代谢,延长其作用时间;与阿司咪唑或特非那定等抗组胺药合用可增加心脏毒性;与环孢素合用可使后者血药浓度增加而产生肾毒性;与洛伐他丁合用时可抑制其代谢而使血浓度上升,可能引起横纹肌溶解。

　　由此可见,当 CYP450 底物药物与其抑制剂(或诱导剂)联用时,需要对药物的代谢性相互作用进行预测和评价,考虑是否需要调整给药方案(如更换药物、调整给药剂量或给药间隔)或进行治疗药物监测。

(三)UGTs 介导的药物相互作用

　　尿苷葡糖醛酸转移酶(UGTs)是人体内除 CYP450 外,能够结合内源性物质(如胆红素、胆汁酸、脂肪酸、类固醇激素等)和外源性物质(如药物、食物、致癌物质等)的另一代谢酶超家族,是重要的Ⅱ相结合酶。UGTs 催化的葡糖醛酸化反应大约占所有Ⅱ相代谢酶反应的35%。UGTs 主要包括 UGT1 和 UGT2 两个家族,可进一步细分为 UGT1A、UGT2A 和 UGT2B 三个亚家族。在人组织中,已经被鉴定出来的 UGTs 亚型共有 19 种,其中主要在人肝脏中表达的有 UGT1A1、1A3、1A4、1A6、1A9、2B4、2B7、2B10、2B11、2B15、2B17 和 2B28 等。另外一些亚型,如 UGT1A7、1A8、1A10、2A1 则在胃肠道、食管、肺、鼻上皮等肝外组织中表达。

　　药物经 UGTs 催化后形成 β-D-葡糖醛酸结合物,水溶性增强,更容易排泄。多数情况下,药物经 UGTs 代谢后药理活性减弱或丧失。但也有例外,如吗啡和视黄酸等则活性增强。一些底物需要特定的 UGT 酶代谢,如人体内的内源性物质胆红素就选择性由 UGT1A1 催化其葡糖醛酸化反应,生成水溶性的胆红素单葡糖醛酸酯和胆红素双葡糖醛酸酯,然后经胆汁和尿排出体外。UGT1A1 等位基因变异的患者容易患严重的高胆红素血症及克里格勒-纳贾尔综合征。这主要是由于 UGT1A1 基因变异,导致胆红素无法与 UGT1A1 进行结合反应,使血液中游离胆红素增多所致。

　　目前已证实不少临床常用药物是 UGTs 的底物、抑制剂或诱导剂。UGTs 底物主要包括:非甾体消炎药、镇痛药、抗病毒药、抗癫痫药、镇静催眠药等。UGTs 抑制剂主要包括:非甾体消炎药、普萘洛尔、西沙必利、雷尼替丁、丙戊酸、丙磺舒、氟康唑、他克莫司等。UGTs 诱导剂主要包括:利福平、卡马西平、苯巴比妥、苯妥英、口服避孕药等。

　　研究证实,UGTs 底物药物的葡糖醛酸化过程能够被合用的 UGTs 抑制剂抑制或诱导剂促进,导致药物浓度升高或降低,具有重要的临床意义。例如,为考察 UGTs 抑制剂丙磺舒对 UGTs 底物药物对乙酰氨基酚葡糖醛酸化过程的影响,进行了一项前瞻性随机双盲对照临床试验,健康志愿者 11 名,提前 12h 给予治疗组丙磺舒 500mg(每 12h1 次),5min 内单剂量静脉给予对乙酰氨基酚 650mg;对照组给予安慰剂和相同量对乙酰氨基酚。结果表明,对乙酰氨基酚葡糖醛酸结合物 24h 尿排泄量从(260±21)mg 降至(84±9)mg($P<0.001$),硫酸化物 24h 尿排泄量从(217±17)mg 升至(323±25)mg($P<0.005$),葡糖醛酸结合物和硫酸化物总排泄量不变;母药对乙酰氨基酚 $t_{1/2}$ 从(2.51±0.16)h 升至(4.30±0.23)h($P<0.001$),CL 从

$(329 \pm 24) \mathrm{mL/min}$ 降至 $(178 \pm 13) \mathrm{mL/min}(P < 0.001)$。

横纹肌溶解是临床使用他汀类药物治疗疾病时容易发生的一个并发症,他汀类药物和其他药物合用发生药动学相互作用可能会触发这一并发症。Magee 等人描述了 4 例由于合用阿托伐他汀和夫西地酸导致的严重的横纹肌溶解病例,夫西地酸并不抑制 CYP450 介导的阿托伐他汀的代谢,阿托伐他汀浓度的升高可能是由于其葡糖醛酸化代谢途径被抑制。横纹肌溶解是可能致命的并发症,临床上合用此类药物必须引起高度重视。

Mross 等人研究了临床上伊立替康和索拉非尼可能发生的相互作用。结果表明,每天 2 次给予高剂量的索拉非尼(400mg)可显著提高伊立替康及其代谢产物 SN-38 的暴露,而低剂量的索拉非尼(100mg 或 200mg,每天 2 次)则不影响伊立替康和 SN-38 的代谢。在人肝微粒体中,索拉非尼可以显著地抑制 SN-38 的葡糖醛酸反应,K_i 值为 $2.7 \mu \mathrm{M}$,基于这一实验结果推测 SN-38 暴露增加是由于索拉非尼抑制了 SN-38 葡萄糖醛酸结合物的生成,当这两种药物合用时有必要随时监测药物毒性反应。

有一项试验报道了 UGTs 诱导剂(利福平)对底物可待因葡糖醛酸化过程的影响。试验采用前瞻性开放设计,非随机对照,研究对象为 15 名健康高加索男性(包括 CYP2D6 快代谢者 9 名,弱代谢者 6 名)。受试者每天早晨给予利福平 600mg,磷酸可待因 120mg,共 3 周,在 1 周内首次给予利福平前和最后 1 次给予利福平后 1 小时观察可待因的药动学参数。结果表明,CYP2D6 快代谢者体内可待因葡糖醛酸苷和 N-去甲基化物的口服 Cl 分别增加 $533\% \pm 214\%(P < 0.02)$ 和 $1937\% \pm 845\%(P < 0.002)$,CYP2D6 弱代谢者体内分别增加 $297\% \pm 88\%(P < 0.02)$ 和 $1683\% \pm 843\%(P < 0.02)$。这提示我们,当同时服用利福平和可待因时应注意增加可待因的给药剂量,以保证其血药浓度在治疗浓度范围内,而停用利福平后应注意将可待因的剂量减下来,以免产生毒副作用。

四、排泄环节的药物相互作用

药物排泄是指吸收进入体内的药物及其代谢产物从体内排出体外的过程。药物主要经肾脏排泄,有些还经过胆汁、汗腺、唾液腺、乳腺及泪腺等途径排泄。药物的排泄与药效强弱、药效维持时间及毒副作用等密切相关。当药物排泄速度增大时,血中药物量减少,药效降低以至不能产生药效。由于药物相互作用或疾病等因素影响,排泄速度降低时,血中药物量增大,此时如不调整给药剂量,往往会产生副作用,甚至出现中毒现象。例如降血脂药吉非贝齐主要经肾排泄,在与免疫抑制剂(如环孢素)合用时,可增加免疫抑制剂的血药浓度和肾毒性,有导致肾功能恶化的危险,应注意减量或停药。

大多数药物及其代谢物的排泄属于被动转运,少数药物属于主动转运(如青霉素)。在排泄或分泌器官中药物及其代谢物浓度较高时既具有治疗价值,同时又会造成某种程度的不良反应,如氨基糖类抗生素原形主要经肾脏排泄,可治疗泌尿系统感染,但也容易导致肾毒性。药物的主要排泄器官功能障碍时均能引起排泄速度减慢,使药物在体内蓄积,血药浓度增加而导致中毒,此时应根据排泄速度减慢程度调整给药剂量或给药间隔。

(一)肾排泄过程中的药物相互作用

肾脏是药物排泄的主要器官。一般药物及其代谢产物大部分通过肾由尿排出。药物及其代谢物在肾的排泄是肾小球滤过、肾小管主动分泌和肾小管重吸收的综合作用结果。药物相互作用主要表现在肾小管主动分泌和重吸收方面。

当两种药物联用时，一种药物可能会增加或减少另一药物的肾排泄量或速度。排泄过程中的药物相互作用对于那些体内排泄很少，以原形排出的药物影响较大。如碳酸锂在体内不降解，无代谢产物，绝大部分经肾排出，80%可由肾小管重吸收，消除速度因人而异，特别与血浆内的钠离子有关。钠盐能促进锂盐经肾排出，用药期间应保持正常食盐摄入量。老年人和肾衰患者锂盐排泄慢，易产生蓄积中毒，应注意调整剂量。

非甾体消炎药(如吲哚美辛、布洛芬、吡罗昔康等)与碳酸锂合用，可降低碳酸锂的清除率，导致血锂浓度过高而中毒。由于锂盐的治疗浓度和中毒浓度非常接近。因此，服用锂盐患者同时服用上述药物时，必须定期监测血锂浓度，以免引起中毒。氨茶碱、咖啡因、碳酸氢钠与碳酸锂合用，可增加碳酸锂的尿排出量，降低血药浓度和药效。

1.肾小球滤过时的药物相互作用

肾小球毛细血管的基底膜通透性较强，除了血细胞、血浆蛋白以及与之结合的药物等较大分子的物质之外，绝大多数游离型药物及其代谢产物都可经肾小球滤过，进入肾小管管腔内。因此，血浆蛋白结合力大的药物可促进结合力小的药物游离、滤过，导致 $t_{1/2}$ 缩短。

2.肾小管重吸收时的药物相互作用

肾小管的重吸收分为被动重吸收和主动重吸收，其中被动重吸收起主导作用。药物的解离度对其有重要影响。一般来说，脂溶性高、极性小、非解离型的药物和代谢产物容易经肾小管上皮细胞重吸收入血。药物的被动转运是 pH 依赖性的，改变尿液 pH 可以明显改变弱酸性或弱碱性药物的解离度，从而调节药物重吸收程度。如弱酸性药物苯巴比妥中毒时，给予碳酸氢钠碱化尿液使药物解离度增大，重吸收减少，排泄增加；而酸化尿液则可增加吗啡、氨茶碱、抗组胺药等药物的排泄。临床上，奎尼丁与地高辛同时给药时，地高辛的血药浓度明显升高。这是由于奎尼丁抑制了肾近端小管上皮细胞的转运体 P-gp，使地高辛经 P-gp 介导的外排性分泌受到抑制，重吸收增加，因此导致地高辛的血药浓度明显升高。

3.肾小管分泌时的药物相互作用

肾近曲小管存在药物主动分泌机制。很多药物(包括代谢物)通过肾小管主动转运系统分泌后由尿排出体外。经肾小管主动分泌排泄药物是主动转运的过程。弱酸性药物主要由有机酸主动转运载体，如有机阴离子转运体(OATs)分泌(排泄)后排出体外；而弱碱性药物主要由有机碱主动转运载体，如有机阳离子转运体(OCTs)分泌(排泄)后排出体外。二者的主动分泌机制(转运系统)各自独立，各有特定的底物。

当两种酸性或碱性药物联用时，由于它们同时经肾小管的相同主动转运系统分泌，且与转运载体亲和力存在差异，则会发生竞争性抑制现象，使其中一种药物不能被分泌到肾小管腔，从而减少该药的排泄，使血药浓度升高，导致疗效增强或毒性增加。例如，法莫替丁的肾小管主动分泌主要经 OAT3 介导，小部分经 OCT2 介导。法莫替丁与丙磺舒合用时，由于丙磺舒能竞争性抑制 OAT3 活性，导致法莫替丁的肾清除明显降低。法莫替丁给药量的 80%以原形从尿中排泄，肾清除率下降会导致药物在血中蓄积，严重时可导致药物中毒。

临床上将丙磺舒与青霉素、头孢菌素类抗生素合用，抑制后者的主动分泌而提高其血药浓度，增强抗菌作用。非甾体消炎药(如阿司匹林)可增加氨甲蝶呤的毒性，与非甾体消炎药抑制氨甲蝶呤经肾小管的 OATs 分泌有关。如果临床需要合用非甾体消炎药和氨甲蝶呤,则氨甲蝶呤的剂量应减半。此外,还应密切观察骨髓毒性反应。水杨酸与呋塞米合用,因竞争肾小管分泌系统而使水杨酸排泄减少,造成蓄积中毒。丙磺舒或磺唑酮与氨基水杨酸类合用可减少后者从肾小管的分泌量,导致血药浓度增高,持续时间延长,引发毒性反应。因此,氨基水杨酸类与丙磺舒或磺唑酮合用时,前者的剂量应予适当调整,并密切随访患者。氨甲蝶呤与弱有机酸和水杨酸盐等同用,可抑制本品的肾排泄而导致血清药浓度增高,继而毒性增加,应酌情减少用量。

(二)经胆汁排泄的药物相互作用

胆汁排泄是肾外排泄的重要途径之一。人体内源性物质(如维生素 A、D、E、B_{12}、性激素、甲状腺素等)、外源性物质(黄酮类化合物、地高辛、氨甲蝶呤等)及其代谢产物经由胆汁排泄非常明显。药物胆汁排泄也是一种经由细胞膜的转运过程,其转运机制包括主动转运和被动转运。当合并应用的两种药物属于同一转运系统,由于与转运体(如 MRP2)亲和力的差异,相互之间将产生竞争性抑制作用。例如,丙磺舒能抑制氨甲蝶呤的胆汁分泌导致后者血药浓度升高。由肝细胞分泌到胆汁中的某些药物(如地高辛、洋地黄毒苷、吗啡、炔雌醇、地西泮等)的葡糖醛酸结合物,排泄进入小肠后又被肠道酶水解为原形药物,并被肠上皮细胞重吸收,由肝门静脉进入全身循环,这种现象称为肝肠循环。肝肠循环使药物反复循环于肝、胆汁与肠道之间,延缓排泄而使血药浓度维持时间延长。人为终止肝肠循环可促使药物排泄速度增加,常用于地高辛等强心药中毒的抢救。

(三)其他排泄途径的药物相互作用

除肾脏排泄和胆汁排泄外,药物及其代谢产物还可以通过汗腺、唾液腺、乳腺及泪腺等途径排泄。挥发性药物如吸入性麻醉剂可通过呼吸系统排出体外。乳汁的 pH 略低于血浆,所以弱碱性药物(如吗啡、阿托品等)可较多自乳汁排泄,可能给哺乳婴儿带来损害。如果合用药物共同经由这些途径排泄,则可能存在潜在的药物相互作用。

总之,我们要充分利用有益的药动学相互作用,提高治疗效果;对于那些治疗窗窄、安全范围小、需要保持一定血药浓度的药物,特别是在吸收、分布、代谢和排泄环节容易发生严重不良药物相互作用的药物,我们应注意加强药物监测,及时调整给药方案,避免或减少毒副作用的发生。

第三节　药效学相互作用

药物效应是药物与机体的效应器官、特定的组织、细胞受体或某种生理活性物质等相互作用的结果。药效学相互作用是指药物联合应用时一种药物改变了机体对另一药物的敏感性或反应性,导致药物出现相加、协同或相反(拮抗)的药理效应。这种相互作用一般对药物动力学过程无明显的影响,不改变药物的血浆浓度,主要影响药物与受体作用的各种因素及药物的生化过程。

一、药效学相互作用机制

根据发生机制不同,药效学相互作用可分为受体的竞争性结合、影响神经递质释放、组织或受体对药物的敏感性增强。药效学相互作用机制的具体形式包括:

(一)影响药物对靶位的作用

1.受体部位的相互作用

在细胞水平,一种药物可增强或减弱另一药物与受体的结合,从而改变其效能。其中一种药物比另一种药对某种受体可能有更高的亲和力,如果它没有或仅有很弱的内在活性,那么它就能拮抗其他作用于同一受体药物,这是常见的药物相互作用机制。例如,阿托品和筒箭毒碱都能可逆性地与受体结合,从而阻止正常的生理递质乙酰胆碱发挥作用。因为药物与受体的结合是可逆的,所以只要增加受体激动剂的浓度就能逆转药物的拮抗作用。受体水平上药物相互作用的例子很多。例如,纳洛酮与阿片类镇痛药;组胺与抗组胺药(包括 H_2 受体拮抗剂);阿托品与胆碱受体激动剂;异丙肾上腺素与 β 受体拮抗剂等。这种受体水平上的药物相互作用有时会产生不良反应。例如,氨基苷类抗生素能阻断终板膜上 N_2 受体,并阻断运动神经末梢释放乙酰胆碱,如与筒箭毒合用,肌肉松弛作用增强,特别是在乙醚麻醉下更容易发生呼吸肌麻痹。

有些药物还能通过影响受体后的细胞内信号传导过程,改变其他药物的效能。例如,吸入麻醉药可增强心肌细胞内腺苷酸环化酶的活性,从而增强 β 受体激动剂的致心律失常作用;甲状腺素促进抗凝剂与受体亲和力,使抗凝作用增强。对长期使用抗凝剂治疗动脉粥样硬化患者,甲状腺素有重要的临床意义,但要防止出血;长期嗜酒可提高脑内 γ-氨基丁酸(GABA)受体的耐受性,增加吸入麻醉药的最小肺泡浓度(MAC)值。

2.影响作用部位的神经递质功能或酶活力

一种药物可因影响体内某种神经递质的合成、释放或摄取等过程或改变酶的活性,而与另一药物发生相互作用。例如,麻黄碱促进神经末梢去甲肾上腺素(NE)释放,升高血压。利血平抑制神经末梢对 NE 的重摄取,使 NE 被单胺氧化酶(MAO)分解,耗竭神经末梢 NE,血压下降。两药合用早期,NE 释放增加而摄取受抑,使外周 NE 增加,血压出现升高;长期使用利血平后再给予麻黄碱,由于 NE 耗竭,麻黄碱不能促进 NE 释放,其升压作用减轻或消失。新斯的明可抑制体内胆碱酯酶的活性,减少乙酰胆碱的水解,拮抗非去极化肌肉松弛药的效应。三环类抗抑郁药(丙米嗪、阿米替林、去甲替林)能抑制囊泡对 NE 的再摄取,而胍乙啶、倍他尼酸等靠重摄取进入神经末梢而发挥作用,当这两类药合用时,三环类抗抑郁药可抑制囊泡对胍乙啶的摄取,两类药发生拮抗作用。

单胺氧化酶抑制剂(MAOI)如帕吉林、异烟肼等,可选择性的抑制体内的单胺氧化酶活性,与麻黄碱、间羟胺等拟肾上腺素药物合用,可引起去甲肾上腺素的大量堆积,并耗竭其贮存而引起血压升高,甚至产生高血压危象。MAOI 与三环类抗抑郁药(TCA),如丙米嗪、阿米替林、多塞平及四环类抗抑郁药,如马普替林合用可抑制后者的代谢灭活,从而导致致命的高血压危象。

(二)影响同一生理系统或生化代谢系统

联合使用作用于相同生理或生化代谢系统的药物能减弱或增强原药的效应。利尿药、

β受体拮抗剂、MAOI、麻醉药和 CNS 抑制药等都能增强降压药的降血压作用,在麻醉过程中极有可能影响到心血管系统、中枢及外周神经系统的稳定性。例如,氯丙嗪具有加强多种中枢抑制药的作用。依地尼酸或呋塞米(速尿)都有耳毒性,与氨基苷类抗生素合用,可加快耳聋的出现。氨基苷类抗生素之间联用,抗菌作用相加,但耳、肾毒性亦增加。钙通道阻滞剂(如维拉帕米、地尔硫䓬)与 β 受体拮抗剂(如普萘洛尔)或合用,可引起心动过缓、房室传导阻滞。氨基苷类抗生素和钙拮抗剂能协同增加神经肌肉阻滞剂的作用等。血管紧张素转换酶抑制剂(ACEI)能使某些全麻诱导患者产生低血压反应。噻嗪类利尿药的致高血糖作用可对抗胰岛素或口服降血糖药的作用,合用时需要调整给药剂量。

虽然有时两种药物作用于不同受体或部位,但只要在细胞水平或亚细胞水平有相同的作用路径,就有可能影响同一生理系统或生化代谢系统,在合用时发生相互作用。麻醉期间发生的药物相互作用多与此有关。例如,咪达唑仑可通过苯二氮䓬(BZ)受体影响 GABA 受体-氯离子通道复合物的功能,增强硫喷妥钠、丙泊酚等直接作用于 GABA 受体的静脉麻醉药的催眠效能;而阿托品则可通过阻断 M 受体的功能而减弱 β 受体拮抗剂减慢心率的作用。

(三)改变药物作用部位的内稳态

有些药物可因改变体内水-电解质代谢和酸碱平衡等内稳态而影响其他一些药物的药理作用。如噻嗪类利尿药、依他尼酸、呋塞米等常引起低血钾,合用洋地黄治疗心力衰竭时,缺钾则增加心脏对洋地黄的敏感性,易引起洋地黄中毒;利尿药引起的低血钾,也能增强非去极化肌松药的肌松作用,严重时会引起呼吸停止。

服用留钾利尿药的患者应该禁用氯化钾,因为两者合用对那些有肾功能损害的患者极易引发致命性的高血钾。血管紧张素转换酶抑制剂能升高血钾浓度,如果在使用该药的同时补钾,也有引发高血钾的危险,特别对那些有肾功能不全和(或)糖尿病的患者更是如此。非甾体消炎药(NSAIDs)如果与血管紧张素转换酶抑制剂合用,则更易引起水钠潴留、高血钾、肾功能损害和血压失控,这是因为 NSAIDs 能抑制前列腺素 G 和 H 合成酶,从而减少肾脏产生具有扩血管作用的前列腺素。阿司匹林在低剂量时对肾脏产生前列腺素仅有弱的抑制作用,但仍能轻微地升高血压。对有严重心衰的患者服用中到大剂量的阿司匹林能削弱依那普利对心血管系统的有益作用(降低系统血管阻力、左心室舒张压和总肺血管阻力)。

(四)敏感化作用

同时应用 2 种以上药物时,其中一种药物本身并无某种药理效应,但可使受体或组织对另一种药物的敏感性增加,结果增强另外一种药物的作用,这种现象称为敏感化作用。例如,氟烷本身并不引起心律失常,但可使心肌对外源性儿茶酚胺的敏感性增加,当氟烷麻醉时同时应用肾上腺素或去甲肾上腺素等药物,有可能引起严重的心律失常,可合用 β 受体拮抗剂预防或治疗。排钾利尿药可使血钾减少,从而使心脏对强心苷敏感化,容易发生心律失常。应用利血平或胍乙啶后能导致肾上腺素受体发生类似去神经性超敏感现象,从而使具有直接作用的拟肾上腺素药(如去甲肾上腺素或肾上腺素)的升压作用大为增强。

(五)药物间的理化结合

有些药物可因理化反应与另一种药物发生结合,从而改变其效能。如强碱性的鱼精蛋白能通过离子键与强酸性的肝素结合,形成无活性的复合物,所以在体内肝素过量或体外循环结束后常用鱼精蛋白来逆转肝素的抗凝作用。去铁胺可与三价铁离子络合为无毒的、稳定的络合物质,并排出体外,当使用铁剂治疗贫血时,因补铁过量引起的急性铁中毒,可用去铁胺进行治疗。

二、药效学相互作用类型

根据作用结果不同,药效学相互作用可分为相加作用、协同作用和拮抗作用。

(一)相加作用

药理效应相同或相似的药物,联合应用的效果(包括疗效、毒副作用)等于单用效果之和,称为药物效应的相加作用。一般来说,作用机制相同的同类药物联合应用时,相互作用的结果是相加作用。从药物效应上来说,相加作用是一种药物对另一种药物效应的补充,而不是增效。相加作用的结果产生单一药物全量的等同效应。例如,快效抑菌剂(如四环素类、大环内酯类、氯霉素类、林可霉素类抗生素)与慢效抑菌剂(如磺胺类药物)合用可产生抗菌效果的相加作用。两种苯二氮䓬类药物同时应用可引起镇静催眠作用相加,出现过度镇静和疲劳。两种吸入麻醉药的联合应用,其药物相互作用一般都是相加的。地高辛与抗心律失常药、钙盐注射剂、可卡因、泮库溴铵、萝芙木碱、琥珀胆碱、拟肾上腺素类药同用时,可因作用相加而导致心律失常。β受体拮抗剂盐酸普萘洛尔能竞争性的阻断β受体,与利血平同用,两者作用相加,β受体拮抗作用增强,有可能出现心动过缓及低血压。

(二)协同作用

两种或两种以上药物联合应用时,其效应大于各药物单独应用时效应的总和,称为药物效应的协同作用。发生协同作用的药物可为不同类别或作用机制也不尽相同的药物。阿司匹林和鸦片类药物的镇痛机制完全不同,但阿司匹林可明显增强阿片类药物的作用。巴比妥类和苯二氮䓬类药物在催眠作用方面可产生协同作用,这两类药物虽然在脑内作用的区域相同,并都产生对中枢神经系统的抑制作用,但苯二氮䓬类药可增加脑内5-羟色胺(5-HT)浓度,并增强γ-氨基丁酸(GABA)的作用而产生抗焦虑及催眠作用;而巴比妥类的结合部位可能不同,能直接激活氯离子通道。镇静催眠药与抗精神病药联合应用时,其中枢抑制作用可明显增强。地西泮与中枢抑制药(如乙醇、全麻药、可乐定、镇痛药)、吩噻嗪类、单胺氧化酶A型抑制药、三环类抗抑郁药、筒箭毒、戈拉碘铵合用,作用相互增强。在吸入全麻时应用非去极化肌松药,可明显延长肌松药的作用时间。这样可减少肌松药的用量,同时也可避免应用大量肌松药而带来的副作用。再如,繁殖期杀菌剂(如青霉素类、头孢菌素类)与静止期杀菌剂(氨基苷类)合用可发挥协同作用,增强治疗感染性疾病的疗效。这是因为繁殖期杀菌剂造成细菌细胞壁的缺损而有利于氨基苷等静止期杀菌剂进入细菌细胞内作用于靶位。阿托品和胆碱酯酶复活剂(解磷定、氯解磷定、双复磷等)常联合用于有机磷农药中毒解救。有机磷农药中毒主要是由于乙酰胆碱酯酶活性降低或失活,造成乙酰胆碱不能被水解而积聚,胆碱酯酶复活剂可使胆碱酯酶复活,水解乙酰胆碱,而阿托品可阻断M胆碱受体,使未水解的乙酰胆碱不能与受体结合,二者合用可发挥协同作用,提高解毒效果。

(三)拮抗作用

药理效应相反,或发生竞争性或生理性拮抗作用的药物合用,表现为联合用药时的效果小于单用效果之和,即为药理效应的拮抗作用。一般认为,快效抑菌剂因能快速抑制细菌细胞内的蛋白质合成,使细菌处于静止状态,致使作用于细菌繁殖期的杀菌药作用减弱而出现拮抗作用。如青霉素类、头孢菌素等细菌繁殖期的杀菌药与大环内酯类、四环素、氯霉素等快效抑菌剂合用可呈现拮抗作用。香豆素类口服抗凝剂与维生素 K 相互作用可使口服抗凝药的抗凝血作用减弱或消失。这是因为香豆素类口服抗凝剂通过抑制维生素 K,使肝脏细胞内凝血因子Ⅱ、Ⅶ、Ⅸ、Ⅹ的合成受抑制,从而发挥抗凝作用。盐酸普萘洛尔与β肾上腺素受体激动剂(如肾上腺素、麻黄碱等)合用可拮抗后者的升压作用,导致其作用减弱或无效。酚妥拉明可竞争阻断α受体,能拮抗肾上腺素和去甲肾上腺素的作用,使后者引起的升压作用翻转为降压作用。再如镇静药与中枢兴奋药咖啡因药物效应相反,合用则药理作用相互抵消。有时两种药物的拮抗作用可能不容易检测到。噻嗪类利尿药的高血糖作用可能对抗胰岛素或口服降糖药的降血糖作用,联用时需要注意调整给药剂量。

三、临床常见的严重不良药物相互作用

临床上一些药物配伍应用后,由于药物之间发生了药理效应或毒副作用的协同、相加或拮抗作用,容易引起严重的不良反应,甚至致死性后果,危及生命。

1.高血压危象

单胺氧化酶抑制剂(MAOI)与拟肾上腺素药、降压药、5-HT 摄取抑制剂、三环、四环类抗抑郁药等合用,可使去甲肾上腺素自贮存部位大量释放而出现高血压危象,严重时可致死。据报道,服用三环类抗抑郁药后进行牙科局部麻醉时患者出现高血压危象,这是由于局麻药液内含有去甲肾上腺素所引起。因此,应用三环类抗抑郁药后,局麻药液中不宜加入去甲肾上腺素与血管收缩药。

2.严重低血压

氯丙嗪不宜与利尿药(氢氯噻嗪、呋塞米、依他尼酸)等合用,这些利尿药具有降压作用,明显增强氯丙嗪的降压反应,引起严重的低血压。普萘洛尔不宜与氯丙嗪或哌唑嗪合用。普萘洛尔可阻滞β肾上腺素受体,氯丙嗪与哌唑嗪则阻滞α肾上腺素受体,两药合用降压效果明显增强,容易引起严重的低血压。

3.心律失常与心脏毒性

强心苷不宜与排钾利尿药或糖皮质激素合用,后两者均可促进钾排出,使血钾降低,如失钾不予纠正,心脏对强心苷的作用更为敏感,易发生心律失常。静滴葡萄糖溶液与两性霉素 B 亦可使血钾降低,应加注意。强心苷不宜与利血平合用,因两种药物均可使心动过缓,易诱发异位心律。强心苷不宜与钙盐合用,特别禁忌注射钙盐。因为血钙升高可使心脏对强心苷敏感性增强,易发生心律失常。奎尼丁不宜与氯丙嗪合用,氯丙嗪对心脏具有奎尼丁样作用,两药合用可致室性心动过速。奎尼丁也不宜与氢氯噻嗪等碱化尿液的利尿药合用,由于尿液碱化,可促进奎尼丁由肾小管重吸收,提高血浓度,引起心脏毒性反应。维拉帕米不宜与β肾上腺素受体拮抗剂合用,因用过β受体拮抗剂者,静脉注射维拉帕米易引起心动过缓、低血压、房室传导阻滞、心力衰竭、甚至心脏停搏。蒽环类抗肿瘤药物(如阿霉素、表柔比星、阿克拉霉素、柔红霉素、米托蒽醌等)具有心脏毒性,此类药物之间以及与其他具有心脏毒性的药物,如烷化剂(环磷酰胺、顺铂)、作用于细胞微管的药物(紫杉醇)等联用,容易引起或加重心脏毒性,导致心肌组织损伤,严重者引起急性心肌梗死、心力衰竭。此外,曾有吡柔比星与氟尿嘧啶(5-Fu)

联合用药引起严重心脏毒性反应,导致 3 名患者死亡的报道,怀疑与两种抗肿瘤药物的心脏毒性累加有关。

4.出血

香豆素类药物(如双香豆素、硝苄丙酮香豆素、华法林等)是常用的口服抗凝药,它们与不少药物可产生相互作用,在增强药效的同时,容易引起出血。例如,考来烯胺、液体石蜡可抑制维生素 K 由胃肠道吸收,氨基苷类抗生素、四环素类、红霉素、头孢菌素、磺胺类药物可抑制肠道细菌,使维生素 K 合成减少,这些药物均可引起胃肠出血。NSAIDs 之间合用以及与香豆素类口服抗凝药、皮质激素、促肾上腺皮质激素、溶栓药、秋水仙碱等合用易引起胃肠道出血。例如,阿司匹林、吲哚美辛、布洛芬、萘普生、甲苯磺丁脲、苯妥英钠等可将与血浆结合的香豆素类药物置换出来,使血浆中游离型香豆素浓度增高;西咪替丁、哌甲酯、氯霉素抑制肝微粒体酶活性,减慢香豆素类的生物转化;阿司匹林、双嘧达莫抑制血小板聚集,与香豆素类发生协同作用,这些均可增强体内香豆素的抗凝血作用,引起出血。肝素与阿司匹林、双嘧达莫合用,应十分谨慎。阿司匹林、双嘧达莫能抑制血小板聚集,与肝素合用后,肝素抗凝作用大大增强,有出血的危险。肝素与依他尼酸合用更易引起胃肠道出血。

5.呼吸麻痹

全身麻醉药(乙醚、硫喷妥钠等)、琥珀胆碱或硫酸镁不宜与氨基苷类抗生素合用,因为这类抗生素具有神经肌肉接点传递阻滞作用,注射用药对呼吸肌作用更明显,可协同引起呼吸麻痹。氨基苷类抗生素不宜与普鲁卡因胺合用,因两者合用可加强神经肌肉接点阻滞作用,引起肌无力和呼吸麻痹。多粘菌素不宜与氨基苷类或肌松剂合用,合用时易引起肌无力和呼吸暂停。利多卡因可加强琥珀胆碱的骨骼肌松弛作用,合用时可引起呼吸麻痹。环磷酰胺能抑制伪胆碱酯酶的活性,使琥珀胆碱不易灭活,从而加强其骨骼肌松弛作用。两药合用有可能导致呼吸麻痹。

6.低血糖反应

降血糖药不宜与普萘洛尔合用,两者合用除可加重低血糖反应外,并可使降血糖药引起的急性低血糖先兆症状掩盖起来,因而危险性更大。胍乙啶也能加强降血糖药的降血糖作用,合用时降血糖药应减量,否则易引起低血糖反应。

7.严重骨髓抑制

几乎所有化疗药物都具有骨髓抑制作用。在常用化疗药物中,细胞毒类药物,如烷化剂(如环磷酰胺、氮芥),蒽环类药物(如阿霉素、柔红霉素),铂类药物(如卡铂、顺铂),干扰微管蛋白合成药(如紫杉醇、多烯紫杉醇、长春碱),拓扑异构酶抑制剂(如依托泊苷、鬼臼毒素、拓泊替康等)的骨髓抑制作用较强。当这些具有骨髓抑制作用的抗肿瘤药物联合应用时,骨髓抑制作用可能更严重,因此需要进行减量。曾有环磷酰胺与长春新碱联合化疗治疗舌癌引起严重骨髓抑制合并口腔感染和败血症致死的病例报道。

8.耳肾毒性

氨基苷类、头孢菌素类、大环内酯类抗生素、高效利尿药、抗癌药、水杨酸类解热镇痛药、抗疟药、抗癌药等彼此之间及与同类药物之间配伍应用,可使听神经和(或)肾功能损害相加,容易出现严重的耳、肾毒性,导致耳聋的发生率明显增加,尤其在尿毒症患者更易发生,同时使肾功能损伤加重,甚至出现急性肾衰竭。特别地,氨基苷类抗生素不宜与抗组胺药(尤其苯海拉明)合用,因为抗组胺药可掩盖这类抗生素的听神经毒性症状,不易及时发现。

9.肝毒性

据 WHO 统计,药物性肝损伤(DILI)已上升至全球死亡原因的第五位,在美国,由药物引起的肝损害患者占住院患者的 0.1%～3.0%,同时也是导致急性肝衰竭的第一位因素。引起药物性肝损害的常见药物主要包括:①抗生素:阿莫西林、克拉霉素、呋喃妥因、氨苄西林、四环素等;②抗真菌药:酮康唑、咪康唑;③解热镇痛药:对乙酰氨基酚、阿司匹林等;④抗结核药:异烟肼、利福平、吡嗪酰胺、乙胺丁醇等;⑤抗肿瘤药:氨甲蝶呤、博来霉素、卡铂、氮芥、长春新碱等;⑥降糖药:格列齐特、罗格列酮等;⑦中枢神经系统药物:苯巴比妥、苯妥英钠等;⑧性激素药物:黄体酮、甲睾酮等。这类药物合并应用时会使肝毒性产生相加或协同作用,引起肝损伤,甚至肝功能衰竭。临床上应尽量避免此类药物合用。

对于上述易引起严重不良反应的药物配伍应慎重,注意使用规范,包括适应证的选择、询问病史、适用人群及年龄差异、用药途径、剂量与疗程、用药监测等,提高警惕、尽量避免配伍应用。

第四节　中西药相互作用

随着中西医结合工作的深入开展,中西药联合应用进行防治疾病已非常普遍。中西药相互作用是指中药(植物药、动物药、矿物药等)与西药(化学药、生物制品等)同时或序贯使用时,所引起的中药、西药体内吸收、分布、代谢和排泄药动学过程以及作用与效应的变化。

由于中西药各有所长,中西药联用可取长补短,充分发挥各自优势,起到标本兼治、协同治疗的作用,在增强疗效的同时,消除或减轻药物不良反应和毒副作用,其综合疗效往往优于单独应用西药或中药。由于中药的化学成分和药理作用机制非常复杂,中西药合用不当,易产生配伍禁忌,降低疗效,增加毒副作用或引起药源性疾病,严重的甚至危及生命。根据产生机制不同,中西药相互作用可分为体外、药动学方面和药效学方面的相互作用。

一、药动学方面的中西药相互作用

(一)吸收环节的中西药相互作用

1.理化因素的影响

中西药体外配伍后容易发生析出沉淀、溶液变混浊、颜色改变等比较直观的理化性质改变,这些属于纯粹的理化反应,容易避免。然而,人们往往容易忽略中西药同时或序贯应用于人体后,在吸收环节发生的由于理化性质改变而导致的中西药相互作用。

抗酸中成药(如陈香露白露片、乌贝散等),可提高胃肠道 pH,使局部形成碱性环境,与弱酸性药物(如阿司匹林、保泰松、维生素 C 等)同服时,由于弱酸性药物在碱性环境中解离型增多,导致吸收减少。但若与弱碱性药物(如氨茶碱、奎宁、吲哚美辛等)同服,则有利于其吸收。弱碱性药物四环素与具有抗酸作用的碱性中药同服,可使约 50% 四环素不溶解而难以被吸收,疗效降低。

含有机酸的中药(如乌梅、山茱萸、陈皮、木瓜、五味子、白芍、青皮、山楂、女贞子等),在与碱性药物(如碳酸氢钠、复方氢氧化铝、氨茶碱、四环素、红霉素、吲哚美辛等)合用时,发生酸碱中和反应,改变了药物的解离度,减少药物吸收,使疗效大大降低。

含有大量生物碱成分(如乌头、槟榔、黄连、黄檗、延胡索等)的中成药,与强碱性药物(如碳酸氢钠)合用,会影响生物碱类药物成分的解离度,妨碍吸收,使治疗效果减弱。

鞣质具有多元酚羟基,含鞣质的中药(如大黄、虎杖、五倍子、金樱子、诃子、牛黄解毒片等)与含金属离子药物(如钙剂、铁剂)、抗生素、生物碱、强心苷等合用,可生成鞣酸盐沉淀,难以被胃肠道吸收。

含硫化汞的中成药(如牛黄千金散、人丹、保赤散等)在与还原性药物(如溴化钾、碘化钾等)配伍使用时,汞离子可与溴或碘络合生成溴化汞或碘化汞沉淀物,无法吸收,导致刺激肠壁,甚至引起药源性肠炎。

中药煅炭后(如蒲黄炭、地榆炭、棕榈炭等)含具有强大吸附作用的活性炭,在肠道中吸附抗生素、生物碱、激素、维生素、蛋白质类西药,使其在肠道中的吸收减少。

由此可见,临床上中西药联用时,成分间发生的理化反应往往引起配伍禁忌,并成为影响药物吸收的主要因素,应避免此类中西药配伍应用。

2.生理因素的影响

胃肠蠕动与排空以及消化液的分泌,是药物吸收的重要条件。胃肠蠕动增加,内容物停留时间缩短,减少某些药物的吸收。反之,可增加某些药物的吸收。

含颠茄类生物碱的中药(如洋金花、天仙子、曼陀罗、华山参、元胡止痛片、藿香正气水、胃痛散等)不宜与多潘立酮、强心苷(如地高辛)、红霉素等同服。因为前者可抑制胃排空和肠蠕动,增加药物在胃肠内停留时间,拮抗多潘立酮的胃肠动力作用,使强心苷类药物吸收增加,引起中毒,并使红霉素在胃内滞留时间延长,被胃酸破坏而降低疗效。

黄芩、木香、砂仁、陈皮等中药对肠蠕动有明显抑制作用,可延长地高辛、维生素 B_1、维生素 B_6、灰黄霉素等在小肠上部停留时间,使药物吸收增加。相反,中药泻药(大黄、番泻叶、大承气汤、麻子仁丸等)可增加胃肠蠕动,与地高辛等同服,可缩短其在肠道内的停留时间而减少吸收,降低血药浓度,影响疗效。

(二)分布环节的中西药相互作用

中西药配伍后,由于药物的血浆蛋白结合率不同,会产生血浆蛋白竞争性结合,使药物的血药浓度发生改变,从而影响其组织分布。

理气中药枳实与庆大霉素合用治疗胆道感染时,枳实能松弛胆总管括约肌,使胆管内压下降,大大增加胆管内庆大霉素的浓度,提高其疗效,因此应适当减少庆大霉素的剂量,从而减少其副作用。

绣球黄连、黄檗的有效成分小檗碱、药根碱与血浆蛋白高度结合,可置换出华法林、硫喷妥钠和甲苯磺丁脲等蛋白结合力弱的药物,导致后者血药浓度明显增高,药效增强或毒性增加。

含鞣质的中药(大黄、五倍子、地榆等)与磺胺类药物合用,导致血液和肝脏内磺胺类药物浓度增加,严重者发生中毒性肝炎。

硼砂及其制剂与庆大霉素等氨基苷类抗生素合用,增加后者在脑组织中的浓度和对前庭神经的毒性,形成暂时性或永久性耳聋。

(三)代谢环节的中西药相互作用

与西药一样,许多中药、天然药物及其所含成分(如黄酮类、多酚类、香豆素类、生物碱类、萜类、甾体类、联苯类化合物)是 CYP450 等代谢酶的底物、抑制剂或诱导剂。近年,有关中西药联用对 CYP450 的影响报道日益增多,引发医药人员关注与深入研究。

1.酶抑制作用

麻黄及含麻黄的中成药(如麻杏止咳糖浆、止咳定喘丸、川贝精片、防风通圣丸、麻杏石甘片等)不宜与单胺氧化酶抑制剂(如呋喃唑酮、帕吉林、苯乙肼、丙卡巴肼、异烟肼等)合用。因为二者合用时,MAO 的活性被抑制,使去甲肾上腺素、多巴胺、5-羟色胺等单胺类神经递质不被酶破坏,贮存于神经末梢中,而麻黄中的有效成分麻黄碱,可促使这些递质大量释放,引起头痛、头昏、恶心、呕吐、腹痛、呼吸困难、心律不齐、运动失调及心肌梗死,严重者可引起高血压危象和脑出血。因此,高血压患者应尽量避免上述中西药的配伍应用。

人体试验表明,由五味子醇提取混合物制备的中药五酯胶囊可能是 CYP3A4 的抑制剂,合用五酯胶囊后,咪哒唑仑 AUC 和 C_{max} 分别增加 119.4%、85.6%,血浆清除率降低 52.1%,达峰时间延迟 1 倍。提示五酯胶囊通过抑制 CYP3A4 对咪哒唑仑的代谢而增强其疗效。

对乙酰氨基酚是常用的解热镇痛药,过量使用可引起严重的肝毒性,若与白毛茛联合使用,后者可抑制 CYP2E1 对对乙酰氨基酚的代谢,减少毒性代谢物的生成,降低对乙酰氨基酚的毒副作用。

含小檗碱的中药(如黄连、黄檗等)可抑制 CYP3A 的活性,与环孢素合用,可提高环孢素的疗效。

2.酶诱导作用

乙醇、甘草及其制剂是常见的肝药酶诱导剂。临床上中药酊剂、醑剂、酒剂(如颠茄酊、橙皮酊、薄荷醑、人参酒、国公酒)等中药制剂含有大量乙醇,可使肝脏药酶活性升高。当这些中药制剂与一些西药,如中枢抑制药(苯妥英钠、戊巴比妥)、解热镇痛药(安乃近、安替比林)、抗凝药(醋硝香豆素、双香豆素、华法林)、降糖药(胰岛素、苯乙双胍)合用,可使这些西药的代谢加速,半衰期缩短,药效减弱。

人参所含成分人参皂苷 Rd 对 CYP3A4、CYP2D6 有较弱的抑制作用,对 CYP2C19、CYP2C9 的抑制作用更弱;人参皂苷 Rc、Rf 的浓度为 $200\mu mol/L$ 时可以分别增加 CYP2C9 70% 的活性和 CYP3A4 54% 的活性。因此,人参与经 CYP2C9、CYP3A4 代谢的药物合用时,可能由于酶诱导作用影响合用药物的疗效和不良反应。

大剂量银杏叶制剂可诱导 CYP3A 的活性,降低辛伐他汀的血药浓度,降低其不良反应发生的同时也降低其疗效。银杏叶提取物可诱导大鼠 CYP1A2,显著影响普萘洛尔的血药浓度。

葛根有效成分葛根素可诱导 CYP1A 和 CYP2A,当与这两个酶的底物药物(如对乙酰氨基酚、阿米替林、氟哌啶醇、普罗帕酮等)合用时,可加速其代谢,故应注意调整给药剂量。

甘草所含成分甘草酸能显著诱导雄性大鼠的 CYP3A、CYP2B1、CYP1A2 的活性,五味子也可诱导 CYP450 的活性。因此,临床上生甘草或五味子及其制剂如复方甘草片等与三环类抗抑郁药(如阿米替林)、巴比妥类、格列本脲、华法林等合用,可使西药代谢加速,疗效降低。

甘草及其制剂也可使合用的抗抑郁药(如丙米嗪、地昔帕明、阿米替林、多塞平等)代谢产物增多,加重其不良反应。

3.酶抑制和诱导双重作用

一些中药及其组分对 CYP450 酶具有抑制和诱导双重作用,这可能与其使用浓度、成分组成及联用药物性质有关。药酒中含有大量乙醇,小剂量及嗜酒慢性中毒时乙醇可诱导 CYP450 活性;大剂量及急性酒精中毒时乙醇则可抑制 CYP450 活性,能使与之合用的 CYP450 底物药物的代谢、疗效及不良反应、毒性发生改变。

银杏叶提取物(GBE)能诱导 CYP1A2 的活性,显著降低普萘洛尔的血药浓度;大剂量的 GBE 能使 CYP3A 的活性增强,促进辛伐他汀的体外代谢;GBE 为 CYP2C19、CYP2E1 的诱导剂,分别增强美芬妥因、奥美拉唑和氯唑沙宗的代谢。GBE 能显著降低 CYP3A4 的活性,当 GBE(剂量为 20mg/kg)与硝苯地平(剂量为 5mg/kg)同时口服时,明显减弱西药的代谢;GBE 能够减少异烟肼和利福平增加的 CYP450 水平。故上述中西药物合用时需密切监测西药血药浓度的改变,或尽量不合用。

(四)排泄环节的中西药相互作用

尿液的 pH 可影响肾脏对弱酸性或弱碱性药物的排泄。酸性较强的中西药合用,可酸化尿液而使药物排泄减少,增加药物的毒副作用。例如,含有机酸中药(如乌梅、山楂、五味子等)可增加酸性西药(如呋喃妥因、对氨基水杨酸、阿司匹林、吲哚美辛、青霉素、头孢菌素、苯巴比妥、苯妥英钠等)在肾小管的重吸收,使其排泄减少,血药浓度提高,增强疗效的同时,加重肾脏的毒性反应;特别是与磺胺类、大环内酯类抗生素合用,使其乙酰化后溶解度降低,易在肾小管析出结晶,引起结晶尿、血尿、尿闭等症状。

碱性药物与酸性药物配伍,可大大加快药物排泄速度,导致药效降低,甚至失去治疗作用。例如,碱性中药硼砂、梅花点舌丸、清音片、健胃片、陈香白露片等可碱化尿液,增加上述酸性西药的体内解离,导致重吸收减少,排泄加快,从而降低药物有效浓度。

含颠茄生物碱的中药(颠茄、洋金花等)与碱化尿液的药物(如碳酸氢钠)、碳酸酐酶抑制剂(乙酰唑胺、多尔唑胺、布林唑胺)配伍用时,颠茄排泄延迟,疗效毒性都因此而加强。

(五)转运体和(或)代谢酶介导的中西药相互作用

临床上一些治疗指数窄的化学药,如华法林、地高辛、阿米替林、茚地那韦、环孢素、他克莫司等,已被证明为药物转运体(如 P-gp)和(或)代谢酶(如 CYP3A4、2C9)的底物、抑制剂或诱导剂,与一些常用中药或植物药合用后容易产生相互作用,增强或降低疗效的同时,有时会造成严重的不良反应。

许多中药可与抗癌药竞争 P-gp 结合,抑制 P-gp 对抗癌药的外排作用,增加药物浓度。中药单体成分双苄基异喹啉类生物碱(BBI)具有较强的 P-gp 外排逆转作用,许多中药含有该类成分,发挥着不同的逆转 P-gp 的作用。蝙蝠葛碱和蝙蝠葛苏林碱均为蝙蝠葛根(北豆根)的有效成分,属于 BBI,二者均可竞争性地与 P-gp 结合,从而抑制或阻断 P-gp 对其底物药物(如一些抗癌药)的外排作用,提高抗癌效果。

莪术中的成分姜黄素能够下调小肠 P-gp 和 CYP3A 的蛋白表达量,预先连续 4 天给予姜黄素 100mg/kg 后,体内多西他赛(多西紫杉醇)的 C_{max} 是空白对照组的 10 倍,AUC 也比对照组高出 8 倍,明显提高了多西他赛的生物利用度。另一项研究发现,姜黄素与经 P-gp 转运和 CYP3A 代谢的抗癌药依托泊苷合用后,明显增加了依托泊苷的口服生物利用度,这极有可能是因为姜黄素抑制了肠道 P-gp 对依托泊苷的外排和 CYP3A 对其的代谢所致。

由于存在首过代谢和 P-gp 介导的外排,尼群地平口服生物利用度不足 10%,当与水飞蓟宾联用,后者可抑制多种 CYP450 的代谢和 P-gp 介导的外排,大大增加了尼群地平的 AUC 和 C_{max},提高了其口服生物利用度。

P-gp 和 CYP3A4 参与了环孢素的体内吸收和代谢,当环孢素与甘草酸联用时,甘草酸可通过诱导P-gp 和 CYP3A4,降低环孢素的口服生物利用度。

国外广泛应用的圣约翰草(SJW)与强心苷(地高辛)、HMG-CoA 还原酶抑制剂(辛伐他汀、阿托伐他汀)、免疫抑制剂(环孢素、他克莫司)、抗肿瘤药(伊立替康、伊马替尼)、抗抑郁药(阿米替林)、钙通道阻滞剂(硝苯地平)、HIV 蛋白酶抑制剂(茚地那韦、利托那韦、沙奎那韦)、镇痛药(美沙酮)、苯二氮䓬类(夸西泮)、口服避孕药等西药联用,可降低后者的血药浓度、AUC 和生物利用度,导致疗效降低。其原因主要是圣约翰草作为 CYP3A4、2C9、2C19 和 P-gp 的诱导剂,与上述药物合用时发生了 CYP450 和(或)P-gp 介导的药动学相互作用。

二、药效学方面的中西药相互作用

中西药合理配伍可产生协同或相加作用,增强疗效,减轻不良反应;相反,若配伍不当,会使二者在疗效上发生拮抗作用,甚至产生严重的不良反应。

(一)相加或协同作用

1.增强药效

许多中西药联用后,可取长补短,增强药效,呈现明显的相加或协同作用。如黄连、黄檗与四环素、呋喃唑酮联用治疗痢疾常使疗效成倍提高;金银花与青霉素合用时,金银花能增强青霉素对耐药金黄色葡萄球菌的抑制作用,在抑制耐药菌体蛋白质合成上有协同效应。香连丸与广谱抗菌药甲氧苄啶联用后,抗菌活性增强 16 倍,二者具有协同抗菌作用。

桂枝汤、人参汤与肾上腺素药物联用,可增强机体的免疫调节功能,对自身免疫性疾病有显著的治疗效果;消炎解毒丸与地塞米松合用,对内毒素损害的心脏具有一定的保护作用。

甘草中的甘草酸苷具有糖皮质激素样作用,甘草与氢化可的松配伍在抗炎、抗变态反应方面有协同作用,并可抑制氢化可的松在体内的代谢灭活,使其血药浓度升高。

三七、赤芍与普尼拉明合用时可增加冠状动脉血流量、扩张血管、降压、减轻心脏负担、降血脂之效,有效率达 87%。生脉散、丹参注射液与山莨菪碱合用,用于治疗病态窦房结综合征,既提高心率,又改善血液循环,缓解缺血、缺氧,达到标本兼治的目的。

2.降低毒副作用和不良反应

某些化学药,如抗肿瘤药治疗作用明显,但毒副作用较大,与中药联用既可提高疗效,还能减轻毒副作用。如氟尿嘧啶与环磷酰胺是抗肿瘤药,临床应用常产生呕吐、恶心等严重胃肠道反应,而加服海螵蛸、白及粉制成的复方片剂后,既能止血消肿,又能保护胃黏膜,可防止出现严重的胃肠道反应,临床上治疗消化道肿瘤有较好疗效;加服女贞子、石韦、补骨脂、山茱萸等,能大大减轻环磷酰胺引起的白细胞下降。

珍珠层粉与氯丙嗪同服对轻度肝功能异常患者的肝功能不仅无害,反而会有不同程度的改善。重症肝炎时用激素治疗可在一定程度上改善临床症状、消除黄疸,但易出现反跳、出血等不良反应,而与人参、三七配伍后则可减轻这些副作用,提高临床治愈率。

3.减少剂量,缩短疗程

地西泮有嗜睡等副作用,若与苓桂术甘汤合用,用量只需常规用量的 1/3,嗜睡等副作用也可消除。

4.减少禁忌证,扩大适应证

氯丙嗪治疗精神病时因对肝脏有损害,故肝功能不全者忌用。珍氯片(氯丙嗪、珍珠层粉、三硅酸镁)用于肝功能轻度不全、精神异常的患者,不仅对肝功能无损害,且有一定的协同作用。

(二)拮抗作用

中西药配伍不当会发生拮抗作用,致使药效降低或失效,甚至产生严重的毒副作用。例如舒肝丸不宜与甲氧氯普胺(胃复安)合用,因为舒肝丸中含有芍药,能解痉镇痛,而甲氧氯普胺则能加强胃肠收缩,两者作用相反,合用其拮抗作用会导致药效降低。

中药麻黄及含麻黄碱的中成药如止咳喘膏、防风通圣丸、大活络丸、人参再造丸等有拟肾上腺素作用,具有兴奋 α 受体和收缩周围血管的作用,与复方降压片、帕吉林等降压药同时服用会产生明显的拮抗作用,使其作用减弱,疗效降低,甚至使血压失去控制,严重者可加重高血压患者的病情。

含益母草的制剂(益母草膏、益母丸等)不宜与肾上腺素、异丙肾上腺素和阿托品合用,因为益母草具有降压作用,能降低甚至逆转肾上腺素的升压作用;能增加冠脉流量,减慢心率,拮抗 β 受体激动剂异丙肾上腺素的心脏兴奋作用;而阿托品则减弱益母草的降压作用。

甘草、鹿茸具糖皮质激素样作用,有水钠潴留和排钾效应,还能促进糖原异生,加速蛋白质和脂肪的分解,使甘油、乳酸等各种成糖氨基酸转化成葡萄糖,使血糖升高,从而减弱胰岛素、甲苯磺丁脲、格列本脲等降糖药的疗效。

三、中西药配伍导致的严重不良药物相互作用

临床上有些中西药的药理作用较强,合用后发生显著的药物相互作用,增强疗效的同时,加重毒副作用,导致严重后果。这种情况多发生于强心苷类、生物碱类及其他毒性大的中药。强心苷有较强的生理效应,过量会引起中毒。因此含强心苷成分的中药及其制剂不宜与强心苷类西药(洋地黄毒苷、地高辛、毒毛花苷 K)同用;能增强强心作用的麻黄、鹿茸等也不宜与强心苷同用。此外,丹参具有抑制血小板聚集、抗凝、降低血黏稠度的作用。将丹参与阿司匹林一起服用,相当于加大了阿司匹林的药物剂量,容易导致出血。服用华法林抗凝血的患者也应当小心,同时服用丹参也可能会导致出血。

由此可见,中西药配伍要慎重,配伍不当会给患者带来一定的危险性。中西药联用不是简单的机械罗列相加,而应遵循中西药配伍应用的基本原则,即以中西医药理论为指导,从中西药的化学成分、理化性质、药理作用、作用机制、不良反应、毒副作用、配伍利弊等多方面综合考虑,充分了解中西药相互作用机制,精心设计给药方案(中西药主辅地位、给药方式、途径、剂量、时间等),在充分利用中西药联用的优势治疗疾病同时,注意规避配伍禁忌,尤其注意防止严重不良药物相互作用的产生,确保用药的安全有效。

第五节 食物药物相互作用

一、概述

食物与药物有着非常密切的关系。有些食物(如山楂、乌梅、白果、人参、山药、杏仁、桃仁、枸杞子、阿胶、鱼腥草、姜、藿香等)既有一般食品的共性,如提供人体生存必需的基本营养物质,又有一定量的功效成分(生理或药理活性物质),调节人体某种生理功能,防治疾病,即药食同源。由于食物与药物对机体的作用、在体内吸收、分布、代谢和排泄过程共用同一通道和共同的组织器官,药物与食物在诸多因素的影响下,存在着复杂的相互作用。许多食物,如常见的酒、茶、牛奶、水果、果汁、食物成分可对药物的效应、体内过程产生影响。如果在服药期间,食物搭配合理,可促进药物的吸收,增强疗效,减少或避免不良反应的发生,降低治疗失败的可能性,同时也可增加患者对药物治疗的顺应性;相反则会降低药物疗效,甚至产生毒副作用。因此掌握食物对药物的影响,熟悉食物与药物的相互作用,具有重要的临床意义。既然食物可以影响药物的药效学和药动学作用。反过来,药物也会影响食物(营养成分)的营养作用和体内过程。在此我们重点关注食物对药物的影响。

食物与药物在体内发生的另外新增加的作用,即改变药物的药动学特性或药效学特性或是影响机体营养的作用,称为食物-药物相互作用(FDI)。按照相互作用机制,食物与药物相互作用可因药动学和药效学两方面的因素引起。药动学方面的相互作用,是指食物对药物的吸收、分布、代谢和排泄方面的影响,是最主要的、临床最关注的。药效学方面的相互作用是指食物或食物的代谢物在受体水平上影响药物的作用所造成的相互作用,表现为药物疗效或副作用的相加、拮抗或协同作用。

药物的理化特性是其与食物发生相互作用的最重要的因素。仅根据药物的理化性质,一般不能准确地预测食物与药物的相互作用,还需要对它与食物同时或先后摄入后的药动学进行研究。另外,进餐量、食物组成、食物与药物服用的时间间隔等也是影响两者相互作用的因素。

二、食物对药物体内过程的影响

(一)影响药物的吸收

食物对药物的直接影响取决于药物的剂型以及食物的热量,包括脂肪含量、食物热量以及胃排空速率。这是因为食物使胃肠道发生变化,如胃排空延迟、胃内 pH 上升、分泌液增加、肠蠕动改变以及肝血流量增加等,因而对药物的释放、吸收以及药物在体内的分布、代谢、排泄等环节产生影响,改变药物的吸收速度或吸收程度。食物对药物的间接影响则取决于药物的理化性质、吸收部位、进食量等。另外,用餐与服药的间隔时间、餐前或餐后服药也影响药物的吸收。

1.食物因素

(1)高脂食物能提高脂溶性药物的溶解度和生物利用度,促进胆汁分泌,而胆盐具有表面活性作用,能促进难溶性药物的吸收,从而使药物吸收速度加快或吸收量增加。如灰黄霉素和富含脂肪食物同服,能促进灰黄霉素吸收。环孢素脂溶性较强,当与脂溶性食物同服时,可提高其生物利用度。资料显示,健康志愿者服用高脂肪早餐,可使环孢素的生物利用度提高53%;葡萄柚汁与环孢素同服,会使环孢素血药浓度升高3倍。此外,酒可促进多种药物的吸收。

(2)食物可改变胃排空速率,消耗胃肠内水分,使胃肠黏液减少,致使固体制剂的崩解、溶出减慢,从而延缓或减少药物的吸收,降低口服生物利用度。例如,空腹服用对乙酰氨基酚片20分钟内就可达最大血药浓度,而饭后服用则需要2小时,且禁食时血药浓度比不禁食要高。再如成人口服四环素0.5g,空腹服用后血药浓度比饭后30分钟服用高3~8倍,故饭后服用虽可减轻胃肠道反应,但可明显降低其抗菌效应。

(3)食物中的某些成分影响药物吸收,如磺胺类药物、某些抗生素(如青霉素、庆大霉素、红霉素等)和阿司匹林在酸性环境中易被破坏,故含酸较多的食物(如醋、酸菜、咸菜、鱼、山楂、杨梅、柑橘、柠檬及其果汁等)忌与其同食,否则会影响药物疗效,甚至使这些药物作用完全丧失或加重不良反应。茶叶中含有鞣酸,与金属离子、苷类、生物碱(小檗碱)、氯丙嗪、洋地黄、乳酶生、多酶片、硫酸亚铁、氨基比林、四环素、红霉素等药物结合产生沉淀而影响它们的吸收。服用吲哚美辛时忌食大量酸性食物或饮用茶水,因为吲哚美辛作为有机酸类药物与酸性食物同服可加重对胃黏膜的刺激作用;而茶叶中含有鞣酸、咖啡因等成分,咖啡因有促进胃酸分泌的作用,可加重吲哚美辛对胃的损伤。果汁或清凉饮料中含有果酸等有机酸,容易导致吲哚美辛提前分解或溶化,减少其在小肠内的吸收,降低药效,而且吲哚美辛本来对胃黏膜有刺激作用,果酸则加剧对胃壁的刺激,甚至造成胃黏膜出血。因此,忌以果汁或清凉饮料服用吲哚美辛。此外,饮酒前后也不可服用吲哚美辛等非甾体消炎药,因酒精能增加胃酸分泌,并且两者都能使胃黏膜血流加快,合用可加重胃黏膜的损害,导致胃出血。

Schwarz等研究了单次服用300mL葡萄柚汁和连续服用6天葡萄柚汁(900mL/d)对他林洛尔药动学的影响。结果表明,两者均可明显降低他林洛尔的AUC,其机制可能为葡萄柚汁改变小肠的酸碱性,进而减少他林洛尔在肠道的吸收。此外,葡萄柚汁对药物转运蛋白的影响也是它与他林洛尔相互作用的重要机制之一。

(4)食物中的矿物质可与药物发生化学反应(如络合反应)而影响药物吸收。食物中多价金属离子(如钙、镁、铁、锌、铝等)容易与部分抗菌药物(如四环素类、喹诺酮类等)发生络合反应而影响药物的吸收和疗效。含钙较多的食物(如奶制品、豆类等),其所含钙离子与四环素、红霉素、甲硝唑等形成不溶性络合物,导致二者都难以吸收。

2.药物因素

(1)主要在胃中吸收的药物:由于食物可减慢胃排空速率,药物在胃中的停留时间长而有利于药物吸收。但是对于在酸性环境中不稳定的药物,因在胃中停留时间长而被分解的可能性增大。

(2)主要在小肠上部经主动转运被吸收的药物:此类药物如在空腹时服用,由于大量药物在短时间内到达小肠吸收部位,使吸收迅速达到饱和,有相当一部分的药物随粪便被排出体外,药物吸收量减少;若餐后服用,胃排空速率减慢,药物连续不断的到达小肠吸收部位,药物吸收总量会明显增加。

（3）主要经小肠被动吸收的药物：若餐后服用，胃排空速率变慢，药物到达小肠吸收部位的速率慢，其吸收迟缓，血药浓度低；若空腹服用，则胃排空速率快，药物迅速到达小肠，吸收快，且作用强。

3.食物影响转运体介导的药物吸收

食物（如果汁）中一些成分通过抑制转运体对药物的摄取而改变药物的口服吸收和生物利用度，进而影响药物疗效。例如，2个健康志愿者各服用相同剂量的抗组胺药非索非那定，并分别用定量的葡萄柚汁或水送服。

β受体拮抗剂塞利洛尔是OATP1A2的底物，与用水送服相比，用葡萄柚汁和橙汁送服的塞利洛尔的相对生物利用度分别降低为原来的13%和17%。此外，研究发现酚酸类物质（如阿魏酸）可以抑制肠道OATP1A1介导的那格列奈的转运吸收，导致药物疗效降低。

抗流感药物奥司他韦是肠道寡肽转运体的底物，给健康受试者服用75mg的奥司他韦，同时对比摄入400mL水或牛奶。结果发现，牛奶可明显抑制肠道寡肽转运体的活性，抑制该药在肠道的吸收，显著降低药物的C_{max}和AUC，降低疗效。

抗病毒药物阿德福韦可通过有机阴离子转运蛋白（OAT）和多药耐药蛋白（MRP2，MRP4和MRP5）转运吸收，由于饮食中最常见的黄酮类物质抑制肾脏OAT1和OAT3的活性，影响阿德福韦的转运吸收，降低血药浓度，导致药物疗效降低。

（二）影响药物的分布

食物成分可通过与药物竞争血浆蛋白结合而影响药物分布。食物对药物分布的影响多发生在食物中蛋白摄入不足或者因饮食不平衡而导致营养不良的情况。例如，低白蛋白血症可以导致血浆结合蛋白水平降低，而原本高蛋白结合率的药物此时在血浆中的游离药物浓度增加，疗效增强。此种情况对治疗窗窄、安全范围小的药物（如华法林）影响显著，容易引发中毒反应。

（三）影响药物的代谢

一些食物可改变人体内各种CYP450的含量、活性和组成，部分食物还是CYP450酶的诱导剂或抑制剂。食物中的各种营养物质，如蛋白质、脂肪、糖、维生素、微量元素等对各种CYP450同工酶的含量和活性有调节作用。这些因素均可影响药物的体内代谢。

1.影响药物的代谢速度

多数药物在进食高蛋白、低糖膳食时服用比在进食低蛋白、高糖膳食时服用代谢更快。这是因为高蛋白饮食能使体内各种酶的活性增强，使药物代谢、分解、排泄相应加快，因而容易导致药物效应降低。

2.影响代谢酶活性或作用

食物对药物代谢研究的最多且具有显著临床意义的是葡萄柚汁。葡萄柚汁含有黄酮（如柚皮苷）、呋喃香豆素（如香柠檬素、6'7'-双氢香柠檬素）等化学成分。这些化学成分是CYP3A4、P-gp及OATP的底物。当葡萄柚汁与CYP3A4底物药物（如洛伐他汀）同服时，可相互抑制对方经CYP3A4代谢而使各自血药浓度升高。同时，由于洛伐他汀是P-gp底物，合用时葡萄柚汁中的P-gp底物成分（黄酮、呋喃香豆素类成分）与洛伐他汀竞争小肠上的P-gp，使P-gp不能外排洛伐他汀而导致洛伐他汀经小肠吸收增多，血中浓度升高。因此，二者同服可使洛伐他汀的血药浓度和生物利用度增加，提高药物疗效，同时也增加了引起洛伐他汀毒性反应的风险。葡萄柚汁通过影响 P-gp 和 OATP 的活性可明显降低塞利洛尔的生物利用度。因此，应避免在服用 CYP3A4、P-gp、OATP 底物药物（如他汀类药物洛伐他汀、辛伐他汀、阿托伐他汀；钙拮抗剂硝苯地平、尼莫地平、尼索地平、非洛地平；安定类药物艾司唑仑、阿普唑仑；抗组胺药特非那定；免疫抑制剂环孢素等）前后或同时服用葡萄柚汁，以免影响药物的吸收和代谢，引发潜在的毒性反应。

饮食中经常用到的大蒜含有有机硫化合物，如蒜素、蒜氨酸、二硫己二烯等活性物质。研究表明，大蒜中的主要成分蒜素能诱导 P-gp 和 CYP3A 表达，而抗艾滋病药物沙奎那韦、利托那韦是 P-gp 和 CYP3A4 的双重底物。因此，二者联合使用时，蒜素可诱导 P-gp 对抗艾滋病药物的外排及 CYP3A4 对其的代谢，导致血药浓度降低，艾滋病治疗失败。

酒精对代谢酶具有诱导和抑制双重作用。少量饮酒，酒精对肝药酶起诱导作用，使安乃近、苯妥英钠、苯巴比妥等药物在体内的代谢加速，半衰期缩短，药效下降。大量饮酒或长期饮酒时高浓度酒精对肝药酶产生抑制作用，使同服的镇静催眠药（如巴比妥类、甲丙氨酯等）、抗凝血药（如肝素、双香豆素等）的体内半衰期延长，容易产生蓄积中毒。服用丙咪嗪、地昔帕明、多塞平、阿米替林等三环类抗抑郁药时，与乙醇合用，因酶诱导作用，可增强合用药物的效应。

酒精与对乙酰氨基酚同服可引起肝损害。研究已证实慢性酒精中毒是对乙酰氨基酚（扑热息痛）肝损害的危险因素。患者即使服用治疗剂量的对乙酰氨基酚也可能造成严重的肝损害。美国 FDA 告诫人们尤应警惕的是乙醇，如果饮酒 3 杯以上者，就不能服用对乙酰氨基酚。两者合用会损害肝脏，同时 FDA 还指令药品生产厂家在药瓶贴上"小心酒精"的警告。只要中等剂量的对乙酰氨基酚与乙醇同服即可发生肝中毒、甚至肝衰竭。这可能与酒精诱导肝微粒体 CYP450 酶活性，使对乙酰氨基酚代谢过程中产生毒性较大的自由基代谢产物 N-乙酰-对-苯醌亚胺（NAPQI）以及加速肝脏丙二醛的生成有关。

华法林是一种 R 和 S 华法林对映体的消旋混合物，通过干扰维生素 K 与 2,3 环氧化维生素 K 之间的转化循环而产生抗凝效应，前者由 CYP1A2 和 CYP3A4 代谢；后者由 CYP2C9 代谢，是主要的抗凝血活性物质。大蒜可能诱导 CYPP450 的活性，尤其影响 CYP2C9，干扰华法林的代谢，降低抗凝血疗效，引起血小板功能障碍，增加出血倾向，具体作用机制尚需进一步研究。

患者服用头孢菌素类抗生素（如头孢哌酮、头孢曲松、头孢唑林、头孢拉定、头孢氨苄、头孢克洛、头孢美唑、头孢米诺、拉氧头孢、头孢甲肟、头孢孟多等）、咪唑衍生物（酮康唑、甲硝唑、替硝唑）、降糖药（甲苯磺丁脲、格列本脲、苯乙双胍）、呋喃唑酮、氯霉素等药物后，如果再饮用含有酒精的饮品，则前者通过抑制肝细胞线粒体内乙醛脱氢酶的活性，使体内酒精的氧化产物乙醛产生后不能进一步氧化代谢，从而导致体内乙醛蓄积中毒，出现双硫仑样反应，又称戒酒硫样反应。患者出现面部潮红、眼结膜充血、视觉模糊、头颈部血管剧烈搏动或搏动性头痛、头晕，恶心、呕吐、出汗、口干、胸痛、心肌梗死、急性心衰、呼吸困难、急性肝损伤、惊厥及死亡等症状。因此，药师和医护人员应提醒患者及其家属，应用头孢菌素类、咪唑衍生物、降糖药等药物治疗时及停药 7d 内，应禁止饮酒以及含有酒精的饮品，以避免引起双硫仑样反应。

单胺氧化酶抑制剂（如抗抑郁药、异烟肼、丙卡巴肼、帕吉林、呋喃唑酮等）可使去甲肾上腺素积聚于节后交感神经末梢中,从而反馈性地抑制酪氨酸羟化酶的作用,减少去甲肾上腺素的合成,起到降压作用。但若同时食用含酪胺较高的食物(如奶酪、酸奶、腌肉、豆浆、啤酒、葡萄酒、蘑菇、香蕉、油梨、葡萄干等),则可使积聚于节后交感神经末梢的去甲肾上腺素释放,血压升高,甚至引起高血压危象。

3.影响水盐代谢

摄入过多的味精(谷氨酸钠),易使服用利尿剂患者产生暂时性血钠增高,严重者会出现头痛、胸痛、四肢烧灼感等症状。

4.影响内源性物质合成

某些蔬菜(如洋白菜、卷心菜、大豆、芥菜叶等)可抑制甲状腺素的合成,减弱甲状腺药物的作用。

(四)影响药物的排泄

饮食能改变尿液的 pH,从而影响某些药物的排泄速率。有些食物具有酸化尿液的作用,使酸性药物排泄延缓,碱性药物排泄加快。如鱼、肉、乳、蛋、部分坚果能使尿液酸化,使弱酸性药物(如水杨酸类、磺胺类、巴比妥类药物等)在体内不被解离,易被肾脏重吸收,排泄减慢,血药浓度增高,疗效增强。相反,另外一些食物具有碱化尿液的作用,能使碱性药物排泄延缓,酸性药物排泄加快。如蔬菜、豆制品、水果等,能使尿液碱化,使弱碱性药物(如茶碱、阿托品、奎宁、抗组胺药、氨基苷类抗生素等)重吸收增加,排泄减慢,疗效增强,更好地发挥作用。反之,与酸性食物同食,则作用相反,疗效降低。

三、食物对药物效应的影响

(一)协同或相加作用

镇静催眠药(如氯丙嗪、奋乃静、地西泮、氯氮草等)、抗组胺药(如氯苯那敏、苯海拉明、赛庚啶等)等如果与酒(或含乙醇饮品)同服,轻则使人昏昏欲睡,重则使血压降低,呼吸抑制而死亡。

服用降压药(如胍乙啶、利血平、肼曲嗪、甲基多巴、妥拉唑林等)期间饮酒,二者协同扩张血管作用,可导致血压下降过快,幅度过大,从而出现直立性低血压,患者突然昏倒。若饮酒过多,降压药用量又过大,常会出现休克,严重时可危及生命。乙醇与异山梨酯、硝酸甘油等防治心绞痛药物合用时扩张血管作用产生协同,导致血压明显下降。

饮酒以后再服降糖药(如格列苯脲、苯乙双胍、甲苯磺丁脲等),因酒精能刺激胰岛 β 细胞分泌胰岛素,所以酒精能增强降糖药的作用,引起低血糖性休克,加重药物的不良反应,并可诱发乳酸血症。糖尿病患者长期饮酒,可造成致命性的神经损害,而出现各种神经精神症状,应禁止饮酒。此外,酒精还能增强锂盐(碳酸锂)的镇静作用,引起过度镇静或精神错乱。

阿司匹林、水杨酸钠与酒精同服,二者对消化道均有刺激作用,副作用相加,易诱发溃疡出血,严重者可导致胃肠穿孔。酒与对乙酰氨基酚同服,因二者代谢产物均对肝脏损害严重,从而引起肝坏死及急性肾衰竭。

含钙高的食品(如牛奶、奶酪、豆制品、核桃、杏仁等)忌与强心苷类药物(如地高辛、洋地黄毒苷)同服。因为食品中的钙离子可增加强心苷的毒性,引起强心苷中毒。在服用头孢菌素期间,如果饮用酒或酒精饮料会产生或增强毒性反应。

食用大豆及其制品(如豆浆、豆腐)时,其中的植物雌激素成分可与同服的雌激素类药产生药效的协同作用。利血平有降压作用和安定作用,与乙醇同用可使中枢抑制作用加重。

(二)拮抗作用

茶叶中的咖啡因和茶碱,与中枢神经抑制药(如巴比妥、地西泮等)的作用相拮抗,使其作用减弱;茶叶中的咖啡因可与腺苷拮抗,并减弱双嘧达莫的作用。酒精对凝血因子有抑制作用,加上酒精能扩张末梢血管,故酒与止血药(如维生素 K、肾上腺色胺等)的作用是对抗的,故酒后不宜服用止血药。食物中维生素 K 与水杨酸类药,维生素 D 与治疗心绞痛的维拉帕米、硝苯地平等药品具有拮抗作用。食盐可引起血压升高,高盐食品与降压药同服,可降低降压药的疗效。

四、药物与饮食禁忌

凡能影响药物的药理作用以及药物体内吸收、分布、代谢、排泄过程,从而导致药物疗效降低或产生严重毒副作用的食物,在用药时皆须慎用或禁用。

医生、药师、护士、营养学家都应重视用药与饮食的关系,了解更多的食物与药物的相互作用,合理指导患者的饮食,加强对患者的用药指导,从而充分发挥药物的疗效,最大限度地减少食物因素对药物疗效的不良影响。

第六节　配伍禁忌

一、配伍禁忌的含义

临床上常常根据治疗的需要将多种药物及其制剂配伍在一起使用,期望增加治疗效果和给临床使用带来方便。但有的药物配伍应用,却可能产生与治疗目的相反的效果。药物这种不利的配伍变化会给患者带来痛苦,甚至危及生命。

在药剂制造或临床用药过程中,将两种或两种以上药物混合在一起称为药物配伍。配伍禁忌是指药物进入体内之前,配伍应用的药物之间发生直接的可见或不可见的理化反应,导致药物的性质和作用发生改变,又称为体外药物相互作用,属于药剂学范畴。药物配伍禁忌是不合理的药物配伍,有些配伍可使药物的治疗作用减弱,导致治疗失败;也有一些配伍可使药物副作用或毒性增强,引起严重不良反应;还有些药物配伍使治疗作用过度增强,超出了机体所能耐受的能力,也可引起不良反应,乃至危害患者等。

二、药物配伍禁忌分类与原因分析

配伍禁忌包括物理配伍禁忌和化学配伍禁忌。物理配伍禁忌是指药物配伍时发生了溶解度、外观形状等物理性质的改变,一般属于外观上的变化,如出现混浊、沉淀、分层、结晶、潮解、液化、气泡、变色、黏度改变等现象。如水溶剂与油溶剂混合时,由于比重不同且不互溶而易出现分层。因此临床药物合用时,应注意了解药物的溶解性,避免水溶剂与油溶剂配伍。此外,一些药物配伍应用时,由于溶剂的改变与溶质的增多,药物在超饱和状态下易析出沉淀。如樟脑乙醇溶液与水混合,由于溶剂的改变,而使樟脑析出沉淀。化学配伍禁忌则是指药物之间发生了化学反应,不但改变了药物的性状,更重要的是使药物的药理作用发生改变,导致药物减效、失效或毒性增强。化学配伍禁忌常见的外观变化包括变色、产气、沉淀、水解、燃烧或爆炸等,如氯化钙溶液与碳酸氢钠溶液配伍,形成难溶性碳酸钙而出现沉淀;生物碱类药物的水溶液与鞣酸类、重金属、溴化物、碱性药物等易发生化学反应而产生沉淀;碳酸盐、碳酸氢盐与酸类药物,铵盐及乌洛托品与碱类药物混合时也可能产生气体。需要注意的是,有许多药物的氧化、还原、水解、分解、取代、聚合和加成等化学反应无明显的外观变化,难以识别,应提高警惕。

三、注射剂的配伍禁忌

配伍禁忌多发生于液体制剂。目前临床药物治疗广泛采用注射液给药,而且常常多种注射液配伍在一起注射,这容易引起注射剂与注射剂、输液剂与添加药物之间的相互作用而产生配伍变化,因此注射液间的配伍禁忌更值得关注。注射液的配伍变化主要出现混浊、沉淀、结晶、变色、水解、效价下降等现象,这主要是由于药物之间可能发生了氧化、还原、中和、沉淀、水解等物理化学反应。这不仅可能使药物的有效成分失效,疗效降低,甚至还可能产生有毒物质。

引起注射剂产生配伍变化的因素如下。

(一)溶媒的改变

有些药物难溶于水,制备注射剂时为了便于药物溶解和稳定而采用非水性溶媒,如乙醇、丙二醇、甘油等。当这些非水溶媒注射剂加入输液(水溶液)中时,由于溶媒组成的改变而容易析出药物。例如,地西泮、氯霉素注射液被水溶液稀释时由于溶媒改变而容易析出沉淀、结晶。有些药物本身的溶解度很小,在制备注射剂时需加入增溶剂和(或)助溶剂,此类注射剂加入输液剂中时,由于增溶剂和(或)助溶剂被稀释而使药物析出。如氢化可的松注射剂为含 50% 乙醇的溶液,与其他水溶性注射剂混合时由于乙醇被稀释,氢化可的松的溶解度降低可发生不易觉察的沉淀,引起不良反应。尼莫地平难溶于水,其注射液中加有 25% 的乙醇和 17% 的聚乙二醇,因此应缓慢加入足量的输液中,且室温不能太低,也不能与乙醇不相溶的药物配伍,配好后应仔细检查有无沉淀析出。

(二)pH 的改变

pH 是影响药物稳定性的重要因素,其中输液剂本身的 pH 是导致混合后溶液 pH 改变的主要因素之一。常用输液剂有 5% 葡萄糖注射液、10% 葡萄糖注射液、0.9% 氯化钠注射液、葡萄糖氯化钠注射液等,其 pH 依次为 3.2~6.5、3.2~5.5、4.5~7.0、3.5~5.5。当 pH 改变时,有些药物会析出沉淀、加速分解或失效。许多抗生素在不同 pH 条件下分解速度不同。青霉素类及其酶抑制剂中除苯唑西林等异噁唑青霉素有耐酸性质,在葡萄糖液中稳定外,其余药物均不耐酸,在葡萄糖注射液中可有一定程度的分解。如青霉素钠水溶液 pH 6.0~6.5 时比较稳定,pH 大于 8 或小于 5 则迅速水解失效。青霉素钠在 pH4.5 溶液中 4h 内损失 10% 效价;在 pH3.6 溶液中 4h 损失 40% 效价。青霉素钠在 10% 葡萄糖注射液中放置 2h,效价降低 50%。临床上最容易发生的错误是将青霉素加入 250mL 或 500mL 的葡萄糖注射液中滴注。由于青霉素的半衰期仅为 30min。为减少青霉素在葡萄糖注射液的酸性条件下快速水解,配制时最好将青霉素加入少量生理盐水中快速静滴。

此外,青霉素钠与氢化可的松注射液配伍会迅速水解失效,原因是氢化可的松注射液中含有的乙醇加速其水解。青霉素钠与维生素 C 注射液配伍则青霉素降解加速,原因是维生素 C

注射液中含有的焦亚硫酸钠可加速其降解。因此,青霉素静脉给药时,应选择合适溶媒(如生理盐水),最好单独输注,且现配现用。乳糖酸红霉素在 0.9％氯化钠(pH 4.5～7.0)中 24h 分解 3％,而在葡萄糖氯化钠中(pH 3.5～5.5)24h 则分解 32.5％。20％磺胺嘧啶钠注射液(pH 9.5～11.0)与 10％葡萄糖注射液(pH 3.5～5.5)混合,可使前者析出结晶,随血液进入微血管而导致栓塞。

(三)盐析作用

亲水胶体或蛋白质类药物可自液体中被脱水或因电解质的影响而凝集析出。两性霉素 B、乳糖酸红霉素、胰岛素、血浆蛋白等与强电解质注射液(如氯化钠、氯化钾、乳酸钠、钙剂等)配伍时由于电解质的盐析作用而产生沉淀。脂肪乳是油相、水相、乳化剂组成的乳剂,属热力学不稳定体系,加入电解质可破坏乳化膜,容易发生分层、絮凝、转相、合并与破裂等现象,析出液滴导致无法使用。因此,不可将电解质溶液直接加入脂肪乳剂,以防乳剂破坏,而使凝聚脂肪进入血液。第三代氟喹诺酮类药物的注射液(如氟罗沙星、培氟沙星、依诺沙星)遇强电解质(如氯化钠、氯化钾)可发生同离子效应而析出沉淀,因而禁止其与生理盐水等含氯离子的溶液配伍。甘露醇注射液为过饱和溶液,应单独滴注,如加入电解质如氯化钾、氯化钠,甘露醇由于盐析而产生结晶。

(四)组分间的化学反应

某些药物可直接与注射液中成分发生化学反应。

1.络合反应

头孢菌素与含 Ca^{2+}、Mg^{2+} 的药物,四环素与含 Ca^{2+}、Fe^{2+}、Al^{3+}、Mg^{2+} 的输液配伍,由于发生络合反应形成络合物而产生沉淀或变色。

2.酸碱中和反应

磺胺嘧啶钠与氯化钙、维生素 C 与肌苷、三磷酸腺苷二钠(ATP)与维生素 B_6、碳酸氢钠与酸性药物,盐酸氯丙嗪与氨茶碱、苯妥英钠、肝素、氨苄西林钠,头孢哌酮与 5％葡萄糖等注射液之间合用时由于发生酸碱中和反应而产生配伍禁忌。例如,三磷酸腺苷二钠注射液在 pH 8～11 时稳定,遇酸性物质则会析出沉淀,维生素 B_6 为水溶性盐酸吡多辛,其 pH 为 3～4,两药混合后可能会因酸碱中和反应产生沉淀,影响滴注,容易出现安全性问题。

3.水解反应

酰胺类药物(如青霉素、头孢菌素、氯霉素、苯巴比妥、利多卡因、对乙酰氨基酚),酯类药物(如盐酸普鲁卡因、盐酸可卡因、溴丙胺太林、硫酸阿托品、氢溴酸后马托品、硝酸毛果芸香碱、华法林等),氯化琥珀酰胆碱、洋地黄毒苷等均含有易水解基团,与酸性或碱性药物溶液配伍容易发生水解反应。如葡萄糖注射液(pH 3.2～5.5)与青霉素混合可加速青霉素的 β-内酰胺环开环水解而使其效价降低。氨苄西林、阿莫西林在葡萄糖注射液中不仅被葡萄糖催化水解,还能产生聚合物,增加过敏反应。因此这类药物宜选用 0.9％氯化钠等中性注射液作为溶媒,而不宜选用葡萄糖注射液。

4.氧化还原反应

多酚类、烯醇类、芳胺类、吡唑酮类、噻嗪类药物(如盐酸肾上腺素、吗啡、维生素 C、维生素 B_6、氨基比林、氯丙嗪、异丙嗪等)易被氧化,与氧化性药物配伍,由于发生氧化还原反应而使注射液变色、沉淀,疗效降低。例如,奥美拉唑与酚磺乙胺配伍由于发生氧化还原反应而使注射液颜色变红。维生素 K 类是一种弱氧化剂,若与还原剂维生素 C(抗坏血酸)配伍,则维生素 K 被还原,从而失去止血作用。

5.沉淀反应

含钙离子、镁离子、铝离子的药物溶液可与磷酸盐、碳酸盐、生物碱等药物生成难溶性盐沉淀。例如,头孢他啶、头孢孟多注射剂中含有碳酸钠,不能与氯化钙、葡萄糖酸钙配伍,否则会生成沉淀。头孢哌酮钠母核头孢烯 4 位上有羧基,遇钙离子可产生头孢烯 4-羧酸钙而析出乳白色沉淀,因此不宜与林格液、乳酸钠林格液等含钙注射液配伍。头孢曲松与钙离子可生成头孢曲松钙沉淀,也不宜与含钙注射液配伍。碳酸氢钠含碳酸氢根离子,与钙离子、镁离子等可形成不溶性盐而沉淀,因此也不宜与含钙、镁离子的注射液混合使用。乳糖酸红霉素切不可用生理盐水或其他无机盐溶液溶解,因无机离子可引起沉淀,应先以注射用水溶解,待溶解后再用等渗葡萄糖注射液或生理盐水稀释。

6.聚合反应

有些药物如青霉素、氨苄西林、塞替哌等在溶液中发生聚合反应,形成聚合物。有人认为青霉素的变态反应与形成聚合物有关。

7.结合反应

一些药物如青霉素能与蛋白质类药物结合。这种结合可能会增加变态反应,所以这类药物加入蛋白质输液中使用是不妥当的。

(五)离子化作用

有些离子能加速某些药物的分解。如乳酸根离子能加速氨苄西林的分解,混合 4 小时后氨苄西林可损失 20%。

(六)其他因素

1.配液量

配液量的多少影响到药物浓度,药物在一定浓度下才出现沉淀。如间羟胺注射液和氢化可的松琥珀酸钠注射液,在 0.9%氯化钠或 5%葡萄糖注射液中浓度为 100mg/L 时,观察不到变化。但当氢化可的松琥珀酸钠浓度为 300mg/L,间羟胺浓度为 200mg/L 时则出现沉淀。

2.反应时间

许多药物在溶液中的反应有时很慢,个别注射剂混合数小时才出现沉淀,所以短时间内使用完毕是可以的。如用量较大,则可分为几次输入,随配随用,减少注射液发生配伍禁忌的机会。

3.混合顺序

有些药物混合时产生沉淀,可通过改变混合顺序来克服。有些药物混合时可先稀释再混合,则不会析出沉淀。例如,注射用乳糖酸红霉素,可溶于水,在 0.9%氯化钠溶液中非常稳定,然而如果直接用 0.9%氯化钠溶解药物,则可生成胶状物而不溶。如果将粉针溶于灭菌注射用水中,用力振摇至溶解,然后加入生理盐水或其他电解质溶液中稀释,则可顺利溶解。同样,注射用阿奇霉素的配制要求为:向 500mg 注射用阿奇霉素中加 4.8mL 灭菌注射用水,振荡直至药物完全溶解,配制成 100mg/mL 的溶液,再加入 250mL 或 500mL 0.9%氯化钠注射液或

5％葡萄糖注射液中,最终配制成 1～2mg/mL 的静脉滴注液。

4.成分的纯度

有些制剂在配伍时发生的异常现象,并不是由于成分本身,而是由于原辅料含有杂质所引起。此外注射剂中常常含有各种附加剂,如缓冲剂、助溶剂、抗氧剂等,它们之间或它们与药物之间往往会发生理化反应而出现配伍变化。

5.输液管的配伍禁忌对于药物配伍禁忌

我们往往只注意到输液瓶中的配伍禁忌,而忽略了换药时输液管中的配伍禁忌,一旦反生此种不良反应也会造成严重后果。例如,在静滴头孢哌酮舒巴坦时,通过输液管加入氨溴索,输液管中的药物全部变为乳白色。氨溴索不仅与头孢哌酮舒巴坦存在配伍禁忌,还与头孢曲松、头孢哌酮钠、头孢唑林钠、清开灵等存在配伍禁忌,建议氨溴索注射液应单独使用,若由输液管加入,则应在加入前后用生理盐水冲洗输液管道。再例如使用复方丹参注射液静滴,续用乳酸环丙沙星注射液、氧氟沙星注射液时,两者会在输液管中发生反应生成沉淀,在换瓶时应生理盐水冲洗输液管道。

四、中西药配伍禁忌

在各种药物配伍禁忌中最值得关注的是中西药配伍禁忌。临床上中西药联合应用治疗疾病的情况非常多,中西药配伍不当时有发生。近年来,关于中西药注射剂配伍应用后产生配伍禁忌,导致严重不良反应的报道频频出现,已引起人们越来越多的关注和重视。

双黄连注射剂(或注射用双黄连)与西药注射剂(如醋酸地塞米松、硫酸阿米卡星、诺氟沙星、氧氟沙星、环丙沙星、妥布霉素、氨苄西林钠、青霉素、头孢拉定、维生素 C 等)混合后产生 pH 改变、混浊、沉淀、变色、不溶性微粒增加等变化,导致多起严重不良反应产生。此外,双黄连注射剂与复方葡萄糖溶液配伍会使其含量降低,与青霉素配伍会增加青霉素过敏危险。丹参注射液与维生素 C 注射液配伍后颜色加深,药效降低,增加输液反应;与维生素 B$_6$、洛美沙星混合生成沉淀;与川芎嗪配伍出现白色混浊;与培氟沙星、氧氟沙星配伍生成淡黄色沉淀;与低分子右旋糖酐配伍引起过敏反应。

多项研究证实:中药注射剂多为成分复杂的混合物,内含黄酮、多酚、酚酸、皂苷、生物碱、多糖等有效成分以及未除尽的蛋白质、鞣质等物质,与其他药物(如西药)配伍使用容易发生成分间的理化反应(如酸碱中和、氧化还原、络合、水解反应等),引起药液微粒数增加、pH 改变、色泽加深、产生沉淀等变化,不仅降低疗效,还可能增加毒性及不良反应的发生率。中西药常见理化反应包括以下几种。

1.pH 变化

一些中药注射液与西药配伍后,发生 pH 的变化。如注射用双黄连与注射用氨苄西林钠配伍后溶液颜色加深,pH 下降;葛根素注射液与三磷酸腺苷、辅酶 A、利巴韦林配伍,pH 显著改变,不宜配伍应用。

2.酸碱中和反应

含酸性成分的中药(五味子、乌梅、山楂等)、中成药(六味地黄丸、保和丸等)与碱性西药(葡萄糖酸钙、氨茶碱等)合用,碱性中药(煅牡蛎、煅龙骨等)与酸性西药(胃蛋白酶合剂、阿司匹林等)合用,都可发生酸碱中和反应,降低疗效。酸性中药如果与制酸药(氢氧化铝、复方氢氧化铝等)同服,会因酸碱中和,降低或失去制酸药的治疗作用。含生物碱类成分的中药注射剂(如粉肌松注射液、盐酸川芎嗪注射液),在酸性条件下稳定,如与碱性注射液(碳酸氢钠、青霉素等)混合也会发生酸碱中和反应,导致生物碱游离,产生沉淀。

3.络合反应

多酚类、黄酮类中药结构中带有酚羟基,容易与金属离子形成络合物,含此类成分的中药(丹参、银杏叶总黄酮、灯盏花素等)与含金属离子西药(乳酸钙、硫酸亚铁、氢氧化铝等)配伍,会因络合反应而影响药物的疗效。如丹参的主要成分丹参酮、丹参酚酸具有酚羟基,与含铝离子西药(复方氢氧化铝、氢氧化铝等)配伍可发生络合反应,降低疗效。

4.氧化还原反应

丹参制剂(如丹参注射液、复方丹参注射液、丹红注射液、丹归注射液等)与维生素 C 注射液混合,可发生氧化还原反应,导致疗效降低或作用消失。含雄黄中药(安宫牛黄丸、牛黄解毒片、六神丸等)不宜与硫酸镁、硝酸甘油、硫酸阿托品等配伍应用。因为雄黄含有还原性的硫化砷,与硫酸镁同用可被氧化生成剧毒的三价砷(三氧化二砷)导致砷中毒。硝酸盐、硫酸盐则使雄黄中的硫化砷氧化,毒性增强,生成硫化砷酸盐,有致癌和致突变作用。

5.产生沉淀

穿琥宁注射液与西药注射剂(如庆大霉素、卡那霉素、阿米卡星、环丙沙星、氧氟沙星注射液等)配伍可产生沉淀。因为穿琥宁注射液是二萜类内酯化合物,其水溶液容易发生水解、氧化反应,尤其在酸性条件下不稳定,酸化后易产生沉淀。

总之,中药注射剂中成分复杂,且许多成分还不明确,与其他药物配伍可能发生难以预测的反应,合并用药越多,发生不良反应的概率也越高。因此,中药注射液宜单独使用,缓慢静滴,注意观察有无头晕、心慌、发热、皮疹等过敏反应。

第四章　神经系统用药

第一节　抗癫痫药

癫痫发作指全部脑神经元无序的、同步有节奏放电引起短暂的行为改变。癫痫指以间歇性、无预兆发作为特征的脑功能紊乱。癫痫发作可分为局灶性发作,其病灶位于一侧脑皮质;和全身性发作,病灶放电累及两侧大脑半球。癫痫发作的行为表现与癫痫发作起始的皮质部位的生理功能有关。如癫痫发作波及运动皮质,则受该区域控制的肢体出现阵挛性痉挛,单纯性局灶性发作无意识丧失,复合性局灶性发作常有意识丧失。多数复合性局灶性发作起源于颞叶。全身性发作包括失神性发作、肌阵挛性发作和强直-阵挛性发作。

对癫痫综合征的分类可指导临床疾病的诊断和治疗,在某种程度上,也可指导抗癫痫药的选择。已发现有 40 多种癫痫综合征分属于局灶性和全身发作性癫痫。局灶性癫痫可由任何一种局灶性发作所组成,约占所有癫痫的 60%。最常见的病因是局部皮质损伤(如肿瘤、发育畸形、外伤或卒中),也可是遗传性的。全身性发作约占所有癫痫的 40%,病因通常由遗传所致。最常见的全身性发作是青年肌阵挛性癫痫,约占所有癫痫综合征的 10%。发病年龄一般在青少年早期,典型发作有肌阵挛、强直-阵挛性发作,以及常见的失神性发作。像大多数全身发作性癫痫一样,青少年肌阵挛性癫痫很可能是由多基因突变引起。

一、癫痫发作和抗癫痫药物的本质和机制

1.局灶性癫痫

抑制性突触活动减少或兴奋性突触活动增强可触发一次发作。哺乳动物脑内介导大量突触传递的神经递质是氨基酸,其中经典的抑制性和兴奋性神经递质分别为 γ-氨基丁酸和谷氨酸。药理学研究发现,$GABA_A$ 受体拮抗剂或不同谷氨酸受体亚型(NMDA,AMPA 或海人藻酸)激动剂均可引起实验动物的癫痫发作。相反,增强 GABA 介导的有突触抑制作用的药物,或谷氨酸受体拮抗剂均可抑制癫痫发作。这些研究支持药理学通过调节突触功能来控制癫痫发作的观点。

通过对单个神经元局灶性发作时的电生理分析证实,此时神经元以较高频率发生去极化并触发动作电位。这种神经元放电被认为是癫痫发作的指征,在神经元正常活动中是没有的。因此,选择性抑制这种放电可减少癫痫发作且药物副作用很低。降低 Na^+ 通道从失活状态到复活的能力就可抑制高频放电的发生,这样可延长不应期,不会产生另一次动作电位。因此,减慢钠通道从失活状态恢复的速度,也就限制神经元高频放电的能力。卡马西平、拉莫三嗪、苯妥英、托吡酯、丙戊酸和唑尼沙胺可能就是通过这种机制而有抗局灶性发作的作用。

增强 GABA 介导的突触抑制能降低神经元兴奋性并提高发作阈值。一些药物被认为是通过调节 GABA 介导的突触抑制作用来阻滞癫痫发作。突触释放的 GABA 的主要突触后受

体是 GABA$_A$ 受体。GABA$_A$ 受体激活通过增加 Cl$^-$ 进入细胞内,使神经元超极化而抑制突触后神经元。临床使用的苯二氮䓬浓度类及巴比妥类药以不同方式作用于 GABA$_A$ 受体,增强其介导的突触抑制作用;这种机制可能是这些药物控制局灶性和强直-阵挛性发作的基础。当较大剂量应用时,如癫痫持续状态时,这些药物也能阻止动作电位的高频放电。增强 GABA 介导的突触抑制的第二种机制是抗癫痫药噻加宾的抗癫痫作用机制。噻加宾能抑制 GABA 转运体 GAT-1,降低神经元和胶质细胞对 GABA 的摄取,并增强 GABA 介导的神经传递。

2.全身性发作

失神性发作失神性发作和起源于脑皮质局部区域的局灶性发作相比,全身性发作起源于丘脑和大脑皮质的交互放电。失神性发作脑电图(EEG)的特征是丘脑和新皮质产生综合峰和波放电,频率为每秒 3 次(3Hz)。EEG 的峰值与动作电位的放电有关,随后出现的慢波与动作电位的延迟抑制有关。丘脑神经元产生每秒 3 次的棘波有关的固有特征,是电压调控 Ca^{2+} 电流的特殊形式——低阈值("T")电流,与大多数神经元中小振幅 T 电流相比,丘脑许多神经元的 T 电流振幅较大,丘脑神经元动作电位的爆发是由 T 电流活动引起的。T 电流在丘脑放电震荡中起放大作用,每秒 3 次棘波是振荡的一种,是失神性发作波形。许多抗失神性发作药都是通过抑制 T 型钙电流起作用。因此,抑制电压门控性离子通道是抗癫痫药的共同作用机制,抗局灶性发作药阻断电压激活的 Na$^+$ 通道,抗失神性发作药阻断电压激活的 Ca^{2+} 通道。

3.癫痫的遗传学研究

大多数癫痫患者神经功能正常,这表明正常个体中介导家族性癫痫的突变基因与特殊的、罕见的特发性癫痫综合征基因的成功鉴别有关,该综合征患者所占比例不到所有癫痫人群中的 1%。有趣的是,几乎所有突变的基因都编码一种电压或配体门控的离子通道。基因突变已在电压门控 Na$^+$ 通道、K$^+$ 通道及 GABA 和乙酰胆碱门控通道中得到鉴定。某些突变的细胞电生理结果表明癫痫发作机制与抗癫痫药间存在有趣的联系。例如,高热惊厥所致全身性癫痫是由电压门控 Na$^+$ 通道的 β 亚单位(SCNIB)位点突变所致,该位点与通道失活有关。

二、苯妥英

苯妥英可用于治疗除失神性发作外的各种局灶性发作和强直-阵挛性发作。

1.药理作用

中枢神经系统苯妥英具有抗癫痫作用,但无 CNS 全面抑制效应。中毒剂量可出现兴奋体征,致死量可出现去大脑僵直现象。

2.作用机制

苯妥英通过持久去极化来限制动作电位的反复发生,这种作用是通过减慢电压激活的 Na$^+$ 通道从失活状态恢复的速度来实现的。治疗浓度对 Na$^+$ 通道有选择性,不改变自发活动或对离子透入的 GABA 或谷氨酸无反应。当高于该浓度 5～10 倍以上时,苯妥英的其他作用也较为明显,包括减少自发活动,增强对 GABA 的反应性,这些作用可能引起不利于治疗的毒副作用。

3.药动学特点

苯妥英有快速释放制剂和长效释放制剂。长效释放制剂可每天只用药一次。由于溶出度和其他剂型依赖性的因素不同,当苯妥英剂型不同时其血浆水平会有改变。不同的剂型包括苯妥英、苯妥英钠。因此,根据"苯妥英等效量"来考虑其相应剂量,但血清水平监测对确保安全治疗也很必要。

苯妥英与血浆蛋白广泛结合(约90%),主要是白蛋白。结合型苯妥英含量的微小改变将显著影响游离型(具有活性)药物的绝对含量,新生儿、低白蛋白血症及尿毒症患者血浆游离型药物的比例明显增加。一些药物(如丙戊酸)与苯妥英竞争血浆蛋白结合位点,丙戊酸盐会抑制苯妥英代谢,因此两药合用,导致游离型苯妥英显著增加。

苯妥英的消除速度与其浓度呈函数关系变化(消除速度为非线性)。当血浆浓度低于$10\mu g/mL$时,苯妥英的血浆半衰期为$6\sim24h$,但随着浓度增加半衰期也相应增加。但药物剂量增加,血浆药物浓度不成比例增加,即使在治疗剂量范围附近的微小变动也是如此。

绝大部分苯妥英(95%)经肝脏CYP代谢,其主要代谢产物为一种对羟基苯衍生物,无活性。苯妥英代谢具有可饱和性,其他经这些CYP代谢的药物能抑制苯妥英代谢,从而导致苯妥英浓度升高。反之,苯妥英能抑制经这些酶代谢的其他药物的降解速度,如华法林。接受华法林治疗的患者再使用苯妥英会引起出血障碍。其他药物相互作用是由于苯妥英能诱导CYP,增加经CYP3A4代谢的药物(如口服避孕药)的降解,用苯妥英治疗能增加口服避孕药的代谢而导致意外受孕。苯妥英潜在的致畸作用增强了对药物间相互作用的高度关注。卡马西平、奥卡西平、苯巴比妥和扑米酮也能诱导CYP3A4的产生,同样可能加快口服避孕药的降解。

苯妥英水溶性低,限制其静脉给药。水溶性前体药磷苯妥英经肝和红细胞内磷酸酶催化转变为苯妥英。磷苯妥英与血浆蛋白广泛结合(95%~99%),主要是白蛋白。这种结合具有饱和性,且磷苯妥英从蛋白结合位点上取代苯妥英。静脉或肌内注射磷苯妥英治疗成人局灶性或全身性癫痫发作有效。

4.毒性

苯妥英的毒性作用取决于给药途径、给药时间和剂量。

当快速静脉给予水溶性前体药磷苯妥英抢救癫痫持续状态时,最明显的毒性反应是心律失常,伴或不伴低血压及CNS抑制。虽然心脏毒性常发生在老年或有心脏病史的患者中,但年轻健康的患者也可发生。减慢磷苯妥英给药速度至小于$150mg/min$,可减少这些并发症至最低限度。口服过量急性中毒主要出现小脑、前庭系统有关的体征,大剂量可致明显小脑萎缩。长期治疗伴随的毒性反应同样也是与剂量有关的小脑-前庭反应,但也有其他CNS反应、行为变化、癫痫发作频率增加、胃肠道症状、牙龈增生、骨软化和巨幼红细胞性贫血。多毛症是年轻女性最感烦恼的一个副作用。通常,这些现象可通过适当调整剂量来减轻。严重的不良反应包括发生在皮肤、骨髓和肝脏的副作用,可能是罕见的药物过敏,须立即停药。有时可观察到肝转氨酶中等程度升高,因这些变化短暂,部分与诱导肝药酶合成有关,所以不必停药。

牙龈增生显然与胶原代谢改变有关,大约20%的患者在长期治疗期间发生齿龈增生,这可能是儿童与青少年中最常见的毒性反应,这种现象在面部皮肤粗糙的患者中尤为明显,没有牙齿的牙龈部分不受影响。这种情况不需停药,注意口腔卫生能减少发病。

内分泌方面的各种反应已有报道。抗利尿激素分泌不正常的患者,可能出现该激素释放受抑制。高血糖和糖尿的出现可能是由于药物抑制胰岛素分泌所致。骨软化是由于维生素D

代谢发生变化和抑制肠道对 Ca^{2+} 的吸收所致。苯妥英也增加维生素 K 代谢,减少维生素 K 依赖性蛋白的浓度,而这种蛋白对骨中 Ca^{2+} 的正常代谢非常重要,这就可以解释对苯妥英引起的骨软化补充维生素 D 难以奏效的原因。

约 2%～5% 的患者出现过敏反应,包括麻疹样皮疹,偶尔出现更严重的皮肤反应,如史-约综合征。系统性红斑狼疮和潜在性致命的肝坏死也有少数报道。血液学反应包括中性粒细胞减少和白细胞减少,或罕见的红细胞再生障碍,粒细胞缺乏及血小板减少症。淋巴结病与免疫球蛋白 A(IgA) 的生成减少有关。妊娠期间母亲服用苯妥英时,新生儿有可能发生凝血酶原减少和出血,用维生素 K 治疗和预防均有效。

5.血浆药物浓度

苯妥英在血浆中总浓度和临床疗效间有着密切关系。因此,血浆浓度在 $10\mu g/mL$ 以上时一般能够控制癫痫发作,$20\mu g/mL$ 左右可发生毒性反应(如眼球震颤)。

6.药物间相互作用

与经 CYP2C9 或 CYP2C10 代谢的任何药物合用,可降低苯妥英的代谢率而提高其血浆浓度。相反,诱导肝脏 CYP 的药物增加苯妥英代谢。因此,卡马西平降低苯妥英浓度,而苯妥英降低卡马西平浓度。苯妥英与苯巴比妥间的相互作用不确定。

7.临床应用

(1)癫痫:苯妥英对局灶性和强直-阵挛性发作有效,但对失神性发作无效。苯妥英各种制剂的生物利用度和吸收速度有显著差别。一般而言,患者应选择一个生产厂家的药品进行治疗。但如果必须暂时更换其他产品,需谨慎选择一种治疗等效的产品,并监测患者以免不能控制癫痫发作或出现新的毒性反应。

(2)其他应用:苯妥英对某些三叉神经痛及其相关的神经性疼痛有效,但卡马西平效果更好。

三、巴比妥类抗癫痫药

大多数巴比妥类药都有抗癫痫特性。下面仅讨论两种用于癫痫治疗的巴比妥类药物,它们在低于催眠剂量时即可发挥最大的抗癫痫作用。

苯巴比妥(鲁米那,LUMINAL)是第一个有抗癫痫作用的有机化合物,其相对毒性较低,价格便宜,是目前依然应用广泛而有效的抗癫痫药。

1.作用机制

苯巴比妥抗癫痫作用是通过作用于 $GABA_A$ 受体,增强突触抑制来实现的。治疗浓度苯巴比妥增强 $GABA_A$ 受体-介导的电流,这是通过延长通道开放时间而非影响通道开放频率。超过治疗浓度的苯巴比妥也可抑制持续性反复放电,这可能是更高浓度苯巴比妥治疗癫痫持续状态的机制。

2.药动学性质

苯巴比妥口服吸收完全但缓慢,单剂量给药后数小时血浆浓度达峰值,40%～60% 苯巴比妥与血浆和组织蛋白结合。25% 以上的药物以原型经肾排泄,其余部分由肝脏 CYP 灭活。苯巴比妥诱导尿苷二磷酸葡萄糖苷转移酶(UGT)和某些 CYPs,增加经这些机制消除的药物的降解。

3.毒性

镇静是苯巴比妥最常见的副作用,所有患者在治疗初期均有不同程度的镇静作用,长期给药会产生耐受性。服药过量会出现眼球震颤和运动失调。儿童有时出现激动和多动症现象,老年患者可出现焦虑和精神紊乱。1%～2%患者出现猩红热样或麻疹样皮疹,还可能伴有其他药物过敏现象。剥脱性皮炎罕见。妊娠期间母亲服用苯巴比妥,新生儿可发生低凝血酶原血症和出血。与使用苯妥英相同,长期使用苯巴比妥可引起巨幼红细胞性贫血和骨软化,前者用叶酸治疗,后者用大剂量维生素 D 治疗。

4.血浆药物浓度

成人长期服用苯巴比妥日剂量为 1mg/kg 时,其血浆浓度平均为 $10\mu g/mL$;儿童每天剂量为 1mg/kg 时,血浆浓度为 $5\sim7\mu g/mL$。虽然药物浓度与效应之间存在精确的联系,但一般推荐血浆浓度为 $10\sim35\mu g/mL$。苯巴比妥血浆浓度和副作用的关系随着耐受性的产生而改变。长期服药时,如血浆浓度低于 $30\mu g/mL$,一般不出现镇静、眼球震颤和运动失调,但在治疗开始几天即使血药浓度较低,或是治疗过程中任何时间增加剂量,副作用也是明显的。血药浓度超过 $60\mu g/mL$ 时,非耐受个体可出现严重的毒性反应。

因为有时毒性反应不表现在体征上而表现在行为上,所以建议患者特别是儿童不要过量服用苯巴比妥,只有所增加的剂量能够耐受或为控制癫痫发作所需要时,苯巴比妥血浆浓度才可增加到 $30\sim40\mu g/mL$。

5.药物间相互作用

苯巴比妥和其他药物间的相互作用通常涉及苯巴比妥对肝 CYPs 的诱导作用。苯巴比妥和丙戊酸合用时,其血药浓度可增加 40%。

6.临床应用

苯巴比妥对全身性强直-阵挛性发作和局灶性发作有效。它具有高效、低毒、价廉的优点,因而成为治疗这些类型癫痫的重要药物。但由于其镇静作用和对儿童行为的影响而限制其使用。

四、亚氨芪类

1.卡马西平

(1)药理作用:卡马西平是治疗局灶性和强直-阵挛性发作的主要药物,也用于治疗三叉神经痛。虽然卡马西平的作用和苯妥英相似,但两种药物仍有重要的不同点。如卡马西平对躁狂-抑郁患者有治疗作用,包括对碳酸锂治疗无效的患者,其作用机制尚不清楚。

(2)作用机制:与苯妥英相似,卡马西平限制持久去极化诱发的动作电位重复放电,这是由于其减慢电压激活的 Na^+ 通道复活速度而引起的。治疗浓度卡马西平具有选择性,这时自发活动和离子透入性 GABA 或谷氨酸不起作用。卡马西平代谢产物 10,11-环氧卡马西平有类似的作用,可能与卡马西平的抗癫痫作用有关。

(3)药动学特点:卡马西平口服吸收慢而不规则。口服后一般要经 4～8h 达血浆药物浓度峰值,也可延迟到 24h,特别是大剂量给药时。药物迅速分布到所有组织。约 75% 卡马西平与血浆蛋白结合,而脑脊液(CSF)中的药物浓度和血浆中游离药物浓度有一致性。

卡马西平在人体主要代谢途径是转变成 10,11 环氧化物。该代谢物和原药有一样的活性,其血浆和脑中的浓度可达到卡马西平的50%,特别是与苯妥英或苯巴比妥合用时。10,11-环氧化物进一步代谢成无活性化合物,主要以葡萄糖醛酸的形式从尿中排出。卡马西平也可通过结合和羟化灭活,肝脏CYP3A4是参与卡马西平生物转化的主要因素。卡马西平诱导CYP2C、CYP3A和UGT,从而加速经这些酶降解的药物的代谢(如经CYP3A4代谢的口服避孕药)。

(4)毒性:卡马西平的急性中毒反应可引起木僵或昏迷,对刺激反应过敏、惊厥及呼吸抑制。长期用药最常见的副作用包括困倦、眩晕、共济失调、复视及视力模糊,超大剂量可引起癫痫发作频率增加。其他副作用包括恶心、呕吐、严重的血液毒性反应(再生障碍性贫血、粒细胞缺乏症)和超敏反应(皮炎、嗜酸粒细胞增多、淋巴结病和脾肿大)。卡马西平治疗后期并发症是水潴留,伴有渗透压和血浆Na$^+$浓度降低,尤其多见于有心脏病的老年患者。

患者对卡马西平的神经毒性会产生耐受性,逐渐增加剂量可减轻这些神经毒性反应。卡马西平引起5%～10%的患者出现肝转氨酶的短时间升高。10%的患者治疗早期出现短暂轻度白细胞减少,在不间断用药情况下4个月内可恢复,暂时性血小板减少也会发生。约2%的患者因持续性粒细胞减少需停药。约有二十万分之一用卡马西平的患者发生再生障碍性贫血,尚不清楚定期血液检查能否防止不可逆性再生障碍性贫血的发生。

(5)血浆药物浓度:卡马西平的剂量和血浆浓度间没有简单的关系。有效治疗浓度变化较大,但有报道为6～12μg/mL。当血药浓度超过9μg/mL时,常出现CNS的副作用。

(6)药物间相互作用:苯巴比妥、苯妥英和丙戊酸可通过诱导CYP3A4,加速卡马西平代谢,卡马西平能增强苯妥英的生物转化。与卡马西平合用可降低丙戊酸、拉莫三嗪、噻加宾和托吡酯的浓度。卡马西平减少氟哌啶醇的血浆浓度和疗效。丙氧芬、红霉素、西咪替丁、氟西汀和异烟肼可抑制卡马西平的代谢。

(7)临床应用:卡马西平对全身强直-阵挛性发作、单纯和复合性局灶性发作均有效。使用时需监测肾、肝功能及血液学参数。

卡马西平是治疗三叉神经痛和舌咽神经痛的主要药物,对伴有体力消耗的阵发性脊髓疼痛也有效。绝大多数神经痛患者用药后疼痛可减轻,但只有70%的患者可持续缓解,5%～20%的患者因副作用而中断治疗。抗癫痫药血浆浓度的治疗范围对治疗神经疼痛有指导作用。卡马西平也用于双相情感性障碍。

2.奥卡西平

奥卡西平是卡马西平的酮类类似物。作为前体药在体内迅速转变为其主要活性代谢产物10-羟基衍生物,通过与葡萄糖醛酸结合而失活,经肾排泄。其作用机制与卡马西平相类似。奥卡西平的肝药酶诱导作用较卡马西平弱。用奥卡西平替代卡马西平,推测其原因是奥卡西平对肝药酶诱导作用减少,导致苯妥英和丙戊酸水平增加。虽然奥卡西平似乎不减弱华法林的抗凝效果,但可诱导CYP3A4的产生而减少类固醇类口服避孕药的血浆浓度。奥卡西平已被批准单独应用或作为成人及4～16周岁儿童局灶性发作的辅助用药。

五、琥珀酰亚胺类

1.药理作用

乙琥胺是治疗失神性发作的主要药物。

2.作用机制

乙琥胺可降低丘脑神经元低阈值 Ca^{2+} 电流（T 型钙电流），从而调制丘脑 $3Hz$ 棘波活动。与临床浓度相应的乙琥胺抑制 T 型钙电流，但不改变稳态失活的电压依赖性或从失活状态恢复的时间。治疗浓度乙琥胺不能抑制持久的重复放电或增强 GABA 的反应。

3.药动学特点

乙琥胺吸收完全，单剂量口服后 $3h$ 达血浆药物浓度峰值。乙琥胺与血浆蛋白结合少，长期用药 CSF 浓度与血浆浓度相同。约 25% 以原型从尿排出。其余部分被肝微粒体酶代谢，主要代谢产物羟乙基衍生物占用药量的 40%，无活性，直接或以葡糖苷酸从尿排出。乙琥胺的血浆半衰期在成人平均为 $40\sim50h$，在儿童约 $30h$。

4.毒性

与剂量有关的常见副作用是胃肠道症状（恶心、呕吐及食欲减退）和 CNS 症状（困倦、昏睡、欣快、眩晕、头痛及呃逆），但可对这些反应产生耐受性。也有报道出现帕金森样症状和畏光。静坐不能、情绪激动、焦虑、富于攻击性、注意力不集中及其他行为异常主要发生在既往有精神病史的患者。荨麻疹和其他皮肤反应，包括史蒂文斯-约翰逊综合征以及系统性红斑狼疮，嗜酸粒细胞增多，死于骨髓抑制。

5.血浆药物浓度

长期治疗，当每天剂量为 $1mg/kg$ 时，乙琥胺的平均血药浓度为 $2\mu g/mL$。血药浓度在 $40\sim100\mu g/mL$ 时才能获得控制失神性发作的满意效果。

6.临床应用

乙琥胺对失神性发作有效，但对强直-阵挛性发作无效。儿童（$3\sim6$ 岁）初始每天用量 $250mg$，6 岁以上儿童为每天 $500mg$，成人隔一周增加 $250mg$，直到发作被控制或毒性反应出现。偶尔每天药量分次服用减少恶心或困倦，通常维持量为每天 $20mg/kg$。如果成人每天用量超过 $1500mg$，儿童超过 $750\sim1000mg$ 时应小心使用。乙琥胺的用途将在下面进一步讨论。

六、丙戊酸

1.药理作用

丙戊酸的抗癫痫作用是在被作为载体寻找其他具有抗癫痫活性药物时偶然发现的。它在动物模型上的效果与治疗人类失神性发作、局灶性和全身强直-阵挛性发作的效果一致。

2.作用机制

治疗浓度的丙戊酸可抑制小鼠皮质或脊髓神经元去极化诱发的持续重复放电，这种作用是通过延长电压激活 Na^+ 通道的恢复时间而实现的。丙戊酸不影响神经元对 GABA 的反应。在临床显效但略高于阻止持久重复放电的浓度，丙戊酸盐轻度减少低阈值（T 型）Ca^{2+} 电流，这种对 T 型 Ca^{2+} 电流的作用与乙琥胺的作用相似。阻止持久重复放电和减小 T 型钙电流分别使丙戊酸具有抗局灶性发作和强直-阵挛性发作以及失神性发作的作用。

另一种推测的丙戊酸抗癫痫机制涉及 GABA 的代谢。在体外，丙戊酸激活谷氨酸脱羧酶，GABA 合成酶并抑制 GABA 降解酶。

3.药动学性质

丙戊酸口服后吸收迅速而完全，$1\sim4h$ 血药浓度达峰值，如果服用肠溶片或进餐时服用，达峰时间可延长数小时。约90％丙戊酸与血浆蛋白结合,但随着治疗范围内总浓度增加,结合比例有所下降。尽管 CSF 中丙戊酸浓度与血中游离药物浓度保持平衡,已证实丙戊酸进出 CSF 由载体介导。

大部分丙戊酸(95％)经肝脏代谢(通过 UGTs 和 β-氧化),只有不到5％的药物以原型随尿排出。丙戊酸是 CYP2C9 和 CYP2C19 的底物,但仅相对较少的部分由这些酶代谢消除。代谢产物2丙基-2-戊烯酸和2-丙基-4戊烯酸有接近原药丙戊酸盐的抗癫痫作用,但只有前者在血浆和脑中显著积聚。丙戊酸半衰期约为15小时,但患者同时服用其他抗癫痫药,丙戊酸半衰期缩短。

4.毒性

最常见的副作用是暂时性胃肠道症状,约16％的患者出现厌食、恶心和呕吐。CNS 副作用包括镇静、共济失调和震颤,这些症状很少发生并可通过减少剂量来缓解。偶尔可出现皮疹、脱发和食欲亢进,长期使用丙戊酸可引起体重增加。40％以上的患者可出现血浆中肝转氨酶升高,常出现在治疗开始的头几个月且无症状。

罕见的并发症是急性重型肝炎。2岁以下使用过多种抗癫痫药的儿童易患致命性肝损伤。10岁以上单用丙戊酸盐治疗的儿童无死亡发生。使用丙戊酸也常发生急性胰腺炎和高血氨症。丙戊酸有致畸作用,如神经管缺陷。

5.血浆药物浓度

丙戊酸盐有效血浆浓度为 $30\sim100\mu g/mL$。但血浆浓度和效应之间的关系并不密切。$30\sim50\mu g/mL$ 是一个阈值,在此浓度血浆蛋白结合点开始处于饱和状态。

6.药物间相互作用

丙戊酸抑制经 CYP2C9 代谢的药物,包括苯妥英和苯巴比妥。丙戊酸也抑制 UGT,从而抑制拉莫三嗪和劳拉西泮的代谢。丙戊酸与白蛋白高度结合,并可置换苯妥英和其他药物。这种置换增强了丙戊酸对苯妥英的代谢抑制作用。丙戊酸盐和氯硝西泮合用增加失神性发作,但这种并发症很罕见。

7.临床应用

丙戊酸盐对失神性发作、肌阵挛性发作、局灶性和强直-阵挛性发作有效。最初每天用量一般为 15mg/kg,以后每天增加用量,每周增加 $5\sim10mg/kg$,一直到每天最大剂量 60mg/kg。当每天用药总量超过 250mg 应分次给药。

七、苯二氮䓬类

苯二氮䓬类主要用作镇静-抗焦虑药,也具有广泛的抗癫痫作用。氯硝西泮和氯氮䓬被美国批准用于长期治疗某些类型的癫痫。地西泮和劳拉西泮对癫痫持续状态有肯定的疗效。

1.作用机制

苯二氮䓬类药抗癫痫作用主要与其增强 GABA 介导的突触抑制有关。治疗浓度的苯二氮䓬类药作用于 $GABA_A$ 受体,增加 GABA 激活的 Cl^- 通道开放频率,但不影响其开放时间。更高浓度的地西泮和其他苯二氮䓬类药减少神经元的持续高频放电。虽然该剂量与治疗癫痫持续状态所用的剂量相符合,但远远高于非住院患者用于抗癫痫和抗焦虑的剂量。

2.药动学特性

苯二氮䓬类药口服吸收好,1～4h血浆药物浓度达峰值。静脉注射后按高脂溶性药物的典型方式重新分布。CNS作用出现迅速,但随着药物转移到其他组织而迅速失效。地西泮重新分布迅速(重新分布的半衰期约为1h)。苯二氮䓬类药与血浆蛋白的结合程度与药物脂溶性有关,地西泮约为99%,氯硝西泮约为85%。

地西泮的主要代谢物N-去甲基-地西泮,较原药活性略低,可作为部分激动剂。氯氮䓬快速脱羧也可生成该代谢物。地西泮和N-去甲基-地西泮被缓慢羟化,生成其他有活性的代谢产物如奥沙西泮。地西泮的血浆半衰期为1～2d,N-去甲基-地西泮约为60h。氯硝西泮主要通过硝基还原被代谢成无活性的7-氨基衍生物。不到1%的药物以原型随尿排出。氯硝西泮血浆半衰期约为1d。劳拉西泮的代谢主要是与葡萄糖醛酸结合,血浆半衰期为14h。

3.毒性

长期口服氯硝西泮的主要副作用是困倦和嗜睡,在治疗初期约有50%的患者发生,但持续使用会出现耐受,肌肉运动不协调和共济失调不多见。尽管这些症状常通过减少剂量或减慢药物增加的速度而保持在可以耐受的水平,但有时也被迫停药。其他副作用有肌张力降低、发音困难、眩晕。行为失常(攻击性、多动、易激怒和精力不集中)特别是在儿童,是非常麻烦的副作用。食欲减退和食欲亢进都有过报道。唾液和支气管分泌物增加在儿童可引起麻烦。如果突然停药,可能加重癫痫发作和引发癫痫持续状态。静脉注射地西泮、氯硝西泮或劳拉西泮后可能发生心血管和呼吸系统抑制,特别是以前用过其他抗癫痫药或其他中枢抑制药者更易发生。

4.血浆药物浓度

因为耐受性影响药物浓度与其抗癫痫效果的关系,苯二氮䓬类血浆浓度价值有限。

5.临床应用

氯硝西泮用于治疗失神性发作和儿童肌阵挛性发作,但对抗癫痫作用的耐受性出现在用药1～6个月,此时任何剂量的氯硝西泮对某些患者都不起作用。氯硝西泮成人最初用量每天不超过1.5mg,儿童每天为0.01～0.03mg/kg。如果将每天量分2～3次服用可减少剂量依赖性副作用,每隔3d,儿童每天的用量可增加0.25～0.5mg,成人0.5～1mg。推荐的最大剂量为成人每天20mg,儿童每天0.2mg/kg。

地西泮是治疗癫痫持续状态的有效药物,但缺点是作用时间短,因此常使用劳拉西泮。地西泮口服治疗癫痫发作意义不大,但氯硝西泮与某些其他药物合用可治疗局灶性发作(见下文)。成人氯硝西泮最大初始剂量为每天22.5mg,分3次给药,儿童为每天15mg,分2次给药。9岁以下儿童不宜用氯硝西泮。

八、其他抗癫痫药

1.加巴喷丁

加巴喷丁是一个由GABA分子与一个亲脂性环己烷环结构共价结合形成的抗癫痫药。加巴喷丁属于有中枢活性的GABA激动剂。

(1)药理作用和作用机制:加巴喷丁在动物模型上的效果与丙戊酸相近,但与苯妥英和卡马西平不同。尽管该药为GABA激动剂,但将GABA用离子透入法给予原代培养神经元,加巴喷丁并不能模拟 GABA。加巴喷丁可促进 GABA 释放。它可将皮质细胞膜蛋白与一段氨基酸序列结合,这段序列与 L 型电压敏感性 Ca^{2+} 通道的 $\alpha_2\delta$ 亚基氨基酸序列相同,但加巴喷丁不影响背根神经节细胞 T 型、N 型或 L 型 Ca^{2+} 通道的 Ca^{2+} 电流。

(2)药动学特点:加巴喷丁口服后吸收好,主要以原型从尿排出。单服加巴喷丁半衰期约为 4~6h。与其他抗癫痫药的相互作用尚未知。

(3)临床应用:当合用其他抗癫痫药,加巴喷丁对伴或不伴继发性全身发作的局灶性发作有效。单用加巴喷丁(900 或 1800mg/d)与卡马西平(600mg/d)对新确诊的局灶性或全身性发作疗效相同。加巴喷丁也用于治疗偏头痛、慢性痛或双相障碍。加巴喷丁常用量为每天 900~1800mg,分 3 次服用,虽然某些患者需要 3600mg。治疗一般从小剂量开始(第一天 300mg,一次服用),以后每天增加 300mg 直至达到有效剂量。

(4)毒性:总的说来,加巴喷丁的耐受性好。最常见的副作用是嗜睡、头晕、共济失调和易疲劳。这些作用通常轻微,连续治疗 2 周内症状逐渐消失。

2.拉莫三嗪

拉莫三嗪起初作为叶酸拮抗剂使用,是基于减少叶酸能拮抗癫痫发作的观点。但拉莫三嗪抗癫痫作用与其拮抗叶酸的特性无关。

(1)药理作用和作用机制:拉莫三嗪阻断小鼠脊髓神经元的持久重复放电,并延缓重组 Na^+ 通道从失活恢复的过程,其机制与苯妥英和卡马西平相似,这可能是拉莫三嗪用于局灶性和继发性全身性发作的解释。但拉莫三嗪的作用比苯妥英和卡马西平的作用更广泛,提示其可能还有其他作用机制如抑制突触中谷氨酸释放。

(2)药动学特性和药物间相互作用:拉莫三嗪胃肠道吸收完全,主要经葡萄糖苷酸化代谢。单剂量的血浆半衰期为 15~30h。苯妥英、卡马西平或苯巴比妥减少拉莫三嗪的半衰期和血药浓度。相反,丙戊酸增加拉莫三嗪的血浆浓度,可能与抑制葡萄糖苷酸化有关。拉莫三嗪和丙戊酸合用几周后可使丙戊酸盐的血药浓度降低约 25%。拉莫三嗪与卡马西平合用可使卡马西平的 10,11-环氧化物水平和毒性反应增加。

(3)临床应用:无论是单用还是合用,拉莫三嗪对成人局灶性和继发性全身性强直-阵挛性发作,以及成人与儿童 Lennox-Gastaut 综合征有效。

已服用有肝药酶诱导作用的抗癫痫药的患者,拉莫三嗪的初始剂量为每天 50mg,连续两周。随后增加到 50mg,每天 2 次,连续两周。以后每周以每天 100mg 增加至维持量为每天 300~500mg,分 2 次服用。同时服用丙戊酸和另一种诱导肝药酶的抗癫痫药的患者,拉莫三嗪初始剂量为 25mg,隔天 1 次,连续 2 周,随后增加到每天 25mg,连续 2 周,以后每 1~2 周每天增加 25~50mg,维持量为每天 100~150mg,分 2 次服。

(4)毒性:拉莫三嗪与其他抗癫痫药合用时,常见副作用有头昏、共济失调、视力模糊或复视、恶心、呕吐及皮疹。也有几例 Stevens-Johnson 综合征和弥漫性血管内凝血的报道。儿科患者严重皮疹的发生率(约 0.8%)高于成人(约 0.3%)。

3.左乙拉西坦

左乙拉西坦是一种 α-乙基-2-氧-1-吡咯烷乙酰胺的 S 对应体。

(1)药理作用和作用机制:左乙拉西坦对局灶性和继发性全身性强直-阵挛性发作疗效好,

其抗癫痫机制不清。

(2)药动学特性和药物相互作用:左乙拉西坦口服几乎完全吸收且吸收迅速,不与血浆蛋白结合。95%的药物及其失活代谢物从尿中排出,其中65%为原型,24%的药物通过水解乙酰胺基团而被代谢。它既不是CYP或葡糖醛酸糖苷酶的诱导药,也不是其高亲和力底物,因此与其他抗癫痫药、口服避孕药或抗凝药间无相互作用。

(3)临床应用、毒性:临床试验表明左乙拉西坦和其他抗癫痫药合用对成人难治性局灶性发作有效。单用左乙拉西坦治疗局灶性或全身性癫痫的疗效尚不清楚。该药耐受性好,不良反应包括嗜睡、无力和眩晕。

4.噻加宾

噻加宾是3-哌啶羧酸衍生物。

(1)药理作用和作用机制:噻加宾抑制GABA转运体、GAT-1,从而减少神经元和胶质摄取GABA。因此,噻加宾延长GABA的突触停留时间,增加突触抑制的时间。

(2)药动学:噻加宾口服吸收迅速,广泛结合到血清或血浆蛋白,主要由肝脏CYP3A代谢,同时给予肝药酶诱导药如苯巴比妥,苯妥英或卡马西平时,其半衰期(约为8小时)缩短2～3小时。

(3)临床应用:噻加宾作为辅助治疗,用于伴或不伴继发性全身性发作的难治性局灶性癫痫。单用该药治疗新确诊的或难治性的局灶性和全身性癫痫的疗效尚未确定。

(4)毒性:副作用包括眩晕、嗜睡和震颤,通常在初次给药后很快出现,表现轻至中度的严重性。噻加宾增强突触释放GABA的效应可增加失神性发作动物模型的棘波放电,提示噻加宾可能禁用于全身性失神性癫痫。有报道称噻加宾用于有棘波放电病史的患者,加重其脑电图异常。

5.托吡酯

托吡酯是一种氨基磺酸盐取代的单糖。

(1)药理作用和作用机制:托吡酯降低小脑颗粒细胞电压门控Na^+电流,与苯妥英作用方式类似。此外,托吡酯激活超极化K^+电流,增强突触后$GABA_A$受体电流,也抑制谷氨酸受体的AMPA-海人藻酸亚型活化。托吡酯也是一种弱的碳酸酐酶抑制药。

(2)药动学:托吡酯口服后吸收迅速,很少(10%～20%)与血浆蛋白结合,主要以原型从尿中排出,半衰期约为1天。托吡酯降低雌二醇血浆浓度,提示避免同服低剂量口服避孕药。

(3)临床应用:托吡酯对于新确诊的儿童和成人局灶性和原发性全身性癫痫的疗效与丙戊酸和卡马西平相同。单用托吡酯对难治性局灶性癫痫和难治性全身性强直-阵挛性发作有效。与安慰剂相比,托吡酯对Lennox-Gastaut综合征患者的猝倒症和强直-阵挛性发作有效。

(4)毒性:托吡酯耐受性好,常见的副作用是嗜睡、易疲劳、体重减轻和神经质。它可引起肾结石(可能与抑制碳酸酐酶有关)。托吡酯与认知损伤有关,患者也可能抱怨碳酸饮料口味改变。

6.唑尼沙胺

唑尼沙胺是一种磺胺类衍生物。

(1)药理作用和作用机制:唑尼沙胺抑制T型Ca^{2+}电流和脊髓神经元持久的重复放电,可能通过与苯妥英和卡马西平类似的机制,延长电压门控 Na^+ 通道的失活态。

(2)药动学:唑尼沙胺口服几乎完全吸收,半衰期长(约 63 小时),约 40% 与血浆蛋白结合。口服后约 85% 主要以药物原型和经 CYP3A4 代谢产生的葡萄糖苷酸、苯磺乙酰基代谢物的形式从尿液排出。苯巴比妥,苯妥英和卡马西平降低唑尼沙胺血浆浓度/剂量比,而拉莫三嗪增加该比例。唑尼沙胺对其他抗癫痫药的血浆浓度影响小。

(3)临床应用:难治性局灶性发作患者的临床试验证实,唑尼沙胺与其他药物合用效果优于安慰剂。单用该药治疗新确诊的或难治性的癫痫的疗效尚未证实。

(4)毒性:唑尼沙胺耐受性好,不良反应包括嗜睡、共济失调、厌食、神经质和易疲劳。约 1% 服用唑尼沙胺的患者出现肾结石,可能与其抑制碳酸酐酶有关。

九、癫痫治疗的一般原则和药物选择

癫痫应早期诊断、早期治疗,选一种合适的药物,以达到延长发作静止期、减少毒性的理想预期效果。要综合考虑药物的疗效和副作用,为患者提供合适的治疗选择。

首先要考虑是否开始治疗,如对于一个无家族癫痫史、神经病学检测、EEG、磁共振(MRI)扫描均正常的健康成人来说,偶尔一次强直-阵挛性发作,下一年复发的可能性(15%)和药物反应的概率相似,对其进行抗癫痫治疗可能是不必要的。另一方面,相似的发作发生在有癫痫家族史,且神经病学监测、EEG 和 MRI 均异常的患者,那么复发的危险性为 60%,需要开始治疗。

除非存在特殊情况(如癫痫持续状态),开始治疗时应选择一种药物,剂量一般是治疗范围底线的血浆药物浓度。为了减轻剂量相关的副作用,初始治疗剂量应减量,按合适的间隔增加剂量,以控制发作或减少毒性,最好监测血浆药物浓度。

依从性不好是抗癫痫药治疗失败最常见的原因,规范化治疗很有必要。对选择合适的单个药物的最大耐受剂量的依从性可完全控制约 50% 患者癫痫发作。如果药物治疗时癫痫发作,医生应评估是否存在潜在的恶化疾病因素(如睡眠剥夺、合并发热性疾病或药物,包括咖啡因或非处方药)。如果患者依从性好,但癫痫仍持续,需改用其他药物。除非药物的严重副作用要求采用其他方式,停药时应逐渐减少剂量,把癫痫复发的危险性降至最小。多种药物可用于成人局灶性发作,因此可选用第二种具有不同作用机制的药物。

在单用第二种药物疗效仍不好的情况下,许多医生会实施两药合用。这一决定不宜轻率做出,因为大部分患者单用一种药物,副作用最少,能获得最佳的治疗效果。但有些患者只有用两种或更多的抗癫痫药才能充分控制病情,还没有适当的对照研究来系统比较两药合用的效果,用这种方法进行完全对照的机会不多。似乎选择两种不同机制的药物合用较明智(如一种促进 Na^+ 通道失活的药物,另一种增强 GABA 介导的突触抑制的药物)。另外需谨慎考虑药物的不良反应和潜在的药物间相互作用。

1.治疗持续时间

抗癫痫药通常需持续使用至少 2 年。如果患者两年后不再发作,可考虑中止治疗。与停药后复发危险有关的因素包括 EEG 异常,已知的结构损害,神经病学检查异常,频繁发作的病史或难治性癫痫发作。相反地,与癫痫复发危险率低有关的因素包括特发性癫痫、EEG 正常、儿童期发病及单药易控制的发作。癫痫复发的危险率在低风险人群中约 25%,在高风险人群

中超过 50％。大约 80％的癫痫复发出现在中止治疗后 4 个月内。临床医师和患者必须权衡癫痫复发的危险及其相关的潜在有害结果(如失去驾驶权利)和继续治疗的意义(如花费、副作用、癫痫的诊断意义),理想的是在数月内缓慢停药。

2.单纯性和复合性的局灶性和继发性全身强直-阵挛性发作

卡马西平和苯妥英是单药治疗局灶性或强直-阵挛性发作最有效的药物。在卡马西平和苯妥英中作选择时,要考虑药物毒性作用,它们均可引起性欲减退和阳痿(卡马西平 13％、苯妥英 11％)。在卡马西平和丙戊酸之间,卡马西平对复合性局灶性发作的效果较好。总之,资料证实卡马西平和苯妥英治疗局灶性发作的效果更好,但苯巴比妥和丙戊酸也有效。卡马西平、苯巴比妥和苯妥英用于控制继发性全身强直-阵挛性发作的疗效无显著差别。因继发性全身强直-阵挛性发作常与局灶性发作并存,这些数据表明在 1990 年前上市的药物中,卡马西平和苯妥英是治疗这些疾病的一线药物。

一个关键问题是如何选择合适的药物用于新诊断的局灶性或全身性癫痫患者的初始治疗。该问题似乎不重要,因约 50％新确诊的患者使用第一种药物,无论是老药还是新药后,癫痫不再发作。对药物有反应的患者通常会接受初次选用的药物治疗数年,说明选择合适药物的重要性。苯妥英、卡马西平和苯巴比妥诱导肝 CYP,因此使多种抗癫痫药使用复杂化,影响口服避孕药、华法林和其他药物代谢。这些药物也增强内源性化合物,包括性腺类固醇和维生素 D 的代谢,潜在地影响生殖功能和骨密度。相比而言,大多数新药对 CYP 影响很小。对新药使用存在争议的是由于其价格较高、临床应用经验较少。令人遗憾的是,对新型抗癫痫药和1990 年以前的药物的前瞻性研究,未得出新药更优越的结论。虽然许多专家提倡使用加巴喷丁、拉莫三嗪和托吡酯作为新诊断的局灶性或混合性癫痫发作的首选药,但它们均未被 FDA批准用于这类疾病。

3.失神性发作

资料表明乙琥胺和丙戊酸盐治疗失神性发作同样有效,均可使 50％～75％的新确诊患者避免发作。已存在或治疗期间发生强直-阵挛性发作时,丙戊酸是首选药物。拉莫三嗪也对新诊断的失神性发作有效,但尚未被 FDA 批准用于该疾病。

4.肌阵挛性发作

丙戊酸可用于治疗幼儿肌阵挛性癫痫发作,通常同时伴有强直-阵挛性发作和失神性发作。尚未有实验观察新型药物对幼儿肌阵挛性癫痫发作或其他特发性全身癫痫综合征的疗效。

5.发热性惊厥

患发热性疾病的儿童有 2％～4％的伴有惊厥,这些儿童中 25％～33％的会再度发生发热性惊厥,仅 2％～3％的在以后会发生癫痫。使癫痫发生危险性增加的因素包括已有的神经障碍或发育迟缓,癫痫家族史,或复杂的发热性惊厥(如发热性惊厥持续时间超过 15min,同一天内再次发作)。如果这些危险因素都存在,发生癫痫的危险性约为 10％。对复发的发热性惊厥和癫痫发作可能性较高的儿童,发热时用地西泮直肠给药既能预防癫痫复发,又能避免长期给药的副作用。疗效不确定和严重副作用使苯巴比妥长期用药作为预防目的仍存在争议。

6.婴幼儿癫痫发作

通常应用的抗癫痫药对伴有脑电图高度节律失调的婴儿痉挛无效,通常使用糖皮质激素。氨己烯酸(γ-乙烯 GABA)比安慰剂有效,尽管有报道使用氨己烯酸治疗的成人出现视野缩小的现象,2000 年美国以孤儿药方式批准该药用于治疗婴儿痉挛,在其他国家也被批准使用。

Lennox-Gastaut 综合征是癫痫中较严重的一种,通常在儿童时期发病,以认知损伤和多种类型癫痫为特征,包括强直-阵挛、强直、无力、肌阵挛和非典型失神性发作。拉莫三嗪是一种对治疗抵抗型癫痫有效且患者耐受的药物。拉莫三嗪与其他抗癫痫药合用可增加疗效。托吡酯也对 Lennox-Gastaut 综合征有效。

7.癫痫持续状态和其他惊厥急症

癫痫持续状态是神经科急症,成人死亡率约为 20%。治疗目的是迅速中止行为活动和癫痫电活动,癫痫持续状态越长,越难控制,造成永久性脑损伤的危险性越大。治疗的关键是有明确的治疗计划,迅速选用有效的药物及合适的剂量,警惕肺换气不足和低血压。由于剂量过大可引起肺换气不足,有必要进行暂时的机械通气,药物只能静脉给予。以下四种药物具有相似的有效率(44%~65%):先用地西泮,随后用苯妥英、劳拉西泮、苯巴比妥及苯妥英单用,复发率和不良反应无明显区别。

8.抗癫痫治疗与妊娠

抗癫痫药对育龄妇女的健康有着重要影响。口服避孕药的效果会被同时服用的抗癫痫药减弱(失败率为 3.1%,非癫痫妇女失败率为 0.7%),这可能与抗癫痫药诱导肝药酶,使口服避孕药代谢增加有关,尤其需注意能诱导 CYP3A4 的抗癫痫药。

患癫痫母亲,其婴儿先天性畸形发生率可能是来自非癫痫母亲孩子的 2 倍。这些畸形包括先天性心脏病。抗癫痫药单药高浓度或多药合用与先天性缺陷有关。苯妥英、卡马西平、丙戊酸盐和苯巴比妥均有致畸作用。1990 年后生产的抗癫痫药对动物有致畸作用,但对人类是否有致畸作用尚未确定。对于准备妊娠的癫痫妇女来说,一方面可尝试不用抗癫痫药,也可单药治疗并密切监测药物水平,要避免会达到药物毒性水平的多药合用。推荐妊娠妇女每天补充叶酸(0.4mg/d)以减少神经管畸形的可能,这对癫痫妇女同样适用。

抗癫痫药诱导 CYP,这与新生儿维生素 K 缺乏有关,可导致凝血障碍和颅内出血。建议在怀孕最后2~4 周每天给予母亲维生素 K_1 10mg/d 进行预防治疗。

第二节　治疗中枢神经系统退行性疾病药

神经退行性疾病主要包括帕金森病(PD)、亨廷顿舞蹈病(HD)、阿尔茨海默病(AD)和肌萎缩侧索硬化症(ALS),这类疾病的特征是大脑特定区域的神经元出现进行性、不可逆性缺失。这些神经退行性疾病的药物治疗仅限于对症治疗,并不能改变其基础疾病的病程。

一、神经元选择性易损性

神经退行性疾病病程的一个显著特点是具有特殊类型神经元损伤的特异性。例如,帕金森病中黑质多巴胺能神经元广泛受损,而皮质及许多其他脑区未受影响。相反,阿尔茨海默病中海马及新皮质的神经损伤最严重,且损伤程度在皮质的不同功能区有显著差异。在亨廷顿舞蹈病中,引发疾病的突变基因的表达遍及大脑和其他多种器官,但仍以新纹状体的病理变化最为明显。在肌萎缩侧索硬化症中则存在脊髓运动神经元和负责下行输入的皮质神经元的缺失。目前,神经损伤的过程被认为是遗传和环境因素与受损神经元群的内在生理特性之间发生的相互作用。

遗传易感性在神经退行性疾病的病因中起到一定作用。亨廷顿舞蹈病是常染色体显性遗传病,其基因缺陷的分子学特性已被阐明。帕金森病、阿尔茨海默病或肌萎缩侧索硬化症多数为散发病例,但已出现家族关联性,且家族性疾病的研究正为其发病机理提供线索。4 种不同蛋白的基因突变可导致在遗传学上已确定的帕金森病类型,这四种蛋白分别是:α-突触核蛋白,一种含量丰富的突触蛋白;parkin 蛋白,一种泛素水解酶;UCHL1 蛋白,也参与脑中泛素介导的蛋白质降解;DJ-1 蛋白,被认为参与神经元对应激的反应。淀粉样前体蛋白和早老素蛋白(可能参与淀粉样前体蛋白的处理)的基因编码突变可导致遗传性阿尔茨海默病。在成年发病的肌萎缩侧索硬化症病例中,约 2% 的是由铜-锌超氧化物歧化酶的基因编码突变引起的。

载脂蛋白 E(apoE)是阿尔茨海默病的遗传危险因子之一。apoE 有四种不同的异构体,参与血中胆固醇和脂类的转运。虽然每种异构体均能同等地发挥功能,但 apoE4 等位基因("4/4")的纯合子个体一生中患阿尔茨海默病的危险性要比 apoE2 等位基因的纯合子("2/2")个体更高。apoE4 增加阿尔茨海默病患病危险性的机制尚不可知。

在某些这类疾病的病因学中,随年龄增长代谢活动降低、氧化应激以及局部产生的氧自由基(多巴胺经 Fenton 反应代谢生成)可能起到一定作用。

二、帕金森病

1.临床概述和病理生理

帕金森综合征有 4 种主要症状,即运动迟缓(动作减少且缓慢)、肌肉强直、静止性震颤(自主运动时常减轻)以及体位平衡障碍所致的步态不稳和跌倒。其病理特征是黑质致密部(SNpc)含色素的多巴胺能神经元的缺失,该区提供纹状体(尾状核和壳核)的多巴胺能神经支配。多巴胺能神经元进行性缺失是正常老化的一个特点,但帕金森病的症状与这些神经元出现过多缺失(70%~80%)时相符。帕金森病若不经治疗,只需 5~10 年即可发展为僵直、运动不能状态,患者不能自理。死因往往是活动受限所致的并发症,包括吸入性肺炎和肺栓塞。采取有效的药理学治疗可从根本上改变帕金森病的预后。在多数病例中,良好的运动功能可维持很多年,患者的寿命明显延长。除帕金森病外其他一些疾病也会引起帕金森综合征,包括一些相对罕见的神经退行性疾病、脑卒中和多巴胺受体阻断剂中毒。某些临床常用药也可引起帕金森综合征,包括抗精神病药如氟哌啶醇和氯丙嗪、止吐药如丙氯拉嗪和甲氧氯普胺。所有治疗方案对帕金森病以外的其他病因引起的帕金森综合征常常难以奏效。

2.多巴胺的合成、代谢和作用

多巴胺(DA)属于儿茶酚胺类物质,在 DA 能神经元末梢由酪氨酸合成。脑内 DA 通过 DA 受体发挥作用,这些受体均为亲水性 G 蛋白偶联受体(GPCR)。根据其药理学及结构特性,五种亚型 DA 受体可被分为两种类型。D_1 和 D_5 蛋白具有较长的胞内 C 末端,在药理学上被定义为 D 受体,可促进 cAMP 的合成和磷脂酰肌醇的水解。D_2、D_3 和 D_4 受体均具有较大的第三胞内祥，属于 D_2 受体，可减少 cAMP 合成，调控钾离子和钙离子电流。每种受体蛋白在脑内都有其明确的解剖学分布。D_1 和 D_2 蛋白在纹状体中含量丰富，是关系到帕金森病病因和治疗的最重要的受体部位。D_4 和 D_5 蛋白则主要分布于纹状体外，而 D_3 在尾状核和壳核表达较低，较多分布于伏隔核和嗅核。

3.帕金森综合征的神经机制

基底神经节可被视为一种侧环调制，调控从大脑皮质到脊髓运动神经元的信息传递。直接通路在纹状体水平激活的净效应是增强从丘脑到皮质的兴奋性传递，间接通路在纹状体水平激活的净效应则是减少从丘脑到皮质的兴奋性传递。基底神经节功能的这种模式可用以解释多巴胺能神经元缺失所引起的帕金森病症状，其关键点就是多巴胺在直接和间接通路中不同的作用。直接通路中的纹状体神经元主要表达兴奋性 D_1 受体蛋白，而形成间接通路的纹状体神经元则主要表达抑制性 D_2 受体蛋白。因此，纹状体中多巴胺的释放趋向于增强直接通路的活性而抑制间接通路的活性。帕金森病时多巴胺能减弱，其净效应是显著增强从黑质网状部（SNpr）和内苍白球（GPi）到丘脑的抑制性传递，降低运动皮质的兴奋性。虽然这种功能模式有其局限性，但对于合理设计和应用帕金森病治疗药物还是有用的。首先，它提示为了通过激活 DA 受体而恢复系统的平衡，必须考虑 D_1 和 D_2 这两种受体作用的互补效应以及可能由 D_3、D_4 和 D_5 受体介导的副作用的可能性。第二，它可解释为什么补充多巴胺不是治疗帕金森病的唯一方法。抑制胆碱能受体的药物也可奏效，尽管其作用机制尚未完全阐明，但其效应可能是在纹状体投射神经元水平介导的，该类神经元一般接受来自纹状体胆碱能中间神经元的胆碱能输入。目前临床上治疗帕金森综合征的有效药物很少是通过 GABA 和谷氨酸受体发挥作用的。

1.左旋多巴

左旋多巴（L-dopa，LARODOPA，L-3,4-二羟基苯丙氨酸），为 DA 前体，是治疗帕金森病单用最有效的药物，其治疗作用和不良反应均是左旋多巴脱羧生成 DA 所造成的。左旋多巴口服后，经小肠芳香族氨基酸转运系统迅速吸收，服药后 0.5～2 小时达血药峰值浓度。血浆 $t_{1/2}$ 较短（1～3h）。左旋多巴的吸收速率和吸收量取决于胃排空速度、胃液 pH 和药物接触胃肠黏膜降解酶时间的长短。食物中的氨基酸因在小肠与左旋多巴竞争吸收位点而影响其吸收。进食时服用左旋多巴也会延缓其吸收，降低血药峰值浓度。芳香族氨基酸膜转运载体可促进药物进入中枢神经系统，食物中的氨基酸也可与左旋多巴在此水平竞争。在脑中，左旋多巴脱羧转变为 DA，这主要发生在纹状体多巴胺能神经元突触前末梢。左旋多巴即通过生成的 DA 而发挥对帕金森病的治疗效应。DA 释放后可被再转运回多巴胺能神经末梢，或进入突触后神经元储存于颗粒中（发生于神经细胞），也可被 MAO 和 COMT 代谢（发生于神经细胞和非神经细胞）。

临床上，左旋多巴通常几乎均与外周芳香族氨基酸脱羧酶（AAD）抑制药合用，如难以进入中枢神经系统的卡比多巴或苄丝肼。左旋多巴单用时，大部分在肠黏膜和其他外周组织脱羧，只有小部分原药到达脑循环，进入中枢神经系统的药物大概不到 1%。外周脱羧酶抑制药可明显增加未经代谢的左旋多巴含量，使更多的左旋多巴穿透血脑屏障，并减少因在外周转变为 DA 而引起的恶心及其他胃肠道副作用。一般每天 75mg 的卡比多巴就足以防止恶心的发生。因此,最常用的卡比多巴/左旋多巴处方药(SINEMET,ATAMET)是 25/100 制剂,含有 25mg 卡比多巴和 100mg 左旋多巴,每天 3～4 次。加大卡比多巴(LODOSYN)的用量对难治性病例可能有效。

左旋多巴对帕金森病的所有症状和体征均有疗效。在早期帕金森病,左旋多巴的疗效持续时间可超过其存在于血浆的时间,这提示黑质纹状体 DA 系统尚有一定储存和释放 DA 的能力。长期应用左旋多巴的局限性主要表现为随着时间延长,这种显著的"缓冲"能力逐渐丧失,患者的运动状态会随每次的剂量出现明显波动。"剂末"现象的发生是一个常见的问题,即每剂左旋多巴可在一段时间内(也许 1～2h)有效提高运动能力,但肌肉僵直和运动不能在用药间隔的末期迅速复发。增加剂量和给药次数可改善这种状况,但异动症的出现常限制其效果。异动症表现为过多的、异常的不自主运动,最常在左旋多巴血药浓度较高时被发现。血药浓度无论高低均有可能触发异动症或肌张力障碍。这些异常活动与帕金森病引起的肌肉僵直和运动不能一样让患者感到不适并使其丧失运动能力。在帕金森病晚期,患者的症状可能出现快速波动,发生所谓的"开-关"现象,"关"时药物治疗无效,"开"时则伴有丧失运动能力的异动症。

鉴于存在"开-关"现象,又考虑到多巴胺有生成氧自由基和组织损伤的确切作用,大多数医生仅在帕金森病引起功能性损害时才应用左旋多巴。左旋多巴持续静脉输注给药时,异动症和症状波动明显减少,转为口服给药后其临床疗效仍可持续数日。应用左旋多巴缓释制剂,或将每天总量分为多次给药可用以控制"开-关"现象。

除了运动状态波动和恶心外,左旋多巴还可引起其他几种不良反应。常见的剂量限制性不良反应是幻觉和精神错乱,尤其常见于老年患者和之前就存在认知障碍的患者。传统的抗精神病药(如吩噻嗪类)可有效对抗左旋多巴所致的精神症状,但可能会通过 D_2 受体作用导致帕金森病的明显恶化。近来已应用非典型抗精神病药(如氯氮平和喹硫平),可有效治疗精神症状而不引起帕金森病的恶化。左旋多巴在外周脱羧生成的多巴胺进入循环可激活血管 DA 受体,引起直立性低血压。DA 对 α 肾上腺素受体、β 肾上腺素受体的作用可致心律失常,尤其是对用药前已有传导障碍者。合用非选择性 MAO 抑制药(如苯乙肼、反苯环丙胺)可加强左旋多巴的作用,并可能促发致命的高血压危象和高热。在应用左旋多巴前至少 14d 内不得使用非选择性 MAO 抑制药(注意:这种药物禁忌不包括下文论及的 MAO-B 选择性抑制药司来吉兰,它和左旋多巴的合用是安全的)。左旋多巴或其他多巴胺能药物的突然停药可能促发抗精神病药恶性综合征,这种综合征更常见于应用 DA 拮抗剂治疗之后。

2.多巴胺受体激动剂

纹状体 DA 受体的直接激动剂具有几种可能的优点。由于发挥活性不需酶的转化,因此这些药物不依赖于黑质纹状体神经元的功能状态。临床应用的大多数 DA 受体激动剂作用持续时间明显长于左旋多巴,对剂量相关性症状波动也有效。此外,如果 DA 代谢生成的氧自由基确实促进了神经元死亡,那么 DA 受体激动剂可通过减少内源性 DA 的释放,同时也可减少对外源性左旋多巴的需求而改善病程。

4 种口服制剂的 DA 受体激动剂可用于帕金森病的治疗:2 种老一代的药物,溴隐亭(PARLODEL)和培高利特(PERMAX);2 种新一代的、更具选择性的药物,罗匹尼罗

(REQUIP)和普拉克索(MIRPEX)。溴隐亭和培高利特是麦角类衍生物,具有相似的治疗作用和不良反应。溴隐亭是 D_2 受体激动剂和 D_1 受体的部分拮抗剂。培高利特则是 D_1 和 D_2 受体激动剂。罗匹尼罗和普拉克索选择性地激动 D_2 和 D_3 亚型受体,对 D_1 类受体少有或没有作用。这四种药物口服吸收良好,可缓解帕金森病的临床症状。DA 受体激动剂的作用持续时间(8~24h)一般长于左旋多巴(6~8h),且对出现"开-关"现象的患者尤为有效。这些药物均可引起幻觉或精神错乱,并可能加重直立性低血压。

新一代药物和老一代麦角类衍生物的主要差别在于其耐受性和剂量调整速度。溴隐亭或培高利特在治疗初期可能引起恶心、疲乏和显著的低血压,应从小剂量开始用药。症状通常是暂时的,但需缓慢上调药量,可历经数周到数月。罗匹尼罗和普拉克索则可较快开始调量,在一周或更短时间内即可达到有效治疗剂量。与麦角类药物相比,它们一般较少引起胃肠不适,但可引起恶心和嗜睡。嗜睡现象可能是相当严重的,应向患者警示这种可能性,如果干扰到日常生活或存在危险性(如驾驶时)就应改用其他治疗。近来有报道长期使用培高利特可能引发重大的心脏瓣膜疾病,该药已被撤出美国市场。

普拉克索和罗匹尼罗的出现改变了 DA 激动剂在帕金森病中的临床应用。这些选择性激动剂的耐受性良好,越来越多地用于帕金森病的起始治疗而不仅仅只是作为左旋多巴的辅助用药。这种变化源于 2 个因素,一是认为其作用持续时间长,DA 激动剂比左旋多巴引起"开-关"效应和异动症的可能性更小;二是考虑到左旋多巴可能促进氧化应激,从而加快多巴胺能神经元的缺失。许多专家赞成以 DA 激动剂作为起始治疗用于年轻帕金森病患者,而对于应用激动剂易引起不良认知反应的老年患者,则以左旋多巴作为起始治疗。

阿扑吗啡(APOKYN)是一种可皮下注射的多巴胺能激动剂,它与 D_4 受体具有很高的亲和力,与 D_2、D_3、D_5 受体和 α_{1D}、α_{2B}、α_{2C} 肾上腺素受体有中等亲和力,与 D_1 受体的亲和力则较低。对多巴胺能药物治疗出现症状波动反应的患者发生"关"现象时,阿扑吗啡作为"援救疗法"可用以急性间断性治疗。阿扑吗啡和口服的 DA 激动剂具有相似的副作用。它是强催吐药,治疗前后均需使用止吐药物[一般口服曲美苄胺(TIGAN,300mg,每天 3 次),于阿扑吗啡首剂前 3d 开始使用,至少在治疗的最初 2 个月内维持用药]。鉴于阿扑吗啡和昂丹司琼合用时有引起严重低血压和丧失意识的报道,故禁止合用阿扑吗啡和 5-HT$_3$ 受体拮抗剂。阿扑吗啡其他可能的严重副作用还包括 QT 间期延长、注射部位反应以及出现某种形式的药物滥用(以日益频繁用药为特征,可导致幻觉、异动症和反常行为)。由于这些可能的不良反应,仅在其他治疗措施如口服 DA 激动剂或 COMT 抑制药控制"关"现象无效时才适用阿扑吗啡。阿扑吗啡须在严密监测下开始用药。首先使用 2mg 的测试剂量,如果患者可以耐受,则缓慢上调用量直至最大剂量(6mg)。患者每天可能需要注射 3 次或更多次药物以有效控制症状。

3.儿茶酚氧位甲基转移酶抑制药

左旋多巴和多巴胺均能被儿茶酚氧位甲基转移酶(COMT)所代谢,分别生成无药理活性的 3-氧-甲基多巴和 3-甲氧酪胺。口服用药后,约 99% 的左旋多巴无法进入脑内而被脱羧转化为多巴胺,引起恶心和低血压。合用 AAD 抑制药(如卡比多巴)可减少多巴胺生成,但亦增加了左旋多巴经 COMT 甲基化的分量。COMT 抑制药可阻断左旋多巴在外周被转化为3-氧-甲基多巴,增加左旋多巴的血浆 $t_{1/2}$ 和进入中枢神经系统的药量。

有两种 COMT 抑制药可供应用,即托卡朋和恩他卡朋。托卡朋作用持续时间相对较长,可每天给药2~3次,对中枢和外周 COMT 似均有抑制作用。恩他卡朋的作用持续时间则较短,约为 2h,通常需与每剂左旋多巴/卡比多巴同时用药。恩他卡朋主要抑制外周 COMT。这些药物的常见不良反应与单用左旋多巴/卡比多巴时类似,包括恶心、直立性低血压、梦魇、精神错乱和幻觉。托卡朋的不良反应为其肝毒性,其仅用于其他疗法无效的患者,且使用时应适当监测肝脏转氨酶。恩他卡朋尚无肝毒性报道,无须特别监测。安托卡朋也可在固定剂量下与左旋多巴/卡比多巴(STALEVO)合用。

4.选择性 MAO-B 抑制药

MAO 的两种同工酶(MAO-A 和 MAO-B)可氧化单胺类物质,在外周和胃肠道均有表达。纹状体内以 MAO-B 为主,负责脑内大部分的 DA 氧化代谢。低到中等剂量(每天不高于10mg)的司来吉兰可选择性、不可逆性地抑制 MAO-B。与非选择性 MAO 抑制药(如苯乙肼、反苯环丙胺和异卡波肼)不同,司来吉兰不抑制外周儿茶酚胺的代谢,可与左旋多巴安全合用。司来吉兰不会因间接的拟交感胺(如食物中的酪胺)效应而引起致命性加强作用。司来吉兰在每天剂量超过 10mg 时也会抑制 MAO-A,应予以避免。

虽然司来吉兰的疗效较为温和,但由于其可延缓纹状体中 DA 的降解,故用于控制帕金森病症状已有数年历史。一般认为司来吉兰的作用包括减慢 DA 代谢,减少氧自由基的生成和氧化应激,并因此具有神经保护作用。早期或轻症帕金森病患者一般对司来吉兰的耐受性良好。对于晚期帕金森病患者或原有认知障碍的患者,司来吉兰则可加重左旋多巴不良的运动和认知反应。司来吉兰的代谢产物包括苯丙胺和甲基苯丙胺,可引起焦虑、失眠和其他一些不良反应。另一种相关药物雷萨吉兰,也通过抑制 MAO-B 而发挥作用,但不会生成不良代谢产物。雷萨吉兰对早期和晚期帕金森病均有效,但在美国还未获准使用。与非选择性 MAO 抑制药一样,在应用镇痛药哌替啶后司来吉兰可导致昏迷、肌肉僵直、躁动和高热,这种相互作用的机制不明。也有报道司来吉兰和三环类抗抑郁药以及司来吉兰和 5-HT 再摄取抑制药之间的相互作用可引起不良反应。帕金森病患者似对司来吉兰和 5-HT 再摄取抑制药的联用有良好的耐受性,但司来吉兰和 5-HT 能药物的合用仍应慎重。

5.M 受体阻断剂

在左旋多巴出现以前,M 胆碱受体阻断剂曾被广泛用于帕金森病的治疗。抗胆碱药发挥治疗作用的生物学基础尚不完全清楚。这类药物可能是通过受体作用于新纹状体,这些受体通常介导此结构对内源性胆碱能神经支配(主要源于纹状体胆碱能中间神经元)的反应。目前,作为 M 受体阻断剂用于治疗帕金森病的药物包括苯海索(ARTANE,2~4mg,每天 3次)、甲磺酰苯扎托品(COGENTIN,1~4mg,每天 2次)和盐酸苯海拉明(BENADRYL,25~50mg,每天 3~4次。苯海拉明也是一种 H_1 受体阻断剂)。这些药物均具有中等强度的抗帕金森病活性,可用于治疗早期帕金森病或作为拟多巴胺类药物的辅助用药。不良反应是由其抗胆碱作用引起的,主要为镇静和精神紊乱,也可见便秘、尿潴留和睫状肌麻痹所致的视物模糊,闭角型青光眼患者慎用。

金刚烷胺:金刚烷胺是一种抗病毒药,用于预防和治疗甲型流感。金刚烷胺似可促进纹状体释放多巴胺,且具有抗胆碱和拮抗 NMDA 谷氨酸受体的作用。综合以上多种可能的机制,金刚烷胺具有中等强度的抗帕金森病活性,可用于轻症帕金森病的起始治疗。对于应用左旋多巴出现剂量相关性症状波动和异动症的患者,金刚烷胺也可用作辅助用药。金刚烷胺的常用剂量为100mg,每天2次,耐受性良好。偶见眩晕、昏睡、抗胆碱能反应和睡眠障碍以及恶心、呕吐,但均轻微且可逆。

四、阿尔茨海默病

1.临床概述

阿尔茨海默病会造成认知功能损害,这种损害发生缓慢但却持续加重。短时记忆障碍常为首发症状,远期记忆则相对保持较好。随着病情的进展,出现认知功能障碍,这些功能包括计算能力、视觉空间操作能力、常用物件和工具的使用能力等(观念运动性失用症)。除非病情非常严重,患者的觉醒度或警觉性一般不会受到影响,也不会出现运动障碍,尽管肌肉挛缩几乎是晚期阿尔茨海默病的普遍表现。患者通常在发病后6~12年内死亡,最常死于活动受限所致的并发症,如肺炎和肺栓塞。阿尔茨海默病的诊断有赖于对患者进行细致的临床评估和采取适当的实验室检测,以排除其他类似疾病。目前尚无直接的、可在患者生前证实患病的检测手段。

2.病理生理学

阿尔茨海默病的特点为大脑皮质明显萎缩以及皮质和皮质下神经元缺失。其病理学特征是老年斑(为β-淀粉样蛋白团状沉积,伴有神经元退化过程)以及大量神经纤维缠结(含有成对螺旋细丝和其他蛋白)。在严重阿尔茨海默病,老年斑和神经纤维缠结在海马及相关皮质区最为严重,而在视觉和运动皮质区相对较少。这与其临床特点相对应,即记忆和抽象推理能力损害明显,视觉和运动能力则被保留。

3.神经化学

对大脑皮质神经递质含量进行直接分析的结果表明,递质减少,且平行伴随神经元的缺失。皮质下胆碱能神经元,尤其是提供整个大脑皮质胆碱能神经支配的基底前脑(Meynert基底核)神经元的萎缩和变性引起乙酰胆碱显著的、不成比例的缺乏。如同帕金森病被概念化为"多巴胺能缺乏综合征"一样,阿尔茨海默病被概念化为"胆碱能缺乏综合征",尽管此理论框架有其有用性,但阿尔茨海默病中的递质缺乏远为复杂,涉及多种神经递质系统,包括5-羟色胺、谷氨酸和神经肽类,且不仅有胆碱能神经元的破坏,还包括接受胆碱能投射的皮质及海马区的损伤。

4.阿尔茨海默病的治疗

阿尔茨海默病的治疗措施包括力图增强大脑的胆碱能功能。乙酰胆碱合成的前体药如氯化胆碱和磷脂酰胆碱(卵磷脂)没有明显临床疗效,而胆碱酯酶(AChE)抑制药则有效。

目前有4种AChE抑制药获得美国FDA批准用于阿尔茨海默病的治疗,即他克林(COGNEX,1,2,3,4-四氢-9-氨基吖啶)、多奈哌齐、利凡斯的明和加兰他敏。他克林是强效中枢AChE抑制药,口服他克林与卵磷脂联用对记忆能力有一定改善作用。他克林的副作用常常较为显著,且为剂量限制性的。治疗剂量下高达1/3的患者出现腹部绞痛、食欲减退、恶心、呕吐和腹泻,高达50%的患者可见血清转氨酶升高。由于副作用明显,他克林在临床上并未得到广泛应用。多奈哌齐为选择性中枢AChE抑制药,对外周AChE几乎没有作用。它对阿尔茨海默病认知评分有一定的提高作用,且半衰期长,可每天服药 1 次。利凡斯的明和加兰他敏一天服药两次,对认知功能的改善程度相当。多奈哌齐、利凡斯的明和加兰他敏的不良反应在性质上与他克林相似,可见恶心、腹泻、呕吐和失眠,但发生频率较低,程度较轻。多奈哌齐、利凡斯的明和加兰他敏没有肝毒性(他克林的应用因肝毒性而受限)。

治疗阿尔茨海默病也可选用 NMDA 谷氨酸受体拮抗剂美金刚。美金刚对 NMDA 受体的阻断作用呈使用依赖性。对于中至重度阿尔茨海默病患者,美金刚可减慢临床恶化速度,目前尚不清楚这种效应是因其可能降低兴奋性毒性而达到的一种真正的疾病改善作用,还是药物的一种对症治疗作用。美金刚的不良反应通常轻微且可逆,可能包括头痛和眩晕。

五、亨廷顿舞蹈病

1.临床特点

亨廷顿舞蹈病是一种显性遗传性疾病,其特征是从中年开始逐渐出现运动不协调和认知能力下降。其发病隐袭,症状可表现为运动障碍,出现手足、躯干、面部和颈部的短暂、抽搐样运动(舞蹈症),也可表现为性格改变,或两者兼具。早期特点为精细运动不协调和快动眼运动障碍。偶可表现为舞蹈样运动不明显,而以运动徐缓和肌张力障碍为主。随着病情进展,不自主运动逐渐加重,出现构音障碍和吞咽困难,平衡能力受损。认知障碍一开始表现为智力处理过程缓慢,难以组织复杂任务。患者的记忆力会受影响,但很少丧失对家人、朋友以及突发状况的记忆。这类患者经常变得易怒、焦虑和抑郁,较少情况下也可出现妄想和幻觉。亨廷顿舞蹈病的预后无一例外是致命的,病程可历经 15~30 年,患者完全丧失能力,无法与人交流,需要全天候护理,死因一般为活动受限所致的并发症。

2.病理学和病理生理学

亨廷顿舞蹈病的特点是纹状体(尾状核/壳核)神经元明显缺失。这些结构依次出现萎缩,最早累及尾状核尾部,继之向前从背内侧核发展到腹外侧核。大脑的其他区域也会受到影响,尽管损伤轻得多。结果之一就是纹状体 GABA 浓度显著降低,而生长抑素和多巴胺浓度相对正常。大多数成年发病的病例,投射至 GPe(间接通路)的中等多棘神经元似比投射至 GPi 和 SNpr 的神经元(直接通路)更早受到影响。间接通路的这种不成比例的损伤增强了对新皮质的兴奋性刺激,从而产生不自主的舞蹈样运动。在某些个体,其主要临床特点为肌肉僵直而非舞蹈症,这尤其常见于青少年发病的病例。在这些病例中,刺激直接通路和间接通路的纹状体神经元的受损程度相当。

3.遗传学

亨廷顿舞蹈病是一种常染色体显性遗传病,有几乎完全的外显率。患者的第四号染色体短臂上含有多态性(CAG)$_n$ 三核苷酸重复序列,且此重复序列在所有亨廷顿舞蹈病患者中均显著扩展。这种三核苷酸重复序列就是引起亨廷顿舞蹈病的基因变异,三联体由正常范围(9~34 个)增至 40~100 个。其他一些神经退行性疾病也可因 CAG 重复序列的扩展引起,如遗传性脊髓小脑共济失调和 Kennedy 病(一种罕见的运动神经元遗传病)。三核苷酸重复序列的扩展导致亨廷顿舞蹈病临床和病理特征的机制尚不清楚。亨廷顿舞蹈病突变位于名为 IT15 的基因内,编码大小约 348kDa 的蛋白。编码谷氨酰胺的三核苷酸重复序列位于 IT15 的 5′末端,其后紧跟着第二个更短的编码脯氨酸的(CCG)$_n$ 重复序列。这种蛋白被命名为亨廷顿蛋白,它不同于其他任何一种已知蛋白,其正常功能尚未确定。亨廷顿基因广泛表达于全身,在脑、胰腺、肠、肌肉、肝、肾上腺和睾丸呈现高表达。大脑所有区域的神经元均表达相似水平的IT15 mRNA,尽管纹状体受累最严重。

4.亨廷顿舞蹈病的对症治疗

目前尚无治疗方法可延缓亨廷顿舞蹈病的进程,且许多药物因副作用而引起功能损害。出现抑郁、易怒、妄想、过度焦虑或精神错乱的患者需接受治疗。标准抗抑郁药可有效治疗抑郁症状,但需告诫患者药物有明显的抗胆碱作用,可能加重舞蹈症。氟西汀对症状性亨廷顿舞蹈病中的抑郁和易怒均有作用。卡马西平对抑郁也有效。妄想、幻觉和精神错乱常需抗精神病药治疗,但所需剂量一般低于原发性精神病的常用量。这些药物也会损害认知功能和运动能力,因此应使用尽可能低的剂量,并在精神症状得到纠正后停药。氯氮平、喹硫平或卡马西平治疗妄想和精神错乱可能更有效。

亨廷顿舞蹈病的运动障碍本质上对药物治疗的反应是十分有限的。对那些因大幅度舞蹈症引起频繁跌倒和受伤的患者,可试用 DA 耗竭药如丁苯那嗪和利血平,但需监测患者出现的低血压和抑郁反应。抗精神病药也可应用,但通常不能改善整体功能,因为它们会降低精细运动协调性,加重肌肉僵直。很多亨廷顿舞蹈病患者因焦虑或压力表现出不自主运动加重。在这种情况下,谨慎而明智地使用镇静药或抗焦虑药物苯二氮䓬类是大有裨益的。在以肌肉僵直而非舞蹈症表现为主的青少年发病者,DA 激动剂可不同程度地改善肌肉僵直。这些患者也偶可发生肌阵挛和惊厥,氯硝西泮、丙戊酸和其他抗惊厥药对此是有效的。

六、肌萎缩侧索硬化症

1.临床特点和病理学

肌萎缩侧索硬化症是脊髓腹角运动神经元及提供其传入冲动的皮质神经元疾病,其特征是快速进行性肌无力、肌萎缩和肌束颤动、痉挛、构音障碍、吞咽困难以及呼吸功能损害。感觉功能一般不被累及,认知能力、自主运动和眼球运动能力也不受影响。肌萎缩侧索硬化症通常是进行性和致命的,大部分患者于 2~3 年后死于呼吸功能损害和肺炎。肌萎缩侧索硬化症的病理学与其临床特点密切对应,表现为投射至横纹肌的脊髓和脑干运动神经元显著缺失(眼球运动神经元未受影响),也伴有运动皮质第 V 层大锥体运动神经元(下行皮质脊髓束的起点)的缺失。在家族性病例(FALS,约占 10%,常为常染色体显性遗传),Clarke 柱和背角有时受到累及。约 20% 的家族性病例存在超氧化物歧化酶 1 基因(SOD1)突变,大多数基因突变可引起疾病但不减弱酶发挥其主要功能的能力,该酶可分解代谢超氧自由基。超过 90% 的肌萎缩侧索硬化症病例与 SOD1 或其他任何已知基因的异常无关。散发性肌萎缩侧索硬化症运动神经元缺失的原因不明。

2.利鲁唑用于肌萎缩侧索硬化症的治疗

利鲁唑[RILUTEK,2-氨基-6-(三氟甲氧基)苯并噻唑]是目前唯一获批用于肌萎缩侧索硬化症治疗的药物,在中枢系统具有复杂的作用。利鲁唑口服可吸收,蛋白结合率高,在肝脏经 CYP 介导的羟化作用和糖基化作用广泛代谢,半衰期约 12h。体外实验证实利鲁唑可抑制谷氨酸释放,也可阻断突触后 NMDA 受体和 KA 谷氨酸受体,并可抑制电压依赖性钠通道。临床试验中利鲁唑对肌萎缩侧索硬化症患者的生存有着温和但确切的效果。其推荐剂量为每

12h50mg,餐前 1h 或餐后 2h 服用。利鲁唑的耐受性一般良好,虽然可能引起恶心或腹泻。极少数情况下,利鲁唑可能导致肝脏损伤,引起血清转氨酶升高,因此建议定期监测。尽管利鲁唑对肌萎缩侧索硬化症的作用较弱(生存时间平均延长约 60d),但对于其他药物都无法控制的疾病来说,它仍是一个重大的治疗进展。

3.肌萎缩侧索硬化症痉挛症状的治疗

痉挛是肌萎缩侧索硬化症的一个重要临床特点,常可引起严重疼痛和不适,并降低运动能力,且运动能力此前已因肌无力而受损。此外,痉挛是对现有治疗方法最敏感的肌萎缩侧索硬化症症状。痉挛被定义为肌张力增高,其特点是在关节处肢体被动活动时一开始阻力大,后又突然松弛(即所谓的折刀现象)。痉挛是到脊髓运动神经元的下行输入缺失的结果,其特征取决于哪条神经系统通路受累。运动的全部指令可在脊髓水平直接产生。通常,以谷氨酸为神经递质的锥体束受损明显而其他下行通路受到的影响相对较小,这导致深部腱反射亢进,精细运动协调性受损,腿部伸肌和手臂屈肌张力增高。

治疗痉挛最有效的药物是巴氯芬,它是一种 $GABA_B$ 受体激动剂。推荐的起始剂量为每天 5～10mg,必要时剂量可加大至每天 200mg。若出现肌无力,则必须减量。除口服给药外,采取外科手术植入泵和鞘内置管还可直接将巴氯芬注于脊髓周围。这种方法最大限度地降低了药物的不良反应,尤其是镇静作用,但同时带来了可能危及生命的中枢神经系统抑制的危险性,故只有经过鞘内慢性输注治疗训练的内科医生才可进行此操作。替扎尼定是一种中枢神经系统 α_2 受体激动剂,可减少肌肉痉挛,其作用被认为是通过增强运动神经元的突触前抑制而发挥的。替扎尼定在多发性硬化症或脑卒中后的痉挛治疗中应用最为广泛,但对肌萎缩侧索硬化症患者可能亦有效。

治疗的起始剂量较低,为 2～4mg,睡前服用,并逐渐加量。嗜睡、无力、眩晕等反应限制了其用量。苯二氮䓬类如氯硝西泮可有效控制痉挛,但对重症肌萎缩侧索硬化症可能有呼吸抑制作用。丹曲林,在美国获准用于肌痉挛的治疗,但因加重肌无力而不用于肌萎缩侧索硬化症。

第三节 治疗抑郁症与焦虑症的药物

情感障碍与焦虑症是一线临床医生面临的最常见的精神疾病。抑郁症包括一系列疾病,其严重程度从轻度、自限性到极端严重、致残、致死。抗精神病药、抗焦虑药、抗躁狂药和抗抑郁药作用于皮层、边缘系统、下丘脑和脑干结构,这些结构在调节觉醒、意识、情感和自主功能中起重要作用。无论引起精神障碍的基础病因是什么,对这些脑区进行生理性调节和药理学干预均可产生重要的行为学结果和临床疗效。由于大多数精神药物治疗缺乏诊断或症状特异性,降低了仅依靠药物的作用来发现具体的药物化学与特定疾病之间的关联。大部分严重精神疾病(除谵妄和痴呆)的发病机制与具体的生物学损害之间无确切联系,但我们仍可为精神病患者提供有效的药物治疗。过低估计心理和社会因素在精神疾病发生中的重要性,或忽视生物学治疗中的心理因素都是临床治疗的失误。

一、抑郁症与焦虑症的特点

抑郁症的显著特征是以情绪的显著低落和功能损害为临床的首发表现。抑郁症的临床表现与焦虑症有重叠,包括急性惊恐发作——广场恐惧症、严重的恐惧症、广泛性焦虑症、社交焦虑症、创伤后应激障碍和强迫症。严重的情感障碍可发生精神病,表现为思维与感知的错乱与妄想,通常与主要的情感表现相一致。相反,精神病患者可有继发性的情感改变。这些重叠可导致诊断与治疗的失误。情绪障碍和焦虑症是最常见的精神疾病,发病率在普通人群中约为 10%。

临床上的抑郁症必须与一些正常的悲痛、伤心、失望、烦躁及与疾病伴随的意志消沉相鉴别。抑郁症的诊断往往被忽略,得不到有效的治疗。抑郁症的特征是感觉强烈的悲伤和绝望,思维迟缓和注意力不集中,悲观,缺乏快感,自我否定,易怒和敌对情绪,也可出现躯体变化,特别是在一些严重的、致命的或"忧郁型"抑郁症患者。患者出现失眠或嗜睡,饮食行为变化,如厌食,体重下降或有时表现为贪食,乏力与性欲降低,正常昼夜节律及活动被打乱,活动、体温与许多内分泌功能表现为次昼夜节律。抑郁症中 10%~15% 的患者及双相精神障碍中 25% 的患者在一生中可出现自杀行为。抗抑郁药对抑郁症患者通常有效,电惊厥疗法对严重的或其他治疗无效的患者有效。电惊厥疗法对严重的急性抑郁症是最快速和最有效的方法,有时候对重度自杀倾向的患者也是一种抢救措施。治疗抑郁症的其他方式(如磁力刺激脑或电刺激迷走神经)的有效性尚未确定。决定是否使用抗抑郁药有赖于患者的临床表现及其严重程度、患者个人病史及家族史。抑郁症在男性的发生率约为 5%,女性约为 10%。

焦虑症可以是急性的和暂时的,但更常见的是反复发作的或持续性的。其症状包括情绪改变(害怕、恐惧或烦躁),思维异常(强迫、无理由的恐惧,或恐怖)或行为异常(逃避、强迫、假性神经症状或癔症转化症状,对想象的或加重的身体症状过度注意)。通过改善伴随的焦虑与抑郁情绪来促进更全面的治疗和恢复的药物对这些疾病是有益的。抗抑郁药和镇静-抗焦虑药是常见的治疗焦虑症药物。

1.抗抑郁药

大多数抗抑郁药作用于单胺类神经递质,特别是去甲肾上腺素(NE)和 5-羟色胺(5-HT)的代谢及其受体来发挥作用。

(1)药理学特性。

三环类抗抑郁药和其他去甲肾上腺素再摄取抑制药:抗抑郁药的药理学特性尚未完全了解,因为缺乏令人信服的有关情感障碍的精神生物学理论,对药物作用相应的解释也十分有限。丙米嗪样的三环类抗抑郁药的作用复杂且范围广,包括其本身的反应、对其作为 NE 神经元转运抑制药(摄取 1,通过 NET)的各种继发反应,对 5-HT 转运[通过 5-羟色胺转运体(SERT)]的不同程度抑制作用。结构中有仲胺侧链或叔胺环的 N-去甲基代谢物的三环类抗抑郁药是相对选择性的 NE 转运抑制药。大多数叔胺三环类抗抑郁药也能抑制 5-HT 的再摄取。曲米帕明因对单胺转运无明显抑制作用,因此与其他三环类抗抑郁药不同。

三环类和其他具有 NE 活性的抗抑郁药并不阻断多巴胺转运(通过 DAT),因此与中枢神经系统兴奋药不同,包括可卡因、哌甲酯、苯丙胺类。但它们通过抑制大脑皮质中多巴胺非特异性转运至 NE 能神经末梢,间接地增强多巴胺作用。三环类抗抑郁药也通过不确定的机制,

使 D_2 型多巴胺自身受体失活,其行为学作用尚不清楚。

三环类抗抑郁药与受体(如肾上腺素受体、毒蕈碱受体和 H_1 组胺受体)不同程度的结合。它们与肾上腺素受体的相互作用对突触间及突触附近增高的 NE 反应至关重要。大多数三环类抗抑郁药对 α_1 肾上腺素受体有中度的选择性亲和力,对 α_2 受体亲和力弱,对 β 受体无亲和力。α_1 受体包括抑制去甲肾上腺素能神经元生理活性的自身受体,这些神经元来自脑干蓝斑,上行分布于中脑、前脑的投射神经,也包括下行的投射至脊髓胆碱能节前神经,继而对外周自主神经节产生效应。自身受体机制降低 NE 合成,可能是通过 α_2 肾上腺素受体抑制腺苷酸环化酶,减少酪氨酸羟化酶的 cAMP-PKA 活化。激活自身受体也能抑制递质释放。

给予三环类抗抑郁药后可迅速产生 α_2 受体介导的突触前负反馈机制。三环类抗抑郁药通过限制突触获取 NE 而维持功能稳定。然而,反复给药后,α_2 受体的反应性逐渐消失,可能是由于增加内源性配体(NE)后的继发性受体脱敏,或是由于长期占领 NE 转运体而发生变构效应。在数天至数周的时间内,突触前产生和释放的 NE 可恢复甚至超过基础水平。但长时间治疗最终减少酪氨酸羟化酶和 NE 转运体的表达。

反复使用三环类抗抑郁药、某些选择性的 5-羟色胺再摄取抑制药(SSRI)和单胺氧化酶(MAO)抑制药治疗数周后,功能性突触后 β 肾上腺素受体密度逐渐下调。合用 5-HT 转运抑制药和三环类抗抑郁药可使这种 β 肾上腺素受体脱敏效应迅速出现。因为 β 受体阻断剂可诱发或加重易感人群的抑郁症状,因此 β 受体功能的减弱不太可能直接介导抗抑郁药治疗后的情绪改善作用。然而,5-羟色胺能神经元上缺乏 β 受体抑制作用可能增强 5-HT 的释放,从而间接地具有抗抑郁作用。

三环类抗抑郁药治疗后,突触后 α_1 肾上腺素受体最先被抑制,因此使许多三环类抗抑郁药用药早期出现低血压反应。治疗数周后,α_1 受体的作用仍存在,甚至对 NE 更敏感,临床上逐步出现改善情绪的效果。因此,在临床治疗有效的情况下,神经递质再摄取的失活持续被抑制,突触前 NE 的合成和释放恢复甚至超过基础水平,突触后的 α_1 肾上腺素受体机制仍然发挥作用。

三环类抗抑郁药的其他有益于抗抑郁作用发挥的神经药理学改变包括通过其他单胺能神经元兴奋性 α_1 "异受体",或脱敏抑制性 α_2 和 D_2 多巴胺自身受体,间接易化 5-HT(也可能是 DA)的神经传递。5-HT 和 DA 的激活依次引起 5-HT$_1$ 自身受体、突触后 5-HT$_2$ 受体下调,并可能导致多巴胺 D_2 自身受体和突触后 D_2 受体的下调。

长期使用三环类抗抑郁药的其他适应性改变包括对毒蕈碱型乙酰胆碱受体敏感性改变,γ-氨基丁酸(GABA$_B$)受体及 N-甲基-D-天冬氨酸(NMDA)受体减少。此外,一些细胞中 cAMP-PKA 通路激活,对 cAMP 反应元件结合蛋白(CREB)和脑源性神经营养因子(BDNF)产生影响。其他的改变可能是抗抑郁药的间接作用或反映了抑郁症的恢复,包括糖皮质激素释放及其受体敏感性的恢复,前列腺素和细胞因子生成以及淋巴细胞功能的改变。

三环类抗抑郁药的神经药理学并非简单地抑制转运介导的 NE 消除,尽管此作用是导致一系列重要的继发性效应的初始关键因素。

选择性 5-羟色胺再摄取抑制药(SSRI):相对于三环类抗抑郁药,这类抗抑郁和抗焦虑药的晚期和间接作用还不是很了解。然而,它们对去甲肾上腺素能和 5-羟色胺能系统的反应有相当多的相似之处。如同阻断 NE 再摄取的三环类抗抑郁药,SSRI 可迅速而持久阻断神经元的 5-HT 转运,从而引发复杂的继发性反应。5-HT 激活突触后 5-HT 受体的不同亚型,增加突触效应,可能与这类药物的不良反应有关,包括对胃肠道(恶心、呕吐)和性功能(高潮延迟或无法达到高潮)的影响。SSRI 激活 5-HT$_{2C}$ 受体有时引起焦虑不安或烦躁。

在 5-羟色胺能和去甲肾上腺素能神经元中很快出现负反馈机制以恢复自身稳定。在 5-HT 系统中,5-HT$_1$ 自身受体的几种亚型(1A 和 7 亚型位于缝隙细胞小体和树突,1D 型位于末梢)抑制脑干缝隙核的 5-羟色胺能神经元、抑制色氨酸羟化酶(可能通过降低磷酸化激活程度)和神经元释放 5-HT。反复应用可在数周内导致自身受体下调和脱敏(尤其是神经末梢的 5-HT 1D 受体亚型),伴随突触前活动增强及 5-HT 合成和释放。其他的继发性改变包括突触后 5-HT$_{2A}$ 逐渐下调,这可能是产生抗抑郁作用的机制,还可通过 5-羟色胺能异质性受体对去甲肾上腺素能和其他神经元的功能产生影响。许多其他类型的突触后 5-HT 受体可能保持介导增强 5-羟色胺能传递的作用,有助于药物产生改善情绪和抗焦虑作用。

SSRIs 反复使用也可导致复杂的迟发性适应反应,包括通过降低 5-HT$_{2A}$ 异质性受体的紧张性抑制作用,间接增强 NE 产量。最终产生与三环类抗抑郁药相似的细胞核和细胞水平的改变,包括神经元内 cAMP,激活/磷酸化或转录因子(如 CREB)增加,BDNF 的量增加。

其他影响单胺神经递质的药物:MAO 抑制药——反苯环丙胺,结构上与苯丙胺相似,但只对多巴胺转运有微弱作用。萘法唑酮是苯哌嗪类化合物,结构与曲唑酮相似,至少对 5-HT 转运有较弱的抑制作用,可能对 NE 转运也有较弱的影响。该药对 5-HT$_{2A}$ 受体有显著的直接拮抗作用,产生抗抑郁和抗焦虑作用。这两种药物均可抑制突触前 5-HT$_1$ 亚型自身受体,而增加 5-HT 释放,虽然它们也可能对突触后 5-HT$_1$ 受体有部分激动作用。曲唑酮也能阻断大脑 α$_1$ 肾上腺素受体和 H$_1$ 组胺受体,可能与其诱发阴茎异常勃起和镇静作用有关。

最后,非典型的抗抑郁药米塔扎平和米安色林在结构上与 5-HT 类似,对某些突触后 5-HT 受体具有较强的拮抗作用(如 5-HT$_{2A}$,5-HT$_{2C}$ 和 5-HT$_3$ 受体),也可逐渐使 5-HT$_{2A}$ 受体下调。米塔扎平可限制抑制性 α$_2$ 肾上腺素异质性受体对 5-羟色胺能神经元的作用,同时可限制抑制性 α$_2$ 自身受体和 5-HT$_{2A}$ 异质性受体对去甲肾上腺素能神经元的作用。这些效应可增加胺类的释放,有助于这些药物的抗抑郁作用。米塔扎平也是一个强效的 H$_1$ 组胺受体拮抗剂,因此具有相对的镇静作用。米安色林因其骨髓抑制作用而在美国禁用。

单胺氧化酶 MAO 抑制药:MAO 包含两个结构上相关联的含黄素的酶,被命名为 MAO-A 和 MAO-B,它们的氨基酸有 70% 同源,但由不同的基因编码。它们位于线粒体膜上,广泛分布于机体的神经末梢、肝脏、肠黏膜、血小板和其他器官上。在中枢神经系统内,MAO-A 主要表达在去甲肾上腺素能神经元上,而 MAO-B 表达在 5-羟色胺能和组胺能神经元上。MAO 的活性在功能上与醛还原酶和醛脱氢酶密切相关,这取决于其底物和组织的不同。

MAO 调节中枢神经系统和外周组织中儿茶酚胺,5-HT 和其他内源性胺类的代谢性降解。肝脏的 MAO 起重要的防御作用,能使胃肠道内被消化或产生并吸收进入门脉循环的单胺及其衍生物(如间接作用的拟交感酪胺)失活。MAO 抑制药通过对该酶的抑制,减少生物胺的代谢,使其浓度增加。MAO-A 主要使肾上腺素、NE 和 5-HT 脱氨基,能被氯吉兰选择性抑制,而 MAO-B 代谢苯乙胺,可被司来吉兰抑制。多巴胺和酪胺可被两种单胺氧化酶代谢,苯乙肼,反苯环丙胺和异卡波肼能抑制这两种同工酶。

选择性 MAO-A 抑制药在治疗抑郁症时通常较 MAO-B 抑制药更有效。MAO-B 抑制药司来吉兰被批准用于帕金森病的早期治疗,它通过增强退行性病变的黑质纹状体神经元中残存 DA 的作用,也可能降低 DA 氧化代谢活性产物或其他神经毒素造成的神经元损伤。司来吉兰也具有抗抑郁作用,尤其是当剂量高于 10mg 时,它也能抑制 MAO-A 的活性或产生苯丙胺样的代谢产物。某些短效的 MAO-A 选择性抑制药(如溴法罗明和吗氯贝胺)和托洛沙酮至少有中等程度的抗抑郁效果,与其他非选择性的 MAO 不可逆性抑制药相比,这些选择性 MAO 抑制药增强酪胺和其他非直接的拟交感胺的升压效应的作用要弱得多。

虽然 MAO 抑制药起效快,经常在数天内达到最大效应,但抗抑郁作用常在数周后产生,可能与 5-羟色胺和肾上腺素受体反射性下调有关。当机体血小板 MAO-B 活性抑制率达 85% 时,临床疗效较好,提示需要使用大剂量 MAO 抑制药以获得最大疗效。最后,虽然不可逆的 MAO 抑制药能长时间地抑制 MAO,但仍需每天服药来达到最佳疗效。

(2)吸收和生物利用度:大多数抗抑郁药口服吸收良好,萘法唑酮是个例外,其生物利用度仅约 20%。MAO 抑制药口服后易被吸收。大剂量强效抗胆碱能三环类抗抑郁药可降低胃肠动力和延长胃排空时间,导致药物吸收减慢或不规则,造成急性中毒时的处理亦相当困难。大多数三环类抗抑郁药血药浓度在数小时内达峰值。注射型的三环类抗抑郁药物在美国市场禁售。

(3)分布和血药浓度监测:三环类抗抑郁药一旦吸收分布广泛。它们属于相对亲脂类,能与血浆蛋白和组织成分紧密结合,表观分布容积高达 10~50L/kg。三环类抗抑郁药及其羟基代谢物易在心脏蓄积,增加其导致心脏毒性的危险性。除少数抗抑郁药(尤其是阿米替林、地昔帕明、丙米嗪和去甲替林)外,与临床疗效有关的抗抑郁药血药浓度尚未建立,特别是血药浓度接近 100~250ng/mL 时。当血药浓度超过 500ng/mL 时,三环类抗抑郁药可出现毒性反应,而当浓度达到 1μg/mL 时可导致死亡。由于个体差异,口服同一剂量三环类抗抑郁药的血药浓度可相差 10~30 倍,主要是由于肝脏细胞色素 P450 酶(CYPs)的遗传不同所致,但在抗抑郁药的常规临床使用中,实施治疗药物血药浓度的监测仍受限。

(4)药物代谢、半衰期和作用时间:三环类抗抑郁药被肝脏 CYP 氧化,然后与葡萄糖醛酸结合。羟基代谢产物常保留某些药理活性。环羟基代谢产物与葡萄糖醛酸结合后残余的生物活性则完全消失。某些三环类抗抑郁药的 N 端脱甲基代谢产物具有药理活性,在体内聚集的浓度可能达到或超过其母体药物浓度,产生各种药理作用。8-羟基代谢产物同样具有药理活性,包括拮抗 D_2 型多巴胺受体。阿莫沙平具有锥体外系副作用,如迟发性运动障碍,使人联想到与典型的神经安定药 N-甲基化后的同源药物洛沙平的不良反应相似。

与叔胺三环类抗抑郁药一样,SSRI 的 N-去甲基代谢产物的消除较慢,其中一部分具有药理活性。去甲氯米帕明具有去甲肾上腺素能活性。诺氟西汀是一个相当长效的 5-HT 转运抑制药(消除半衰期约 10d),需要数周来消除。诺氟西汀也可与其他药物竞争肝脏 CYP,从而增加其他药物包括三环类抗抑郁药的血药浓度。原药停药数天后仍有作用。去甲舍曲林的消除相对较慢(半衰期为 60~70h),但其药理作用及与其他药物间相互作用的危险性似乎有限。去甲萘法唑酮对萘法唑酮的生物活性或作用时间无影响。

　　大多数抗抑郁药在数天内失活和消除,但也有显著例外的。通常,仲胺三环类抗抑郁药和SSRIs的N-脱甲基衍生物消除半衰期是母体药的两倍。但大多数三环类抗抑郁药在7到10天内几乎完全消除,普罗替林是个例外(半衰期约80h)。大多数MAO抑制药作用长久,因从其作用中恢复需1～2周合成新的酶类。

　　另一个极端是短效的曲唑酮,萘法唑酮和文拉法辛,半衰期短(3～6h),文拉法辛的4-羟基活性代谢产物亦如此(半衰期约11h)。丁氨苯丙酮的半衰期约14h。因其快速的芳香环羟基化,萘法唑酮的半衰期非常短(约3h)。这些药物较短的半衰期意味着每天需多次给药。有些短效的抗抑郁药已被制成缓释制剂(特别是丁氨苯丙酮和文拉法辛),以减少给药次数,降低与情绪激动和胃肠道紊乱有关的副作用。

　　抗抑郁药在儿童的代谢与年轻人相比较快,而在年龄超过60岁的患者中代谢更慢。因此给药剂量需做相应的调整,有时儿童每天剂量与成人剂量相距甚远。

　　含肼类MAO抑制药可被分解为活性产物(如肼类),主要被乙酰化失活。大约一半的美国人和欧洲人(在亚洲和北极区人群中更多)用药后代谢产物属于肼类药物,包括苯乙肼的"慢乙酰化者",因此给予常规剂量的苯乙肼在有些患者可出现作用过强。

　　(5)与CYP的相互作用:大多数抗抑郁药的代谢有赖于肝脏CYP的活性。一般而言,CYP1A2和CYP2D6介导芳香羟化,CYP3A3/4介导抗抑郁药的N端脱烷基作用和N端氧化反应。某些抗抑郁药不仅是CYP的代谢底物,也能抑制其他药物的代谢消除,有时产生临床上明显的药物间相互作用,特别是抑制性相互作用;包括氟伏沙明抑制CYP1A2、氟西汀和氟伏沙明抑制CYP2C9,氟伏沙明抑制CYP1A2和CYP2C19,帕罗西汀、氟西汀和作用稍弱的舍曲林抑制CYP2D6,诺氟西汀抑制CYP3A4,氟伏沙明和萘法唑酮抑制CYP3A3/4。西酞普兰或S-西酞普兰和文拉法辛较少与CYP相互作用。阿托西汀对其他大多数药物的代谢影响较小,但某些SSRI以及帕罗西汀可抑制其消除。度洛西汀可抑制主要由CYP2D6代谢的药物,如地昔帕明的代谢,而其自身代谢被某些SSRI所抑制(如帕罗西汀)。药物相互作用具有潜在临床意义的包括氟伏沙明增加循环中氧化代谢的苯二氮䓬类、氯氮平、茶碱和华法林的血药浓度。舍曲林和氟西汀可增加苯二氮䓬类,氯氮平和华法林的水平。帕罗西汀增加氯氮平、茶碱和华法林的水平。氟西汀也能增强三环类抗抑郁药和部分治疗指数小的Ⅰc类抗心律失常药的作用(如普罗帕酮)。萘法唑酮可增强除劳拉西泮和奥沙西泮以外的苯二氮䓬类药物的作用。

　　(6)耐受性和躯体依赖性:随着三环类抗抑郁药的连续应用可出现对镇静和自主神经系统效应的耐受性,对开始使用SSRI时常出现的恶心症状亦可耐受。虽然SSRI较其他老药更易发生耐受性,但一些严重的复发性抑郁症患者长期使用不同种类抗抑郁药数月甚至数年仍然有效。有时,增加抗抑郁药的剂量或暂时添加锂剂或小剂量的抗精神病药可拮抗其疗效的减弱。为避免毒性反应和5-羟色胺综合征的出现(见以下的药物相互作用),采用上述治疗策略时尤应注意。

　　偶尔有患者突然停药时可出现对三环类抗抑郁药的躯体依赖性,尤其是大剂量应用时,表现为不适、寒战、鼻炎、肌肉疼痛和睡眠紊乱。突然停用SSRI,尤其是帕罗西汀和文拉法辛时,也会出现类似反应,同时伴有胃肠道及感觉系统症状(感觉异常)和易激惹。MAO抑制药的停药反应可能会很严重,在停药后24~72h发生,这些反应常见于反苯环丙胺和异卡波肼超过常用治疗剂量时,症状表现从恶心,呕吐,不适到梦魇,情绪激动,精神症状和惊厥。

使用阿米替林、丙米嗪、帕罗西汀出现停药反应,可能与其抑制增加的胆碱能活动有关,但5-羟色胺能机制可能参与SSRI的停药反应。部分症状有时会与临床抑郁症加重的症状相混淆。情绪激动或躁狂症状可见于突然停用三环类抗抑郁药。这种抗抑郁药停药的生理反应提示应该至少用1周或更长的时间来逐渐停用抗抑郁药。

某些精神药物的停药可能会增加疾病复发的危险,这比未治疗的自然病程更严重,这种危险可能持续存在数月。使用锂制剂治疗双相障碍时尤易发生这种现象,也可见于某些抗精神病药和抗抑郁药。长期用药后在至少数周内逐渐停药可减少这种危险性的发生。

(7)不良反应:三环类抗抑郁药通常产生自主神经系统的不良反应,部分与其相对较强的抗毒蕈碱作用有关,包括口干、口腔酸味或金属味、上腹不适、便秘、头昏、心动过速、心悸、视力模糊(视觉调节不良,发生青光眼的危险性增加)和尿潴留。心血管不良反应包括直立性低血压,窦性心动过速,心脏传导时间呈不同程度的延长,尤其高剂量时可能发生心律失常。

如果没有心脏疾病,丙米嗪样药物引起的主要不良反应是直立性低血压,可能与抗α₁肾上腺素受体有关。低血压较严重时引起患者跌倒及受伤。三环类药物中,去甲替林引起直立性低血压的危险性相对较小。急性心肌梗死,束支传导障碍,或复极减慢及使用抑制心脏功能药物(包括其他精神药物如硫利达嗪)的患者应避免使用三环类抗抑郁药。它们具有Ⅰ类抗心律失常药样的心脏抑制作用,这与其作用于快钠通道有关。当抑郁症及其相关的病情严重,但其他较安全的治疗无效,同时可提供适当的医疗措施时,轻度充血性心力衰竭和某些心律失常并非短期使用三环类抗抑郁药的绝对禁忌证。但新型的非三环类抗抑郁药——尤其是SSRI危险性较小,是心脏病患者的谨慎选择。电休克也可作为供选择的治疗方法之一。

三环类尤其是叔胺结构的抗抑郁药和米塔扎平会引起虚弱和疲劳,与其显著的中枢抗组胺作用有关。曲唑酮和萘法唑酮也有相对的镇静作用。其他中枢神经系统作用包括不同程度的精神错乱及谵妄,主要与三环类抗抑郁药的阿托品样作用有关。癫痫发作亦会发生,特别是安排他酮的日剂量超过450mg,马普替林超过250mg,或急性过量服用阿莫沙平或三环类抗抑郁药时。这些药物在相对高的剂量下,特别是合用抑制其代谢的SSRI时,大脑和心脏毒性的危险性增加。MAO抑制药可产生镇静作用或诱发兴奋性行为,直立性低血压的发生率高。

三环类抗抑郁药的其他毒性作用包括黄疸、白细胞减少和皮疹,但发生率很低。体重增加是大多数抗抑郁药常见的副作用,但SSRI较少发生该不良反应,安排他酮则罕见该不良反应,多汗也很常见。

通常新型抗抑郁药的副作用和毒性反应较少,或不良反应与老的三环类和MAO抑制药有所不同。作为一组药物,SSRI较易发生恶心、呕吐、头痛和性功能障碍,包括抑制男性射精和影响女性性高潮等。三环类抗抑郁药也可出现性功能障碍,但丁氨苯丙酮、萘法唑酮和米塔扎平较少发生。曲唑酮可使男性阴茎异常勃起,推测可能是由于其抗肾上腺素能作用。某些SSRI,特别是氟西汀可引起烦躁、坐立不安等类似于静坐不能的表现。安排他酮可作为兴奋药,引起情绪激动,食欲减退和失眠。SSRI的心血管副作用较老的抗抑郁药少见,但可引起心脏电生理改变。SSRI还可引起抗利尿激素分泌异常综合征和低钠血症。萘法唑酮可明显增加肝脏毒性,这使其在一些国家停用。这些作用也出现在三环类和 MAO 抑制药中,但 SSRI 的这些不良反应很少见。

在易感患者(特别是那些未确诊的双相抑郁患者),抗抑郁药具有诱发从抑郁到轻度躁狂或躁狂性兴奋,或混合性的烦躁-焦虑,躁狂-抑郁状态的危险性。在某种程度上这种作用是剂量相关的,且三环类抗抑郁药较使用 SSRI,安排他酮和 MAO 抑制药更易发生。新一代的镇静抗抑郁药,包括萘法唑酮和米塔扎平,引起躁狂的危险性相对较低,但是任何提升情绪的药物都有诱发躁狂的危险性。

生命周期中的安全性:大多数抗抑郁药在孕期通常是安全的。大多数抗抑郁药和锂制剂可从乳汁分泌小部分,它们对哺乳过程的安全性尚未确定。对于妊娠期和哺乳期的严重抑郁症患者,电休克治疗是一个相对安全和有效的治疗选择。

儿童更易发生严重情感障碍,因此越来越多的抗抑郁药物应用于儿童。儿童对大剂量三环类抗抑郁药的心脏毒性和致癫痫作用较为敏感。不慎或蓄意过量服用仅数百毫克的药物即可导致儿童死亡,有数例报道青春期前儿童服用地昔帕明出现不明原因的猝死。大部分儿童可通过有效的肝脏代谢清除机制来快速消除部分药物而相对得到保护。事实上,在儿童,地昔帕明要达到与成人相似的血药浓度需 5mg/kg 的剂量(在学龄儿童中更高),而成人只需 2~3mg/kg 的剂量。需要注意的是,众多实验表明,儿童使用三环类抗抑郁药的疗效并不比安慰剂好,除氟西汀和舍曲林外的新型 SSRI,其安全性需进一步评价。其他抗抑郁药的安全性很少在未成年人中评价。抗抑郁药对青少年更有效,它们对未确诊的双相障碍青少年患者有诱导儿童焦虑不安的危险。使用 SSRI 治疗的青少年有可能会增加自杀倾向,需要限制和谨慎使用。

老年患者服用三环类抗抑郁药常出现眩晕、直立性低血压、便秘、排尿延迟、水肿和震颤。这些患者可能更易耐受 SSRI 和其他新型抗抑郁药。老年患者的危险性更高,主要是由于他们对抗抑郁药的代谢清除减少和对药物的耐受能力降低。

急性过量的毒性作用:三环类抗抑郁药或 MAO 抑制药的急性中毒威胁生命,因新型抗抑郁药已广泛取代这些药物,其致命性已不常见。但新型抗抑郁药并未降低自杀的发生率。有报道,急性服用约 2g 丙米嗪可导致死亡,1g 以上的剂量或连续服用一周就可产生严重的毒性反应。如果患者严重抑郁,有自杀倾向,易冲动或有药物滥用史,应给予相对较安全的抗抑郁药并密切临床随访。如果应用具有致死倾向的药物,最好用小剂量、亚致死剂量来降低危险性。

三环类抗抑郁药急性中毒临床症状复杂:短暂兴奋和坐立不安,有时伴有肌阵挛,强直性阵挛发作或肌张力障碍,随后进入昏迷,通常伴有呼吸抑制、缺氧、反射抑制、体温降低和低血压。具有相对较强抗 M 胆碱受体作用的抗抑郁药常引起阿托品样扩瞳、皮肤潮红干燥、黏膜干燥、肠鸣音消失、尿潴留、心动过速或其他心律失常。三环类抗抑郁药中毒的患者须早期治疗,最好能进入重症监护病房治疗。活性炭灌胃有时有效,但透析和利尿治疗无效。昏迷在 1~3d 内逐步缓解,可能重新出现兴奋和谵妄。发生致死性心律失常的危险性至少持续数天,须严密观察病情。

过量服用三环类抗抑郁药所致的心脏毒性和低血压很难治疗。最常见的心脏毒性是窦性心动过速,这是由于其抗胆碱作用和减少 NE 摄取所致。虽然碱化/增加钠浓度的确切作用不明确,但静脉给予碳酸氢钠可改善低血压和心律失常。禁用强心苷类和Ⅰ类抗心律失常药物如奎尼丁,普鲁卡因胺和丙吡胺,但苯妥英和利多卡因可用于室性心律失常。如果 QT 间期延长导致尖端扭转型室性心动过速,可用镁、异丙肾上腺素和心房起搏治疗。对碱化无效的低血压可采用 NE 和静脉输液治疗。

MAO 抑制药过量中毒反应包括情绪激动,幻觉,反射亢进,发热和抽搐。低血压和高血压均可发生。这些毒性反应的治疗仍很棘手,保守治疗通常有效。

(8)药物相互作用:三环类抗抑郁药与血浆白蛋白的结合可与许多药物,如苯妥英、阿司匹林、氨基比林、东莨菪碱和吩噻嗪类发生竞争,从而降低三环类药物的血浆蛋白结合率。巴比妥类和许多抗惊厥药物(尤其是卡马西平)以及吸烟可诱导 CYP 而增加抗抑郁药的肝脏代谢。

相反,SSRI 与其他药物的代谢竞争能引起明显的药物相互作用。例如,合用 SSRI 和三环类抗抑郁药,三环类抗抑郁药的血清浓度可达到中毒水平。由于诺氟西汀的消除半衰期长,在停用氟西汀数天后这种药物间相互作用仍存在。某些 SSRI 是强效的肝脏 CYP 抑制药。文拉法辛、西酞普兰和舍曲林产生这种相互作用的危险性相对较低。显著的药物相互作用易出现在相对快的微粒体氧化酶系代谢型患者,包括儿童。

SSRI 与其他药物相互作用的例子包括增强主要通过下列酶系代谢的药物的作用:CYP1A2(如β肾上腺素受体拮抗剂,咖啡因,某些抗精神病药物和大多数三环类抗抑郁药),CYP2C9(卡马西平),CYP2C19(巴比妥类、丙米嗪、普萘洛尔和苯妥英),CYP2D6(β肾上腺素受体拮抗剂,某些抗精神病药和很多抗抑郁药)及 CYP3A3/4(苯二氮䓬类,卡马西平,许多抗抑郁药和某些抗生素)。

抗抑郁药增强酒精和其他镇静药物的作用。三环类抗抑郁药的抗胆碱能活性可增加抗帕金森病药,低效能抗精神病药(特别是氯氮平和硫利达嗪),或其他具有抗胆碱作用药物的抗胆碱活性,产生毒性作用。生物胺通常通过神经元再摄取从其作用部位被清除,三环类抗抑郁药与生物胺如 NE 发生相互作用并产生潜在的危险。然而,抑制 NE 转运的药物阻断胺类,如酪胺的间接作用,而酪胺必须被交感神经元摄取以释放 NE。三环类抗抑郁药可能通过类似的机制抑制肾上腺素能神经元阻断药,如胍那决尔的抗高血压作用。三环类抗抑郁药和曲唑酮也可阻断可乐定的中枢降压作用。

SSRI 及几乎所有的促进 5-HT 活性的药物均可与 MAO 抑制药(尤其是长效 MAO 制剂)相互作用产生危险的甚至致命的后果,被称作"5-羟色胺综合征"。5-羟色胺综合征最常见于接受两种或以上的 5-羟色胺能药物联合治疗的患者。MAO 抑制药除与 SSRI 合用外,与其他增加 5-HT 合成(如 L-色氨酸)或释放(如苯丙胺和可卡因)的药物,5-HT 激动剂(如丁螺环酮、双氢麦角碱和舒马普坦)或增加 5-HT 活性(如电惊厥治疗和锂制剂)的药物合用均可导致5-羟色胺综合征的发生。典型症状包括严重中毒前出现的静坐不能样坐立不安、肌肉抽搐和肌阵挛、反射亢进、多汗、阴茎勃起、寒战与震颤,最后导致癫痫发作和昏迷。如果诊断迅速并及时停药,这种反应通常都是自限性的。司来吉兰、吗氯贝胺、圣·约翰草提取物也有发生这种相互作用的危险性。

为避免药物毒性和减少 5-羟色胺综合征的发生,在更换抗抑郁药时应考虑药物作用时间

（如停用氟西汀5周内不能服用MAO抑制药,非选择性MAO抑制药与三环类抗抑郁药用药时间需间隔2～3周）。

MAO抑制药与间接升高血压的苯乙胺相互作用,可升高血压,需避免与其他药物合用,如含有间接拟交感作用的非处方抗感冒药。高血压可导致致命的颅内出血。头痛十分常见,高血压发作常伴有发热,禁用哌替啶治疗这类患者的头痛(被证实是致命的),当患者服用MAO抑制药后出现严重的搏动性头痛或头部压迫感,应立即测量血压。

2.情感障碍的药物治疗

情绪异常(情感障碍)很常见,严重程度包括相当广的范围,从正常的悲伤反应及情绪低下到严重的致残性精神病和可能致死的忧郁症。需住院治疗的严重情感障碍患者终生都可能有自杀倾向,发生率为10%～15%,较轻的门诊患者的自杀发生率为3%～5%。大约30%～40%的抑郁症患者得到诊断,得到适当治疗的患者比例更小。并非所有类型的悲伤和苦恼都是药物治疗的指征,甚至严重的情感障碍随时间(通常数月)有较高的自然缓解率。抗抑郁药通常只用于更严重的有可能致残的抑郁症。中等严重程度的"内源性"或"忧郁型"为特征而无精神病特征的患者通常可获得最理想的疗效。抗抑郁药对成人严重抑郁症有显著疗效,但治疗情感障碍的许多药物一直都有缺点。

抗抑郁药的主要问题是因为研究中诊断为抑郁症的患者对安慰剂的反应率高达30%～40%,因此很难在临床表现中证明活性药物和安慰剂的区别。

儿科学研究通常不能证实抗抑郁药,尤其是老的抗抑郁药和大部分SSRI,比安慰剂更有效,三环类抗抑郁药在儿童中的应用前景不确定。最后,这类药物的临床剂量-效应和剂量-危险性关系的研究证据有限。尽管缺乏一致的和令人信服的疗效,但新型抗抑郁药因其相对安全,已广泛取代三环类抗抑郁药,作为一线药物用于儿童、青少年和老年人。

虽然它们通常是分次使用,但因大多数抗抑郁药半衰期相对较长和可耐受浓度的范围较宽,分次剂量可转换为每天单剂量。三环类抗抑郁药的单剂量等同于150mg丙米嗪时是最安全的。

三环类和选择性5-羟色胺再摄取抑制药:SSRI和其他非典型的新型药物现已被广泛用作首选药物,特别是对有其他疾病或自杀倾向的患者,以及老年人和年轻人。MAO抑制药通常用于对至少一种新型药物和标准的三环类抗抑郁药无效的患者,单独应用MAO或与锂剂或低剂量碘塞罗宁合用以增强整体疗效。一些抗胆碱作用较弱的仲胺三环类抗抑郁药,尤其是去甲替林和地昔帕明,特别是中等剂量分次给药,可作为老年人和合并其他疾病患者的替代药物或二线药物。严重的、长期的、致残的、有精神病的、有自杀倾向的,或双相抑郁症患者需给予及时和积极的药物治疗。

MAO抑制药:MAO抑制药适应证有限,且必须权衡它们潜在的毒性及其与其他药物间复杂的相互作用。因此,MAO抑制药通常被认为是治疗严重抑郁症的最后选择。但当某些标准的抗抑郁药不能取得满意疗效,且不能使用电休克治疗时,有时会选用MAO抑制药。另外,MAO抑制药除用于典型的严重抑郁症外,还可用于治疗恐怖症和焦虑症,或惊恐和焦虑,以及慢性精神抑郁。但丙米嗪类药物或SSRI也可产生相似的疗效。

双相抑郁症:安全有效地治疗双相抑郁症是临床上面临的难度很大的挑战。双相障碍的患者常在伴混合性烦躁不安——激惹情绪时被误诊,而后被给予不恰当的抗抑郁药治疗且未给予情绪稳定剂以防止病情恶化为情绪激动或躁狂。因此,对躁狂、混合性的及情绪压抑状态下的双相障碍患者最好采用锂剂或其他具有情绪稳定作用的药物,特别是抗惊厥药拉莫三嗪可作为首选药。抗抑郁药可谨慎地用于治疗双相抑郁,但抗抑郁药与情绪稳定剂长期合用的疗效和安全性尚未证实。SSRI 与非典型抗精神病药合用被美国 FDA 批准用于治疗与双相障碍有关的抑郁发作。

治疗时间:抑郁症的自然病程(无论是单相抑郁或是双相障碍的抑郁相)在每次发作后 6～12 个月内趋于自然缓解。但有效的抗抑郁药停药后至少数月内复发率很高,6 个月复发率约为 50%,1 年复发率为 65%～70%,停药后 3 年复发率上升至 85%。为降低复发的危险性,最好在临床症状缓解后继续抗抑郁治疗 6 个月以上。尽管因患者的耐受性和接受性需灵活的调整剂量,仍建议连续应用初始治疗剂量。

许多抑郁症患者都会经历疾病的复发过程,但症状和致残程度较大发作轻,因此,长时间维持治疗有助于减少复发的危险性。相对高剂量的丙米嗪治疗 5 年后,早期减量可导致较高的复发率。抗抑郁药与锂剂长期合用可减少复发危险。新型抗抑郁药使用一年以上对复发性抑郁症的疗效尚未得到很好的评价,而且量效关系的资料十分有限。抗抑郁药无限期的维持治疗与否取决于患者严重的甚至是致命的反复发作病史,通常老年患者复发的危险性及影响都更严重。因抗抑郁药和锂剂的迅速停药或剂量锐减可导致疾病的过早复发,因此应逐渐减量,且维持治疗准备停止时,建议在数周内非常缓慢地减量并进行密切的临床随访,在急性发作恢复后甚至是数月后停用维持剂量时采用此治疗方法。

二、焦虑症的药物治疗

焦虑是很多精神疾病的症状,且是许多内科及外科疾病不可避免的组成部分。焦虑症状常与抑郁症状相伴,尤其是精神抑郁症(慢性中等程度的抑郁)、恐惧症、广场恐怖症和其他特殊的恐怖症,强迫症,饮食异常及许多人格障碍。有时很难发现可治疗的原发性疾病,或者如果原发性疾病被发现且治疗时,同时治疗焦虑症或许是有益的。在这些情况下,常适当应用一些抗焦虑药。

目前苯二氮䓬类和 SSRI 是临床最常用的治疗焦虑症的药物。虽然苯二氮䓬类药有时用于伴有抑郁症状的焦虑症患者,但这些药物对改变严重抑郁症患者主要特征的有效性尚未得到证实。

对苯二氮䓬类药治疗反应最好的是那些对其他疾病或精神疾病产生相对急性的焦虑患者,这些患者原发性病变或原发性焦虑可治疗。然而,这类患者对安慰剂反应率亦较高,且易出现自发的缓解。抗焦虑药也用于一些更加持久或复发性的焦虑性疾患的治疗。对强效苯二氮䓬类药长期治疗有持续或复发症状的焦虑尚存在争议。尽管临床疗效至少持续数月,但一方面来说,长期使用苯二氮䓬类产生耐受性后无法区别其疗效是否为非特异性的"安慰剂"作用;另一方面对于预防相应的停药反应性焦虑方面的作用程度尚不清楚。

抗组胺药羟嗪是有效的抗焦虑药,抗焦虑剂量需达到较高的显著镇静作用的剂量(约 400mg/d)。普萘洛尔和美托洛尔是可进入中枢神经系统的亲脂性 β 肾上腺素受体阻断剂,能减少特殊情况或社交恐惧症患者伴随的自主神经症状(神经过敏和肌肉震颤),但对广泛性焦虑症或惊恐性障碍无效。与此相似的是其他肾上腺素受体阻断剂,包括可乐定,虽能改善焦虑时的自主神经功能,但尚未证明其对严重焦虑症的临床疗效。

氮杂螺酮类[如丁螺环酮(BUSPAR)]治疗焦虑症或中等程度的普通焦虑有效。氮杂螺酮类的抗多巴胺能作用在体内有限,不会引起临床上锥体外系副反应,且不与苯二氮䓬类药竞争结合位点,不加强 GABA 的作用,不属于抗惊厥药(甚至可能略降低癫痫发作的阈值),不产生耐药性或停药反应,与苯二氮䓬类或其他镇静药无交叉耐药性。丁螺环酮及数种实验用类似物(如吉哌隆、伊沙匹隆、替螺酮)对 5-HTIα 受体具有选择性的亲和力,似乎为部分激动剂。丁螺环酮对严重焦虑伴惊恐发作的患者无效。服用丁螺环酮患者的自杀危险率非常低。

药物的其他临床应用:各种抗抑郁药广泛用于在心理生物学上与情绪障碍无关的其他疾病。目前临床应用包括睡前给予小剂量(如 25mg)三环类抗抑郁药,包括丙米嗪和去甲替林,通过不确定的机制快速但短暂地抑制儿童和老年患者遗尿症,度洛西汀对压迫性尿失禁亦有效。抗抑郁药在儿童和成人注意缺陷/多动症中的应用日益增加,其中丙米嗪,地昔帕明和去甲替林似乎有效,甚至对兴奋药(如哌甲酯)疗效差或不能耐受的患者仍有效。新型的 NE 选择性再摄取抑制药亦可用于这些疾病。阿托西汀被批准用于治疗这些疾病。有关 SSRI 能否用于治疗这些疾病尚未确定,丁螺环酮虽与兴奋药相似,但似乎疗效有限。

抗抑郁药较兴奋药更易持久的改善注意缺陷(多动症)的症状,不会产生与兴奋药相关的抽搐或其他异常运动。实际上,地昔帕明和去甲替林可有效地治疗与使用兴奋药有关的或注意缺陷障碍和抽动秽语综合征患者的抽搐。抗抑郁药也是治疗严重焦虑症的首选药,包括恐怖性障碍伴广场恐怖、一般焦虑症、社交恐怖症和强制性障碍,以及伴有焦虑障碍的抑郁疾病。抗抑郁药,尤其是 SSRI 也被用于治疗创伤后应激障碍,该疾病以焦虑,惊恐,对创伤事件的痛苦记忆和睡眠紊乱为特征。最初,焦虑患者对非镇静的抗抑郁药不易耐受,需缓慢增加剂量。如同其治疗严重抑郁症一样,它们对焦虑症的疗效会延迟数周。

对于惊恐性障碍,三环类抗抑郁药和 MAO 抑制药及高效能的苯二氮䓬类药(特别是阿普唑仑、氯硝西泮和劳拉西泮),能有效阻断恐惧本身的自主神经表现,从而促进复杂的恢复过程。丙米嗪和苯乙肼是研究较多的治疗恐惧症的抗抑郁药。SSRI 也可能有效,但 β 肾上腺素受体阻断剂,丁螺环酮和低效能的苯二氮䓬类药通常无效,而丁螺环酮还可加重焦虑。

SSRI 可用于治疗强制性障碍和冲动性情绪失控或强迫性迷恋(如强迫性赌博、拔毛癖、贪食症,但通常无神经性厌食症和躯体变形障碍)。尽管疗效有限,但 SSRI 为这些慢性的、有时致残的疾病提供了一种重要的治疗,可通过行为学治疗极大地提高药物对这些疾病治疗的有效性。

三环类抗抑郁药、MAO 抑制药或 SSRI,对多种心身疾病部分有效,这些疾病属于慢性疼痛疾病,包括糖尿病和其他外周神经性综合征(叔胺三环类抗抑郁药可能优于氟西汀,度洛西汀和文拉法辛也可能有效);纤维肌痛、胃溃疡和肠易激综合征、更年期潮热、慢性疲劳、猝倒、抽搐、偏头痛、睡眠呼吸暂停。这些疾病可能与情绪或焦虑疾患存在某些精神生物学上的联系。

第四节 治疗精神病和躁狂症的药物

一、治疗精神病的药物

精神失常包括精神分裂症、双相精神障碍(躁狂-抑郁)的躁狂相、急性自发性精神病和其他具有严重兴奋激动症状的精神病。其主要表现为思维紊乱,通常伴有妄想和幻觉。某些药物可用于对症治疗。在治疗具有精神病特征的严重抑郁症时,抗精神失常药物被作为电惊厥疗法(ECT)外的另一可供选择的方法,有时也用于伴谵妄或痴呆症状,或其他药物[如兴奋剂或左旋多巴(L-DOPA)]诱导的精神疾病的治疗。

神经安定药通常指在实验及临床中有多巴胺(DA)D_2受体拮抗作用,并伴锥体外系反应,且增加催乳素释放的一类药物。非典型抗精神病药是指那些引起锥体外系不良反应风险较低的药物。虽然抗精神病药对内科和精神病治疗具有革命性的有益影响,但它们的缺陷也是不容回避的,尤其是老的典型药物或神经安定药。新型抗精神病药属于非典型药物,引起锥体外系副作用的危险率低,但这些药物仍有不良反应,包括低血压、癫痫、体重增加、2 型糖尿病以及增加高脂血症的危险性。

精神病是最严重的精神失常,不仅有明显的行为损害,并伴有思维不连贯、理解障碍或不能认识这些异常表现。这些常见精神病(影响特定年龄约 1%的人群)的典型症状包括错误的信念(妄想)和感觉异常(幻觉)。虽然遗传、神经发育、环境因素可能参与其中,但其病因学基础仍未知。这类疾病的典型症状包括精神分裂症、短暂的精神病和妄想。重度情绪障碍,尤其是躁狂症和严重的忧郁型抑郁症患者也可出现精神病症状。精神病特征包括思维混乱(推断来自不合逻辑或者高度异常的交流),伴有精神分裂或不合理的行为,以及不同程度的情绪改变,包括从情绪激动到严重的情绪退缩。原发性精神病的特征为长期的思维紊乱和情绪退缩,并伴妄想和幻听,称为精神分裂症。亦会出现与精神分裂症或严重情感障碍关系不确定的急性和复发的自发性精神病。妄想性精神障碍或偏执狂的特点是或多或少有妄想表现。

抗精神病药的作用不仅限于精神分裂症,也可用于术后谵妄,安非他明中毒,妄想症,躁狂症,精神病性抑郁症,阿尔茨海默病的情绪激动等各种疾病,尤其对严重的抑郁症和其他以严重混乱或精神激动为特征的精神疾病有效。

1.三环类抗精神病药

多种吩噻嗪类抗精神病药及与之化学结构相关的药物在世界范围内广泛应用。其他吩噻嗪类药物的应用是基于其镇吐、抗组胺和抗胆碱作用。

(1)药理学特性:抗精神病药具有许多相似的药理学特性和临床应用。氯丙嗪和氟哌啶醇通常被作为老一代经典的神经安定药的典型。许多抗精神病药,尤其是氯丙嗪和其他低效能药物具有显著的镇静作用,在治疗早期尤其明显,尽管患者对这种作用有耐受性,但将其用于治疗高度激动的精神病患者仍有效。尽管它们有镇静作用,神经安定药通常不用于治疗焦虑疾患或失眠,主要是由于其自主神经系统不良反应,可能自相矛盾地包括严重焦虑和坐立不安(静坐不能)。锥体外系不良反应,包括长期给予神经安定药后迟发型运动障碍的危险性使其不适于作为治疗焦虑疾患的选择用药。

神经安定药是指氯丙嗪和利舍平在实验动物及精神失常患者行为方面的作用,并将它们的作用和镇静药、其他中枢神经系统(CNS)抑制药的作用进行对照。神经安定药综合征包括对自发运动和复杂行为的抑制,但脊髓反射和非条件的疼痛回避行为依然完好。神经安定药降低人的主动性和对周围事物的兴趣,并能减少情绪的表露。在这类药物独特的抗精神病和抗躁狂作用被认识之前,它们的这些作用曾被认为是"镇静剂"作用。在临床上,神经安定药使患者出现嗜睡,对外部刺激的反应变得迟钝,但患者易被唤醒,并可回答问题,其认知能力保持完整。常规剂量不会发生共济失调,协调不能或构音障碍。一般情况下,精神病患者用药后兴奋躁动状态改善,孤独症患者用药后有时能增加对外界刺激的反应和交流,攻击性和冲动行为减少。幻觉,妄想,思维分裂或思维不连贯等精神病症状逐渐(通常数天)缓解。神经安定药也会产生特征性的神经学效应,包括运动徐缓,轻度强直,震颤和主观性坐立不安(静坐不能),这些症状与帕金森病的表现相似。

虽然在早期使用神经安定药这个术语时已包括上面提及的所有独特的综合病症,并仍作为抗精神病药的同义词使用,但现在更加强调综合病症中神经病学方面的作用(如帕金森综合征和其他锥体外系反应)。除氯氮平、阿立哌唑、喹硫平、齐拉西酮及小剂量的奥氮平和利培酮外,美国市场的抗精神病药对运动和姿势都有影响,因此被称为神经安定药。然而,现代的非典型抗精神病药的锥体外系作用较少,使抗精神病药这个更广义的术语更为合适。

a.行为学效应:动物行为学模型的大量研究可预测抗精神病药的作用或潜在不良反应。虽然它们被广泛应用,但这些研究并未给临床上抗精神病药的使用提供重要基础。

b.抗精神病药的锥体外系反应:通过评价动物模型中大鼠强直性木僵(指使实验动物保持持续的不正常姿势)或猴子肌张力障碍,可很好地模拟抗精神病药的急性不良反应。抗精神病药的迟发性运动障碍在动物模型上表现为大鼠空嚼运动的发展。

大多数抗精神病药的特殊不良反应是坐立不安,称为静坐不能,但不易通过动物行为实验模仿。实验动物用经典的抗精神病药出现木僵,与某些精神病患者的紧张症,以及影响CNS的各种代谢和神经障碍相似。抗精神病药有时可缓解患者的全身僵直及其他精神疾病特征。但给予大剂量的传统神经安定药可引起强直和运动徐缓,与紧张症相似,停药或给予胆碱受体拮抗剂——抗帕金森病药可逆转。

c.对认知功能的影响:精神分裂症患者的多种认知功能,包括听觉和注意力,空间组织,语言学习,语义和语言记忆,以及执行力受损,这是导致患者丧失社会和职业能力的主要原因。具有强效 D_2 受体拮抗作用的神经安定药对这些认知功能的改善有限。一些具有混合的 $D_2/5\text{-}HT_{2A}$ 活性的非典型抗精神病药(包括氯氮平、喹硫平、奥氮平、利培酮)和 D_2 受体部分激动剂阿立哌唑似乎可改善精神病患者的认知功能。但慢性精神病患者用这些药物进行长期维持治疗是否可获得长期的社会和职业能力尚未证实。

d.对睡眠的影响:抗精神病药对睡眠方式会有不同的影响,但都有利于精神病患者和躁狂症患者的睡眠紊乱趋于正常。它能延长并增强阿片类药物和催眠药的作用,似乎与其镇静作用相关,而与神经安定作用无关,因此强效的,缺乏镇静作用的抗精神病药不能增强睡眠。

e.对神经系统特殊区域的影响:抗精神病药影响 CNS 的各个水平。尽管对抗精神病药潜在功能和安定药多种神经效应的认识还不完整,但已发现这些药物可拮抗 DA 这种神经递质在前脑基底神经节和边缘部分发挥功能。虽然基于此的各种理论得到大量数据的证实,但我们需根据已知的抗多巴胺能作用,重新考虑抗精神病药的选择。

大脑皮质:由于精神病伴有思维过程的错乱,因此抗精神病药对皮质的影响值得关注。抗精神病药与多巴胺能突触在大脑皮质的前额及深颞(边缘的)区域相互作用,由 DA 代谢引起的适应性改变使该区域的多巴胺受体相对缺乏,这可能暗示了对神经安定药产生耐受的原因。

惊厥发作阈值许多神经安定药能降低惊厥发作的阈值,并能诱导与癫痫发作有关的脑电图(EEG)放电模式。效能较低的氯氮平,奥氮平和脂肪胺类吩噻嗪类(如氯丙嗪)尤易引起该效应,而效能较高的哌嗪类吩噻嗪化合物和硫杂蒽类(特别是氟奋乃静和替沃噻吨),利培酮和喹硫平似乎无此作用。丁酰苯类和吗茚酮在致癫痫发作效应上具有可变性和不可预测的特点。氯氮平具有明显的剂量依赖性诱导非癫痫患者癫痫发作的危险性。抗精神病药物,尤其是氯氮平、奥氮平和低效能的吩噻嗪类和硫杂蒽类,在用于未经治疗的癫痫患者和正戒除 CNS 抑制药,如酒精、巴比妥类或苯二氮䓬类患者时,需极为谨慎。大多数抗精神病药,尤其是哌嗪类和新一代的非典型药物阿立哌唑,喹硫平,利培酮和齐拉西酮,只要在使用中能逐步达到合适的剂量并维持抗惊厥药的辅助治疗,就可安全地用于癫痫患者。

基底神经节:因大多数抗精神病药的锥体外系反应显著,因而这些药物在基底神经节,尤其在尾状核,壳核,苍白球,联体核上的作用受到越来越多的关注,这些部位在控制运动时的姿态和锥体外系方面起着至关重要的作用。该区域 DA 缺乏在整个帕金森病的发病机制中起关键作用,而神经安定药是有效的 DA 受体拮抗剂,且帕金森病的临床表现和神经安定药引起的神经反应有惊人的相似,所有这些都将注意力投向了某些神经安定药引起锥体外系反应时多巴胺能活性降低的作用。

拮抗 DA 介导的突触传递是许多抗精神病药的重要作用。因此,神经安定药(但不是其无活性的同源物)首先会增加 DA 代谢物的产率,提高酪氨酸前体生成 L-二羟基苯丙氨酸(左旋多巴,L-DOPA)及其代谢物的转换率,提高中脑区含 DA 细胞的放电率。这些作用通常被解释为神经元系统适应性反应的表现,它们往往会在前脑的多巴胺能末梢减轻损伤性突触传递的影响。

支持上述观点的资料有:全身使用或大脑注射多巴胺激动剂产生的行为学或神经内分泌效应可被小剂量的神经安定药所阻滞。例如,阿扑吗啡能引起大鼠呆板的啃咬行为和生长激素释放。许多抗精神病药也能阻断 DA 敏感的腺苷酸环化酶激动剂的活性,该酶与前脑组织 D_1/D_5 多巴胺受体相偶联。氯氮平和喹硫平等非典型的抗精神病药在这类实验中的亲和力较低或是效应微弱。虽然抗精神病药的起始效应是增加 DA 能神经元放电和代谢活动,但该效应最终由于其活性降低而改变("去极化失活"),尤其是在锥体外系的基底神经节。帕金森病患者使用神经安定药后运动徐缓症状会逐步加重,相应的会出现神经元适应性改变。

大多数抗精神病药物的临床疗效评价与它们在体外抑制放射性配体和 D_2 受体结合的相对效能有关。所有在临床上有效的抗精神病药(除氯氮平和喹硫平)几乎都与 D_2 受体有很高或中等程度的亲和力。虽然一些抗精神病药(特别是硫杂蒽类,吩噻嗪类和氯氮平)与 D_1 受体的亲和力相对较高,但它们也能阻断 D_2 受体和包括 D_3 和 D_4 亚型的 D_2 类受体。丁酰苯类及其同源物(如氟哌啶醇,匹莫齐特,N-甲基螺哌隆)和实验性的苯酰胺类神经安定药是选择性的 D_2 和 D_3 受体拮抗剂,具有高或低的 D_4 受体亲和力。

许多其他的抗精神病药是 α_1 肾上腺素受体拮抗剂,该作用与其镇静和低血压的副作用有关,或者是其精神效应的基础。很多抗精神病药(阿立哌唑、氯氮平、奥氮平、喹硫平、利培酮和齐拉西酮)也与前脑5-HT_{2A}受体有亲和力。与多种 CNS 受体(包括毒蕈碱和 H_1 组胺受体)有中等程度的混合亲和力可解释非典型抗精神病药氯氮平和其他新型的非典型抗精神病药药理作用不同的原因。

边缘系统:从中脑发出的多巴胺能突触终止于隔核,嗅结节和基底前脑,杏仁核和大脑颞叶与前额叶及海马内的其他结构。由于 DA 假说的出现,中脑边缘及中脑皮质系统已引起广泛的关注,它们被认为是上述药物抗精神病效应可能的介导位点。许多年来,对精神分裂症等自发性精神病的病理生理学推测主要集中在边缘系统。

抗精神病药已明确的重要作用在锥体外系和边缘系统是相似的,然而各种抗精神病药在锥体外系和抗精神病效应上存在多方面的差异:有些神经安定药引起的急性锥体外系症状易随时间或同时服用抗胆碱药而逐步减轻或消失,而抗精神病的效应则不同。另外,前脑的多巴胺能系统在功能和对药物反应的生理调节上存在差异:抗胆碱药能在基底神经节处阻滞由神经安定药诱导的 DA 循环的增加,但其不能在含多巴胺能终端产物的边缘区域阻滞该循环的发生。抗精神病药增加 DA 代谢,由此产生的耐受作用在皮质和边缘区域不如锥体外系明显。

基底神经节和边缘系统的新型多巴胺受体已发现 D_3 和 D_4 受体优先表达在边缘区域,这一发现推动了进一步确定能选择性作用于这些受体的药物,此类药物不仅有抗精神病效应,且不易引起锥体外系副作用。氯氮平对多巴胺 D_4 受体的选择性较其他 DA 受体亚型高。D_4 受体主要在皮质和边缘脑区相对低表达,反复给予大多数典型和非典型的抗精神病药可上调 D_4 受体。这些受体有助于临床抗精神病作用,但 D_4 选择性或混合型 D_4/5-HT_{2A} 拮抗剂无治疗精神病的作用。

D_3 受体不可能在抗精神病药发挥效应时起关键性作用,这可能是因为它们与内源性 DA 有强的亲和力,从而阻止了它们与抗精神病药的相互作用。脑内 D_3 受体的精细和非典型的功能活性,表明 D_3 受体激动剂而非拮抗剂可能具有精神药物效应,特别是拮抗刺激-奖赏和依赖性行为。

下丘脑及内分泌系统:抗精神病药通过作用于下丘脑或垂体影响内分泌系统,包括其抗多巴胺能作用。多数传统的抗精神病药,利舍平和利培酮可能通过阻断结节漏斗部多巴胺神经元的垂体作用,来增加催乳素分泌。这些神经元从下丘脑弓状核投射到正中隆起,正中隆起分泌的 DA 进入垂体门脉系统,作用于垂体前叶。垂体前叶的垂体催乳素细胞 D_2 受体介导 DA 的抑制催乳素分泌的作用。

多种类型抗精神病药改善行为学的能力与刺激催乳素分泌相关。阿立哌唑、氯氮平、奥氮平、喹硫平、齐拉西酮是例外,它们对催乳素产生低或短暂的效应,奥氮平仅使催乳素少量而瞬时的增加。利培酮有异常强的升高催乳素效应,即使在不引起锥体外系反应的剂量下也会出现。神经安定药往往产生促催乳素分泌的效应,剂量小于产生抗精神病作用的剂量,这可能反映它们是在垂体前叶血脑屏障外产生作用,或是因为其对垂体和大脑 D_2 受体的调节作用不同。机体几乎不产生对抗精神病药引起的催乳素分泌的耐受，这与相对缺乏垂体 D_2 受体的上调或下调，以及对 DA 部分激动剂的相对敏感性有关。当停用抗精神病药后，高催乳素血症效应可迅速逆转，这种效应可能会引起溢乳。某些抗精神病药减少促性腺激素和性激素的分泌，这可能是由于高催乳素血症的效应，引起妇女闭经和男性性功能障碍或不育。

抗精神病药可通过下丘脑引起其他自主效应，如影响机体对体温的调节能力。氯氮平可引起机体体温升高，易在临床上引起混淆。对体温调节和心血管呼吸功能的中枢作用可能与神经阻滞药恶性综合征的特征有关。

脑干：抗精神病药的临床使用剂量一般很少影响呼吸。但某些抗精神病药能抑制下丘脑或脑干调节的血管舒缩反射，引起低血压，尤其多见于传统的低效能抗精神病药和利培酮。即使在急性服用超大剂量药物引起自杀的案例中，抗精神病药通常也不会引起危及生命的昏迷或抑制机体的重要机能。

催吐化学感受区：大部分抗精神病药能拮抗阿扑吗啡和特定的麦角生物碱引起的恶心和呕吐反应，与其对髓质催吐化学感受区（CTZ）的中央区多巴胺受体相互作用有关。大多数神经安定药在小剂量时即可产生止吐作用，这与急性超剂量服用多种药物的中毒有关。药物或其他刺激通过作用于结状神经节或胃肠道引起的呕吐不能被抗精神病药拮抗，但是强效的哌嗪和丁酰苯类有时能有效地拮抗由前庭刺激引起的恶心。

自主神经系统：抗精神病药具有多种拮抗作用，能拮抗外周 α 肾上腺素受体，5-羟色胺（5-$HT_{2A/2C}$）和组胺（H_1）受体。因此，这些药物对自主神经系统的作用是复杂而难以预测的。氯丙嗪、氯氮平和硫利达嗪具有特异而显著的 α 肾上腺素受体拮抗作用。强效哌嗪三环类神经安定药（如氟奋乃静、三氟拉嗪、氟哌啶醇和利培酮）即使在低剂量使用时也能发挥抗精神病作用，而很少产生拮抗肾上腺素的作用。大多数抗精神病药的抗毒蕈碱作用相对较弱，但使用氯丙嗪常导致视物模糊，这可能是因抗胆碱作用影响睫状肌引起的。氯丙嗪常引起瞳孔缩小，这是阻滞 α 肾上腺素受体引起的。其他的吩噻嗪类药物可引起瞳孔散大（尤其是氯氮平和硫利达嗪，它们是强效的毒蕈碱受体拮抗剂）。氯丙嗪引起便秘，减少胃液分泌和胃蠕动。氯氮平降低唾液清除率，并引起肠运动的严重损伤。这些药物的抗胆碱作用还表现为抑制汗液和唾液分泌。急性尿潴留并不常见，但可见于男性前列腺疾病患者。强效抗精神病药如氟哌啶醇和利培酮很少引起抗胆碱效应。但奥氮平具有抗胆碱作用，这可抵消它对锥体外系多巴胺 D_2 受体的拮抗作用。过量使用氯氮平表现出抗胆碱作用，引起阿托品样中毒反应。吩噻嗪类药物能抑制射精而不影响勃起。硫利达嗪常出现该反应，这在一定程度上限制了该药在男性患者中的使用。

肾和电解质平衡：氯丙嗪可能对动物和人类有弱的利尿作用，因为它可抑制加压素的分泌（抗利尿激素，ADH），抑制肾小管对水和电解质的重吸收，或二者同时起作用。精神病患者使用氯氮平出现的自发性多饮和低钠血症，可能是通过 CNS 作用产生的。

心血管系统：氯丙嗪对心血管系统的作用很复杂，因为该药不仅直接作用于心脏和血管，还通过 CNS 和自主神经系统反射产生间接作用。氯丙嗪和其他低效的抗精神病药，以及利舍平，利培酮和奥氮平能引起直立性低血压，通常机体迅速对低血压效应产生耐受。

硫利达嗪、美索达嗪及其他低效的吩噻嗪类药，以及齐拉西酮、氟哌利多和大剂量的氟哌啶醇直接抑制心肌收缩和奎尼丁样作用(延长 QTc 和 PR 间期,T 波延迟及 ST 段下降)。硫利达嗪可能易引起 QTc 和 T-波大幅度的变化,少数还可能引起室性心律失常和猝死。这些效应在使用强效抗精神病药时一般不会出现。齐拉西酮亦可延长 QTc,因此,齐拉西酮,硫利达嗪或美索达嗪与其他抑制心脏传导的药物合用时需格外谨慎。

f.其他药理学效应:抗精神病药除作用于 DA 外,还与其他中枢神经递质相互作用,因此具有抗精神病作用或其他作用。例如,许多抗精神病药能促进乙酰胆碱循环,尤其在基底神经节,这种作用可能是继发于对胆碱能神经元的抑制性多巴胺异源受体的拮抗作用。此外,抗精神病药的抗毒蕈碱能力与发生锥体外系反应的可能性之间呈负相关。氯丙嗪和低效抗精神病药,包括氯氮平和喹硫平,对组胺受体有拮抗作用,而组胺受体可能促进其镇静作用。

g.吸收、分布、代谢和排泄:有些抗精神病药口服给药后表现出不稳定的和不可预知的吸收模式。肠道外(肌内注射)给药能使活性药物的生物利用度提高 4~10 倍。大多数抗精神病药具有高亲脂性,高膜结合性或高蛋白结合性,积聚于脑、肺和其他血供丰富的组织。它们也可进入胎儿循环和乳汁,事实上,利用透析法除去这些药物是不可能的。

血浆药物总浓度的消除半衰期通常是 20~40h。但一些药物会出现延缓消除的复杂模式,特别是丁酰苯类及其同系物。大部分单剂量抗精神病药的生物学效应一般至少可维持 24h,当患者一旦对药物的主要副作用适应后,就可一次使用一天的剂量。血浆中的消除可能快于那些含高脂类的部位,特别是 CNS。一些药物在停用后的几个月内,其代谢物仍可在尿中检出。停药后精神病缓慢复发的典型表现可能是由于药物消除缓慢的缘故。对于酯类神经安定药缓释制剂,以及利培酮微球制剂的吸收和消除均比口服制剂慢。例如,消除口服剂量一半的盐酸氟奋乃静需约 20h,而要消除通过肌内注射的氟奋乃静癸酸酯,其理论上的半衰期为 7~10d。尽管在反复给药后,氟奋乃静癸酸酯清除和高催乳素血症恢复正常需要 6~8 个月。长效利培酮的作用可持续 2~3 周,因为该微球制剂的生物降解缓慢,停止注射后至少可持续 2 周。

抗精神病药主要经由肝脏 CYP、糖脂化作用、硫酸盐化作用和其他结合过程所代谢。这些药物的亲水性代谢物排泄到尿液中,有时也可排到胆汁中。抗精神病药的大部分氧化代谢物无生物活性。较低效抗精神病药如氯丙嗪可能会轻微地诱导它们自身的肝脏代谢,因为经过几周的同剂量药物治疗后,氯丙嗪和其他吩噻嗪类药物在血液中的浓度会降低。部分也可能是由胃肠运动型的改变引起。胎儿,婴儿和老年人代谢消除抗精神病药的能力会较低,但是儿童代谢这些药物的速度较成年人快。

有些抗精神病药通过使用液体浓缩剂可适当增加其生物利用度。氯丙嗪和其他吩噻嗪类药物血药浓度在 2~4h 内达峰值。肌内给药能避免肝脏中的许多首关消除,并于 15~30min 内产生可测量的血浆浓度。氯丙嗪注射给药时生物利用度可提高 10 倍,但其临床剂量通常减少 3~4 倍。食物对氯丙嗪在胃肠道吸收的影响是不可预测的,抗酸药可能会降低其吸收。抗精神病药主要与膜和血浆蛋白结合,消除动力学是多相的且随剂量变化,作用终止可能依赖于活性代谢物和母体化合物的清除。

h.耐受性和躯体依赖性:抗精神病药无成瘾性。但机体可能会出现一定程度的躯体依赖性,长期使用突然停药后的几天内会出现身体不适和失眠。

长时间使用抗精神病药治疗,其效应并不降低,但对抗精神病药镇静作用的耐受性在数天或数周内出现。前脑多巴胺能系统耐受性与该系统敏感性增强有关,可能是由多巴胺受体,尤其是 D_2 受体的上调和敏化所介导。这些变化是临床上出现撤药后紧急性运动障碍(如抗精神病药骤停所致舞蹈手足徐动症,尤其是长期使用大剂量强效药物)的基础,也可能是迟发性运动障碍的病理生理学基础。

虽然抗精神病药间会出现交叉耐受性,但是从一种高剂量药物快速地更换成另一种药物时会出现临床问题:镇静、低血压和其他自主神经系统反应或急性锥体外系反应。氯氮平迅速停药可能加重精神病的临床症状,用其他抗精神病药亦很难控制。

i.剂型和剂量:丙氯拉嗪的抗精神病作用让人怀疑,且常出现急性锥体外系反应。虽然它可作为止吐药,但尚未普遍用于精神病治疗。硫乙拉嗪在市场上仅作为止吐药,是一种强效多巴胺能拮抗剂,具有许多类似于神经安定药的特性,高剂量时可能是一种高效的抗精神病药。在美国,仅氟奋乃静、氟哌啶醇和注射用利培酮微球制剂普遍用作长效制剂。

j.毒性反应和不良反应:抗精神病药治疗指数高,一般情况下是安全的。此外,大部分吩噻嗪类药物和氟哌啶醇,氯氮平和喹硫平可在很广的剂量范围内使用。超大剂量引起偶然死亡已有报道,但如果能对患者进行及时救护或避免超大剂量药物与酒精或其他药物同时摄入,这种情况一般不会发生。抗精神病药的副作用通常是这些药物多种药理学作用的延伸,其中最主要的副作用是对心血管系统、中枢神经系统和自主神经系统以及内分泌系统的作用。其他危险的副作用有癫痫发作、粒细胞缺乏症、心脏毒性和视网膜色素降解,所有这些都罕见。治疗剂量的吩噻嗪类抗精神病药可引起眩晕、心悸和抗胆碱效应包括鼻塞、口干、视力模糊、便秘、青光眼恶化,前列腺疾病患者的尿潴留。

心血管和脑血管不良反应:大多数常见的心血管不良反应是直立性低血压,这可导致晕厥、跌倒、损伤。使用带脂肪族侧链的吩噻嗪类或非典型抗精神病药很可能出现直立性低血压。强效的神经安定药一般很少产生低血压。

一些抗精神病药抑制心脏复极,通过已根据心率纠正的 Q-T 间期(QTc)反映。临床上 QTc 延长超过 500ms 很危险,尤其增加尖端扭转型室性心动过速的风险,该疾病通常是致死性心脏停搏的前兆。硫利达嗪及其活性代谢物,美索达嗪、匹莫齐特和高剂量氟哌啶醇,某种程度上齐拉西酮的心脏抑制效应较明显。这些药物与其他已知的具有心脏抑制效应的药物合用,包括三环类抗抑郁药,某些抗心律失常药,其他具有相似作用的抗精神病药(如匹莫齐特和硫利达嗪),或特异性 DA 受体拮抗剂(西沙必利和甲氧氯普胺)时需谨慎使用。氯氮平很少引起心肌炎和心肌病。一些临床观察表明利培酮及奥氮平可增加老年患者卒中的风险,这些不常见心脑血管事件的临床意义尚未确定。

神经系统不良反应:几乎所有的抗精神病药给药后均会出现多种神经系统综合征,特别是锥体外系反应。这些反应在应用强效的 D_2 受体拮抗剂时特别显著(三环哌嗪类和丁酰苯类)。阿立哌唑、氯氮平、喹硫平、硫利达嗪和齐拉西酮,或低剂量的奥氮平或利培酮引起急性锥体外系不良反应的可能性很小。

抗精神病药有 6 种特征性的神经系统综合征。其中 4 种(急性肌张力障碍,静坐不能,震颤麻痹和罕见的抗精神病药的恶性综合征)通常在给药后迅速出现。另两种(迟发性运动障碍或肌张力障碍和罕见的口周颤动)是长期治疗过程中出现的迟发性综合征。

必须遵守治疗指南,以减少神经系统综合征,该综合征会使抗精神病药的使用复杂化。常规使用抗帕金森病药以避免早期锥体外系反应,会增加该药物的复杂性,副作用和治疗费用。抗帕金森病药可用于有明显锥体外系反应,且对该治疗反应良好的患者。这些药物用于治疗急性肌张力障碍有效,但对帕金森综合征和静坐不能通常无效。抗精神病药,尤其是新型非典型抗精神病药用于慢性或反复发作的精神病患者,可减少迟发性运动障碍的风险。虽然减少抗精神病药剂量是降低其神经系统不良反应的最好办法,但对于不能控制的精神病患者不适用。最好的办法是使用抗精神病药的最小有效量。越来越多的新型非典型抗精神病药具有较低的引起锥体外系反应的风险,为许多患者提供了新的选择。

体重增加和代谢反应:体重增加及其相关的长期并发症一般与大部分抗精神病药和抗躁狂药的长期应用相关。氯氮平和奥氮平明显增加体重,较喹硫平明显,氟奋乃静,氟哌啶醇和利培酮对体重影响较小,阿立哌唑,吗茚酮和齐拉西酮几乎对体重无影响。体重增加的不良反应可能包括出现或加重 2 型糖尿病、高血压和高脂血症。对于那些由疾病引起体重增加的患者,气道可能会受到损害(Pickwickian 综合征),特别在睡眠时易出现(包括睡眠呼吸暂停)。

血液异常:抗精神病药治疗时,偶见轻微的白细胞增多,白细胞减少和嗜酸粒细胞增多,尤其是应用氯氮平和不常使用的低效吩噻嗪类药物。在应用这些药物的过程中,还很难确定发生的白细胞减少是否是即将发生的粒细胞缺乏症的征兆。在 10000 个接受氯丙嗪或其他低效药治疗的患者中(与氯氮平不同),出现严重并发症者不超过 1 人,并发症通常出现于治疗的第一个 8~12 周内。

氯氮平偶尔引起骨髓抑制或粒细胞缺乏症。在几个月的治疗期内,发生率接近 1%,适合于个体的剂量和对患者的密切关注都是安全用药所必需的。因为血液异常可能会突然发生,当正在接受抗精神病药治疗的患者出现发热、不适或明显的呼吸道感染时,应立即进行各项血液指标检查。对正接受氯氮平治疗的患者经常进行白细胞计数能大幅度降低粒细胞缺乏症的发生,但不能完全消除,在美国,用氯氮平治疗的患者需定期监测白细胞计数(6 个月内每周一次,以后每 2 周一次)。粒细胞缺乏患者恢复后重新使用氯氮平或其他抗精神病药,即使是低剂量,其安全性仍不能忽视。

皮肤反应:应用吩噻嗪类药物后出现皮肤病症状是很常见的。有 5% 的患者使用氯丙嗪后会出现荨麻疹或皮炎,且对其他吩噻嗪类抗精神病药也会出现一定程度的交叉敏感性。使用吩噻嗪类药物后还可能出现类似严重晒伤的光感过敏症状,因此夏季需给使用此类药物的门诊患者同时开一些有效的遮光剂。长期使用氯丙嗪的患者常见有上皮角膜病变,对于视网膜色素病变已有相关的报道,尤其易发生在硫利达嗪日使用量超过 1000mg 时。目前硫利达嗪的最大日推荐量为 800mg。新型非典型抗精神病药的皮肤反应很少见。

胃肠道和肝反应:应用氯丙嗪早期可观察到患者出现黄疸,瘙痒症少见,这可能是一种过敏表现,因为嗜酸粒细胞增多时也发生肝嗜酸粒细胞浸润。当神经安定药引起黄疸,且需进行药物治疗时,改用其他的低剂量强效药治疗可能是安全的。其他抗精神病药的肝脏不良反应少见。氯氮平可引起严重的肠梗阻和流涎。

k.与其他药物的相互作用:吩噻嗪类和硫杂蒽类药物,特别是那些低效的,会影响其他许多药物的疗效。抗精神病药能明显增强临床使用的镇静药、镇痛药、酒精、非处方镇静催眠药、感冒药的疗效。氯丙嗪能增加吗啡的缩瞳和镇静作用,并可增强其镇痛效果。氯丙嗪能显著增强哌替啶引起的呼吸抑制作用,当同时使用其他阿片类药物时亦有相似作用。很显然,神经安定药能抑制多巴胺受体激动剂和左旋多巴的作用,加重帕金森病的神经系统症状。

氯氮平和硫利达嗪的抗胆碱作用可引起心动过速,增加其他抗胆碱药,如三环类抗抑郁药和抗帕金森病药的外周和中枢效应(意识错乱,谵妄)。

镇静或抗惊厥药物(如卡马西平,奥卡西平,苯巴比妥和苯妥英,但不包括丙戊酸盐)能诱导 CYP,从而增加抗精神病药和其他许多药物(包括抗凝药和口服避孕药)代谢,因此有时它们会引起明显的临床效应。相反,选择性 5-HT 再摄取抑制药包括氟伏沙明、氟西汀、帕罗西汀、文拉法辛、舍曲林和萘法唑酮可竞争结合这些酶,从而提高神经安定药的循环水平。

2.精神病的药物治疗

(1)短疗程治疗:抗精神病药对病因未明的急性精神病有效,包括躁狂症,急性自发性精神病和精神分裂症的急性恶化。最好的适应证是急、慢性精神分裂症和急性躁狂症。抗精神病药也凭经验用于许多其他神经内科疾病和先天性精神异常,这些疾病通常具有典型的精神病症状或严重情绪激动。

神经安定药是有效的抗精神病药,而且要比镇静药(如巴比妥类和苯二氮䓬类)或替代疗法(如 ECT,其他医学或心理治疗)疗效要好。观察抗精神失常药物是否有效的"靶"症状包括情绪激动、好战、敌意、幻觉、敏锐的错觉、失眠、厌食、缺乏自理能力、消极,有时易退缩和喜欢隐居。抗精神病药多变的或延迟的效应主要表现在对能动性和认知功能的改善,包括视力、判断力、记忆和方向感的认知功能。对那些短暂发作的急性患者的诊断最有说服力,这些患者在发病前的思维是正常的。

没有任何一种药物或药物联合使用可选择性地作用于精神患者某一特定的复杂症状。每个患者对药物的反应可通过试验和误差来决定。一般"阳性"(非理性思考、妄想、狂躁、幻觉)和"阴性"症状趋向于共同或单独改善。这种趋势可用经典的抗精神病药或非经典的抗精神病药来证明。阿立哌唑、氯氮平、喹硫平和齐拉西酮比经典的神经安定药所致的运动徐缓和其他帕金森症状要轻。另外,阿立哌唑和齐拉西酮很少具有镇静作用。降低副作用有时可减少情感淡漠的发生。

新型抗精神病药短期应用的临床优越性较传统的神经安定药难证明。然而,至少在美国,新型非典型的抗精神病药在临床使用中占主导地位,因患者对其不易出现耐受且依从性较好。

简化治疗方法并确保患者得到药物很重要,在怀疑存在严重危险的非顺应性或是口服治疗失败的情况下,可给患者注射氟奋乃静癸酸酯,癸氟哌啶醇或其他长效制剂包括利培酮的微球注射剂。

因抗精神病药的选择通常并不基于所期望的疗效,而是由对药物副作用的耐受性、对镇静作用的需要或此前的有效作用来选择药物。如果患者有心血管疾病或卒中的病史,低血压的威胁会很大,这时应选择新型非典型的药物或强效的低剂量传统神经安定药。如果减少锥体外系急性症状的风险很大,就应使用阿立哌唑、氯氮平、喹硫平、齐拉西酮,或小剂量的奥氮平或利培酮。如果患者感觉射精不畅,或者存在心血管或自主神经系统毒性的严重风险时,低剂量有效的神经安定药将是首选。如果服用镇静药不能产生预期效果,选择强效的药物(阿立哌唑或齐拉西酮)将会更好。小剂量的抗精神病药产生或强或弱的效能对老年人都是安全的。如果患者肝功能不良或存在引起潜在黄疸的风险,我们可以使用高效能低剂量的药物。医生的用药经验是最重要的,使用抗精神病药的技巧就在于选择足量但不过量的剂量以及指导期望疗效和判断何时停止治疗或更换药物。

少数精神病患者用任何抗精神病药疗效均差,包括氯氮平。如果患者在经过一段长时间治疗或对服用其他足够剂量药物后,病情仍未得到改善,我们就应该对患者病情重新评估。

通常,要证明在精神分裂症患者身上有明显疗效需要 2～3 周,甚至更久。对慢性患者评价最优化疗效需要几个月。相反,某些急性精神病或躁狂症患者在 48 小时内观察到其病情的改善。精神病急性发作初期,递增给予高剂量的抗精神病药,并未观察到治疗反应的幅度或发病率有所升高。然而,胃肠外给予中等剂量的药物可迅速引起镇静,有助于控制某些急性行为。经过早期治疗后,药物治疗通常和心理疗法、支持疗法以及康复疗法一起使用。

并没有证据显示抗精神病药的联合使用有清楚或持久的优势。一种抗精神病药和另一种抗抑郁药联合使用对某些病例可能有效,尤其是对抑郁症精神病患者或对主要表现躁狂抑郁并伴精神病症状者有效。第一个抗精神病药/抗抑郁药(奥氮平/氟西汀,SYMBYAX)被美国批准用于治疗双相精神障碍的抑郁相。然而,抗抑郁药和兴奋药不可能降低精神分裂症的冷漠度和退缩感,在某些条件下,它们可能会引起更严重的临床反应。锂剂或抗躁狂药、抗惊厥药的辅助应用有助于改善某些精神病患者的情感、攻击性,或抵抗症状。

抗精神病药的最佳剂量需要个体化评估来决定,这个剂量要有效,患者能够耐受且可以接受。抗精神病药的量效关系与其不良反应交叠,因此很难确定理想的治疗终点。在对急性精神病患者的治疗过程中,为了控制症状在最初几天使用的抗精神病药剂量会有所增加。在患者病情允许的情况下,前几周剂量会有所调整。对严重的不易控制韵躁狂症可合用镇静药(如合用苯二氮䓬类药物劳拉西泮),并且需在安全环境里密切观察。我们必须警惕急性肌张力障碍,尤其是在过多应用高效能的神经安定药时,亦需警惕低血压等副作用。初期治疗阶段稳定后,控制每天的单一剂量是有效且安全的。调整给药时间以减少不良反应。

(2)长期治疗:对数千名精神分裂症患者的 30 项对照指标的前瞻性研究表明,未服用抗精神病药和服用安慰剂的患者平均复发率为 58%,而持续服用药物治疗的患者复发率仅 16%。慢性精神失常患者可把剂量减少到每天 50～200mg 的氯丙嗪或相当剂量,无复发迹象,但是剂量的大幅度减少或停用就会增加病情加剧或复发率升高的风险。灵活治疗就是根据当时的情况来调节剂量的变化,这样做很有效且减少不良反应的发生。

如果新型或非典型的抗精神病药优于传统的神经安定药,那么该优越性对于慢性或复发性精神疾病的长期治疗最为重要,只要临床适应证,有效性和耐受性已知,抗精神病药的中等和可耐受剂量可用于维持治疗,并作为标准治疗方案使用。唯一证明安全有效的药物是氯氮平。但一些证据表明新型非典型抗精神病药在长期治疗中可产生很好的效果,这与其良好的耐受性和依从性有关。

每 2～4 周维持注射氟奋乃静癸酸酯或癸氟哌啶醇,或每 2～3 周使用长效利培酮微球剂是非常有效的。但并没有研究支持长效注射型抗精神病药的优越性,实验中大多数随机抽取的患者对长期口服治疗很合作。

特殊人群：抗精神病药另外一种用途是用来治疗精神错乱或痴呆的症状或行为，在病因不明时，无论是特异性的、感染性的、代谢性的或是毒性的原因，都可根据当时情况来使用药物。当病因不明时，有时要延长药物使用时间。尽管倾向使用高效能的传统的神经安定药，但对这种情况并没有已规定的药物，也没有建立指导剂量。新型非典型抗精神病药对精神错乱或痴呆治疗的疗效尚不确定。精神错乱但无癫痫的患者，频繁给予小剂量（如 $2 \sim 6mg$）的氟哌啶醇或其他强效抗精神病药均可有效控制情绪激动。应尽量避免使用低效能药物，因它们易产生镇静、低血压、癫痫发作，以及其他一些中枢抗胆碱作用，这样会使病情更复杂，焦虑更严重。

治疗已接受多巴胺治疗的帕金森病患者所伴随的精神病症状非常具有挑战性。标准的神经安定药，利培酮（即使小剂量）和奥氮平经常加重运动徐缓-运动不能，令患者难以接受。虽然氯氮平的使用较复杂，但其耐受性和有效性相对较好。中等剂量的新型药物具有非常低的引起帕金森综合征的风险，但仍需进一步研究。

在治疗躁狂症时，大多数抗精神病药都有效，它们经常与锂剂或抗惊厥药物合用。

抗精神病药在严重抑郁症中的使用受到限制，尤其是那些具有显著焦虑或精神病特征的患者。对精神病性抑郁症患者，把一种抗精神病药与一种抗抑郁药联合使用将产生与 ECT 相似作用。抗精神病药一般不用于焦虑症患者。对于精神分裂症和具有高风险自杀行为的患者，氯氮平可减少自杀倾向。氯氮平已被 FDA 批准为减少自杀的首选药。

对儿童精神病及其行为障碍的药物治疗很混乱，原因是其前后诊断不一致且缺乏监控治疗。抗精神病药对儿童行为障碍或儿童 Tourette 综合征均有效，其中行为障碍类似于成年人的心理疾病或躁狂症、孤独症的行为特征。为了避免干扰白天在学校的活动或学习，应最好选用低剂量的高效药物。无论有无过度兴奋的注意力障碍，抗精神病药对其均不敏感，但如果不伴有双相精神障碍，则对兴奋剂和一些抗抑郁药敏感。对中等程度焦虑的学龄儿童的推荐剂量要比用于急性精神病儿童患者低，后者每天应用的剂量接近于成年人的应用剂量。新型非典型抗精神病药用于治疗儿童和成人精神病或躁狂症，起始剂量通常是成年人剂量范围的低限。

应用于老年患者的抗精神病药的剂量常因为他们不能忍受药物的副作用而受限。对于中等或高效能药物，应该谨慎选择使用小而分次的剂量，老年患者需要的剂量一般是年轻人使用剂量的一半或更少。需注意利培酮和奥氮平可引起老年患者脑卒中。

3.抗精神病药多方面的药理学应用应用

相对小的、非镇静剂量的抗精神病药均可抑制因某种病因引起的呕吐。抗精神病药对几种既具有精神紊乱症状又具有行为学障碍特征的综合征（如 Tourette 综合征和亨廷顿舞蹈病）均有效。在这种情况下，氟哌啶醇通常作为候选药物（尽管它的抗运动障碍作用并不独特），也可选用匹莫齐特。可乐定和三环类抗抑郁药（如去甲替林）治疗 Tourette 综合征亦有效。抗精神病药对阿片类药物戒断综合征无效，也禁用于巴比妥类药物、其他镇静药或酒精戒断，因其具有引起癫痫的高风险。对伴随慢性酒精中毒的精神病治疗，尤其是众所周知的酒精幻觉症，这些药物是安全且有效的。

二、躁狂症的治疗

抗躁狂情绪稳定剂:锂

许多令人信服的证据表明,锂盐用于治疗躁狂症和抑制双相躁狂-抑郁疾病的反复发作安全有效。但人们已认识到锂盐的局限性和不良反应,并找到了替代使用的抗躁狂症药或情绪稳定剂。迄今最成功的替代药物或锂剂的辅助药物是抗癫痫药卡马西平、拉莫三嗪和丙戊酸。

(1)药理学特性:锂是最轻的碱金属(Ia 族),Li$^+$ 和其他单价阳离子 Na$^+$ 和 K$^+$ 有很多共同特征。在正常动物组织中有微量的锂离子,但其生理学作用未知。在美国,治疗选用碳酸锂和枸橼酸锂。治疗浓度的 Li$^+$ 对正常个体无明显的治疗精神病作用。Li$^+$ 不是镇静药、抑制药或欣快药,这是 Li$^+$ 区别于其他抗精神病药的显著特点。Li$^+$ 作为情绪稳定剂的精确机制尚不清楚。

a.中枢神经系统:Li$^+$ 的选择作用是抑制肌醇单磷脂酰酶的活性,从而干扰磷脂酰肌醇途径,导致脑内肌醇浓度降低。它通过影响磷脂酰肌醇途径和抑制 PKC 活性,尤其是 α 和 β 亚型来干扰神经传递机制。丙戊酸也有这种作用,但卡马西平无此作用。脑内 PKC 的主要底物是富含肉豆蔻酰丙氨酸的 PKC 激酶的底物(MARCKS)蛋白,它与突触和神经元可塑性有关。Li$^+$ 和丙戊酸盐可降低其表达。卡马西平或抗精神病药、抗抑郁药或镇静药则无该作用。Li$^+$ 和丙戊酸盐抑制糖原合成酶-3β(GSK-3β),GSK-3β 参与神经元和核调节过程,包括限制 β-连环蛋白调节蛋白的表达。Li$^+$ 和丙戊酸影响基因表达,增加转录因子激活蛋白-1(AP-1)的 DNA 结合,并调节其他转录因子的表达。同时增加调节蛋白 B 细胞淋巴细胞蛋白-2(bcl-2)表达,bcl-2 与抗神经元退行性病变有关。

b.吸收、分布和排泄:Li$^+$ 在胃肠道中几乎能被全部吸收。单剂量口服后,约 8h 完全吸收,2~4h 血药浓度达峰值。将碳酸锂制成缓释制剂,能延缓吸收,从而降低离子的早期血浆浓度峰值。然而,吸收是可变的,下游肠道的吸收可能增加,但消除速率不变。Li$^+$ 最初分布在细胞外液,然后逐渐蓄积在不同组织。Li$^+$ 不易与血浆蛋白结合,最终的分布容积(0.7~0.9L/kg)接近体液总量,低于其他抗精神病药。Li$^+$ 通过血脑屏障很慢,当达到稳态浓度时,在脑脊液和脑组织中的浓度大约是血浆浓度的 40%~50%。大约 95% 的 Li$^+$ 通过尿液排出,急性给药时,剂量的 1/3 或 2/3 是在排泄起始阶段的 6~20h 内排泄,紧接的 10~14d 内缓慢排泄,消除半衰期平均是 20~24h。在反复给药的情况下,Li$^+$ 在开始 5~6d 的排泄增加到一个稳态,使得药物的摄取和排泄达到一个平衡。当停止给予 Li$^+$ 时,会有一个很快的肾排泄相,紧接着的 10~14d 是一个慢排泄相。肾小球滤过的 Li$^+$ 中有 80% 在近曲小管重吸收,肾清除的 Li$^+$ 大约为肌酐清除的 20%,每分钟清除 15~30mL。在年老患者中略低(10~15mL/min)。增加钠盐摄入可轻度促进其排泄,但钠盐耗竭则可显著促进 Li$^+$ 蓄积。

偶尔的钠流失,如并发发热、腹泻或其他体液和电解质丢失或受限的疾病,或应用利尿药易使 Li$^+$ 的稳定状态复杂化。大量流汗是一个例外,因为 Li$^+$ 比 Na$^+$ 更易随汗液分泌出去。

大部分被肾小管重吸收的 Li$^+$ 是在肾近曲小管部位被吸收的。但任何引起 Na$^+$ 丢失的利尿药,尤其是噻嗪类药物都可使 Li$^+$ 蓄积增加。给予渗透性利尿药乙酰唑胺、氨茶碱和氨苯蝶啶可增加肾脏排泄。螺内酯不能增加 Li$^+$ 排泄。一些非甾体消炎药能促进 Li$^+$ 在肾近曲小管重吸收,因此易使血浆药物浓度增加至中毒水平,在使用吲哚美辛时,这种相互作用尤为明显;

布洛芬、萘普生和环氧酶-2 抑制药也有此作用,舒林酸和阿司匹林的该作用可能相对较弱。潜在的药物与药物间的相互作用也可出现在 Li^+ 和血管紧张素转化酶抑制药之间,引起 Li^+ 的蓄积。

吸收的 Li^+ 中有不到 1％随粪便排出,4％～5％随汗液排出。唾液中 Li^+ 浓度大概是血浆 Li^+ 浓度的两倍。而泪液中 Li^+ 浓度约和血浆中 Li^+ 浓度相当。由于 Li^+ 可随乳汁排出体外,因此服用 Li^+ 的妇女不能进行母乳喂养。

剂量、血清水平监测门诊者推荐使用的碳酸锂剂量通常为每天 900～1500mg,对住院的躁狂症患者的推荐剂量为每天 1200～2400mg。对于年轻人和体重较重的患者,最佳剂量要大些。因为 Li^+ 的治疗指数低,所以定期监测血药浓度很关键。不能定期监测的患者使用 Li^+ 不安全。被认为安全且有效的浓度范围为 0.6～1.25mmol/L。急性躁狂症或轻度躁狂症患者最优的治疗浓度范围在 0.9～1.1mmol/L。在预防躁狂-抑郁症复发的长期治疗过程中,较低剂量(0.6～0.75mmol/L)被认为是足够且安全的。有些患者在 0.5～0.6mmol/L 的低浓度就可以不再复发,且低水平的药物通常更易被耐受。

在 0.4～0.9mmol/L 之间,Li^+ 的血药浓度已发现存在明显的量效关系,随剂量增加,引起多尿和震颤等不良反应。在 0.75mmol/L 以上的水平,有利作用降低,这意味着要获得更佳的疗效需要实现血清水平的个体化。重复给予 Li^+,通常测得的血药浓度为每天波动的低谷(如,这些浓度指的是在一天中最后一次口服给药后 10～12h 获得)。峰值可能是稳态血药浓度的 2～3 倍。当达到血药浓度峰值时,可能出现中毒反应,甚至当早晨血药浓度处于最低范围内,即可接受的范围 0.6～1mmol/L 时也会出现。因为 Li^+ 的安全范围窄,且初始分布中半衰期短,因此即使使用缓释剂,通常也建议将每天剂量分次服用。

c.毒性反应和副作用:毒性反应与 Li^+ 的血药浓度及给药后的上升速率有关。急性中毒表现包括呕吐、严重腹泻、大幅震颤、共济失调、昏迷和惊厥。Li^+ 的轻微中毒可能出现在 Li^+ 吸收的高峰期,包括恶心、呕吐、腹痛、腹泻、镇静和细微震颤。更严重的反应涉及神经系统,包括精神错乱、反射亢进、震颤、发音困难、癫痫,以及涉及脑神经和局灶性的神经学症状,甚至发展为昏迷和死亡。有时,认知和运动神经受损是不可逆的。其他毒性效应包括心律失常、低血压和蛋白尿。副作用包括恶心、腹泻、嗜睡、多尿、多饮、体重增加、手细微震颤和皮肤病学反应包括痤疮,这些副作用即使在治疗剂量内也经常出现。

少数使用 Li^+ 治疗的患者会出现弥散性甲状腺增大,但通常甲状腺机能正常的患者,引起甲状腺机能明显减退的情况很少见。出现甲状腺肿大时应停用 Li^+ 或使用甲状腺激素治疗使腺体萎缩。

在 Li^+ 治疗过程中,肾脏浓缩尿液的能力下降。使用 Li^+ 治疗的患者会出现多饮和多尿,偶尔到为之烦恼的程度。持续保持血浆离子治疗浓度的患者可导致获得性的肾源性尿崩症。一般情况下,在治疗早期出现轻微的多尿症会快速消退。迟发型多尿症是评价肾功能的一项指标。降低 Li^+ 的使用剂量,或同时使用保钾利尿药如阿米洛利,从而阻止多尿的出现。停止 Li^+ 治疗后,多尿症状会消失。由于病情发展,临床上显著的肾功能损害很少见,因此大多数专家把这些看作偶然事件的结果。但是,长时间使用 Li^+ 时,应监测血浆肌酐和尿量。

Li^+ 可常规性地引起心电图的改变,标志性特征有传播变慢,频谱加宽以及背景节律紊乱的增强。有报道治疗浓度的 Li^+ 可引起非癫痫患者的癫痫发作。Li^+ 可加重重症肌无力。长期使用 Li^+ 可使循环中多形核白细胞良性、持续性地增加,停药后一周内恢复。Li^+ 可引起过敏反应如皮炎和血管炎。寻常痤疮的加重是普遍问题,一些患者出现轻度脱发。

妊娠时,Li^+ 可能会加重母体多尿症。同时给予锂与利尿药和低钠饮食会导致母亲和新生儿 Li^+ 中毒。在产后多尿期,要对母体潜在的 Li^+ 毒性有所防备。Li^+ 可自由通过胎盘,当母体血 Li^+ 浓度在治疗范围内,胎儿或新生儿可能出现 Li^+ 中毒。锂还可分泌于哺乳期妇女乳汁中。在妊娠期服用 Li^+ 与新生儿甲状腺肿、CNS 抑制、肌张力减退("软婴"综合征)及心脏杂音有关。所有这些症状都可随时间的推移而恢复正常,还未观察到长期的神经行为学后遗症。

妊娠早期使用 Li^+ 可能和新生儿心血管异常的发病率增加有关,尤其是 Ebstein 畸形。抗躁狂症的抗惊厥药丙戊酸和卡马西平都与不可恢复的新生儿脊柱裂的发生有关,可使发生率超过百分之一,因此这些不是理想药物。为了平衡妊娠期间服用 Li^+ 的利和弊,评估不治疗躁狂抑郁性疾病的风险就显得很重要,从而选择保守治疗,例如延迟干涉直到症状出现或使用更安全的治疗,如神经安定药或 ECT。

d.锂中毒的治疗:对于 Li^+ 中毒无特效解毒药,一般采取支持疗法。血浆 Li^+ 浓度迅速升高引起的呕吐可抑制 Li^+ 吸收,但由此而导致死亡的事故也有发生。必须确保患者的水、钠不耗竭。透析法是除去体内离子的最好方法,是解救严重中毒所必需的,如患者出现明显的中毒症状,或患者的血清锂浓度急速升高超过 4mmol/L,或在持续给药剂量超过 1.5mmol/L 时。

e.与其他药物的相互作用:Li^+ 与利尿药(尤其是螺内酯和阿米洛利)以及非甾体消炎药的相互作用上面已作论述(见吸收、分布和排泄,毒性反应和副作用)。给予低效利尿药阿米洛利和袢利尿药呋塞米,Li^+ 的潴留受限。阿米洛利和其他利尿药(有时和低剂量的 Li^+ 同时使用)用于治疗尿崩症很安全,偶尔与 Li^+ 联合使用。

Li^+ 经常和抗精神病药、镇静药、抗抑郁药及抗惊厥药联合使用。一些病例报道表明,当 Li^+ 和氟哌啶醇合用时,可增加 CNS 毒性的风险,但与多年的合用经验不相符。抗精神病药可防止呕吐,而呕吐通常是 Li^+ 中毒的早期症状。联合使用 Li^+ 和抗精神病药没有绝对的禁忌证。最后,抗胆碱药和其他一些调节胃肠运动的药物也可随时间改变血液中 Li^+ 浓度。

(2)临床应用。

a.治疗双相精神障碍:使用 Li^+ 治疗钠摄入、心脏和肾功能正常的合作患者是理想的。偶尔若患者有严重全身性疾病,且适应证十分明显,也可使用 Li^+ 治疗。Li^+ 已通过 FDA 认证,且是目前唯一通过的可应用于其他方面健康的成年人或青少年治疗急性躁狂症,以及预防双相精神疾病复发的药物。尽管使用 Li^+ 治疗的首要适应证是长期预防严重情感性疾病的复发,尤其是既有躁狂又有抑郁发作的Ⅰ或Ⅱ型情感性精神病。

在严重,尤其是忧郁症型复发性抑郁的治疗中,Li^+ 有时可作为抗抑郁药的备选药或辅助药。在重症抑郁的急性症状治疗中,包括临床症状仅表现为轻度的情绪激动或轻度躁狂(Ⅱ型双相性精神疾病)的患者,Li^+ 作为抗抑郁的辅助药物,或在使用单个抑郁药后期反应不能令人满意的时候,Li^+ 作为辅助药一起使用。在严重情绪疾病治疗中,Li^+ 与其他治疗相比,可减少自杀的风险。不断增加的临床经验也建议对儿童精神紊乱使用 Li^+,这些疾病是以类似成年人躁狂抑郁或严重的情绪变化和行为变化为标志,这可能是众所周知的成年双相精神障碍的前身。Li$^+$对于其他疾病(如月经前的焦虑,酗酒,暴力行为)的有效性尚未证实。

b.合成:目前,美国采用的大多数制剂是碳酸锂的片剂或胶囊,也有碳酸锂的缓释制剂和枸橼酸锂的液体制剂(8mmol 的 Li$^+$相当于 300mg 的碳酸盐、5mL 或一茶匙枸橼酸盐溶液)。因碳酸盐和其他盐相比具有相对较小的吸湿性和对肠道较弱的刺激,尤其是盐酸盐,所以更喜欢把它制为片剂和胶囊。

c.躁狂症的药物治疗和双相精神障碍的预防:锂剂对于急性躁狂症有效,但很少被单独使用,因其作用起效缓慢,需要监测血液中锂离子浓度,这对于治疗情绪激动且不合作的躁狂症患者是很困难的。然而,抗精神病药或强效镇静药苯二氮䓬类(如劳拉西泮或氯硝西泮)可将急性躁狂控制到一定程度。抗惊厥药丙戊酸钠可迅速产生抗躁狂作用,尤其是在剂量高达 30mg/kg 和每天维持剂量为 20mg/kg,血清药物浓度为 90～120μg/mL 时,因此可作为选择用药。一旦患者病情稳定且合作后,Li$^+$就可作为长期的情绪稳定剂,或作为抗惊厥药连续单独使用。

在躁狂相痊愈后的至少数月内,Li$^+$或其他可供选择的抗躁狂药通常需持续使用,因为在 12 个月内存在复发和转为抑郁症的高风险。基于对过去躁狂-抑郁症的发生频率、严重程度和患者年龄的安全度,副作用的风险等评估,临床结果建议要延长维持治疗的时间。无论躁狂或抑郁的以往发作频率,或初始维持治疗的延迟,对预防躁狂症复发(和双相抑郁)的长期治疗中,Li$^+$一直是已确定的治疗措施中最安全的。令人注目的证据表明,Li$^+$可降低自杀和自杀企图的风险率,但卡马西平或双丙戊酸钠无此作用。

抗躁狂的抗惊厥药,尤其是丙戊酸钠和卡马西平,可用来预防双相性精神障碍。然而长期的研究结果依然有限。越来越多的证据表明卡马西平比锂更具有优越性(卡马西平尚未被 FDA 批准为双相性精神障碍用药)。双丙戊酸钠,丙戊酸钠被 FDA 批准用于治疗躁狂症,现已被广泛用于双相性精神障碍的长期预防治疗。另外,拉莫三嗪是第一个被 FDA 批准的用于预防治疗双相精神障碍,但不用于急性躁狂症,它对于双相性抑郁尤其有效,且引起躁狂的风险很小。其他抗惊厥药也可用于双相性精神障碍(托吡酯,唑尼沙胺以及卡马西平同源物奥卡西平)。

抗精神病药一般根据经验用于治疗双相性精神障碍中的躁狂和精神疾病。实际上,标准的神经安定药是治疗急性躁狂症(仅氯丙嗪被 FDA 批准用于该适应证,虽然氟哌啶醇已广泛使用)和锂剂或抗惊厥药预防治疗失败的躁狂发作的主要用药。但传统的抗精神病药并未作为双相性精神障碍长期预防治疗的常规用药,这是因为它们的有效性尚未得到证实,有些药物甚至会加重抑郁症,而且迟发性运动障碍的风险可能比精神分裂症还要高。

最近某些新型的,更易耐受的抗精神病药已被 FDA 批准用于治疗急性躁狂症(奥氮平、喹硫平、利培酮)。奥氮平被 FDA 批准用于Ⅰ型双相性精神障碍的长期治疗。其他非典型抗精神病药正在进行双相性精神障碍长期预防治疗的研究。

Li$^+$维持治疗间断数月后,躁狂症状极易复发,患者可能出现自杀行为,即使前几年服用锂制剂治疗效果不错,上述症状也极易发生。复发速度比未治疗的双相性精神疾病要快,后者平均周期一般为一年。通过合理减少锂制剂用量可以降低用药风险。在持续服用其他药物,包括抗精神病药、抗抑郁药和抗焦虑药,突然停药或剂量大幅度减少时也会有上述危险。

（3）双相性精神障碍的新型疗法：治疗双相性精神障碍,一个关键的挑战是药物要能有效地抑制抑郁症,但又不能导致躁狂症的出现,也就是情绪稳定剂必须比锂更稳定且更安全。丙戊酸钠和卡马西平作为抗躁狂药和拉莫三嗪作为情绪稳定药的临床成功应用,极大地鼓励着我们开发其他的抗惊厥药,越来越多的这类物质被用于神经病学临床实践中,很多抗惊厥药目前已进入临床实验阶段。除了那些抗惊厥药和抗精神病药治疗双相性精神障碍的已知机制外,也出现一些高度创新性的理论。明确锂剂和丙戊酸钠的交叉作用,很有可能开发出新型的抗躁狂药物,使之产生直接作用于介导去甲肾上腺素能和其他神经递质受体的效应。

第五节　阿片类镇痛药

阿片类一词泛指所有与阿片这种源自罂粟的天然产物相关的化合物。阿片类药物是指来源于阿片的药物,包括其天然产物吗啡、可待因、二甲基吗啡和许多半合成衍生物。内源性阿片肽是阿片受体的天然配体,阿片制剂通过模拟这些肽类而发挥作用。麻醉药一词源自希腊语"stupor",最初是指任何可引起睡眠的药物,现在则主要指阿片类药物。

内源性阿片系统的功能多种多样,包括最为熟知的感觉调制功能,可明显抑制对疼痛刺激的反应;对胃肠道、内分泌和自主功能的调节作用;情绪调节功能,具有显著的阿片类药物犒赏和成瘾特性;以及在学习和记忆的调制过程中起到认知作用。内源性阿片系统具有多种内源性配体（＞12种）,但主要的受体类型仅有四种。

一、内源性阿片肽

目前已有 3 种经典的阿片肽家族被确认,即内啡肽、脑啡肽和强啡肽,每个家族均源自不同基因编码的前体蛋白,分别为前阿黑皮素原（POMC）、前脑啡肽原和前强啡肽原。每种前体蛋白经过复杂剪切及翻译后修饰,最后合成多种活性肽。阿片肽具有共同的氨基酸末端序列,被称为阿片样基序,即酪-甘-甘-苯丙-（蛋或亮）。其后紧接不同的 C 端延伸序列,产生大小为 5～31 个残基的肽类。

β-内啡肽是源自 POMC 的主要阿片肽。除 β-内啡肽外,POMC 前体蛋白也可转化为非阿片类肽,如促肾上腺素皮质激素（ACTH）、促黑素细胞激素（α-MSH）和 β-促脂解素（β-LPH）。前脑啡肽原含有多个蛋氨酸脑啡肽拷贝和一个亮氨酸脑啡肽拷贝。前强啡肽原含有 3 种不同长度的肽类,强啡肽 A、强啡肽 B 和新内啡肽,均以亮氨酸脑啡肽序列为开端。

一种新型的内源性阿片肽与强啡肽 A 具有序列同源性,被称为痛敏肽或孤啡肽,现称之为 N/OFQ。仅以苯丙氨酸替代阿片样基序中的酪氨酸时,这三种经典阿片肽受体之间的相互作用即会消失。N/OFQ 对行为和疼痛的调制作用与三种经典阿片肽截然不同。

二、阿片受体

人们对 3 种经典的阿片受体 μ、δ 和 κ 已进行了广泛的研究,N/OFQ 受体系统则尚在研究之中。采用放射性自显影技术,以高选择性配体对 3 种经典的阿片受体进行特异性标记（如 DAMGO 对应 μ 受体、DPDPE 对应 δ 受体、U-50、488 和 U-69、593 对应 κ 受体）,可阐明每种受体类型的配体结合特性,并可对受体的解剖学分布进行定位。每种主要的阿片受体在脑、脊髓和外周均有其独特的解剖学分布。

应用受体选择性拮抗剂和激动剂有助于研究阿片受体的生物学功能。常用的受体拮抗剂包括生长抑素的环状类似物如 CTOP(μ 受体拮抗剂)、纳洛酮的衍生物纳曲吲哚(δ 受体拮抗剂)以及纳曲酮的二价衍生物 binaltor phimine(κ 受体拮抗剂)。应用选择性激动剂和拮抗剂进行的功能学研究一般显示,μ 和 δ 受体之间十分相似,而 μ/δ 和 κ 受体之间则差异巨大。在输注选择性拮抗剂和激动剂也被用于研究介导各种阿片效应的受体类型。

临床应用的阿片类药物大多对 μ 受体具有相对选择性,这说明它们与吗啡类似。但是,标准剂量下呈相对选择性的药物在给予足够高的剂量时可作用于其他受体亚型,可能导致其药理学特性的改变。当逐步增加剂量以克服耐受性时更是如此。某些药物,尤其是阿片受体激动-拮抗剂,在常规临床用量下可与不止一种类型的受体产生相互作用,对一种受体是激动剂,而对另一种受体则是拮抗剂。

阿片受体信号转导以及随之发生的细胞内变化

1.阿片受体与第二信使的偶联

μ、δ 和 κ 受体通过与百日咳毒素敏感的 G 蛋白偶联而抑制腺苷酸环化酶活性,激活受体门控性钾电流,抑制电压门控性钙电流。激活钾电流导致细胞膜超级化,抑制钙电流可限制钙的内流,从理论上讲可作为解释阿片类抑制神经递质释放和阻断疼痛传导的机制,但尚未得到证实。阿片受体还可偶联其他第二信使系统,包括激活 MAP 激酶和磷脂酶 C 介导的级联反应。长期使用阿片类药物可导致在信号级联过程的多个水平上产生适应性,这可能与耐受性、敏感性和戒断综合征等效应有关。

2.长期使用阿片类药物后受体脱敏、内化及隐蔽

耐受性是指反复使用某种药物后其效应下降。短期应用阿片类药物可产生急性耐受性,而持续用药则导致典型或慢性耐受性。短期受体脱敏也许是耐受性发生的基础,可能涉及 PKC 对 μ 和 δ 受体的磷酸化作用。许多其他的激酶也参与受体脱敏,包括 PKA 和 β 肾上腺素受体激酶。

长期耐受性可能与腺苷酸环化酶活性增强有关,这是阿片类药物急性用药后 cAMP 水平降低的一种反向调节。长期使用 μ 受体阿片类药物会引起腺苷酸环化醇的超活化。此作用可被预先应用百日咳毒素所防止,这表明其中有 Gi 蛋白的介入。与 G 蛋白 βγ 二聚体清除剂共转染也有这种对抗效应,表明这种复合物在超活化中有一定作用。据报道,近来有资料认为阿片类耐受性可能与受体脱敏无关,而是与缺乏脱敏有关。

三、临床应用的阿片类药物的效应

吗啡和其他多数临床应用的阿片类激动剂通过 μ 受体而发挥作用,可广泛影响生理系统。这些药物可镇痛、影响情绪和产生犒赏行为,并改变呼吸、心血管、胃肠道和神经内分泌功能。δ 受体激动剂对于动物也是强镇痛药,其中某些在人体也有效。κ 受体激动剂主要在脊髓产生镇痛作用,且少见呼吸抑制和瞳孔缩小效应。κ 受体激动剂不引起欣快感,但可引起烦躁和精神病样作用。在介导犒赏和镇痛作用的神经网络中,μ 和 κ 受体激动剂具有拮抗剂效应。

当初研发受体混合型激动-拮抗剂时,是期望这些药物与吗啡及其相关药物相比,具有较

小的成瘾性和较轻的呼吸抑制作用。实际上,药物镇痛程度相当时,同等强度的副作用也会发生。"天花板"效应限制了这些药物所能达到的镇痛效果。某些受体激动-拮抗剂,如喷他佐辛和烯丙吗啡,会引起严重的精神病样作用,且用纳洛酮无法对抗(故此作用可能不是由经典的阿片受体介导的)。这些药物也可促使阿片类耐受的患者发生戒断症状,其临床应用进一步受限。

1.镇痛

吗啡样药物可产生镇痛、困倦、情绪变化和精神恍惚等效应,且发挥镇痛作用时不伴有意识丧失。疼痛患者使用治疗剂量的吗啡时,主诉疼痛减轻、不适感减轻或完全消失,常发生困倦。除疼痛缓解外,有些患者可出现欣快感。

无病痛的正常人使用同等剂量吗啡时会感到不适。恶心为常见的反应,也可出现呕吐,还可能有困倦感、精神不振、情绪淡漠以及体力减弱。随着剂量增加,主观感觉、镇痛效应和包括呼吸抑制在内的毒性作用愈发明显。吗啡无抗惊厥活性,一般不会引起言语不清、情绪不稳或明显的动作失调。

吗啡样阿片类药物缓解疼痛的作用具有相对选择性,因为其他感觉不受影响。患者经常诉说疼痛仍然存在,但感觉舒服得多。阿片类对持续性钝痛的缓解作用大于间断性锐痛,足够剂量时甚至还可缓解肾绞痛或胆绞痛等剧烈疼痛。

2.情绪变化和犒赏效应

阿片类药物产生欣快感、镇静和其他情绪变化(包括犒赏效应)的机制尚未完全阐明。然而,介导阿片强化作用的神经系统不同于躯体依赖性和镇痛所涉及的系统。行为学和药理学资料均指向多巴胺能通路尤其是伏隔核在犒赏效应中所起的作用。

3.其他中枢神经系统效应

虽然阿片类药物主要用于镇痛,但它们还可产生其他很多效应。高剂量的阿片类药物在人类可引起肌肉僵直。芬太尼、阿芬太尼、瑞芬太尼和舒芬太尼用于麻醉时,可引起严重的足以危及呼吸的胸壁肌肉僵直,且这种情况并非少见。

(1)对下丘脑的作用:阿片类药物可改变下丘脑热调节机制的平衡点,因此体温通常会轻微下降,而长期大剂量应用时则可升高体温。

(2)神经内分泌作用:吗啡作用于下丘脑时,可抑制促性腺激素释放激素(GnRH)和促肾上腺皮质激素释放激素(CRH)的释放,因此可降低循环中黄体生成素(LH)、尿促卵泡素(FSH)和促肾上腺皮质激素的浓度。这些垂体促激素浓度的下降则导致性类固醇激素和皮质醇的血浆浓度降低。促甲状腺素的分泌相对不受影响。

应用μ受体激动剂可升高血浆中催乳素的浓度,这可能是通过减少多巴胺能对催乳素分泌的抑制作用实现的。吗啡和β-内啡肽对生长激素的浓度几乎没有影响。长期用药时,吗啡对下丘脑释放因子的效应就会产生耐受性。持续应用美沙酮的患者可发生以下现象:在女性,因间断使用海洛因而被打乱的月经周期可恢复正常;在男性,循环中LH和睾酮的浓度通常在正常范围内。

(3)缩瞳:吗啡、大多数μ受体和κ受体激动剂均可通过兴奋支配瞳孔的副交感神经而收缩瞳孔。μ受体激动剂在毒性剂量下缩瞳作用显著,针尖样瞳孔为其中毒特征。出现窒息时瞳孔则明显扩大。缩瞳效应可产生一定的耐受性,但对于循环中含高浓度阿片类药物的成瘾者,缩瞳效应则持续存在。治疗剂量的吗啡可提高眼的调节能力,降低正常人和青光眼患者的眼内压。

(4)惊厥:在动物身上,高剂量的吗啡及相关阿片类药物可致惊厥。这种作用似乎涉及好几种机制,且不同类型的阿片类药物可引发不同特征的惊厥。吗啡样药物可兴奋特定神经元,尤其是海马锥体细胞。其兴奋效应可能源自中间神经元对 GABA 释放的抑制作用。选择性 δ 受体激动剂可产生相似效应。这些作用有助于解释某些药物在仅略高于镇痛所需剂量时即可引发惊厥,尤其是对于儿童。对于大部分阿片类药物,只有在用量远远超过明显镇痛效应所需的剂量时才会发生惊厥,强效 μ 受体激动剂用于镇痛时则不引起惊厥。纳洛酮对抗某些阿片类药物引起的惊厥要比其他药物引起的惊厥更为有效。这可能与后者可产生具有惊厥作用的代谢产物有关。抗惊厥药抑制阿片类药物引起的惊厥可能并不总是有效。

(5)呼吸:吗啡样阿片类药物对呼吸的抑制效应至少部分是对脑干呼吸中枢的直接作用所致。这种呼吸抑制作用甚至在还远未影响意识的剂量下即可发生,并随剂量加大而逐渐增强。在人类,吗啡中毒所致的死亡几乎总是因为呼吸停止。治疗剂量的吗啡抑制人体呼吸运动的各个方面(频率、分钟通气量和潮气量),也可引起不规则的周期性呼吸。呼吸流量的减少主要是因为呼吸频率减慢,中毒剂量下呼吸频率可降至每分钟 3~4 次。尽管吗啡对呼吸的效应很容易得到证实,但如果没有潜在的肺功能障碍,标准剂量的吗啡很少会引起有临床意义的呼吸抑制。有一种重要情况是例外,即当阿片类药物经胃肠外给药用于即将分娩的妇女时,药物可经胎盘转运引起新生儿一过性的呼吸抑制。阿片类药物与其他药物如全身麻醉药、镇静药、酒精或镇静催眠药联合应用时呼吸抑制的危险性可能会增加。吗啡的最大呼吸抑制效应发生于静脉给药后 5~10min 内,肌内或皮下注射时则在给药后 30~90min 内发生。

药物的脂溶性越大,最大呼吸抑制效应出现得越快。治疗剂量下分钟通气量的下降可持续 4~5h。阿片类药物的呼吸抑制作用与脑干呼吸中枢对 CO_2 的反应性降低有关。阿片类药物也可抑制参与呼吸节律调节的脑桥和延髓中枢。

(6)咳嗽:吗啡及相关阿片类药物也可抑制咳嗽反射,此效应至少部分是对延髓咳嗽中枢的直接作用所致。呼吸抑制和镇咳作用之间并无必然联系,镇咳药可有效止咳但并不抑制呼吸。药物对咳嗽的抑制效似与位于延髓的受体有关。相比与镇痛有关的受体,这些受体对纳洛酮的敏感性较差。

(7)恶心和呕吐作用:吗啡样药物可直接刺激位于延髓最后区的催吐化学感受区,引起恶心和呕吐。给予治疗剂量的吗啡时,卧位患者相对较少发生恶心和呕吐。而皮下注射 15mg 的吗啡时,可走动的患者中约 40% 的发生恶心,15% 的发生呕吐。这提示前庭功能也起一定作用。临床上所有有效的受体激动剂均可引起一定程度的恶心和呕吐。5-HT₃ 受体拮抗剂已代替吩噻嗪类用于治疗阿片类药物所致的恶心和呕吐。促胃动力药如甲氧氯普胺也可有效对抗恶心和呕吐。

4.心血管系统

在卧位患者,治疗剂量的吗啡样阿片类药物对血压、心率和节律没有明显影响,但可舒张外周血管,降低外周阻力,并抑制压力感受器反射。因此,当患者由卧位转为直立位时,可发生直立性低血压和晕厥。吗啡对外周小动脉和静脉的扩张作用涉及若干机制。吗啡和其他一些阿片类药物可促进组胺释放,对低血压的发生起到重要作用。但 H_1 受体拮抗剂只能部分阻断其血管舒张效应,纳洛酮则可有效逆转之。吗啡也可抑制二氧化碳分压升高所致的反射性血管收缩效应。

吗啡对正常人的心肌无明显作用。对于伴有冠状动脉疾病但非急症的患者,静脉给予 $8\sim15mg$ 的吗啡可降低氧耗量、左室舒张末压和心脏做功,对心脏指数的影响通常较小。与正常人相比,急性心肌梗死患者对吗啡的心血管反应变化较大,变化幅度(如血压的下降)也可能更为明显。

众所周知,吗啡对心绞痛和急性心肌梗死有治疗作用。此效应是通过降低心脏前负荷,变力和变时作用而发挥的,因此可有效改变心肌耗氧量的决定因素,缓解心肌缺血。吗啡可模拟心肌的预适应现象,即短暂的心肌缺血反而可防止进一步的缺血损伤。这种效应似是 δ 受体对心肌细胞 ATP 敏感钾电流的调制作用所介导的。

低血容量患者应慎用吗啡样阿片类药物,因其可加重低血容量性休克。吗啡应用于肺心病患者时应特别谨慎,已有常规治疗剂量的吗啡致死的报道。合用某些吩噻嗪类药物可增加吗啡引起低血压的危险性。

5.胃肠道

(1)胃:吗啡和其他 μ 受体激动剂通常会减少盐酸分泌,尽管有时也刺激其分泌。胃壁细胞上阿片受体的激活可增强分泌,但多数情况下,某些间接作用占主导地位,包括增加胰腺生长抑素的分泌和抑制乙酰胆碱的释放。低剂量吗啡可降低胃动力,因此胃排空时间延长,使食管反流可能性增加。胃窦和十二指肠上部的张力提高,使得十二指肠的治疗性插管更加困难。胃内容物通过十二指肠的时间可延迟长达 12h 之久,口服药物的吸收也会延缓。

(2)小肠:吗啡可减少胆道、胰腺和肠道的分泌,延缓食物在小肠的消化。用药后小肠的静息张力增加,并可见周期性痉挛。非推进性的节律性和节段性收缩幅度通常会加大,而推进性收缩却明显减少。小肠上部,尤其是十二指肠,受到的影响比回肠更大。过度紧张之后可能有一个相对的张力迟缓期。水分吸收由于肠内容物通过延缓而更加完全,且肠分泌也减少,这使得肠内容物的黏滞度增加。

(3)大肠:吗啡用药后,大肠推进性蠕动波减少或消失,张力升至痉挛程度。肠内容物因此运行迟缓,结果又导致粪便明显干燥,其在大肠的推进也继而延缓。大肠非推进性的节律性收缩幅度通常会增大。肛门括约肌张力增强,直肠扩张引起的反射性松弛效应减弱。这些效应,再加上吗啡的中枢作用减弱了可引起排便反射的正常感觉刺激,导致便秘。

(4)胆道:皮下注射 10mg 的硫酸吗啡后,奥狄括约肌收缩,胆总管压力在 15min 内可升高约 10 倍以上,此效应可持续 2h 或更长时间。胆囊内流体压也可升高,产生从上腹疼痛到典型胆绞痛等不同的症状。所有阿片类药物均可致胆道痉挛。阿托品仅能部分对抗吗啡引起的胆道痉挛,阿片受体激动剂则可防止或缓解之。舌下给予 $0.6\sim1.2mg$ 的硝酸甘油可使升高的胆囊内压降低。

6.皮肤

治疗剂量的吗啡可引起皮肤血管扩张。面部、颈部和胸部上方的皮肤经常发红。这些变化部分是因组胺释放所致,也可偶尔在吗啡全身用药后引起出汗和瘙痒。注射部位常出现荨麻疹,可能是组胺释放引起的,并非由阿片受体所介导,纳洛酮也无法对抗。吗啡和哌替啶可见此效应,而羟吗啡酮、美沙酮、芬太尼和舒芬太尼则没有。

7.耐受性和躯体依赖性

反复用药可产生耐受性和躯体依赖性是所有阿片类药物的特性。阿片类药物和其他药物的作用发生耐受性仅仅说明药物随时间推移而失去效力,需加大剂量才能产生原有的生理反应。依赖性是指机体的动态平衡出现一系列复杂的、还没被充分理解的变化,停药就会造成机体平衡调定点的失调。突然停止使用阿片类药物常常出现这种紊乱,导致戒断的发生。成瘾是一种行为学模式,其特征是强迫性地使用药物,且获取和使用药物的行为失去控制。耐受性和依赖性是在所有患者身上均可见到的生理学反应,并非成瘾的预兆。

四、吗啡和相关阿片受体激动剂

吗啡是评估新型镇痛药物的对照标准。然而,同一个体对不同 μ 受体激动剂的反应可能存在很大变化。例如,某些患者不能耐受吗啡,却可耐受等效(镇痛效应)剂量的美沙酮,而另外一些患者则可耐受吗啡而不能耐受美沙酮。如果某种药物出现上述问题,则应试用其他药物。

(一)吸收、分布、代谢和排泄

吸收阿片类药物一般经胃肠道吸收良好,也可经直肠黏膜充分吸收,少数药物可采用栓剂给药。高亲脂性阿片类药物易经鼻黏膜和口腔黏膜吸收。那些脂溶性很好的药物也可透皮吸收。阿片类药物皮下或肌内注射后吸收良好,硬膜外或鞘内给药后可充分渗入脊髓。经硬膜外或鞘内给药进入脊髓腔的吗啡可产生明显的镇痛效应,且效应可持续 $12\sim24h$。由于吗啡具有亲水特性,会在脑脊液中向嘴侧扩散,直到24h后到达脊髓上呼吸控制中枢时,其副作用尤其是呼吸抑制就会发生。高亲脂性药物如氢吗啡酮或芬太尼,可被脊髓神经组织快速吸收,产生非常局限性的效应和节段性镇痛作用。由于药物分布于全身循环中,其作用持续时间较短,并且因为嘴侧扩散较少,使得呼吸抑制的严重程度与药物的血浆浓度更成直接的比例关系。然而,接受硬膜外或鞘内注射芬太尼的患者仍需监测其呼吸抑制情况。

包括吗啡在内的大多数阿片类药物,在一定剂量下,口服后产生的效应弱于经胃肠外给药,这是因为口服时在肝脏存在程度不同的但却显著的首过代谢。吗啡的口服生物利用度约为25%。时效曲线的形态也视给药途径而不同。口服给药时作用持续时间通常稍长一些。如果可以对首过代谢和清除率的变异性进行调整,吗啡口服给药则可获得充分的镇痛效果。吗啡也可在相当广泛的血浆稳态浓度范围内($16\sim364ng/mL$)让癌症患者得到满意的镇痛效果。

静脉给药时,吗啡和大多数阿片类药物起效迅速。而皮下给药时,由于吸收和进入中枢神经系统的速度有差异,脂溶性高的药物比吗啡起效更快。与脂溶性更好的阿片类药物如可卡因、海洛因和美沙酮相比,吗啡通过血脑屏障的速度相当慢。

治疗剂量给药后血浆中约 $1/3$ 的吗啡与血浆蛋白结合。吗啡不会滞留于组织中,在最后一次用药24h后其组织浓度已很低。

与葡萄糖醛酸结合是吗啡代谢的主要途径。其两种主要的代谢产物分布是吗啡-6-葡糖醛酸和吗啡-3 葡糖醛酸,也有少量吗啡-3,6-双葡糖醛酸生成。尽管 3-葡糖醛酸和 6-葡糖醛酸极性很大,但仍可穿透血脑屏障而发挥显著的临床作用。吗啡-3-葡糖醛酸与阿片受体亲和力很低,但可能有助于吗啡的兴奋效应。吗啡-6-葡糖醛酸的药理作用与吗啡相似,全身用药时效能是吗啡的两倍。长期用药时,吗啡的镇痛作用中有较大部分是 6-葡糖醛酸所致。实际上,长期口服给药时,血液中吗啡-6-葡糖醛酸水平明显超过吗啡。吗啡-6-葡糖醛酸经肾脏排泄。肾功能衰竭时,吗啡-6-葡糖醛酸会聚积,这或许可以解释吗啡对于肾衰患者具有较大的作用强度和较长的持续时间。在成人,吗啡的半衰期约为两小时,吗啡-6-葡糖醛酸的半衰期则稍长。儿童在 6 个月大时肾功能可达成人水平。在老年患者建议使用低剂量的吗啡,因为吗啡在体内分布容积较小且老年人肾功能普遍下降。N-脱烷基作用在某些吗啡同类药物的代谢中也起重要作用。

1.可待因

与吗啡形成对比,可待因口服给药产生的镇痛和呼吸抑制强度大约是经胃肠外给药的 60%。可待因类似物如左啡诺、羟考酮和美沙酮也有较高的口服-胃肠外给药强度比值。这些药物的口服效能越高,说明在肝脏的首过代谢越少。可待因吸收后在肝内代谢,其代谢产物主要以非活性形式经肾排泄。少量(约 10%)可待因可脱甲基转化为吗啡,给予治疗剂量的可待因后尿中可检到游离型与结合型吗啡。可待因与阿片受体的亲和力极低,其镇痛作用是转化而成的吗啡所产生的。可待因的镇咳作用则可能涉及一些可与可待因结合的特异受体。可待因的血浆半衰期为 2～4h。

可待因转化为吗啡是 CYP2D6 所起的作用。CYP2D6 遗传多态性的存在使可待因不能转化为吗啡,所以可待因对约 10% 的高加索人无镇痛作用。其他类型的多态性可导致可待因代谢增强,对其作用的敏感性也因此增强。所以,对于使用可待因或其他阿片类前体药物未起到充分镇痛作用的患者,应考虑代谢酶多态性的可能性。为鉴定 CYP2D6 多态性而进行的基因测试获得了美国 FDA 的批准。

2.曲马朵

曲马朵是一种人工合成的可待因类似物,具有较弱的 μ 受体激动作用。其镇痛作用部分是因为抑制了去甲肾上腺素和 5-羟色胺的摄取。对于轻到中度疼痛,曲马朵与吗啡或哌替啶同样有效,而对重度或慢性疼痛则效果较差。曲马多用于分娩止痛时,与哌替啶一样有效,且较少引起新生儿呼吸抑制。

3.海洛因

海洛因可快速水解为 6-单乙酰吗啡,随后进一步水解成为吗啡。海洛因和 6-MAM 比吗啡脂溶性更高,更易进入脑内。有证据显示海洛因的药理作用主要通过吗啡和 6-MAM 来发挥。海洛因主要从尿中排泄,且大部分是以游离型和共轭型吗啡的形式存在。

(二)不良反应和注意事项

吗啡和相关阿片类药物可产生多种不良反应,包括呼吸抑制、恶心、呕吐、眩晕、精神恍惚、烦躁不安、瘙痒、便秘、胆道压力升高、尿潴留和低血压,偶见谵妄。镇痛作用消退后也可出现痛觉敏感性增加。

许多因素可改变患者对阿片类镇痛药的敏感性,包括血脑屏障的完整性。例如,按成人剂量推算得到的与体重相应的剂量在新生儿应用吗啡时,可出现意外的深度镇痛和呼吸抑制效应。这是由于新生儿的血脑屏障尚未发育完全。吗啡为亲水性药物,与脂溶性更高的阿片类药物相比,正常情况下进入中枢神经系统的吗啡成比例地减少。对于新生儿或血脑屏障受损的情形,应用亲脂性阿片类药物比吗啡更可能预测其临床效果。在成人,吗啡镇痛作用的持续时间随年龄的增长而逐渐延长,而镇痛效果在给定的剂量下则很少改变。药动学参数的变化仅能部分解释这种现象。剧痛患者可耐受大剂量的吗啡。然而当疼痛消退时,由于疼痛的刺激作用消失,患者会表现出镇静甚至是呼吸抑制效应,其原因尚不清楚。

所有的阿片类镇痛药均在肝脏进行代谢,肝病患者应慎用,因为口服用药后生物利用度提高,或者可能发生蓄积作用。肾脏疾病亦可明显改变吗啡、可待因、双氢可待因、哌替啶和丙氧吩的药物代谢动力学。虽然患者对单次剂量吗啡的耐受性良好,但持续用药时其活性代谢产物吗啡-6-葡萄糖醛酸却可蓄积,引起阿片类药物过量的症状。肾功能减退的患者反复使用可待因时也会出现这种代谢产物的蓄积。当反复使用哌替啶时,去甲哌替啶的蓄积会导致震颤和癫痫样发作。同样,丙氧吩的反复用药也会因去甲丙氧吩的蓄积而引发纳洛酮无法对抗的心脏毒性。

吗啡和相关阿片类药物须慎用于呼吸功能受损的患者(如肺气肿、脊柱后侧凸或严重肥胖)。治疗剂量的吗啡可致肺心病患者死亡。虽然许多这样的患者看似还在正常限度内维持肺部的功能,实际上他们已经启动了代偿机制,例如呼吸频率增加。很多患者血浆中二氧化碳长期处于较高水平,因此对二氧化碳刺激性作用的敏感性降低。阿片类药物的抑制作用则进一步加重上述情况。对于有头部损伤或颅内压已升高的患者,应考虑吗啡的呼吸抑制效应及其升高颅内压的有关能力。尽管头部损伤本身并不构成阿片类药物应用的绝对禁忌证,仍应考虑呼吸抑制加重的可能性,以及需控制患者通气量的可能性。最后,由于阿片类药物可引起精神恍惚和其他副作用(如缩瞳和呕吐,可作为头部损伤患者临床进程的重要指征),应权衡再三,做到明智用药以避免这些危险性。

吗啡可促进组胺释放,引起支气管狭窄和血管扩张,有哮喘史的患者应避免使用。其他不引起组胺释放的 μ 受体激动剂如芬太尼衍生物,对这类患者可能是较好的选择。

血容量减少的患者对吗啡和相关药物的扩管效应更敏感,无论何种原因所致的低血压患者均应慎用这些药物。

五、其他 μ 受体激动剂

1.左啡诺

左啡诺是吗啡喃类中唯一商品化的阿片类激动剂。其右旋异构体缺乏镇痛作用,但对 NMDA 受体有拮抗作用。

左啡诺的药理作用与吗啡近似,但较少引起恶心和呕吐。左啡诺比吗啡代谢慢,半衰期约为 12～16h,间隔较短时间反复使用左啡诺可因此导致药物在血浆中的蓄积。

2.哌替啶及其同系物

(1)哌替啶:哌替啶主要是一种 μ 受体激动剂,主要作用于中枢神经系统以及肠内神经成分。因其代谢产物的毒性作用,哌替啶不再被推荐用于慢性疼痛的治疗。哌替啶的使用时间不应超过 48h,或每天剂量不得大于 600mg。

药理学特性：哌替啶可产生一系列与吗啡类似但并非完全一样的效应。哌替啶的镇痛作用在口服约 15min 后起效，1～2h 达到高峰，然后逐渐减退。皮下或肌内注射时镇痛作用见效更快(10 分钟内)，约 1 小时达到高峰，这与血浆峰值浓度几乎相对应。临床用药时，镇痛作用持续时间为 1.5～3h。总体而言，75～100mg 盐酸哌替啶(DEMEROL)胃肠外用药时产生的效果与 10mg 吗啡几乎相当，在等效镇痛剂量下，哌替啶的镇静、呼吸抑制和致欣快作用与吗啡相当。就总的镇痛效果来看，哌替啶口服给药的作用强度约为胃肠外给药的三分之一。少数患者会出现烦躁不安。

与吗啡相比，哌替啶即使用药时间延长也较少引起便秘，这可能与其进入中枢神经系统的能力较强，在较低的全身浓度下即可发挥镇痛作用有关。临床剂量的哌替啶可显著减慢胃排空，延缓其他药物的吸收。

哌替啶主要在肝脏进行代谢，半衰期约为 3h。在肝硬化患者，哌替啶的生物利用度可升高至 80%，哌替啶和去甲哌替啶的半衰期也均延长。哌替啶的血浆蛋白结合率约为 60%。仅少量哌替啶以原形排泄。

不良反应、注意事项和禁忌证：对哌替啶抑制作用产生耐受性的患者或成瘾者，间隔较短时间反复大剂量地使用哌替啶可引起兴奋性综合征，包括幻觉、震颤、肌肉抽搐、瞳孔扩大、反射亢进和惊厥。这些兴奋症状是因去甲哌替啶蓄积所致，其半衰期为 15～20h，而哌替啶的半衰期仅为 3h。阿片受体拮抗剂可对抗去甲哌替啶的致惊厥作用。由于去甲哌替啶经肾脏和肝脏消除，故肾功能或肝功能减退会增加这种毒性发生的可能性。

哌替啶可通过胎盘屏障，使得发生呼吸运动延迟、分钟通气量减少或氧饱和度降低的婴儿比例或需进行复苏的婴儿比例增加。出现这些状况时，可使用纳洛酮进行治疗。与等效镇痛剂量下的吗啡或美沙酮相比，哌替啶对新生儿的呼吸抑制作用较轻。

药物相互作用：正在接受 MAO 抑制药治疗的患者使用哌替啶可能引发严重反应，表现为兴奋性反应("5-羟色胺综合征")，如谵妄、高热、头痛、血压过高或过低、肌肉僵直、惊厥、昏迷甚至死亡，这可能是由于哌替啶抑制神经元对 5-羟色胺的再摄取，导致 5-羟色胺能系统功能亢进。因此服用 MAO 抑制药的患者不应再合用哌替啶及其同系物。服用 MAO 抑制药的患者也可因肝脏 CYP 的抑制而出现阿片效应的增强，这时阿片类药物必须减量。

氯丙嗪和三环类抗抑郁药可增强哌替啶的呼吸抑制和镇静作用。合用地西泮则不会加重其呼吸抑制作用。合用苯巴比妥或苯妥英可提高哌替啶的总清除率，降低其口服生物利用度，这可能与去甲哌替啶的血浆浓度升高有关。据报道，同时应用苯丙胺可增强哌替啶及其同系物的镇痛效应，但却对抗其镇静作用。

临床应用：哌替啶主要用于镇痛。单次剂量的哌替啶似乎也对麻醉后寒战有效。哌替啶(25～50mg)常与抗组胺药、糖皮质激素、对乙酰氨基酚或非甾体消炎药合用，以防止或改善两性霉素 B、阿地白介素、曲妥珠单抗和阿来组单抗静脉用药时伴发的输液反应。

(2)哌替啶同系物。

地芬诺酯：地芬诺酯是哌替啶的一个同系物，获批用于腹泻的治疗。盐酸地芬诺酯仅供与硫酸阿托品联合用药(LOMOTIL 等)。地芬诺酯治疗成人腹泻时推荐剂量为每天 20mg，分次用药。地芬诺辛是地芬诺酯的代谢产物，并与其母药作用相似。

　　洛哌丁胺：洛哌丁胺与地分诺酯相似，是一种哌啶衍生物。洛哌丁胺难以进入中枢神经系统，它可作用于肠道环形肌和纵形肌，从而降低胃肠动力。据推测，这是洛哌丁胺与肠道阿片受体相互作用的结果。对于慢性腹泻，洛哌丁胺与地芬诺酯一样有效，并很少产生耐受性。

　　(3)芬太尼及其同系物：芬太尼是一种人工合成的苯基哌啶类阿片药物。芬太尼及其同系物的作用与其他 μ 受体激动剂相似。芬太尼为常用麻醉药，因为它在相对较短的时间内即可达到最大镇痛效应，小剂量注射用药后作用消除快，且心血管安全性较高。

　　药理学特性：芬太尼的效力约为吗啡的 100 倍，舒芬太尼的效力约为吗啡的 1000 倍。这些药物最常经静脉给药，虽然也都常经硬膜外和鞘内给药用以急性术后疼痛和慢性疼痛的治疗。芬太尼和舒芬太尼的脂溶性远高于吗啡，当椎管内给予麻醉药时，因药物嘴侧扩散影响呼吸中枢而引起的延迟性呼吸抑制的危险性大大降低。芬太尼和舒芬太尼静脉用药后达到镇痛效应高峰的时间为 5 分钟，快于吗啡和哌替啶(达到效应高峰的时间为 15 分钟)，镇痛作用的消失也较之快。但在大剂量下或输注时间延长时，药物效应就会变得持久，作用持续时间与那些长效阿片类药物相似。

　　芬太尼及其衍生物可减慢心率，轻微降低血压。但这些药物不促进组胺释放，通常具有较高程度的心血管功能稳定性。它们对心肌的直接抑制作用很小。因此，高剂量的芬太尼或舒芬太尼常作为主要麻醉药用于接受心血管手术的患者或心功能较差的患者。芬太尼和舒芬太尼在肝脏代谢，经肾排泄。较大剂量应用或输注时间延长时，芬太尼和舒芬太尼的作用就会变得较为持久。

　　临床应用：枸橼酸芬太尼和枸橼酸舒芬太尼作为麻醉辅助药已被广泛应用。它们常经静脉、硬膜外或鞘内给药(如硬膜外给药用于术后或分娩止痛)。硬膜外或鞘内输注给药时(伴或不伴局部麻醉药的使用)，可用于治疗慢性癌性疼痛和非癌性疼痛的特选病例。其透皮制剂(DURAGESIC)可持续释放芬太尼 48h 或更长时间。但是，促进吸收的因素(如发热)可导致药物相对过量，使副作用增强。

　　(4)美沙酮及其同系物。

　　a.美沙酮：美沙酮为长效 μ 受体激动剂，其特性本质上与吗啡是相似的。

　　药理作用：美沙酮的突出特性为镇痛作用强、口服效力高、可持久抑制躯体依赖性患者的戒断症状，且反复应用仍可能有效。单次给药 24h 会发生缩瞳和呼吸抑制效应，反复用药后某些患者可出现明显镇静作用。美沙酮对咳嗽、肠道运动、胆道张力以及垂体激素分泌的影响与吗啡相似。

　　吸收、代谢和排泄：美沙酮经胃肠道吸收良好，口服后 30min 内即可出现于血浆中，约 4h 达血药峰值浓度。治疗剂量下美沙酮的血浆蛋白结合率约为 90%。皮下或肌内注射给药后 1～2h 内在脑内达到峰值浓度，这与其镇痛强度和持续时间密切相关。美沙酮也可经口腔黏膜吸收。

　　美沙酮在肝脏进行广泛的生物转化。其主要代谢产物，即通过 N-脱甲基和环化作用形成的吡咯烷和吡咯啉，与少量原形药物一起经尿和胆汁排泄。酸化尿液可促进美沙酮的排泄。美沙酮的半衰期为 15～40h。

　　美沙酮与不同组织(包括脑)中的蛋白均可紧密结合，反复用药可逐渐蓄积，停药后血管外结合部位的药物再缓慢释放,维持着较低的血浆浓度。这一过程可用于解释相对较轻但延迟出现的戒断症状。利福平和苯妥英可加速美沙酮代谢,促进戒断症状的发生。

临床应用:盐酸美沙酮主要用于缓解慢性疼痛,治疗阿片戒断综合征以及海洛因成瘾,但禁用于分娩止痛。

美沙酮注射给药10～20min镇痛作用即可见效,口服给药30～60min起效。常用口服剂量为2.5～15mg,这取决于疼痛的严重程度及患者对药物的反应。加大剂量时必须慎重,因为数天内反复用药可使半衰期延长,且药物有蓄积倾向。尽管其血浆半衰期比吗啡长,但单次剂量下美沙酮的镇痛作用持续时间基本上与吗啡相同。反复用药可见蓄积效应,因此可能需要减少剂量或间隔较长时间给药。

b.丙氧吩。

药理作用:尽管其选择性略低于吗啡,但丙氧吩主要与μ受体结合,产生与吗啡样阿片药物相似的镇痛作用及其他中枢神经系统效应。等效镇痛剂量下,其副作用如恶心、食欲不振、便秘、腹痛和困倦的发生率可能与可待因相似。

作为镇痛药,丙氧吩的口服作用强度约为可待因的1/2～2/3。90～120mg的盐酸丙氧吩产生的镇痛作用等同于60mg的可待因,通常约与600mg的阿司匹林相当。联合应用丙氧吩和阿司匹林,同联合应用可待因和阿司匹林一样,可产生比单用其中任何一种药物更好的镇痛效果。

丙氧吩口服给药后1～2h达血药峰值浓度。个体之间的清除率差异性很大。单次剂量应用丙氧吩后,平均血浆半衰期为6～12h,较可待因长。在人体内,其主要代谢途径是经N-脱甲基作用生成去甲丙氧吩。去甲丙氧吩的半衰期为30小时,反复用药后可蓄积至中毒水平。

临床应用:丙氧吩被推荐用于治疗轻到中度的疼痛。短期用药时,32mg丙氧吩和阿司匹林经常联合应用,但产生的镇痛效应并不比单用阿司匹林更强,因此建议使用65mg的盐酸盐或100mg的萘磺酸盐。丙氧吩常与阿司匹林或对乙酰氨基酚联用。丙氧吩的广泛应用很大程度上是可待因成瘾可能性被过分重视的结果。

六、阿片类药物的急性毒性

阿片类药物的急性毒性可能是因临床用药过量、成瘾者意外用药过量或企图自杀引起的。偶尔可发生延迟型毒性,见于阿片类药物注射入受冷皮肤部位或低血压和休克的患者。这是因为药物不能被完全吸收而发挥作用,可能导致再次用药;当恢复正常循环后,多余的药量会突然被吸收而发生延迟型中毒。很难确定任何一种阿片类药物引起人体中毒或致命的确切剂量。在非耐受个体,口服40～60mg美沙酮即可出现严重毒性。一个无病痛的正常成人口服的吗啡量低于120mg一般不可能致死,胃肠外给药量少于30mg也不会发生严重毒性。

1.症状和诊断

昏迷、针尖样瞳孔和呼吸抑制三联征可有力提示阿片类药物中毒。使用了过量阿片类药物的患者通常处于木僵状态,如果过量太多则可能处于昏迷状态。呼吸频率降得很低,或者患者出现窒息和发绀。当气体交换量减少时,一开始有可能还接近正常的血压会逐渐下降。如果供氧恢复得早,血压会好转。但若缺氧持续未得到处理,可能会导致毛细血管损伤,则需采取措施以对抗休克。瞳孔对称并呈针尖样大小,如果缺氧严重瞳孔则会放大。尿液生成受到抑制,体温降低,皮肤湿冷。骨骼肌松软乏力,下颌松弛,舌头可能阻塞呼吸道。婴儿和儿童偶有发生 Frank 惊厥。如果发生死亡,几乎均因呼吸衰竭而致。即使呼吸恢复,患者也仍会因在昏迷期间所发生的并发症如肺炎或休克而死亡。非心源性的肺水肿也常见于阿片类药物中毒。

2.治疗

第一步是要建立开放性气道,维持患者通气。阿片受体拮抗剂对严重的呼吸抑制有显著的翻转效应。纳洛酮是首选药物。最安全的用法是将标准剂量的纳洛酮(0.4mg)稀释后缓慢静脉给药,并监测患者的觉醒和呼吸功能。如果小心用药,通常有可能既逆转呼吸抑制而又不促发戒断症状。若首剂无效,可再追加剂量。应观察患者交感神经系统活性的反跳情况,因为这有可能导致心律失常和肺水肿。对抗儿童的阿片类药物中毒时,纳洛酮的起始剂量为0.01mg/kg。如果总剂量超过 10mg 还未见效,则应质疑诊断的准确性。阿片过量有时伴发的肺水肿可为正压呼吸所对抗。哌替啶和丙氧吩的中毒症状中偶见强直-阵挛性惊厥,纳洛酮可使之改善。

七、阿片受体激动-拮抗剂与部分激动剂

纳布啡和布托啡诺等药物是竞争性 μ 受体拮抗剂,通过激动 κ 受体而发挥镇痛作用。喷他佐辛的性质与这些药物类似,但它在保留 κ 受体激动效应的同时还是较弱的 μ 受体拮抗剂或部分激动剂。与之相反,丁丙诺啡为 μ 受体部分激动剂。这些药物存在副作用,且镇痛效果有限,其临床应用也因此受到限制。

1.喷他佐辛

喷他佐辛产生的中枢神经系统效应一般与吗啡样药物相似,包括镇痛、镇静和呼吸抑制。喷他佐辛通过激动 κ 受体发挥其镇痛作用。较高剂量的喷他佐辛(60～90mg)可致烦躁不安和精神病样作用。这些作用可能与脊椎上 κ 受体的激活有关,有时可为纳洛酮所对抗。

喷他佐辛产生的心血管作用与那些典型的 μ 受体激动剂不同,因为高剂量的喷他佐辛可致血压升高和心率加快。喷他佐辛为 μ 受体的弱拮抗剂或部分激动剂,不能对抗吗啡所致的呼吸抑制。而当用于吗啡或其他 μ 受体激动剂依赖者时,喷他佐辛可促发戒断症状。喷他佐辛用量超过 50～100mg 时其镇痛和呼吸抑制作用可出现"天花板"效应。

目前所用的口服片剂含有盐酸喷他佐辛(相当于 50mg 基础药)和盐酸纳洛酮(相当于0.5mg基础药,TALWINNX),这使得片剂作为注射用药来源的可能性减小。口服后,纳洛酮迅速在肝脏失活,而如果将片剂溶解并进行注射,纳洛酮则会在阿片类药物依赖性个体引发不适反应。口服约 50mg 喷他佐辛所产生的镇痛作用与口服 60mg 的可待因相当。

2.纳布啡

纳布啡为阿片受体激动-拮抗剂,具有一系列与喷他佐辛性质相似的作用。然而纳布啡是一种更强的 μ 受体拮抗剂,较少引起烦躁不安。

(1)药理作用和副作用:肌内注射 10mg 纳布啡所产生的镇痛作用与 10mg 的吗啡相当,镇痛起效时间和持续时间也相似。纳布啡抑制呼吸的程度与吗啡一样。然而纳布啡的作用具有"天花板"效应,当其剂量超过 30mg 时,即使再增加剂量,其呼吸抑制和镇痛作用也不再增强。与喷他佐辛和布托啡诺不同,给予稳定型冠状动脉疾病患者 10mg 纳布啡,不会增加心脏

指数、肺动脉压力或心脏做功,全身血压也不会明显改变。给予急性心肌梗死患者纳布啡时这些指数也相对稳定。纳布啡在不高于 10mg 的剂量下副作用很少,镇静、出汗和头痛最为常见。更高剂量(70mg)时,可出现精神病样副作用(如烦躁不安、思维奔逸和身体意象扭曲)。纳布啡在肝脏进行代谢,血浆半衰期为 2～3h。纳布啡的口服效价强度是肌内注射的 20%～25%。

(2)临床应用:盐酸纳布啡(NUBAIN)主要用于镇痛。由于纳布啡是一种激动-拮抗剂,应用于已在接受吗啡样阿片药物治疗的患者时会引发问题,除非有一个短暂的给药间隔。成人常用剂量为每 3～6h 经胃肠外给药 10mg,在非耐受个体剂量可增至 20mg。

3.布托啡诺

布托啡诺是一种吗啡喃同系物,作用与喷他佐辛相似。

(1)药理作用和副作用:对于术后患者,经胃肠外给予 2～3mg 布托啡诺所产生的镇痛和呼吸抑制作用约与 10mg 吗啡或 80～100mg 哌替啶相当。其作用的出现、高峰和持续时间与吗啡用药后的相似。布托啡诺的血浆半衰期约为 3h。如同喷他佐辛,镇痛剂量的布托啡诺可升高肺动脉压和心脏做功,全身动脉血压轻微降低。

布托啡诺的主要副作用为嗜睡、乏力、出汗、漂浮感和恶心。虽然与等效镇痛剂量的喷他佐辛相比,精神病样作用的发生率较低,但性质相似。布托啡诺可产生躯体依赖性。

(2)临床应用:酒石酸布托啡诺(STADOL)用于缓解急性疼痛的效果比慢性疼痛更好。由于对心脏有副作用,布托啡诺对充血性心力衰竭或心肌梗死患者不如吗啡或哌替啶有效。其常用剂量为肌内注射 1～4mg 酒石酸盐或每 3～4 小时胃肠外给药 0.5～2mg。布托啡诺有一种鼻腔制剂(STADOLNS),已被证实有效。

4.丁丙诺啡

丁丙诺啡是一种源自二甲基吗啡的半合成、高亲脂性阿片类药物,效价强度为吗啡的 25～50 倍。

(1)药理作用和副作用:肌内注射约 0.4mg 丁丙诺啡与 10mg 吗啡所产生的镇痛作用相当。镇痛作用的持续时间虽然不定,但通常比吗啡长。与吗啡相比,丁丙诺啡的某些主观效应和呼吸抑制作用发生较慢,持续时间较长。

丁丙诺啡似是一种 μ 受体部分激动剂,可在已接受 μ 受体激动剂治疗数周的患者引发戒断症状。它和纳洛酮一样可对抗镇痛剂量芬太尼所引起的呼吸抑制,但不完全阻断阿片类药物对疼痛的缓解作用。预先使用纳洛酮可预防丁丙诺啡引起呼吸抑制及其他作用,而一旦作用已经产生,即使应用高剂量纳洛酮也不易逆转,因为丁丙诺啡与阿片受体解离缓慢。因此,丁丙诺啡的血浆浓度可能与其临床效应并不相对应。心血管反应及其他副作用(如镇静、恶心、呕吐、眩晕、出汗和头痛)似与吗啡样阿片类药物相似。

舌下用药时,丁丙诺啡(0.4～0.8mg)对术后患者可产生满意的镇痛效果。肌内注射后 5min 达到峰浓度,口服或舌下给药时则为 1～2h。半衰期为 3h,与其效应消失速度无关。大部分以原形经粪便排出。血浆蛋白结合率约为 96%。

(2)临床应用:丁丙诺啡可用作镇痛药和阿片类药物依赖性患者的维持用药。用于镇痛时肌内或静脉注射的常用剂量为每 6h 0.3mg。舌下用药 0.4～0.8mg 也可有效镇痛。丁丙诺啡经 CYP3A4 代谢为去甲丁丙诺啡,因此,若患者同时也在服用已知的 CYP3A4 抑制药(如唑类抗真菌药、大环内酯类抗生素和 HIV 蛋白酶抑制药)或诱导 CYP3A4 活性的药物(如抗惊厥药和利福平),使用丁丙诺啡时则应谨慎。

丁丙诺啡被美国 FDA 批准用于治疗阿片类药物成瘾。治疗时先单用丁丙诺啡舌下给药,然后联合丁丙诺啡和纳洛酮(SUBOXONE)进行维持治疗以尽量减少滥用可能性。成瘾者需要较高维持剂量的阿片类药物,丁丙诺啡的部分激动剂特性也因此限制了其有效性。然而,维持治疗转为使用更高剂量的美沙酮这种完全激动剂还是有可能的。

八、阿片受体拮抗剂

这类药物用于治疗阿片类药物过量有显著的疗效。随着对病理生理状态下(如休克、脑卒中、脊髓和脑外伤)内源性阿片系统作用认识的深入,这些拮抗剂将会有更多的治疗适应证。

1.药理学特性

如果内源性阿片系统尚未激活,阿片受体拮抗剂的药理作用就取决于有无预先使用某种阿片受体激动剂、该阿片类药物的药理特性,以及之前对阿片类药物产生的躯体依赖性的程度。

(1)无阿片类药物时的作用:皮下注射 12mg 的纳洛酮(NARCAN)不会产生可察觉的主观效应,24mg 仅引起轻度困倦。纳曲酮似也是一种相对纯粹的拮抗剂,但其口服效力更高,作用时间更长。当纳洛酮剂量超过 0.3mg/kg 时,可使正常人的收缩压升高,记忆测试表现下降。有一研究发现高剂量的纳曲酮似可引起轻微烦躁不安,其他一些研究则认为它几乎没有主观作用。

虽然高剂量的拮抗剂可望改变内源性阿片肽的作用,实际观测到的效应却常常轻微且有限。这最可能反映的是内源性阿片系统的活性处于较低水平。在这方面,镇痛效应不同于内分泌效应,因为纳洛酮较易使激素水平发生可见的变化。有趣的是,纳洛酮似可阻断安慰剂和针灸的镇痛作用。

内源性阿片肽显然是通过对某些下丘脑释放激素的释放产生强烈抑制作用来参与垂体分泌的调节。因此,给予纳洛酮或纳曲酮可促进 GnRH 和 CRH 的分泌,升高 LH、FSH 和 ACTH 以及由其靶器官产生的类固醇激素的血浆浓度。纳洛酮在女性可刺激催乳素的释放。

(2)拮抗作用:肌内或静脉注射小剂量(0.4~0.8mg)纳洛酮可防止或迅速逆转 μ 受体激动剂的作用。伴有呼吸抑制的患者用药后 1~2min 内呼吸频率即可增加。镇静作用可被逆转,若血压已经降低,也可恢复正常。为了对抗丁丙诺啡引起的呼吸抑制,需应用更高剂量的纳洛酮。静脉给予 1mg 纳洛酮可完全阻断 25mg 海洛因的效应。纳洛酮可逆转激动-拮抗剂如喷他佐辛所致的精神病样和烦躁不安作用,但所需的剂量较大(10~15mg)。拮抗作用的持续时间取决于所用剂量,但通常为 1~4h。纳洛酮对阿片类药物的拮抗效应常伴有"超射"现象。例如,被阿片类药物抑制的呼吸频率在使用纳洛酮后可暂时变得比抑制前更快。儿茶酚胺的反跳性释放可能会导致高血压、心动过速和室性心律失常。肺水肿也见有报道。

(3)对躯体依赖性的作用:对吗啡样阿片类药物依赖者,皮下注射小剂量(0.5mg)的纳洛酮可促发中到重度的戒断症状,与阿片类药物突然撤药的症状极为相似,不同的是这些症状在纳洛酮用药后几分钟内即可出现,约 2h 后消失。症状的严重程度和持续时间与拮抗剂的剂量以及依赖性的程度和类型有关。较高剂量的纳洛酮在喷他佐辛、布托啡诺或纳布啡依赖患者均可促发戒断症状。纳洛酮产生"超射"现象暗示单次使用 μ 受体激动剂后6～24小时可出现早期急性躯体依赖性。

（4）耐受性和躯体依赖性：即使长期大剂量使用纳洛酮，停药后也不会出现任何可辨识的戒断症状，纳曲酮（另一种相对纯粹的拮抗剂）的撤药也很少产生症状和体征。然而，长期应用拮抗剂会增加脑内阿片受体的密度，对随后所使用的阿片受体激动剂的效应有暂时性的放大作用。纳曲酮和纳洛酮极少或没有滥用的可能性。

（5）吸收、代谢和排泄：虽然纳洛酮易经胃肠道吸收，但进入体循环前几乎完全被肝脏代谢，因此必须经胃肠外给药。纳洛酮的半衰期约为1h，但其临床效应的持续时间会更短。

与纳洛酮相比，纳曲酮口服后可更多地保留其效力。中等剂量口服后，其作用持续时间接近24h。用药后1～2h达血浆峰浓度。其表观半衰期约为3h，且长期用药也不会改变。纳曲酮的效力比纳洛酮强得多，阿片类药物成瘾者口服100mg纳曲酮后，产生的组织内浓度足以对抗25mg海洛因静脉用药所致的欣快感，时间长达48h。

2.临床应用

阿片受体拮抗剂已明确用于阿片类药物中毒尤其是呼吸抑制的治疗，以及阿片类药物躯体依赖性的诊断，并作为治疗药物用于阿片类药物强迫性用药者。纳曲酮已被美国FDA批准用于治疗酒精滥用。

阿片类药物过的治疗：盐酸纳洛酮应慎用于阿片类药物过量，因其在依赖者也可促发戒断症状，并引起不良的心血管副作用。只要小心调整纳洛酮的剂量，往往有可能对抗呼吸抑制效应而不引发完全的戒断症状。纳洛酮的作用持续时间相对较短，常需反复给药或持续输注。母亲经静脉或肌内注射阿片类药物会继发新生儿呼吸抑制，阿片受体拮抗剂也可有效减轻此效应。在新生儿，纳洛酮经静脉、肌内或皮下注射的起始剂量为 $10\mu g/kg$。

九、中枢性镇咳药

咳嗽是一种有益的生理机制，可帮助清除呼吸道内异物和过多分泌物，不应不加区别地予以抑制。慢性咳嗽有时会影响休息、睡眠或引起疲劳，尤其是对于老年人。在这种情况下，医生应当用药以降低咳嗽的频率或强度。咳嗽反射较为复杂，涉及中枢和外周神经系统以及支气管树平滑肌。刺激支气管黏膜会引起支气管收缩，随后就会激活位于气管支气管通路的咳嗽受体（可能是一种特殊类型的牵张受体）。这些受体发出的传入信号经迷走神经传导。咳嗽反射的核心部分可能涉及数种机制或中枢，且不同于呼吸调节所涉及的机制。

之前讨论过的阿片类镇痛药与许多非阿片类药物可通过其中枢作用减轻咳嗽。阿片类药物常在低于镇痛剂量的用量下即可产生镇咳效应。口服10mg或20mg的可待因虽不能镇痛，但其镇咳作用却很明显，较高剂量甚至还可抑制慢性咳嗽。

右美沙芬是可待因类似物右美沙芬的右旋异构体。与左旋体不同，它无镇痛效应或成瘾性，也不经阿片受体发挥作用。右美沙芬通过中枢作用提高咳嗽阈值，效价强度与可待因几乎相等，但其主观效应和胃肠道副作用较少。治疗剂量时不抑制纤毛活动，其镇咳效应可持续5～6小时。右美沙芬毒性小，极大剂量下可抑制中枢神经系统。

十、阿片类镇痛药的临床应用

阿片类药物仍是疼痛治疗的主力军。这些药物的应用指南已应运而生，可针对多种临床情况，包括对急性疼痛、外伤性疼痛、癌性疼痛、非癌性慢性疼痛以及儿童疼痛的治疗。对于癌性疼痛，遵循标准化的治疗方案可显著提高对疼痛的疗效。

通常建议将阿片类药物与其他镇痛药物如非甾体消炎药或对乙酰氨基酚联用。这样，既可获得更好的镇痛效应，又可尽量减少阿片类药物的剂量以及不良反应。在某些情况下，非甾体消炎药可产生与 60mg 可待因同样的镇痛效果。这种"阿片节省"策略是世界卫生组织提出的"镇痛阶梯疗法"的主干。治疗中到重度疼痛时可用强效阿片类药物代替弱效阿片类药物。此外，对于慢性严重疼痛，应持续或不间断地给予镇痛药，而不是仅在需要镇痛时才用。如此可保持稳定的镇痛水平，避免遭受不必要的疼痛。

选择特定的阿片类药物用于疼痛治疗时，其指导因素包括药物的效价强度、药动学特征及有效的给药途径。需应用高剂量阿片类药物时可选择更强效的化合物以减少用药量。作用持续时间也是一个重要的考虑因素。当需降低成瘾危险性或出现患者不能耐受其他药物的情况时，部分激动剂或混合激动-拮抗剂可能是一种合理的选择。

吗啡有标准型和缓释型制剂可供口服用药。由于存在首关代谢，吗啡的口服效价强度要比胃肠外给药的低 2～6 倍。注意这一点在患者从胃肠外给药换至口服用药时是很重要的。首关代谢在不同个体有着很大的差异性，吗啡的剂量应根据患者的需要进行调整。在体重低于 50kg 的儿童，可每 3～4h 经胃肠外给予吗啡 0.1mg/kg，或口服 0.3mg/kg。

可待因的口服与胃肠外给药效价比较高，并因此得以广泛应用。口服 30mg 的可待因产生的镇痛效力约与 600mg 的阿司匹林相当。可待因与阿司匹林或对乙酰氨基酚联合应用可产生更强作用，而且在这样的剂量下，镇痛效果可超过 60mg 的可待因。很多药物可用以替代吗啡或可待因。羟考酮（ROXICODINE 等）具有较高的口服与胃肠外给药效价比，尽管其单用有效，但却被广泛地与阿司匹林（PERCODAN 等）或对乙酰氨基酚联合应用。羟考酮也可制成缓释制剂用于慢性疼痛的治疗。不幸的是，这种制剂却被广泛滥用并导致严重后果（包括致死）。

使用其他药物也有助于增强阿片类的镇痛效果，这对那些药物自身也有益处。例如，将阿片类药物与小剂量苯丙胺联用可增强镇痛作用而降低镇静的副作用。某些抗抑郁药如阿米替林和地昔帕明也可增强阿片类药物的镇痛效果，且对一些神经性疼痛也有镇痛作用。其他有效的辅助药包括抗组胺药、抗惊厥药以及糖皮质激素。

其他给药途径除了传统的口服和胃肠外给药方式外，还出现了其他给药方式以提高阿片类药物的疗效并尽量减少其副作用。

1.患者自控镇痛（PCA）

在这种用药方式下，患者可通过一种可精确调控参数的输注泵来控制阿片类药物的用量。PCA 可用于静脉或硬膜外输注。这种技术避免了应用中的延迟效应，与其他方法相比在用量上有更大的灵活性，可更好地调节对疼痛和对阿片类药物的反应的个体差异。它也给予患者更强的控制感。

2.椎管内输注

将阿片类药物输注于硬膜外或鞘内间隙可更直接作用于脊髓后角的初级疼痛处理突触。这种方式所用的药物剂量比口服或胃肠外给药明显降低,全身副作用也因此减少。然而,硬膜外应用阿片类药物有其自身的剂量依赖性副作用,如瘙痒、恶心、呕吐、呼吸抑制和尿潴留。应用亲水性阿片类药物(DURAMORPH 等)可增加化合物的嘴侧扩散,使药物直接作用于脊髓上位点。经椎管内给予吗啡后,延迟的呼吸抑制最晚可见于单次注射用药后 24 小时。椎管内输注吗啡会引起更严重的恶心和呕吐。然而,脊髓上镇痛中枢也会受到刺激,可能引起协同镇痛效应。

与全身性应用阿片类药物与 NSAID 之间的关系相似,椎管内输注阿片类药物常与局部麻醉药联用。这样使两种药物的用量均减少,并减少局部麻醉药所致的运动障碍以及阿片类药物引起的并发症。硬膜外给予阿片类药物广泛应用于术后疼痛治疗和分娩过程中的镇痛。硬膜外应用阿片类药物时全身药物浓度较低,因此可减少药物经胎盘转移,降低新生儿发生呼吸抑制的可能性。单次鞘内注射阿片类药物(鞘内麻醉)也普遍用于急性疼痛的治疗。长期鞘内输注阿片类药物一般用于治疗慢性疼痛患者。

直肠给药适用于有吞咽困难或其他口腔疾病、又想采用比胃肠外给药创伤性更小的给药途径的患者。但大多数儿童不能耐受这种方式。直肠给药后在 10 分钟内起效。

十一、临床概述

阿片类镇痛药可缓解疼痛症状,但潜在的疾病却仍然存在。临床医生必须权衡疼痛治疗的益处以及给患者带来的任何可能的危险,且在急性病例和慢性病例可能有较大差异。

对于急性病例,阿片类药物可降低疼痛的强度,而其体征(如腹肌僵直)一般还会存在。疼痛的缓解也有利于医师采集病史、进行体检以及提高患者对诊断过程的耐受性。不能因为医师不愿意,或者在大多数情况下因担心镇痛药会掩盖潜在疾病的进展而拒绝开镇痛药处方,从而使患者得不到适当的评估。

在缓解与慢性疾病相关的疼痛过程中所产生的问题则更加复杂。每天反复用药最终会引起耐受性和某种程度的躯体依赖性。其程度取决于所用的药物、用药频率和剂量。如果要重复应用某种阿片类药物以控制任何慢性症状(尤其是疼痛),做出这一决定时必须慎重。如果疼痛源自慢性非癌性疾病,就应该采用阿片类药物以外的其他可能的方式。这些方式包括非甾体消炎药、局部神经阻滞、抗抑郁药、电刺激、针灸、催眠或行为矫正。然而,对于从慢性非癌性疼痛患者中仔细挑选出来的某些人群,可在其延长的病程中适当地维持应用阿片类药物。

常用剂量下,吗啡样药物既可通过改变痛苦经历中的情绪因素,也可通过产生镇痛效果来缓解痛楚。控制疼痛,尤其是慢性疼痛,必须注意到心理学因素以及疾病的社会影响,那些疾病有时在决定患者的痛苦感受中占主导作用。除情感上的支持外,医生还应考虑到患者对疼痛的耐受能力以及对阿片类药物的反应存在较大差异。有些患者需应用大大超过平均剂量的药物才能缓解疼痛,另一些患者则需较短的用药间隔。有些医师由于过分担心药物会引起成瘾性,所给阿片类药物的起始剂量过小或给药间隔过长,并因此对患者持续的疼痛主诉会更多地考虑药物依赖性。由于存在交流困难、不熟悉适当的疼痛评估方法以及缺乏在儿童使用强效阿片类药物的经验,使得婴儿和儿童可能比成人更不易得到充分的疼痛治疗。

晚期疾病疼痛和癌性疼痛：虽然不是所有晚期疾病病例都会应用阿片类药物，但这些药物引起的镇痛、镇静甚至是欣快感可减少患者及其家属在临终这段时期的痛苦。尽管这些药物可能会引起躯体依赖性和耐受性，但这种可能性绝不会阻止医师履行其减轻患者痛苦的主要职责。医师不应等到患者疼痛难忍时才采取措施。在这种情形下，有时可常规应用大剂量阿片类镇痛药。

大多数疼痛治疗方面的专家建议应以足够短的、固定的时间间隔给予阿片类药物，这样才能持久地控制疼痛，让患者不再担心疼痛复发。与缓解疼痛相比，防止疼痛再次出现需要的药物剂量较少。在多数情况下，吗啡仍是首选的阿片类药物，其给药途径和剂量应根据个体需要进行调整。多数情况下口服吗啡就足够了。目前已有吗啡和羟考酮的口服缓释制剂，其中吗啡的用药间隔可为 8h、12h 或 24h，羟考酮的则为 8h 或 12h。每天使用同样的剂量可获得更好的疼痛控制效果，且副作用更小，其原因部分是因为吗啡的血浆药物浓度波动减少。

便秘是应用阿片类药物最常见的问题，应早期使用大便软化剂和缓泻药。苯丙胺具有振奋情绪和镇痛效应，并可增强阿片类药物的镇痛作用。然而并不是所有的疾病晚期患者都希求苯丙胺的致欣快感，有些患者还会出现副作用，如食欲不振。尽管口服阿片类药物可产生耐受性，但大部分患者在服用相同的剂量数周或数月后，仍能缓解疼痛。对一种阿片类药物失效的病例换用另一种药物仍可改善疼痛疗效。阿片类药物之间存在交叉耐受性，但相关的 μ 受体激动剂则表现为并不完全的交叉耐受性。

第五章　呼吸系统用药

第一节　平喘药

支气管哮喘常发生于幼儿和青少年，是一种慢性变态反应性炎症性疾病。主要表现为发作性或持续性喘息，可由免疫(过敏性)或非免疫刺激所引起。其病理变化有：①嗜酸粒细胞浸润为主的慢性支气管炎症，即使轻度的、间歇性哮喘患者也存在炎症的表现；②可逆性支气管狭窄，主要由于发作性支气管平滑肌痉挛性收缩，并涉及支气管黏膜充血水肿与腺体分泌亢进等多个环节；③气管高反应性，即对支气管收缩因素(如某些化学物质、冷空气、运动等)的敏感性增高，这与支气管黏膜上皮细胞脱落，感觉神经末梢显露，从而对外界刺激敏感化有关；④支气管重构，慢性患者的支气管平滑肌增生、基膜增厚、腺体增生，表现为持续性支气管阻塞。

凡能够缓解喘息症状的药物统称为平喘药，其主要适应证为哮喘或喘息性支气管炎。近年来，哮喘的治疗目标由过去的控制哮喘急性发作，转变为防治慢性支气管炎症，最终消除哮喘症状。治疗策略包括应用糖皮质激素控制炎症；用抗过敏药物预防哮喘发作；用炎症介质白三烯的调节药减轻炎症病变；应用支气管扩张药(β_2肾上腺素受体激动剂、茶碱类、抗胆碱药等)来缓解支气管平滑肌痉挛，控制喘息症状。

慢性喘息性支气管炎或慢性阻塞性肺疾病(COPD)伴有喘息常发生于中老年，是由于感染或非感染因素(吸烟和理化刺激等)引起的支气管黏膜及其周围组织的慢性非特异性炎症。其病理特点是支气管腺体增生、黏液分泌增多。临床出现连续两年以上每年持续3个月以上的咳嗽、咳痰或气喘等症状，可并发阻塞性肺气肿、肺源性心脏病。糖皮质激素对于本类疾病的抗炎平喘效果不佳，常用磷酸二酯酶-4抑制剂罗氟司特合并支气管扩张药防治本类疾病。

一、抗炎平喘药

(一)糖皮质激素类药物

糖皮质激素具有很强的抗炎作用。全身应用该类药物(如氢化可的松、泼尼松和地塞米松)作用广泛，不良反应多。近年来，此类药物主要以吸入方式在呼吸道局部应用，可发挥强大的局部抗炎作用，而全身性不良反应轻微，已成为平喘药中的一线药物。

倍氯米松

【体内过程】

吸入本药后，80%～90%的药物沉积在咽部而被吞咽。吞咽后大部分药物在肝脏被代谢，生物利用度小于20%，仅10%～20%的进入肺内产生治疗作用，$t_{1/2}$约为15h。其代谢产物70%的经胆汁排泄，10%～25%的经尿排泄。

【药理作用】

倍氯米松为地塞米松的衍生物，其局部抗炎作用比地塞米松强数百倍。吸入给药后，能很好地控制哮喘病情,而全身作用轻微,对下丘脑-垂体-肾上腺皮质轴无明显抑制作用。糖皮质激素抑制哮喘时炎症的多个发病环节,主要有以下方面:

1.抑制多种参与哮喘发病的炎症细胞及免疫细胞的功能

可抑制血液循环中单核细胞、中性粒细胞、T淋巴细胞及肺巨噬细胞的功能;减少肺肥大细胞数量;减少支气管上皮中树突状细胞数量;减少嗜酸粒细胞在支气管的聚集和炎症介质释放;抑制炎症细胞与内皮细胞的相互作用,并降低毛细血管通透性;加速肺炎症细胞凋亡等。

2.抑制细胞因子与炎症介质的产生

抑制多种细胞因子、趋化因子、黏附分子的产生;诱导生成抑制性蛋白——脂皮素-1,进而抑制磷脂酶 A_2 的活性,从而抑制由花生四烯酸分解而产生的炎症介质,如白三烯类、前列腺素类、血栓烷 A_2、血小板激活因子等;通过稳定溶酶体膜,抑制溶酶体蛋白水解酶类的释放。抑制免疫功能和抗过敏作用减少组胺等过敏性介质的释放。

3.抑制气管高反应性

由于抑制炎症反应,可降低哮喘患者吸入抗原、胆碱受体激动剂、二氧化硫、冷空气及运动后的支气管收缩反应发生率,也有利于支气管黏膜损伤上皮的修复。

4.增强支气管及血管平滑肌对儿茶酚胺的敏感性

使体内儿茶酚胺类物质的支气管扩张及血管收缩作用加强,有利于缓解支气管痉挛和黏膜肿胀。

【作用机制】

糖皮质激素能进入靶细胞内与受体结合成复合物,然后进入细胞核内,调节炎症相关基因的转录,抑制某些炎症相关蛋白(如细胞因子类、诱导型一氧化氮合酶、磷脂酶 A_2、环氧合酶等)的表达,还可增强某些抗炎症蛋白如脂皮素-1 的表达,进而表现抗炎效应。

【临床应用】

用于治疗支气管扩张药不能很好控制病情的慢性哮喘患者,反复应用本药可减少或终止发作,减轻病情严重程度,但不能缓解急性症状。气雾吸入后,一般 10d 后支气管阻力降低作用达高峰,每天吸入本药 0.4mg 约与口服泼尼松 7.5mg 的疗效相等。需口服较大剂量糖皮质激素的患者,气雾吸入本药后,可减少口服激素用量或逐步替代口服激素。对于哮喘持续状态,因不能吸入足够的气雾量,往往不能发挥作用,故不宜应用。

【不良反应】

吸入常用剂量的糖皮质激素类药物一般不产生不良反应,但在吸入糖皮质激素类药物后,有 $80\%\sim90\%$ 的药物沉积在咽部并吞咽到胃肠道产生咽部或者全身不良反应。

1.局部反应

少数患者可发生口腔真菌感染(鹅口疮)与声音嘶哑。每次用药后漱口,减少咽喉部药物残留,可以明显降低其发生率。

2.全身反应

本药在治疗剂量对下丘脑-垂体-肾上腺皮质功能无明显抑制作用,但吸入大剂量($>0.8mg/d$)则有抑制作用。

布地奈德(BUD)是不含卤素的糖皮质激素类药物,与倍氯米松有相似的局部抗炎作用,全身不良反应轻；吸入后也有 10%～20% 的进入肺内，其余被吞咽药物的生物利用度约为 11%。

除上述两种药物外，本类药物还有曲安奈德(TAA)、丙酸氟替卡松及氟尼缩松(FNS)。

(二)磷酸二酯酶-4 抑制剂

罗氟司特

罗氟司特是第一个被欧盟(2010 年)和美国(2011 年)批准上市用于 COPD 的磷酸二酯酶-4(PDE-4)抑制剂。

【体内过程】

口服生物利用度为 80%，达峰时为 1h，生物利用度为 99%。肝脏代谢，$t_{1/2}$ 约为 17h，70% 以上经肾脏排泄。

【药理作用】

PDE-4 主要分布于炎症细胞、气道上皮细胞和平滑肌细胞内。PDE-4 抑制剂特异性抑制 PDE-4 活性，增加细胞内 cAMP 水平而发挥治疗作用。

1.抑制炎症细胞聚集和活化

罗氟司特抑制 PDE-4 活性，减轻气道内中性粒细胞、T 细胞、巨噬细胞等炎症细胞的聚集和活化，减少前炎症因子如 TNF-α、IL-1 等释放。

2.扩张气道平滑肌

罗氟司特具有轻度的扩张气道平滑肌的作用，缓解气道高反应性。

3.缓解气道重塑

减少上皮细胞基底胶原沉着、气道平滑肌增厚、杯状细胞增生、黏蛋白分泌，促进气道上皮纤毛运动而促进排痰。

【临床应用】

由于糖皮质激素治疗 COPD 不能明显改善肺功能，也无法降低死亡率，罗氟司特常与长效支气管扩张药联合用于治疗反复发作并加重的成人重症 COPD。对于慢性喘息性支气管炎和 COPD 伴有喘息患者有效，并且对于轻、中度哮喘安全有效，但不能作为缓解急性支气管痉挛的用药。

【不良反应】

罗氟司特不能用于 18 岁以下患者。最常见不良反应是发生在用药第一周的腹泻、恶心、食欲减退、体重减轻、头痛、头晕和背痛。少数患者出现精神症状如失眠、焦虑、抑郁等。

二、支气管扩张药

支气管扩张药是常用的平喘药，包括 β 肾上腺素受体激动剂、茶碱类药和抗胆碱药。

(一)β 肾上腺素受体激动剂

人气道中 β 肾上腺素受体主要是 $β_2$ 受体。本类药物主要的作用机制是兴奋支气管平滑肌 $β_2$ 受体，激活腺苷酸环化酶，增加细胞内 cAMP 合成，进而激活 cAMP 依赖的蛋白激酶、降低细胞内游离的钙浓度、肌球蛋白轻链激酶失活和钾通道开放三个途径，引起平滑肌松弛，支气管口径扩大。本类药物还有一定程度抑制肥大细胞释放炎症介质、抑制毛细血管通透性增高、促进黏液-纤毛系统清除功能的作用，这些都可加强平喘作用。

本类药物起效较快,用于控制哮喘症状及减轻喘息性支气管炎症状。用于平喘的 β 肾上腺素受体激动剂分为非选择性和选择性 $β_2$ 受体激动剂两类,前者包括肾上腺素、异丙肾上腺素,这些药物除了平喘作用外,对心血管有较强作用,应慎用;后者对呼吸道的选择性高,疗效较好而不良反应少,是控制哮喘症状的首选药。

沙丁胺醇

【体内过程】

沙丁胺醇口服后 65%～84% 的被吸收,血浆浓度的达峰时间为 1～3h。本药经肝脏生物转化成无活性代谢物,最后从尿液和粪便中排泄,$t_{1/2}$ 为 2.7～5h。气雾吸入后约 10～15min 作用达高峰,维持 3～4h,$t_{1/2}$ 为 1.7～7.1h,但大部分药物被吞咽,从消化道吸收。

【药理作用】

本药的主要特点是对呼吸道有高选择性,对支气管平滑肌 $β_2$ 受体的作用远大于对心脏 $β_1$ 受体的作用,对 α 受体基本无作用。其支气管扩张作用与异丙肾上腺素相近,但作用更持久,对心脏兴奋作用轻微。对慢性顽固性哮喘病例,不能有效抑制炎症基本过程,仅能控制症状而不能根治,故需要配合其他有效的消炎药治疗。

【临床应用】

1.气雾吸入

使用时应掌握正确吸入方法,喷药后即做深而慢的吸气,然后屏气片刻,以利气雾在呼吸道内充分沉积。吸入的药物直接作用于支气管平滑肌,小部分吸入支气管静脉到右心室,然后进入肺循环。吸入给药起效快,而心脏和其他全身作用小,可迅速缓解哮喘症状。

2.口服

口服后约 30min 起效,2～3h 作用达高峰,作用持续 4～6h,心脏和其他不良反应较气雾吸入多见,用于频发性或慢性哮喘的症状控制和预防发作。

【不良反应】

1.心脏反应

一般治疗量时少见,如超过治疗量数倍至数十倍,可见窦性心动过速。心律失常和甲状腺功能亢进患者应慎用。

2.骨骼肌震颤

好发于四肢和面颈部,可随用药时间延长而逐渐减轻或消失。这是由于兴奋了骨骼肌慢收缩纤维的 $β_2$ 受体,使之收缩加快,干扰快慢收缩纤维之间的融合。

3.代谢紊乱

过量应用或与糖皮质激素合用时,激动骨骼肌细胞膜上的 Na^+-K^+-ATP 酶,使 K^+ 进入胞内,可降低血钾,必要时补充钾盐。此外,增加肌糖原分解,引起血中乳酸、丙酮酸浓度升高,糖尿病患者应注意引起酮中毒或乳酸中毒。

4.长期应用导致低敏感性

长期应用可使针对部分病例的疗效降低,停药 1～2 周后可恢复敏感性。可以有计划地与其他类型平喘药交替应用,但不应盲目频繁使用大剂量本药。

沙丁胺醇的同类药物,包括以下几种:

特布他林的基本作用与沙丁胺醇相似,但作用强度较沙丁胺醇弱;可口服、气雾吸入给药,皮下注射给药可替代肾上腺素控制哮喘急性发作。

克仑特罗为强效制品,微量即有明显平喘作用,在治疗量时不良反应较轻。可气雾吸入、口服、直肠内给药。

长效选择性 β_2 受体激动剂

福莫特罗为长效选择性 β_2 受体激动剂,作用强而持久,一次吸入给药后,作用可持续12h。除了支气管平滑肌扩张作用外,本药还有明显的抗炎作用。用于慢性哮喘与慢性阻塞性肺病的维持治疗与预防发作。不良反应与其他 β_2 受体激动剂相似。

沙美特罗是另一个长效选择性 β_2 受体激动剂,起效比福莫特罗慢,但作用持续时间更长,其他特点与福莫特罗相似。

非选择性 β 受体激动剂

此类药物对伴有多种心血管疾病、甲状腺功能亢进、糖尿病等的患者应慎用或禁用。

肾上腺素(AD)对 α 受体、β 受体均有强大的激动作用,激动 β_2 受体可扩张支气管平滑肌,激动黏膜血管的 α_1 受体可收缩血管、减轻黏膜充血水肿,有利于改善通气功能。口服无效,皮下注射可迅速缓解症状,只适用于哮喘急性发作。本药可引起心动过速、心律失常、血压升高,还有不安、头痛、面色苍白、手指震颤等反应。

异丙肾上腺素对 β_1 受体、β_2 受体均有明显激动作用,可气雾吸入或注射给药,口服无效,主要用于控制哮喘急性症状。但本药有明显的心脏兴奋作用,可诱发心动过速、心律失常和心绞痛,因此,已逐渐被 β_2 受体选择性激动剂取代。

(二)茶碱类药

茶碱是一类甲基黄嘌呤衍生物,具有平喘、强心、利尿、扩张血管和中枢兴奋作用。

【体内过程】

本类药物口服吸收快而完全,t_{max} 为 $1\sim3h$,茶碱的有效血浆浓度为 $10\sim20\mu g/mL$,表观分布容积为 0.45L/kg,血浆蛋白结合率约60%。成人消除 $t_{1/2}5\sim6h$,儿童约 3.7h。90%的在肝内代谢,经脱甲基和氧化而失活,10%的以原形由尿排出。

【药理作用】

茶碱类药物平喘作用机制较复杂,主要包括以下几种。

1.扩张支气管平滑肌

这是主要作用,比 β_2 受体激动剂弱,其机制与下述因素有关:

(1)抑制磷酸二酯酶,使支气管平滑肌细胞内 cAMP 水平提高,但茶碱在体内有效血浓度范围对酶活性抑制不明显,不足以产生明显作用。因此,这一环节不是唯一的作用机制。

(2)促进内源性肾上腺素释放,间接导致支气管扩张。

(3)阻断腺苷受体,对抗内源性腺苷诱发的支气管收缩。

2.抗炎作用

近年发现长期应用小剂量茶碱类药物,可抑制肥大细胞、巨噬细胞、嗜酸粒细胞及 T 细胞等炎症细胞的功能,减少炎症介质释放,降低毛细血管通透性,抑制支气管炎症,降低气管反应性。

3.增强呼吸肌(主要是膈肌)收缩力

减轻呼吸道阻塞、呼吸负荷增加造成的呼吸肌疲劳,这一作用对慢性患者尤为重要。

【临床应用】

β_2 受体激动剂不能控制急性哮喘,氨茶碱静脉注射可收到满意疗效。慢性哮喘患者可口服茶碱制剂防止其发作,如能掌握适宜的剂量,可获满意疗效;氨茶碱还可以直肠给药;对夜间哮喘发作者还可用茶碱的缓释制剂。本类药物还能缓解慢性阻塞性肺病 COPD 及心源性哮喘的喘息症状。茶碱具有中枢兴奋作用,对脑部疾病导致通气不足患者,有明显增强通气的功能,用于中枢性睡眠呼吸暂停综合征。

【不良反应】

茶碱类的治疗窗较窄,不良反应发生度与其血浆浓度密切相关,血浆浓度超过 $20\mu g/mL$ 时,易发生不良反应,包括以下几种。

1.胃肠反应

有些制剂口服后有较强的刺激作用,引起恶心、呕吐、食欲减退。

2.中枢兴奋

多见不安、失眠、易激动等反应,必要时可用镇静药对抗。

3.急性毒性

静脉注射过快或浓度过高,可引起心动过速、心律失常、血压骤降、谵妄、惊厥、昏迷等,甚至呼吸、心跳停止而死亡。静脉注射氨茶碱时应充分稀释,并且缓慢注射,防止急性毒性的发生,儿童更应谨慎。

常用茶碱类药物有以下几种。

氨茶碱为茶碱与二乙胺的复盐,水溶解度较茶碱大 20 倍,可做成注射剂。本药碱性较强,口服后易引起胃肠道刺激症状。重症患者常静脉注射本药以迅速控制症状。

二羟丙茶碱又称甘油茶碱,水溶性较高,作用较弱,对胃肠刺激性小,适用于因胃肠道刺激症状明显而不能耐受氨茶碱的患者。

胆茶碱为茶碱与胆碱的复盐,水溶性更大。胃肠道刺激反应较轻,患者易耐受。

多索茶碱无腺苷受体阻断作用,对心血管、中枢神经系统的作用轻,还具有一定的镇咳作用。

茶碱缓释剂或控释制剂有葆乐辉、舒弗美。

(三)抗胆碱药

异丙托溴铵

异丙托溴铵是阿托品的异丙基衍生物,为季铵盐,口服不易吸收,采用气雾吸入给药。本药对支气管平滑肌具有较高的选择性作用,对心血管系统的作用不明显,也不影响痰液分泌和痰液黏稠度。本药对伴有迷走神经功能亢进的哮喘和喘息性支气管炎患者有较好疗效,对其他类型哮喘的疗效不如 β_2 受体激动剂。一般用作 β_2 受体激动剂疗效不满意时的替代药,或与 β_2 受体激动剂联合应用。不良反应少见,少数患者有口干、口苦感。

本类药物还有氧托溴铵和异丙东莨菪碱,其作用和应用与异丙托溴铵相似。

三、抗过敏平喘药

本类药物主要抑制变态反应时炎症介质的释放,并抑制非特异性刺激引起的支气管痉挛,部分药物还能拮抗组胺受体。临床用于预防或治疗哮喘,还可用于皮肤过敏症等。

(一)炎症细胞膜稳定剂

色甘酸钠

【体内过程】

色甘酸钠极性很高。吸入 20mg 粉雾后,5%～10%的由肺吸收,15min 内血浆浓度可达 9ng/mL,$t_{1/2}$约为 80min。

【药理作用】

本药无直接扩张支气管作用,但可抑制特异性抗原及非特异性刺激引起的支气管痉挛,其作用主要有 2 个方面。

1.抑制抗原引起的肺肥大细胞释放炎症介质

本药可能在肥大细胞膜外侧的钙通道部位与 Ca^{2+} 形成复合物,加速钙通道关闭,抑制 Ca^{2+} 内流,从而稳定肥大细胞膜,阻止抗原诱导的脱颗粒。

2.抑制非特异性支气管痉挛

二氧化硫、冷空气、甲苯二异氰酸盐、运动等非特异性刺激诱导感觉神经末梢释放神经多肽(P 物质、神经激肽 A 等),诱发支气管平滑肌痉挛和黏膜充血水肿,增高气管反应性。本药抑制感觉神经肽释放,从而降低气管高反应性。

【临床应用】

本药为预防哮喘发作药物,须在接触哮喘诱因前 7～10d 用药。对外源性(过敏性)哮喘疗效较好,特别对抗原已明确的年轻患者,亦可预防运动性哮喘;但对内源性(感染性)哮喘疗效较差。常年发作的慢性哮喘(不论外源性或内源性),长期应用本药后,半数以上患者有不同程度好转;糖皮质激素依赖型哮喘患者,用本药可以减少激素用量。本药需粉雾吸入给药,要用特殊吸入器,一般用药 1 个月起效,8 周无效者可放弃。

【不良反应】

少数患者吸入药物后有咽喉和气管刺激症状,出现胸部紧迫感,甚至诱发哮喘。必要时可同时吸入 β 受体激动剂加以预防。

奈多罗米钠

奈多罗米钠有较强的抗炎作用,能抑制肥大细胞及支气管上皮细胞释放炎症介质,抑制呼吸道感觉神经末梢释放 P 物质,并能抑制嗜酸粒细胞、中性粒细胞及巨噬细胞的功能。以吸入方式给药,约 10%的进入肺内,每天吸入 8～16mg;应用支气管扩张药疗效不显著者,合用本药可提高疗效。不良反应轻微,约 10%的患者有异常味觉(主要为苦味),偶见恶心、呕吐、咽部刺激、咳嗽、头痛等。

曲尼司特

曲尼司特是从南天竹提取,并经结构改造而得,药理作用与色甘酸钠相似。对支气管哮喘、过敏性鼻炎及过敏性皮炎疗效较好,对荨麻疹及过敏性结膜炎也有效。主要不良反应为胃肠道反应,如恶心、腹痛、胃部不适等。

(二)H₁ 受体阻断剂

酮替芬

酮替芬(噻哌酮)与色甘酸钠相同,抑制炎症介质释放;还有 H₁ 组胺受体阻断作用。对各型哮喘有一定的预防效果,对儿童疗效好,一般需用药 12 周以上。对糖皮质激素依赖型哮喘病例,可减少激素用量。口服给药,部分患者可见镇静、疲倦、头晕、口干等不良反应,连续用药几天可自行减轻。驾驶员、精密机器操纵者慎用。

(三)白三烯调节药

白三烯类(LTs)是花生四烯酸经 5-脂氧合酶(5-LOX)代谢后的产物,其中,LTB₄ 与炎症细胞趋化有关;半胱氨酰白三烯类(CysLTs,包括 LTC₄、LTD₄ 和 LTE₄)与产生炎症效应(如平滑肌痉挛、微血管渗漏、促进黏液分泌等)有关。目前,用于临床的本类药物有半胱氨酰白三烯受体 1(CysLT₁ 受体)拮抗剂和5-LOX抑制药两类,统称为白三烯调节药。哮喘发病中,许多炎症介质参与气管炎症变化,目前仅有白三烯类调节药物有较好的抗哮喘作用。

扎鲁司特

【体内过程】

口服扎鲁司特 20mg 或 40mg 后 3h 血浆浓度达到高峰,血浆蛋白结合率大于 99%。每天 2 次,口服 3d 可达到稳态血浆浓度,$t_{1/2}$ 为 8~16h。在肝脏内主要经 CYP2C9 代谢,代谢产物主要从粪便排泄。本药在合用红霉素、特非那定和茶碱时,其血浆浓度降低;在合用阿司匹林时,其血浆浓度可增高。

【药理作用与作用机制】

扎鲁司特是选择性 CysLT₁ 受体竞争性拮抗剂,可拮抗 LTC₄、LTD₄ 和 LTE₄ 的炎症效应。在临床试验中,本药可拮抗 LTD₄、抗原、运动、冷空气、二氧化硫、血小板激活因子诱导的支气管痉挛;还能抑制气管炎症及抗原诱导的迟发性支气管收缩反应。可减少哮喘患者应用糖皮质激素及 β₂ 受体激动剂的用量。

【临床应用】

1.轻度至中度慢性哮喘的预防和治疗

本药不适于治疗急性哮喘。对于轻、中度哮喘患者,本药可单用,或作为糖皮质激素的替换用药;对于长效 β₂ 受体激动剂与糖皮质激素合用的病例,可作为 β₂ 受体激动剂的替代用药。尤其适用于阿司匹林敏感或有阿司匹林哮喘的患者,还可用于伴有鼻息肉、过敏性鼻炎的患者。成人及 12 岁以上儿童每次口服 20mg,每天 2 次,在餐前 1h 或餐后 2h 服用。

2.严重哮喘患者的辅助治疗

对于糖皮质激素抵抗型哮喘患者,或吸入糖皮质激素和 β₂ 受体激动剂的严重病例,本药可作为辅助用药增强疗效,或减少激素用量。

【不良反应】

可有轻度头痛、咽炎、鼻炎、胃肠道反应及转氨酶增高,停药后可消失。妊娠期及哺乳期妇女慎用。少数服用本药的糖皮质激素依赖型患者,激素减量或停用后,可发生以全身血管炎为特征的 Chung-Strauss 综合征(变应性脉管炎和肉芽肿病),这可能是由于激素掩盖了血管炎性病变,停用激素后表现出这些症状,与拮抗 CysLT₁ 受体无直接关系。

临床应用的 $CysLT_1$ 受体拮抗剂,还有孟鲁司特和普仑司特,其药理作用与临床应用与扎鲁司特相似。

齐留通

齐留通为 5-LOX 抑制药。除了抑制半胱氨酰白三烯类作用外,还能抑制 LTB_4 的作用。临床应用与扎鲁司特相似。成人每次口服 $400\sim600mg$,每天 4 次,儿童酌减。不良反应少,偶见转氨酶增高,停药后可恢复。妊娠期及哺乳期妇女慎用。

第二节　镇咳药

咳嗽实质上是一种上呼吸道保护性反射,咳嗽可促进呼吸道内的痰液和异物排除,保持呼吸道畅通,因此,痰液较多、痰液黏稠的病例一般不宜应用镇咳药,以免痰液滞留造成支气管阻塞,甚至窒息;但剧烈而频繁的咳嗽严重影响生活和休息,或可能引起手术创口裂开、腹直肌撕裂、气胸、尿失禁和晕厥等并发症,故应谨慎使用镇咳药。无咳出物的刺激性干咳,一般需要应用镇咳药。

镇咳药按其作用机制可分为 2 类:抑制延髓咳嗽中枢的中枢性镇咳药,又分为成瘾性镇咳药和非成瘾性镇咳药;抑制咳嗽反射感受器、传入或传出神经任一环节的外周性镇咳药。

一、中枢性镇咳药

(一)成瘾性镇咳药

本类药物中,作用最强的是吗啡,但由于严重的成瘾性、呼吸抑制等不良反应,仅用于晚期支气管癌或主动脉瘤引起的剧烈咳嗽;或急性肺梗死、急性左心衰竭伴有的剧烈咳嗽。

可待因

【体内过程】

可待因是阿片生物碱的一种,又称甲基吗啡。口服后的生物利用度为 $40\%\sim70\%$,20min 起效,达峰时间约为 1h;$10\%\sim15\%$ 的经脱甲基转化为吗啡,在肝脏与葡萄糖醛酸结合,代谢产物经尿液排泄;$t_{1/2}$ 为 $3\sim4h$。

【药理作用】

本药选择性抑制延脑的咳嗽中枢,镇咳作用强而迅速,疗效可靠,镇咳强度约为吗啡的 1/4。还有中等程度的镇痛作用,镇痛强度为吗啡的 $1/12\sim1/7$,但强于解热镇痛药。

【临床应用】

适用于各种原因引起的剧烈干咳,对胸膜炎干咳伴胸痛者尤为适用。不宜反复应用,以免成瘾。不宜用于痰液黏稠、痰量多者,以免影响痰液排出。

【不良反应】

主要不良反应是成瘾性。其成瘾性、呼吸抑制、便秘、耐受性等均较吗啡弱。治疗量时不良反应少见,偶有恶心、呕吐、便秘及眩晕;大剂量可抑制呼吸中枢,并可发生烦躁不安等兴奋症状。过量可引起小儿惊厥。

可待因的同类药物有福尔咳定(吗啉吗啡),本药与可待因有相似的中枢镇咳作用,也有镇静、镇痛作用,成瘾性较可待因弱。用于治疗剧烈干咳和中度疼痛。用于新生儿及儿童,不易引起便秘和消化功能紊乱。

(二)非成瘾性镇咳药

由于成瘾性镇咳药存在成瘾、呼吸抑制等问题,近年已研制较多的非成瘾性中枢镇咳药,用于替代可待因等药物,但是仍需避免用于痰多、痰液黏稠的咳嗽患者。

右美沙芬

右美沙芬为吗啡类左吗喃甲基醚的右旋异构体。镇咳作用与可待因相等或稍强,无镇痛作用,治疗量对呼吸中枢无抑制作用,亦无成瘾性和耐受性,不良反应少见。口服后 15～30min 起效,作用持续 3～6h。主要用于干咳,除了单独应用外,还常用于多种复方制剂治疗感冒咳嗽。

喷托维林

喷托维林(咳必清)为人工合成镇咳药。对咳嗽中枢有直接抑制作用,兼有轻度阿托品样作用和局部麻醉作用,反复应用无成瘾性。吸收后轻度抑制支气管内感受器及传入神经末梢,可解除支气管平滑肌痉挛,降低气管阻力,因此兼具末梢性镇咳作用。适用于上呼吸道炎症引起的干咳、阵咳,禁用于多痰患者。不良反应轻,可见头晕、口干、便秘。青光眼患者慎用。

其他非成瘾性中枢镇咳药包括:氯哌斯汀(氯哌啶),兼有 H_1 受体阻断作用,轻度缓解支气管平滑肌痉挛、支气管黏膜充血水肿;普罗吗酯,兼有镇静和支气管平滑肌解痉作用,镇咳作用比可待因弱;福米诺苯,兼有呼吸中枢兴奋作用,可用于慢性咳嗽及呼吸困难者;齐培丙醇,兼有局麻、平滑肌解痉及黏痰溶解作用。

二、外周性镇咳药

苯佐那酯

苯佐那酯具有较强的局部麻醉作用,选择性抑制肺牵张感受器,阻断迷走神经反射,抑制咳嗽冲动的传导,产生镇咳作用。疗效较可待因差,主要用于呼吸系统疾患如支气管炎、胸膜炎等引起的咳嗽。常见不良反应有轻度嗜睡、头痛、鼻塞及眩晕等。

苯丙哌林

苯丙哌林主要阻断肺-胸膜的牵张感受器而抑制肺迷走神经反射,有支气管平滑肌解痉作用,无呼吸抑制和便秘作用。口服后 15～60min 发挥镇咳作用,维持 4～7h,镇咳作用较可待因强 2～4 倍,用于多种原因引起的咳嗽。可有疲乏、眩晕、嗜睡、食欲不振及胸闷等不良反应。

其他外周性镇咳药包括:那可丁,可用于阵发性咳嗽;二氧丙嗪(双氧异丙嗪),兼有抗组胺、平滑肌解痉、抗炎和局麻作用,并有中枢抑制作用,临床用于治疗咳嗽及过敏性疾病;普诺地嗪,有局麻及平滑肌解痉作用;依普拉酮,兼有中枢性镇咳作用,并有镇静、局麻、抗组胺、抗胆碱和黏痰溶解作用。

第三节 祛痰药

祛痰药能使痰液黏稠度降低,易于咳出;通过排除呼吸道内积痰,减少对呼吸道黏膜的刺激,间接起到镇咳、平喘作用;有利于控制继发感染。祛痰药主要分为两大类:①痰液稀释药,增加痰液中水分含量,稀释痰液,包括恶心性祛痰药和刺激性祛痰药;②降低痰液黏度药,通过降低痰液黏稠度或调节黏液成分,使痰液容易排除,包括黏痰溶解药及黏液分泌调节药。

一、痰液稀释药

(一)恶心性祛痰药

本类药物口服后,因刺激胃黏膜,通过迷走神经反射,促进支气管腺体分泌;同时,少量药物可分泌至呼吸道,提高管腔内渗透压,保留水分稀释痰液。综合的结果是使呼吸道液体分泌增加,痰液稀释,易于咳出。

氯化铵是本类药物的代表药,治疗量祛痰作用不强,大剂量可引起恶心、呕吐,主要用作祛痰合剂的组成成分。溃疡病、肝肾功能不全者慎用。

此外,碘化钾和愈创甘油醚也有恶心祛痰作用。

(二)刺激性祛痰药

本类药物可刺激支气管分泌,促进痰液稀释,易于咳出。

愈创甘油醚除了有祛痰作用外,还有较弱的抗菌防腐作用,可减轻痰液的恶臭味,主要用作祛痰合剂的组成成分。不良反应有恶心、胃肠不适。

二、降低痰液黏度药

(一)黏痰溶解药

痰液难于排出的主要原因是痰液黏度过高。痰液黏性主要来自分泌物中黏蛋白和DNA。由气管、支气管腺体及杯状细胞分泌的酸性黏蛋白是白色黏痰的主要成分,由不同的化学键(二硫键、氢键等)交叉连接,构成凝胶网而增加痰液黏度。因此,破坏黏蛋白中的二硫键,即可降低痰液黏度。此外,呼吸道感染时,大量炎症细胞破坏,释放出的DNA与黏蛋白结合形成网格结构,能进一步增加痰液的黏度,形成脓性痰,很难排出。因此,降解痰液中的DNA能溶解脓性黏痰。

乙酰半胱氨酸为巯基化合物,可使黏性痰液中的二硫键(-S-S-)裂解,从而降低痰液黏稠度,使痰液容易咳出,对黏稠的脓性及非脓性痰液均有良好效果;对脓性痰中的DNA也有裂解作用。可用雾化吸入或气管内滴入给药,也可口服,用于防治手术后咳痰困难,以及各种疾病引起的痰液黏稠和咳痰困难。本药有特殊的臭味,对呼吸道有刺激性,哮喘患者及呼吸功能不全的老年人慎用。

裂解二硫键的药物还有羧甲司坦、厄多司坦、美司钠、美司坦。

脱氧核糖核酸酶(DNAase)是从哺乳动物胰腺提取的核酸内切酶,可使脓性痰中的DNA迅速水解成平均为4个核苷酸的片段,使原来与DNA结合的黏蛋白失去保护,进而产生继发性蛋白溶解,降低痰液黏度,易于咳出。雾化吸入本药50000~100000U,治疗有大量脓性痰的呼吸道感染。用药后可有咽部疼痛，每次雾化吸入后应立即漱口。长期应用可有变态反应（皮疹、发热等）。急性化脓性蜂窝织炎、有支气管胸腔瘘管的活动性结核病患者禁用。

(二)黏液分泌调节药

本类药物主要作用于气管、支气管的黏液产生细胞，促使其分泌黏滞性低的分泌物，使呼吸道分泌液的流变性恢复正常，痰液由黏变稀，易于咳出。

溴己新

溴己新抑制呼吸道腺体和杯状细胞合成酸性黏多糖，使之分泌黏滞性较低的小分子黏蛋白，黏度降低，易于咳出。还有促进呼吸道黏膜的纤毛运动及恶心祛痰作用。本药可口服、肌内注射或雾化吸入给药，口服后 1h 起效，3～5h 达到作用高峰，可维持 6～8h。支气管炎、肺气肿、硅肺、慢性肺部炎症、支气管扩张等有白色黏痰又不易咳出者可用本药。偶有恶心、胃部不适，少数患者有转氨酶增高反应。溃疡病患者慎用。

本类药物还有溴己新的活性代谢产物氨溴索和溴凡克新。氨溴索的作用强于溴己新，且毒性小，口服或雾化吸入后 1h 内起效，可维持 3～6h；溴凡克新可使痰液中酸性黏多糖纤维断裂，使黏痰液化而易于咳出。

第六章 循环系统用药

第一节 抗高血压药

一、概述

高血压是常见的临床综合征,是指在未服药情况下,成年人(年龄大于 18 岁)收缩压≥140mmHg(18.7kPa)和(或)舒张压≥90mmHg(12.0kPa)即为高血压。90%以上的高血压病因不明,称为原发性高血压或高血压病,继发性高血压或症状性高血压是指由于某些确定的疾病和原因引起的血压升高,仅占 10%左右。

世界各国人群原发性高血压的发生率高达 15%～20%。原发性高血压的主要并发症是心、脑、肾的损害,可能因脑血管意外、肾衰竭和充血性心力衰竭等死亡。有效的降压治疗可以大幅度地减少高血压并发症的发生率。美国高血压预防、检测、评估与治疗联合委员会第 8 次报告明确提出了针对不同年龄段确定的高血压治疗的目标血压值。循证医学证据表明,合理使用抗高血压药,其意义不仅在于降低血压本身,还在于保护靶器官,降低高血压并发症的发生率和病死率。

抗高血压药应用的原则是:①小剂量应用,避免或减少不良反应:初始治疗使用较小的有效剂量,如疗效不满意,可逐步增加剂量以获得最佳疗效。由于多数降压药物在达到药物治疗剂量时,增加药物剂量降压效果增加不明显,但不良反应明显增加,因此不建议单纯依靠增加剂量提高降压效果。②及时换药:如果第一种药物降压效果不明显,且有不良反应时,应改用第二类药物而不是增加第一种药物的剂量和加用第二类药物。③使用长效药物:为了有效地防止靶器官损伤,改善治疗药物依从性,平稳降低血压,最好使用药效持续 24h 的长效制剂。④合理的联合用药:使用适宜的药物联合,以达到最大的降压效果,同时减少不良反应。⑤个体化给药:根据患者的年龄、性别、合并其他疾病等情况制订治疗方案。

二、常用抗高血压药

根据抗高血压药的作用部位和机制,可将其分为以下几类:

1.利尿药

如噻嗪类利尿药。

2.交感神经抑制药

(1)中枢性降压药:如可乐定。

(2)神经节阻断药:如樟磺咪芬。

(3)去甲肾上腺素能神经末梢阻滞药:如利血平、胍乙啶。

(4)肾上腺素受体阻断剂。

β受体阻断剂,如普萘洛尔。

α受体阻断剂,如哌唑嗪。

α受体及β受体阻断剂,如拉贝洛尔、卡维地洛。

3.肾素-血管紧张素系统抑制药

(1)血管紧张素转化酶抑制药如卡托普利。

(2)血管紧张素Ⅱ受体阻断剂如氯沙坦。

(3)肾素抑制药如瑞米吉仑。

4.钙通道阻滞药

如硝苯地平、维拉帕米、地尔硫䓬。

5.血管扩张药

(1)直接舒张血管平滑肌药:如肼屈嗪。

(2)钾通道开放药:如米诺地尔。

利尿药、钙通道阻滞药、β受体阻断剂和 ACE 抑制药四类药物被称为第一线抗高血压药物。AT$_1$ 受体阻断剂是近年发展的新药,临床应用愈来愈多,将其置于上述四类药物之后,统称为常用抗高血压药物。除以上 5 类常用降压药外,还有中枢降压药、神经节阻断剂、α$_1$ 受体阻断剂、去甲肾上腺素能神经末梢阻滞药、血管平滑肌扩张药、钾通道开放药(钾外流促进药)、5-HT 受体阻断剂和肾素抑制药等。这些药物很少单独应用,在这里不做详述。

(一)利尿药

氢氯噻嗪

氢氯噻嗪是治疗高血压应用最广的利尿药。

【体内过程】

口服吸收迅速但不完全,生物利用度 60%～90%,进食能增加吸收量,可能与药物在小肠的滞留时间延长有关。血浆蛋白结合率高。口服 1h 起作用,2h 血药浓度达峰值,作用可持续6～12h。肾功能受损者半衰期延长。主要以原形由尿排泄。可透过胎盘,并能从乳汁分泌。

【药理作用】

氢氯噻嗪主要抑制髓袢升支皮质部及远端小管对钠和氯的重吸收,促进水和钠的排泄,为一中效利尿药。用药初期,可减少细胞外液容量及心排血量。长期使用可降低血管阻力,但该作用并非直接作用,可能是持续地降低体内钠,包括降低细胞外液容量。平滑肌细胞内钠浓度降低可能导致细胞内钙浓度降低,从而使血管平滑肌膜受体对去甲肾上腺素的反应减弱,从而维持降压作用。

【临床应用】

氢氯噻嗪降压作用强度中等,是目前降压治疗的基础药物之一,多与其他降压药合用,可降低后者用药剂量,减少不良反应。与留钾利尿药合用,或与卡托普利合用亦能减轻其低血钾的不良反应。单独使用噻嗪类降压时,剂量应尽量小。若仍不能有效地控制血压,则可联合使用其他类型抗高血压药。口服一次 12.5～25mg,每天 1～2 次。

【不良反应及注意事项】

氢氯噻嗪最常见的不良反应是引起水、电解质紊乱,产生低钾血症、低钠血症、低氯血症、低镁血症、低血容量,尤其是大剂量使用时,会引起反射性交感神经系统兴奋,可导致心律失常;长期或大量使用可致代谢紊乱,如引起高尿酸血症、高血糖及高脂血症。必要时,改换其他抗高血压药。由于其降低糖耐量,使血糖升高,增加胰岛素抗性,糖尿病患者应避免使用。

长期使用噻嗪类除引起电解质改变外,还对脂代谢、糖代谢产生不良的影响。有研究认为,噻嗪类有增加心血管意外的危险性,该类药虽能降压但不能降低冠心病的发生率和病死率,可能与其对脂质、糖代谢的不利影响有关。

【药物相互作用】

噻嗪类药物易导致低钾血症,故使用时可同时补充氯化钾或枸橼酸钾。与保钾利尿药、ACE 抑制药及 AT_1 受体阻断剂合用可使钾的丢失减少。但在有肾功能不全、心力衰竭伴发的少尿、糖尿病患者合用保钾药及 ACE 抑制药时应谨慎,以免引起血钾过高。噻嗪类与洋地黄类药物合用时,若有低钾血症,易引起心律失常及洋地黄类中毒,尤其是老年患者,应采取防治低钾血症的措施。

吲达帕胺

吲达帕胺属非噻嗪类利尿药,具有轻度利尿和钙拮抗作用。口服吸收迅速完全,服药后 30min 血药浓度达峰值。用于轻、中度高血压,伴有水肿者更适宜。降压作用温和,疗效确切,且有心脏保护作用,可明显降低脑卒中再发危险;不良反应少,不引起血脂改变,对伴有高脂血症患者可用吲达帕胺替代噻嗪类利尿药。老年人同时伴有痛风、高脂血症及糖尿病的患者应在医生指导下使用。为减少电解质紊乱,宜用有效剂量。定期监测血钾、钠和尿酸,必要时补钾。

呋塞米

降压作用部位在髓袢升支粗段,选择性地抑制 NaCl 的重吸收,为强效髓袢利尿药,起效快、作用强。但其抗高血压作用并不明显强于噻嗪类药物。多用于高血压急症和高血压危象,也可用于伴有肾功能损害氮质血症的高血压患者。口服后 20～30min 内开始利尿,1～2h 达高峰,静注后 2～5min 出现作用,0.5～1.5h 发挥最大效应,持续 4～6h。高血压急症时可作静脉或肌内注射。口服每天 20～40mg,肌注或静注每次 20mg。不良反应与噻嗪类相似,主要为水、电解质紊乱。

托拉塞米

托拉塞米为新一代袢利尿药,半衰期较长,口服 2.5mg,每天 1 次,用于轻度至中度高血压的治疗。降压疗效与氢氯噻嗪相似,不良反应较少。可出现眩晕、头痛等,较少引起低钾血症,对脂质代谢及尿酸排泄无明显影响。并能与肾小管的醛固酮受体结合,亦可轻度降低细胞内钙浓度,舒张血管平滑肌。

保钾利尿药

保钾利尿药如螺内酯可用于高血压的治疗,尤其是醛固酮增多症引起的高血压。其他的如氨苯蝶啶、阿米洛利也可与噻嗪类利尿药合用以增强疗效、减少低钾血症的发生。和其他利尿药相比,优点是降压时不引起低钾血症、高血糖和高血脂。但可能引起高血钾,因此服用钾盐或肾功能不全者禁用。不良反应有恶心、呕吐、嗜睡、口干、腹泻、皮疹等。螺内酯尚可导致泌乳、共济失调等。

(二)β受体阻断剂

β受体阻断剂最初用于治疗心绞痛,临床应用偶然发现该类药物能使心绞痛合并高血压患者的血压降低,随后的研究证实普萘洛尔和其他β受体阻断剂均能有效地降低血压,成为治疗高血压的常用药物。β受体阻断药可通过多种机制降低血压:①通过阻断心脏 β_1 受体,可减慢心率、抑制心肌收缩力,使心排血量减少;②阻断入球小动脉球旁细胞的 β_1 受体,减少肾素的分泌,从而使血管紧张素Ⅱ的生成减少;③阻断中枢的 β_1 受体,使外周的交感神经活性降低;④阻断去甲肾上腺素神经末梢突触前膜的 β_1 受体,抑制正反馈调节作用,使去甲肾上腺素的释放减少;⑤促进前列环素的合成。

β受体阻断剂在高血压治疗中的强适应证为高血压合并心绞痛、心肌梗死和冠脉高危险患者、心力衰竭、伴有窦性心动过速或心房颤动等快速性心律失常患者,也适用于交感神经兴奋性高的年轻患者。长期应用一般不引起水钠潴留,亦无明显的耐受性。不具内在拟交感活性的β受体阻断剂可增加血浆甘油三酯浓度,降低 HDL-胆固醇,而有内在拟交感活性者对血脂影响很少或无影响。

普萘洛尔

【体内过程】

脂溶性高,口服吸收完全,首关效应显著,生物利用度约为 25%,且个体差异较大。半衰期约为 4h,但降压作用持续时间较长。

【药理作用】

非选择性β受体阻断剂,无内在拟交感活性。降压作用出现较缓慢,数周后达到最大降压作用。

【临床应用】

用于各种高血压,可作为抗高血压的一线药单独应用,也可与其他抗高血压药合用。对心排血量及肾素活性偏高者疗效较好,高血压伴有心绞痛、偏头痛、焦虑症等选用β受体阻断剂较为合适。与其他抗高血压药物相比,其优点为不引起直立性低血压,较少引起头痛和心悸,且与利尿药合用时对多数高血压患者有效。部分老年人及吸烟者对普萘洛尔的降压反应稍弱,但大多数老年人使用可有效地降低血压。普萘洛尔亦可减轻高血压患者的心肌肥厚。

口服从小剂量开始,每天 10～30mg,分 3 次口服。可根据患者心律、心率及血压变化随时调整。

【不良反应及注意事项】

可升高血浆甘油三酯水平,降低 HDL-胆固醇。高血压合并糖尿病的患者使用普萘洛尔发生低血糖反应时,因受普萘洛尔的影响,血糖不易恢复,应避免使用。

长期应用后骤然停药,可使血压反跳性升高,心绞痛加剧,甚至诱发急性心肌梗死。因此,停药时必须逐渐减量(减药过程持续 10～14d)。

普萘洛尔降低血流量及肾小球滤过率,高血压伴有肾病及老年患者应用时应适当减少剂量,并注意监测血肌酐及尿素氮水平。

禁用于哮喘、病窦综合征及房室传导阻滞患者。高血压伴有心衰的患者开始治疗时不宜用β受体阻断剂,以免加重心肌收缩力的抑制及诱发外周血管痉挛,在合用其他药物治疗心衰后,可加用 β 受体阻断剂。

美托洛尔

美托洛尔为选择性 β_1 受体阻断剂,对心脏的 β_1 受体作用与普萘洛尔相似,对血管和支气管平滑肌的收缩作用弱。在体内代谢受遗传因素的影响,不同患者同一剂量应用的峰浓度个体差异可达 20 倍。

阿替洛尔

降压机制与普萘洛尔相同,但对心脏的 β_1 受体有较大的选择性,而对血管及支气管的 β_2 受体的影响较小。但较大剂量时对血管及支气管平滑肌的 β_2 受体也有作用。无膜稳定作用,无内在拟交感活性。口服用于治疗各种程度高血压。降压作用持续时间较长。用法:口服一次 50~100mg,每天 1 次。

拉贝洛尔

在阻断 β 受体的同时尚有轻度的 α_1 受体阻断作用。其中对 β_1 受体的阻断作用较阻断 β_2 受体作用较强;对 α_1 受体阻断作用较弱,对 α_2 受体无阻断作用。

适用于各种程度的高血压及高血压急症、妊娠期高血压、嗜铬细胞瘤、麻醉或手术时高血压。合用利尿药可增强其降压效果。口服:开始每次 100mg,每天 2~3 次,如疗效不佳,可增至一次 200mg,每天 3~4 次。加用利尿药时可适当减量,静注或静滴用于高血压急症。开始宜用 50mg 缓慢注射,隔 5min 可重复注射,总量不超过 150mg。大剂量可致直立性低血压,但心功能不全及支气管哮喘等不良反应并不常见,少数患者用药后可引起疲乏、眩晕、上腹部不适等症状。

卡维地洛

卡维地洛为 α 受体、β 受体阻断剂,阻断 β 受体的同时具有舒张血管作用(与其阻断血管突触后 α_1 受体有关)。其降压主要是由外周血管阻力降低所致。对心排血量及心率影响较小。口服首关效应显著,生物利用度约 22%,药效维持可达 24h。不良反应与普萘洛尔相似,但不影响血脂代谢。用于治疗轻度及中度高血压,或伴有肾功能不全、糖尿病的高血压患者。剂量必须个体化,须在医师的密切监测下调整剂量。肝功能不全者忌用。

(三)钙通道阻滞药

钙通道阻滞药通过作用于细胞膜电压门控性钙通道,抑制 Ca^{2+} 从细胞外进入细胞内,减少细胞内 Ca^{2+} 含量而松弛血管平滑肌,降低外周血管阻力,进而降低血压。按化学结构,钙通道阻滞药可分为二氢吡啶类和非二氢吡啶类两大类。前者对血管平滑肌具有选择性,较少影响心脏,作为抗高血压药常用硝苯地平、尼群地平、尼卡地平和尼莫地平等。非二氢吡啶类包括维拉帕米等,对心脏和血管均有作用。二氢吡啶类分为第一、二、三代。第一代钙通道阻滞药起效快,可激活神经-体液系统,而且作用持续时间较短,1d 内需多次给药。第二代钙通道阻滞药包括 2 类,一类是第一代的制成的缓释剂,如硝苯地平缓释剂,维拉帕米缓释剂等。另一类是具有新特点的药物如尼索地平、尼群地平等。与第一代相比,第二代钙通道阻滞药具有作用时间长、对血管选择性大的特点,由扩血管产生的不良反应较少,而且很少影响心脏的传导及心肌收缩力。第三代中氨氯地平及拉西地平能与钙通道复合物中的结合位点呈高特异性结合,作用时间很长,可每天服用 1 次。

循证医学证据表明,长效二氢吡啶类钙拮抗剂无明确的禁忌证,降压作用强,对糖脂代谢无不良影响,适用于各种类型高血压。对老年患者有较好疗效,为老年患者降压首选药物。可单独或与其他抗高血压药物合用。

硝苯地平

【体内过程】

口服易吸收,生物利用度约为65%,半衰期3~5h。主要在肝代谢,少量以原形药从肾排出。口服20min起效,1~2h达峰,作用持续6~8h;舌下含用2~3min后血压即开始下降;喷雾剂喷雾吸入,5min内降压。缓释片剂口服吸收较慢。

【作用与应用】

对轻、中、重度高血压均有降压作用,亦适用于合并有心绞痛或肾疾病、糖尿病、哮喘、高脂血症及恶性高血压患者。普通片剂口服每次5~10mg,每天3~4次,缓释片剂每次20mg,每天1次,必要时可增至每天2次。

【不良反应及注意事项】

因扩张周围血管,引起交感神经活性反射性增强而引起心率加快、脸部潮红、眩晕、头痛及踝部水肿(系毛细血管扩张而非水钠潴留所致)等不良反应。

可能增加急性心肌梗死患者的心律失常及病死率,故不宜用于急性心肌梗死后的高血压患者。

尼群地平

尼群地平为第二代钙通道阻滞药,作用与硝苯地平相似,但对血管松弛作用较硝苯地平强,降压作用温和而持久。适用于各型高血压。口服每次10~20mg,每天1~2次,维持量每天10~20mg。反射性心率加快等不良反应较少。肝功能不良者宜慎用或减量,可增加地高辛血药浓度。

尼索地平

尼索地平为第二代钙通道阻滞药,降压作用最强。作用与硝苯地平相似。口服每次10~20mg,每天1~2次,不良反应与硝苯地平相似,突然停药可致明显的停药反应,可诱发心绞痛等。

拉西地平

拉西地平为第三代钙通道阻滞药,血管选择性强,不易引起反射性心动过速和心搏出量增加。用于轻、中度高血压。降压作用起效慢,持续时间长,每天口服1次。还具有抗动脉粥样硬化作用。不良反应有心悸、头痛、面红、水肿等,很少引起反射性心率加快和心排血量增加。

对血管的选择性高,降压作用起效缓慢,维持时间较长,用于轻、中度高血压。每天口服1次。不良反应有心悸、头痛、面红、水肿等。

氨氯地平

氨氯地平为第三代钙通道阻滞药,半衰期长达40~50h,作用与硝苯地平相似,降压作用平缓,持续时间明显延长。起始剂量每次5mg,每天1次,以后可根据需要逐渐增至10mg/d。不良反应同拉西地平。

尼莫地平

尼莫地平脂溶性较高,容易透过血脑屏障,可选择性地作用于脑血管平滑肌,扩张脑血管,增加脑血流量,显著减少血管痉挛引起的缺血性脑损伤。

(四)血管紧张素转化酶抑制药

血管紧张素转化酶(ACE)抑制药通过抑制血管紧张素转化酶,可使活性的血管紧张素Ⅱ(AngⅡ)的合成减少,从而阻断肾素-血管紧张素系统的作用;并使缓激肽的降解减少;也可抑制交感神经系统活性,从而产生扩张血管,降低血压的作用。与大多数扩血管药不同,ACEI降低血压同时不引起心率增加,对糖、脂代谢无不良作用,对高血压患者的并发症及一些伴发疾病亦具有良好效果。能改善胰岛素抵抗,延缓糖尿病性肾病的进展,减轻肾小球硬化,减轻或逆转左心室肥厚,改善左心收缩功能,降低心肌梗死后的并发症及死亡率。是伴有糖尿病、左心室肥厚、左心功能障碍及急性心肌梗死的高血压患者的首选药物。

卡托普利

【体内过程】

口服 15~30min 起效,1~1.5h 达峰值,持续 6~12h。生物利用度约为 70%。部分在肝代谢,小部分在肝、肾中进行甲基化,大部分在血中氧化为二硫化物而失活。以原形(40%~50%)或代谢物从尿排出,半衰期为 2~3h。肾功能不全者会发生药物蓄积,乳汁中有少量分泌,不透过血脑屏障。

【药理作用及机制】

具有轻至中度的降压作用,可降低外周血管阻力,增加肾血流量,不伴反射性心率加快。通过减少组织 AngⅡ 的生成及增加缓激肽水平,减轻心肌及血管肥厚,减少细胞外基质,抑制高血压时的心血管重构。

【临床应用】

目前为抗高血压治疗的一线药物之一,适用于各型高血压。60%~70%的患者单用本品能使血压控制在理想水平。对高血压合并有慢性心功能不全者能改善心脏泵血功能,增加心排血量、减少心律失常、降低病死率。还可推迟糖尿病性肾病的进展。对合并糖尿病肾病的高血压患者,可降低肾小球对蛋白的通透性,改善胰岛素依赖性糖尿病的肾病变,减少尿蛋白,改善肾功能。

尤其适用于合并有糖尿病及胰岛素抵抗、左心室肥厚、心力衰竭及急性心肌梗死后的高血压患者,可明显改善生活质量。与利尿药及 β 受体阻断剂合用于重型或顽固性高血压疗效较好。口服开始每次12.5mg,每天 2~3 次,最大剂量每天 150mg,常用维持剂量为每次 25~50mg,每天 3 次。

【不良反应及注意事项】

1.首剂现象

导致的低血压常见于高肾素水平的患者,尤其易发生于限盐低钠、合用其他多种抗高血压药及伴有心衰的患者。使用时应先采用低剂量、停止限盐、减少或停用利尿药。

2.顽固性干咳和支气管痉挛

多数需停药才能终止咳嗽。可能是抑制缓激肽和 P 物质代谢,导致这些物质在肺血管床蓄积。女性多见。

3.高钾血症

在肾功能不全、补钾、合用留钾利尿药及 β 受体阻断剂、非甾体消炎药时易诱发高血钾症，故高血钾者禁用。

4.肾功能损害

在双侧肾动脉狭窄或残存单侧肾动脉狭窄时可导致急性肾衰竭，应禁用。因为在这类患者中 AngⅡ 是收缩血管维持肾灌注压的主要因素。还可引起蛋白尿，目前原因不明。

5.血管神经性水肿

属过敏反应，严重者可危及生命。一旦发生可应用糖皮质激素、抗组胺药抢救，必要时使用肾上腺素。对本品过敏者禁用。

6.其他

有青霉胺样反应如皮疹、嗜酸细胞增多、瘙痒、胃痛、口腔溃疡、味觉减退、白细胞减少、发热、淋巴结肿大、肝功损害等。妊娠中后期长期应用可致羊水过少、胎儿肺及颅骨发育不良、宫内发育迟缓、胎儿畸形、死胎及新生儿死亡等，孕妇禁用。

【药物相互作用】

抗酸药可降低本品的吸收率，非甾体消炎药能抑制 PGI_2 合成，减弱其降压作用。补钾及合用留钾利尿药可诱发高血钾。可增加地高辛血药浓度，增加对别嘌醇的过敏反应。

依那普利

【体内过程】

依那普利为前体药，在体内被肝脂酶水解转化为依那普利拉，与转化酶持久结合而发挥抑制作用。口服吸收率约 40%，进食不影响吸收。蛋白结合率为 50%。口服后约 1h 依那普利血药浓度达峰值，活性产物依那普利拉 3~4h 达血药浓度峰值，作用持续 12~24h。剂量超过 10mg 后，增加剂量只延长作用持续时间。依那普利拉不再代谢，与依那普利一起从尿中排出。肝功能不良时转变为依那普利拉的速率降低。依那普利的半衰期为 1.3h；依那普利拉为 5.9~35h。本品能通过胎盘，可分泌到乳汁中，不能通过血-脑屏障。

【药理作用与临床应用】

机制与卡托普利相似，但抑制 ACE 的作用较后者强 10 倍。主要用于高血压的治疗。可降低总外周血管阻力，增加肾血流量；有报道表明，对心功能的有益影响优于卡托普利。

口服开始每天 2.5~5mg，治疗量为每天 2.5~40mg，可 1 次或分 2 次服用。静脉给药 0.625~1.25mg，给药时间应＞5min，必要时 6h 后可重复此剂量。

【不良反应、药物相互作用】

与卡托普利相似。因作用强，引起咳嗽较多，合并有心衰时低血压亦较多见，应适当控制剂量。但因其结构中不含-SH 基，故无典型的青霉胺样反应（皮疹、嗜酸细胞增多等）。

赖诺普利

口服后吸收较依那普利稍慢，生物利用度为 25%~50%。口服后 6h 血药浓度达峰值，在 4~6h 出现最大降压作用。降压作用可持续 24h 左右。以原形药从肾排出，所以有肾功能减退者剂量宜减少，作用及应用与卡托普利相似。口服初始剂量为每次 5mg，每天 1 次，常用量为每天 20～40mg。不良反应与卡托普利相似。

贝那普利

贝那普利为前体药,口服后在肝内转变为有活性的贝那普利拉。生物利用度约 28%。口服后 1～2h 血药浓度达峰值。蛋白结合率为 95%。主要由肾排泄。半衰期为 21～22h。降压作用可持续 24h。作用及不良反应同依那普利。常用剂量为每天 5～40mg,分 1～2 次口服。

其他 ACE 抑制药还有福辛普利、喹那普利、雷米普利、培哚普利和西拉普利等。它们均为前体药,其共同特点是长效,每天只需服用一次。作用及临床应用同依那普利。

(五)AngⅡ受体阻断剂

血管紧张素Ⅱ受体阻断剂(ARB)

AngⅡ与 AngⅡ受体(AT 受体)相互作用产生药理效应。目前发现 AT 受体有四种亚型,即 AT_1、AT_2、AT_3 和 AT_4 受体。AT_1 受体主要分布于心脏、血管和肾。AT_2 受体主要分布于肾上腺髓质和脑。AngⅡ的心血管作用主要由 AT_1 受体介导,AT_2 受体的生理作用尚未完全清楚,可能与抑制生长和抗增殖作用有关。

AngⅡ(AT_1)受体阻断剂通过干扰血管紧张素Ⅱ与其在心血管系统中受体的耦联而降低血压。具有良好的降压作用,而没有转化酶抑制药的血管神经性水肿及咳嗽等不良反应。

氯沙坦

【体内过程】

口服吸收迅速,生物利用度约 33%。氯沙坦本身的半衰期约 2h,但其降压作用可持续 24h,是因为其在体内转变为活性 5-羧基酸性代谢产物(EXP-3174)的半衰期为 6～9h。两者均不易透过血-脑屏障。约 4% 的氯沙坦及 7% 的 EXP-3174 从尿中排出,与利尿剂合用及肝功不良时剂量酌减,老年、肾衰竭或血液透析患者应进行剂量调整。

【药理作用】

竞争性阻断 AT_1 受体。在体内转化成 5-羧基酸性代谢产物(EXP-3174),后者有非竞争性 AT_1 受体阻断作用。它们都能与 AT_1 受体选择性地结合,产生降压作用。氯沙坦对 AT_1 受体具有高度的选择性,对其他活性物质如加压素、儿茶酚胺类、乙酰胆碱、缓激肽、组胺及 5-HT 等无拮抗作用。其最大降压作用小于 ACE 抑制剂。本品尚可增加尿酸排泄,降低血尿酸水平。

【临床应用】

可用于轻、中度高血压,适用于不同年龄的高血压患者,对伴有糖尿病、肾病和慢性心功能不全患者有良好疗效。若 3～6 周后血压下降仍不理想,可加用利尿药。开始口服每天 50mg,分 2 次服。合用利尿药时有肝功损害则宜用每天 25mg。

【不良反应及注意事项】

可引起低血压、肾功能障碍、高血钾等,有低血压及肾功能障碍时尤易发生。在一些高度依赖 AngⅡ的患者,包括血容量不足(使用利尿剂)、肾血管狭窄、心衰、肝硬化等的患者,必须采用小剂量给药。其他不良反应有胃肠不适、头痛及头昏等。不宜用于妊娠中、晚期。早期妊娠一旦确诊应尽早停止使用。本品在动物的乳汁中含量很高,故哺乳者不宜应用。

【药物的相互作用】

氯沙坦与利尿药合用可显著增强降压作用。

厄贝沙坦

厄贝沙坦为非竞争性 AngⅡ受体阻断剂,对 AT_1 受体呈高度特异性的结合。

【体内过程】

口服生物利用度为 60％～80％,且不受食物的影响。口服后达峰时间为 1～2h,半衰期 11～15h。20％～30％的以原形药从尿及粪便中排泄,其余的在肝代谢失活。

【临床应用】

轻至中度高血压患者单独口服厄贝沙坦每天 75～300mg,可有效地降低血压达 24h,在 2 周左右达到有效的降压效果,治疗 8 周时 67％的患者产生显著疗效,约 60％的患者血压降至 正常。降压较平稳,对心率无明显影响。

其降压疗效与同期对照的依那普利、阿替洛尔相似。大多数患者开始服用剂量每天 50mg,最大可达每天 300mg,加用氢氯噻嗪每天 6.25～25mg 可使血压进一步下降。

【不良反应】

大多数患者对厄贝沙坦耐受良好,常见的不良反应有头痛,诱发上呼吸道感染、骨骼肌酸 痛、眩晕、乏力。

该类药物尚有缬沙坦和坎地沙坦等。其中坎地沙坦作用强度大、应用剂量小、作用维 持久。

第二节　抗心力衰竭药

一、利尿药

近年来利尿药的使用已经达成共识,即合理使用利尿药是各种有效治疗心衰措施的基础, 利尿药是其他抗心衰药物取得成功的关键因素之一。利尿药治疗心力衰竭的机制为:通过减 少水钠潴留降低心脏前负荷,并消除或缓解静脉淤血及其所引发的肺水肿和外周水肿。但如 果利尿药用量不足可造成体液潴留,降低患者对 ACEI 的反应,增加使用 β 受体阻断剂的风 险。而不恰当的大剂量使用利尿药则会导致血容量不足,增加发生低血压、肾功能不全和电解 质紊乱的风险。螺内酯为低效能、保钾类利尿药,同时也是一种醛固酮拮抗剂,其作用与作用 机制复杂,但是目前心力衰竭治疗中最常用的利尿药之一。

螺内酯

【体内过程】

本药口服吸收较好,吸收率大于 90％,血浆蛋白结合率在 90％以上,进入体内后 80％的 由肝迅速代谢为有活性的坎利酮,口服 1d 左右起效,2～3d 达高峰,停药后作用仍可维持 2～ 3d。随服药方式不同半衰期有所差异,每天服药 1～2 次,平均 19h(13～24h);每天服药 4 次 时缩短为 12.5.h(9～16h)。无活性代谢产物从肾和胆道排泄,约有 10％以原形从肾排泄。

【药理作用】

心衰时醛固酮的合成和释放比正常时增加 4 倍以上,能引起水钠潴留、低镁、低钾,可致自主神经失调(交感和副交感神经活性降低),醛固酮与血管紧张素 Ⅱ(Ang Ⅱ)有相加作用,激活原癌基因,促进心肌和血管重塑,特别是心肌及血管间质胶原沉积和纤维化,增加心衰患者室性心律失常和猝死的危险。

短期应用 ACEI 治疗心衰时血浆醛固酮水平可暂时下降,长期应用(3 个月以上)则会出现"醛固酮逃逸现象",即使最大剂量的 ACEI 或 ARB 也不能稳定、持续地降低血浆醛固酮水平。螺内酯通过拮抗醛固酮受体,调节上述反应,抑制其有害作用。有研究结果表明,心力衰竭患者在按常规基础治疗的同时加用小剂量螺内酯(20mg/d)治疗 6 个月以后,心肌细胞外基质含量明显下降,同时心室收缩、舒张明显改善。在多项临床试验研究中,研究者发现螺内酯可使心力衰竭患者的病死率下降,总病死率与对照组相比,约下降了 30%。

【临床应用】

用于各种原因引起的心室收缩功能不良导致的心力衰竭,常与 ACEI、β 受体阻断剂合用。

【不良反应】

高钾血症(最常见);胃溃疡、胃炎等胃肠道症状;粒细胞缺乏症;头痛、精神错乱、共济失调等神经系统症状;螺内酯与其他类固醇受体结合,可引起与性激素相关的副作用,如男性乳腺增生、阳痿,女性月经不调、多毛症等。

【药物相互作用】

(1)肾上腺皮质激素(尤其是具有较强盐皮质激素作用者),促肾上腺皮质激素能减弱本药的利尿作用,而拮抗本药的潴钾作用。

(2)与下列药物合用时,发生高钾血症的机会增加,如含钾药物、库存血(含钾 30mmol/L)、ACEI。一旦出现血钾>5.5mmol/L,应首先去除诱因,包括合用的补钾剂等,同时减少其用量或停药。

(3)非甾体消炎药,尤其是吲哚美辛,能降低本药的利尿作用,且合用时肾毒性增加。

(4)雌激素能引起水钠潴留,从而减弱本药的利尿作用。多巴胺加强本药的利尿作用。

(5)拟交感神经药降低本药的降压作用。

(6)与引起血压下降的药物合用,利尿和降压效果均加强。

(7)与地高辛合用可增加地高辛的半衰期,升高地高辛血药浓度甚至中毒。

依普利酮

依普利酮是第一个获准上市的新型选择性醛固酮拮抗剂。半衰期较长,每天口服 1 次即可,不良反应较螺内酯少,耐受性好。

二、肾素-血管紧张素-醛固酮系统(RAAS)抑制药

(一)血管紧张素Ⅰ转化酶抑制药(ACEI)

ACEI 的临床应用可以认为是近十余年来心力衰竭治疗中的最重要进展,许多大型临床试验已征实,ACEI 不仅能缓解心衰的症状,且可降低患者的病死率和改善预后,对无症状的左心室功能障碍的患者,ACEI 能预防或延迟症状出现。此外,ACEI 可以明显提高有症状的心力衰竭的患者运动耐力,提高生活质量。

【体内过程】

根据药代动力学特点,ACEI 可分为 3 类。

第一类以卡托普利为代表,此类药本身具有活性,服后进一步代谢为二硫化物,母药及其二硫化物均有药理活性,均从肾排泄。第二类以依那普利为代表,也称前体药。吸收后转变为依那普利拉才有活性,此转变主要在肝进行。由肾排泄或为组织所吸收而抑制局部 ACE 的活性,具有高度亲脂性者可被肝细胞摄取而从胆道排泄。第三类原形通过肾排泄,如赖诺普利。赖诺普利本身即为水溶性的活性药物,服后不进行代谢,部分从粪便排出。

【药理作用】

ACE 可以将 10 肽的血管紧张素Ⅰ(AngⅠ)转化成为 8 肽的 AngⅡ。另外,AngⅡ的产生尚有非 ACE 依赖途径,一些酶如胰蛋白酶、糜蛋白酶、组织蛋白酶 G、激肽释放酶等均可使 AngⅠ转化为 AngⅡ。ACEI 有以下几方面的作用:

1.抑制 ACE

减少血液循环中和局部组织中 AngⅡ的产生,减轻 AngⅡ的不利作用。AngⅡ是一个强大的动脉血管收缩因子,并可以通过影响肾血流动力学和促进肾上腺皮质释放醛固酮,而促进水钠潴留。此外,AngⅡ还促进儿茶酚胺的释放,引起血管的增生和心肌的病理性肥厚并刺激心肌细胞的死亡。AngⅡ的所有这些作用均参与心力衰竭的病理生理机制,造成心肌重构,心力衰竭加重。

2.抑制缓激肽降解

ACE 和缓激肽酶Ⅱ是同一物质。ACEI 作用于缓激肽酶Ⅱ,抑制缓激肽的降解,提高缓激肽水平。缓激肽是血管内皮 L-精氨酸-一氧化氮(NO)途径的重要激活剂,同时诱生前列腺素Ⅰ₂(PGI₂)。NO 和 PGI₂ 都有舒张血管、降低心肌耗氧量、抗血小板聚集及抑制心肌细胞增生的作用。

3.调节心肌重构

ACE 抑制药抑制心脏的重构和肥厚是其降低心力衰竭病死率的重要原因。AngⅡ作用于 AT_1 受体后,可通过 G 蛋白、磷脂酶 C、IP_3、DAG 系统介导,调控胞质 Ca^{2+} 浓度与 PKC,促进 c-fos,c-myc 等的转录,表达转录因子,再促进其他基因的转录与表达,引起细胞增殖和心肌的构型重建。

4.减少交感递质释放

ACEI 抑制 AngⅠ转化为 AngⅡ,继而抑制去甲肾上腺素释放,降低交感神经对心血管系统的作用,有利于降压及改善心功能。

5.抗氧化

ACEI 如卡托普利含的巯基可抗氧化及清除自由基,使心脏供氧平衡,降低心脏耗氧量。

【临床应用】

ACEI 是能降低心衰患者病死率的一线药物,是公认的治疗心力衰竭的基石和首选药物。但是禁忌证为曾发生致命性不良反应如喉头水肿,严重肾衰竭和妊娠妇女。

卡托普利

【体内过程】

口服吸收快,食物能影响其吸收,因此宜在进餐前1h服用。给药后1h血中药物浓度达峰值。血浆蛋白结合率约为30%。在体内分布较广,但分布至中枢神经系统及哺乳妇女乳汁中的浓度较低。在体内消除较快,其巯基在体内易被氧化成为二硫化合物。40%～50%的药物以原形经肾排出,其余部分以其代谢物形式经肾排泄。半衰期为2h。

【药理作用】

卡托普利是第一个口服有效的、含巯基的ACEI。心衰者口服卡托普利后,可使外周血管阻力及肺血管阻力降低,血压轻度下降,心率减慢或不变,肺楔压降低,心脏指数增加,心排血量增加。能降低肾血管阻力,增加肾血流量。对其他一些重要器官如脑及冠状血管的血流量一般也能良好保持,对脂质代谢及血中尿酸均无明显影响。长期服用卡托普利能增加每搏量及心排血量,逆转左室肥厚及改善心功能。

【临床应用】

1.抗高血压

卡托普利可治疗轻度和中度的高血压,亦可用于高血压危象的治疗,服用卡托普利后15min血压开始下降,2h达高峰,持续10h仍保持降压效应。卡托普利作用于循环的RAAS产生急性降压作用,而且还作用于血管局部的RAAS产生持久降压效应。

2.治疗心衰

卡托普利是有效和安全的治疗心衰的药物。经大规模、多中心、随机对照、双盲的临床研究,证明卡托普利治疗心力衰竭及心肌梗死后心衰有良好疗效,能降低发病率与病死率。

3.心肌梗死

卡托普利对缺血心肌有保护作用,还对缺血性心肌具有保护和潜在性抗心绞痛作用,能减轻缺血-再灌注损伤和由此引起的心律失常。心梗患者早期应用卡托普利,能改善心功能和降低病死率。

【不良反应】

不良反应较少。

1.呼吸系统

常见干咳,可能与缓激肽、P物质、前列腺素等在体内的蓄积有关,停药后可消失。还有咽痛、声嘶、不定期过敏性肺病变的出现。

2.血液系统

可见中性粒细胞和血小板减少。

3.泌尿系统

可出现蛋白尿及肾功能损害,对双肾动脉狭窄及孤立肾伴肾动脉狭窄者禁用。

4.心血管系统

少数患者(0.1%～0.2%)出现血管神经性水肿,表现为咽喉、唇、口腔等部位急性水肿,常发生于用药后最初几小时内,但停药后症状常会迅速减轻或消失,必要时可用抗组胺药、皮质激素对症治疗。心衰或重度高血压患者在应用利尿药基础上,首次应用卡托普利时可引起血压陡降,应予注意。

5.消化系统

可有顽固性呃逆、口腔异味、胃肠功能紊乱。

6.其他

有高血钾、皮疹、丘疹、脱发、男性乳房发育、便秘、孕妇产生畸胎等。

【禁忌证】

对 ACEI 有致命性不良反应的患者,如血管神经性水肿、无尿性肾衰竭(未血液透析)、妊娠妇女、双侧肾动脉狭窄、血清肌酐水平显著升高($>225.2\mu mol/L$)、高钾血症($>5.5mmol/L$)、显著低血压(收缩压$<80mmHg$)、严重主动脉狭窄和二尖瓣狭窄等。

【药物相互作用】

1.与利尿药同用

降压作用增强,但应避免引起严重低血压,故原用利尿药者宜停或减量。本药开始用小剂量,逐渐调整加大剂量。

2.与其他扩血管药同用

可能致低血压,如拟合用,应从小剂量开始。

3.与留钾利尿药物同用

如与螺内酯、氨苯蝶啶、阿米洛利同用可能引起血钾过高。

依那普利

【体内过程】

口服吸收 60%～74%,吸收不受饮食影响。吸收后在肝内水解生成二羧酸依那普利酸,作用更强。口服依那普利一次后,降压作用于 1h 开始,4～6h 达高峰,可维持 24h 以上;经肾排泄,肾小球滤过率减到 30mL/min 以下时,达峰时间、达稳态时间均延迟;其不通过血脑屏障,无神经系统副反应;依那普利酸可经透析清除,速率为 62mL/min。半衰期为 11h。

【药理作用】

依那普利是带羧基的含锌金属蛋白,是一种前体药,口服吸收后迅速水解为二羧酸依那普利酸,其除以羧基与锌配位结合外,还有 6 个部位与血管紧张素转化酶(ACE)结合,故抑制作用较卡托普利强,其主要作用机制为抑制循环和组织的 ACE 活性,减少 AngⅡ生成。

【临床应用】

1.高血压

依那普利治疗轻度或中度高血压患者效用良好,尤其可长期用于治疗门诊患者。它起效慢,口服后 4h 才达到转化酶最大抑制,每天只需用药 1 次就能有效降低血压。依那普利治疗高血压有效率为 97%。严重高血压时与利尿药使用可加强降压效果。

2.充血性心力衰竭

给予依那普利后,血压轻度下降,心率稍变慢,心排血量和心脏指数明显增加;全身血管阻力、右心房压、肺动脉和静脉压、肺楔压及肺血管阻力均明显降低;肾血流量和尿量增加,心衰症状减轻,运动耐量增加。随机双盲临床试验报告,各类心衰患者每天服用依那普利 25～40mg,6 个月后降低病死率 40%,用药 1 年后下降 31%。

【不良反应】

常见不良反应为干咳、低血压、血管神经性水肿、高钾血症等，其发生率低于10％，一般轻而短暂、不影响继续治疗。因其化学结构不含巯基，故少见白细胞减少、蛋白尿、味觉障碍等不良反应。

禁忌证和药物相互作用同卡托普利。

（二）血管紧张素受体拮抗剂（ARB）

AngⅡ受体有 AT_1、AT_2、AT_3、AT_4 四种亚型，但至今研究较多的有血管紧张素受体1型（AT_1）、血管紧张素受体2型（AT_2）两种亚型。AT_1 受体主要分布在人体的血管、心脏、肾、脑、肺和肾上腺皮质；AT_2 受体主要分布在脑、肾上腺髓质、子宫、卵巢等部位。AT_1 受体介导使血管收缩，细胞增殖，产生氧自由基、内皮素、儿茶酚胺、醛固酮等；AT_2 受体介导则舒张血管、抑制细胞生长、分化、凋亡等。因此，AT_2 受体具有与 AT_1 受体活化功能相反的调节功能。

【药理作用】

1.治疗心力衰竭

作用机制为减低心脏负荷，扩张动脉、静脉，降低周围血管阻力或后负荷，降低肺毛细血管嵌压或前负荷，也降低肺血管阻力，从而改善心排血量，使运动耐量和时间延长。与 ACEI 相比优越之处是无咳嗽反应，不抑制激肽酶，缓慢降压，无首次低血压反应。

ARB 可阻断 AngⅡ与 AT_1 受体结合，从而阻断或改善因 AT_1 受体过度兴奋导致的不良作用，如血管收缩、水钠潴留、组织增生、胶原沉积、促进细胞坏死和凋亡等；ARB 还可能通过加强 AngⅡ与 AT_2 受体结合发挥有益效应。

目前 ARB 尚未作为心衰的首选药物，只有在因严重咳嗽或血管神经性水肿而不能服用 ACEI 的患者才考虑。有研究显示，长期使用 ARB 治疗所产生的血流动力学、神经体液和临床疗效与抑制 RAAS 的疗效相似，对因咳嗽或血管性水肿而不能耐受 ACEI 的患者，可作为替代药物使用。但是，ACEI 加 ARB 则不能获得更好疗效。

2.抗高血压

AngⅡ受体分布于血管、心、脑、肾和肾上腺等组织，在血压控制方面的作用有：①直接的小动脉平滑肌收缩作用；②促使肾上腺皮质释放醛固酮和可的松。ARB 通过阻滞这些作用发挥降压效应。

氯沙坦

【体内过程】

口服吸收率约为33％，食物可延缓本药吸收，但对曲线下面积（AUC）影响较小，故可不考虑食物的影响。本药经细胞色素 P450 酶转化，其中14％转化为有活性的 E-317。母药及其代谢产物蛋白结合率99％。口服后药 1h 血药浓度达峰值，3～4h 代谢产物血浓度达峰值。每天一次给药，作用可维持 24h，35％经肾清除 60％经粪便排泄。血液透析及腹膜透析不可能清除本药。

【药理作用】

氯沙坦的化学结构为二苯四咪唑，系 AT_1 受体拮抗剂。AngⅡ对心血管系统的作用主要是通过 AT_1 受体所介导。氯沙坦阻滞 AngⅡ与 AT_1 受体结合，导致游离的 AngⅡ浓度增加，

AT_2 受体在血浆和组织内相对增高,其介导功能增强。

离体兔主动脉条实验证明,氯沙坦能抑制 Ang Ⅱ 引起的主动脉条的收缩。其活性代谢物阻滞 AT_1 受体的作用更强;长期应用氯沙坦还能抑制左室心肌肥厚和血管壁增厚。

【临床应用】

1.治疗心力衰竭

与 ACEI 相同。推荐用于不能耐受 ACEI 的患者。也可用于经利尿药、ACEI 和 β 受体阻断剂治疗后临床状况改善仍不满意,又不能耐受醛固酮受体拮抗剂的有症状心衰患者。应从小剂量起用,逐步将剂量增至目标推荐剂量或可耐受的最大剂量。

2.抗高血压

大量临床研究表明,氯沙坦每天 50～100mg 治疗轻、中度高血压有明显疗效。最大的降压效应一般在 3～6 周。对严重高血压患者治疗 12 周后部分患者仍可保持疗效,但多数需并用利尿或其他降压药物。降压疗效与 ACEI 相似,与利尿药、β 受体阻断剂或钙拮抗剂联合应用时,降压作用出现相加现象。

【不良反应】

不良反应较少,耐受性好,咳嗽、血管性水肿发生率低,也不引起直立性低血压。禁用于孕妇、哺乳妇女及肾动脉狭窄者。低血压、严重肾功能不全、肝病患者慎用。

【药物相互作用】

①利福平、含麻黄制剂可降低氯沙坦疗效。②与保钾利尿药或补钾药合用时,有可能致血清钾浓度升高,肾功能不全者尤应注意。③可增加锂剂毒性反应。

缬沙坦

【体内过程】

口服吸收迅速,个体差异很大,平均吸收率为 23%,与食物同服可使血药浓度-时间曲线下面积减少 40%,但并不影响疗效。服药后 2h 出现降压作用,4～6h 达降压高峰,作用可维持 24h 以上。本药蛋白结合率为 94%～97%。本药 70%～80% 从粪便排出,另 20%～30% 从肾排出。老年人其半衰期延长 35%,肾功能与本药组织浓度间无明确相关性。胆汁性肝硬化或胆道阻塞者本药 AUC 增加约 1 倍。

【药理作用】

缬沙坦直接作用于 AT_1 受体,完全阻断 Ang Ⅱ 的作用,对 AT_1 选择性比 AT_2 高 20000 倍,从而间接地增加 AT_2 的生理作用。

临床应用、不良反应及药物相互作用同氯沙坦。

厄贝沙坦

【体内过程】

口服吸收迅速,吸收率为 60%～80%,食物不影响本药的吸收,口服 2h 血药浓度达峰值。血浆蛋白结合率为 90%。通过葡糖醛酸化进代谢(CYP2C9 氧化)。本药及其代谢产物经胆道和肾排泄,清除半衰期为 11～15h。

【药理作用与临床应用】

厄贝沙坦是一强效、长效 AT_1 受体阻断剂。对 AT_1 受体的选择性比对 AT_2 受体高 8500～

10000 倍。对 AT_1 受体的亲和力比氯沙坦约强 10 倍。

可单用或与其他降压药合用治疗高血压。原发性高血压患者一次口服 150mg 厄贝沙坦,给药后 3～4h 降压作用达峰值,持续有效 24h 以上。还能逆转高血压动物的左室肥厚,扩张肾血管,但不降低肾小球滤过率。

(三)醛固酮拮抗剂

螺内酯是最常用的药物。

三、β 受体阻断剂

由于长期持续性交感神经系统的过度激活和刺激,慢性心衰患者的心肌 β 受体下调和功能受损,β 受体阻断剂治疗可恢复 β 受体的正常功能,使之上调。大量的研究表明,长期应用 β 受体阻断剂可以给大多数心力衰竭患者带来益处:不仅能改善临床情况、左心室功能,还能降低心室肌重量和容量、改善心室形状,发挥心室重塑的作用,在标准治疗基础上提高生存率 34％～35％。该作用与其急性药理作用截然不同。

β 受体阻断剂中以美托洛尔、比索洛尔或卡维地洛最为常用。美托洛尔、比索洛尔为选择性 $β_1$ 受体阻断剂,卡维地洛兼有 $β_1$、$β_2$、$α_1$ 受体阻断作用。

【体内过程】

β 受体阻断剂的体内过程各不相同,具体情况如下。

美托洛尔

本药口服吸收迅速完全,吸收后迅速进入细胞外组织,并能通过血脑脊液屏障及胎盘屏障。蛋白结合率低,约 10％。口服 1.5h 血药浓度达峰值,最大作用时间为 1～2h。血压的降低与血药浓度不平行,而心率的降低则与血药浓度呈线性关系。半衰期为 3～5h,肾功能不全时无明显改变。在肝内代谢,经肾排泄,尿内以代谢物为主,仅少量(3％～10％)为原形。美托洛尔的体内过程不受年龄的影响。

比索洛尔

胃肠道吸收完全,首关效应小,生物利用度约 90％。血浆蛋白结合率约为 30％,每天一次给药后半衰期为 10～12h,在血浆中可维持 24h。50％通过肝代谢为无活性的代谢产物然后从肾排出,剩余 50％以原形药的形式从肾排出。轻中度肝、肾功能异常患者不需要进行剂量调整。

卡维地洛

口服后吸收较为迅速,平均 1.0h 血药浓度达峰值,半衰期为 1.7～7.57h。食物可减慢其吸收,但对生物利用度没有明显影响。首关效应显著,绝对生物利用为 25％～35％,与血浆蛋白结合率大于 98％。代谢完全,其代谢产物先经胆汁再通过粪便排出,不到 2％以原形随尿液排出。

索他洛尔

口服吸收接近 100％,2～3h 血药浓度达峰值水平,首关效应很小,生物利用度约为 95％,半衰期 15～20h,肾功能受损时半衰期明显延长。也有文献报道其消除半衰期为 7～9h。

【药理作用】

β 受体阻断剂在心力衰竭应用中的机制如下。

1.对β受体数量和敏感性的作用

衰竭的心脏中β受体数量下调。理论上长期用β受体阻断剂治疗则使β受体数目上调，而且恢复心脏β受体的敏感性。

2.对抗去甲肾上腺素和RAAS的作用

交感神经兴奋过度，则会引起血管持续收缩。在动物模型中高浓度的儿茶酚胺可引起心肌细胞坏死，而β受体阻断剂可保护衰竭心脏免受血中儿茶酚胺的过多刺激。此外，心力衰竭时交感神经张力上升，RAAS活跃，而β受体阻断剂可减少肾素分泌，从而使Ang Ⅱ减少，并与ACEI有协同作用。

3.对心室功能的影响

β受体阻断剂可改善心室功能，纠正由于交感神经支配不均造成室壁局部异常运动，减慢心率，降低心肌耗氧量，延长舒张期充盈，延长冠状动脉舒张期灌注时间，从而增加心肌的有效血流量，改善心室收缩及舒张功能。

4.抑制细胞增生

卡维地洛在体外实验中证明具有抗氧化的特性，清除氧自由基，抑制平滑肌细胞的增生，从而延缓冠状动脉粥样硬化的发生，减缓心力衰竭中血管重构，从而避免心力衰竭加重。

5.受体阻断作用

如卡维地洛、拉贝洛尔具有α受体阻断作用，可扩张血管，降低心力衰竭患者的血管阻力，减少心脏的前、后负荷。非选择性β受体阻断剂卡维地洛可以阻断突触前膜的β_2受体，抑制NA释放。对β_1受体选择性阻断药美托洛尔和非选择性阻断药卡维地洛的长期比较研究，发现后者抑制心脏释放NA，而长期使用美托洛尔对NA的释放无影响。因此非选择性β受体阻断剂卡维地洛可能成为治疗心力衰竭的更好的选择。

【临床应用】

主要用于Ⅱ级、Ⅲ级心衰患者，基础病为扩张型心肌病者尤为适合。应及早使用，不要等到其他疗法无效时才用。应在ACEI和利尿药基础上加用β受体阻断剂，地高辛亦可应用。

【不良反应】

β受体阻断剂可使血压降低、心率减慢和暂时的心功能恶化。这些不良反应可以通过采用其他的抗心力衰竭药物或暂时减少β受体阻断剂的剂量来避免。但是长期用药后不能突然停药，以免出现撤药反应。

有以下情况者，应忌用或慎用β受体阻断剂：①急性心力衰竭。因为在急性心力衰竭，交感神经的兴奋是维持心排血量和组织灌注的主要代偿机制。②伴有哮喘、低血压、心动过缓（心率<60次/min）、第二度以上房室传导阻滞者。③纽约心脏病学会（NYHA）心功能分级为Ⅲ级的不稳定心力衰竭和NYHA为Ⅳ级者不应常规使用。

【药物相互作用】

①美托洛尔与单胺氧化酶合用可致极度低血压，禁止合用。②与钙拮抗剂合用，要警惕对心肌和传导系统的抑制。

四、强心苷

强心苷是具有强心作用的苷类。主要从植物中提取而得，有一级、二级之分，植物中原有的为一级强心苷,如毛花苷 C;提取过程中经水解而得的为二级强心苷,如洋地黄毒苷、地高辛等。目前在心力衰竭中使用最多为地高辛。

【体内过程】

由于侧链不同,不同的强心苷制剂极性或脂溶性有差异,引起体内过程不同。

洋地黄毒苷极性最低,脂溶性最高,因此其口服吸收率、血浆蛋白结合率和被肝代谢程度都较高,而且很少以原形从肾排泄,半衰期长达 5～7 天,属长效强心苷。中效类的地高辛口服吸收率存在较大的个体差异,主要与制剂的制备过程有关(吸收率的差异)。因此,用药时应注意调整剂量。另外,地高辛主要消除途径是肾小球滤过和肾小管分泌,60%～90%,半衰期为33～36h,以原形从尿中排出,肾功能不全、老年肾功能减退者易发生地高辛蓄积中毒,但肝功能降低的患者可以安全使用。短效类毒毛花苷 K 极性最高,脂溶性最低,所以口服后吸收率最低,故亦常采用静脉给药的方式。

【药理作用】

1.正性肌力作用

治疗量强心苷可选择性作用于心肌,使其收缩力加强,心排血量增多。主要特点是:①加快心肌纤维缩短速度,使心室收缩期缩短(心电图上表现为 Q-T 间期缩短),舒张期相对延长,从而增加心肌供血和回心血量;②心肌收缩力加强,心排血量增加,心室残余血量减少,心室容积缩小,室壁张力降低而使心力衰竭患者的心肌耗氧量降低。

已证实心肌细胞膜上的 Na^+/K^+-ATP 酶就是强心苷的受体,强心苷与 Na^+/K^+-ATP 酶结合,使酶的活性降低,细胞内 Na^+ 增多,进而通过 Na^+/Ca^{2+} 交换使心肌细胞内游离 Ca^{2+} 增多、心肌收缩力增加。

2.负性频率作用

强心苷可使心功能不全患者过快的心率明显减慢(心电图表现为 P-P 间期延长),因此进一步延长心室舒张期,并降低心肌耗氧量。这是其正性肌力作用的结果,由于心肌收缩力加强,心排血量增加,反射性兴奋迷走神经而使心率减慢。

上述两种作用及作用特点是强心苷治疗心力衰竭的重要依据,也是区别于某些拟交感神经类正性肌力药的主要方面。

3.提高迷走神经的活性

强心苷除了敏化压力感受器外,尚可以反射性地兴奋中枢迷走神经,减慢房室结的传导性,降低窦房结和心房传导组织的自律性,延长房室结有效不应期。这些效应主要作用于心房和房室结,因此可用于治疗某些心律失常及伴有心律失常的心力衰竭患者。

4.抑制 RAAS 过度激活

研究表明,洋地黄可通过以下作用来抑制 RAAS 过度激活:①抑制肾的 Na^+/K^+-ATP酶,减少肾小管对 Na^+ 的重吸收,增加 Na^+ 向远曲小管的释放,致肾素分泌减少;②通过抑制钠泵活性,改善心脏及大血管压力感受器的反射作用,使心脏及大血管压力感受器敏感性降低,增加心房利钠肽(ANP)激素的分泌,使 ANP 受体敏感性增加,从而恢复心脏压力感受器对中枢交感神经的抑制作用。此外,研究表明洋地黄还具有利尿作用,由于洋地黄具有正性肌力作用,使心排血量增加,从而增加肾血流灌注,并抑制肾的 Na^+/K^+-ATP 酶活性,抑制肾近

端小管对 Na^+ 的回吸收,使 Na^+ 向远端小管分泌。还可调节心房钠尿肽、脑钠尿肽的分泌,从而达到利尿作用。

5.其他

强心苷对心力衰竭患者还有利尿作用及扩张血管的作用。其利尿作用主要是通过增加肾血流量和肾小球滤过功能所致。

【临床应用】

1.心力衰竭

根据现有的地高辛临床研究资料,认为该药对心功能、心衰的发生率以及症状改善,仅有轻微效益,对总病死率的影响是中性的,心衰恶化所致的发生率可能降低,但心肌梗死所致的死亡可能增加,两者相抵,故总病死率不变。

目前主张强心苷多用于以收缩功能障碍为主,对利尿药、ACE 抑制药、β 受体阻断剂疗效欠佳的心力衰竭患者。对有心房颤动伴心室颤动的心力衰竭疗效较好。

研究表明,地高辛不能改善急性心肌梗死者的左室功能,而且是急性心肌梗死者发生室性心律失常的强烈危险因子。最近越来越多证据不支持洋地黄在心肌梗死后人群中应用,可明显增加急性心肌梗死后一年的病死率,且为独立危险因子,故强心苷不用于心肌梗死后心力衰竭。

2.某些心律失常

(1)心房颤动、心房扑动:强心苷可通过抑制房室结传导而减慢心室率,从而缓解心力衰竭的症状,但对大多数患者并不能制止心房颤动。强心苷通过缩短心房肌的有效不应期,使房扑转变为心房颤动,然后再通过负性传导作用,减慢心室率,此时若停用强心苷,部分患者可恢复窦性心律。

(2)阵发性室上性心动过速:强心苷还可以通过增强迷走神经的功能降低心房肌的自律性而终止阵发性室上性心动过速的发作。

注意对于高龄、急性冠脉综合征及肾功能不全者应用洋地黄时应慎用。禁用于心动过缓、第二至三度房室传导阻滞、病态窦房结综合征、颈动脉窦综合征、预激综合征、单纯二尖瓣狭窄或严重主动脉瓣狭窄、梗阻性肥厚型心肌病、低钾血症、高钙血症者。

【不良反应】

安全范围小。对药物的敏感性个体差异大,中毒症状与心力衰竭症状不易鉴别。因此,毒性反应发生率高,临床上有 5%～15% 的住院患者应用洋地黄制剂后发生不同程度的毒性反应。

1.毒性反应

(1)胃肠道反应:厌食、恶心、呕吐、腹痛和腹泻等。恶心、呕吐是由于强心苷兴奋了延髓的催吐化学感受区,剧烈呕吐可导致失钾而加重强心苷中毒。需注意与心力衰竭引起的胃肠道症状相鉴别,常为中毒先兆。食欲减退常为中毒的最早表现。

(2)神经系统反应:可有头痛、头晕、疲倦、失眠、谵妄等。此外,还可见视觉异常如黄视、绿视、视物模糊等,可能与强心苷分布于视网膜或电解质紊乱有关。视觉异常亦为中毒先兆,也是停药的指征之一。

(3)心脏反应:是强心苷最危险的毒性反应,主要表现为各种类型的心律失常:①快速型心律失常,主要表现为室性期前收缩、二联律、三联律和房性、房室结性、室性心动过速,甚至危及生命的室颤。可能因为中毒量强心苷高度抑制 Na^+/K^+-ATP 酶,细胞内严重失钾而使最大舒张电位负值变小,自律性提高;另外,强心苷尚可引起迟后除极(是心肌细胞在完全复极之后所产生的异常除极反应),导致心律失常。频发室性期前收缩、二联律、三联律即为停药指征,应立即停药以免发展成为更为严重的室性心动过速和室颤。②房室传导阻滞,强心苷可引起不同程度的传导阻滞,也是因为强心苷高度抑制 Na^+/K^+-ATP 酶,细胞内失钾,静息膜电位负值变小,从而使动作电位 0 相斜率降低,从而导致传导阻滞。③窦性心动过缓,因强心苷降低窦房结的自律性而引起,若心率低于 60 次/min,为停药指征。

2.强心苷中毒的预防

(1)剂量个体化:患者耐受强心苷药物的个体差异极大,应根据患者的具体情况随时调整用药剂量。

(2)密切观察中毒先兆:开始用药后,每天除应观察心力衰竭症状改善的情况外,还应密切观察是否有中毒的先兆出现:如出现恶心、呕吐、视觉异常。心室率低于每分钟 60 次及频发性室性期前收缩、二联律和三联律应立即停药。但要注意,儿童则以房性心律失常为最可靠的中毒征兆,而恶心、呕吐和视觉异常的中毒症状却很少见。

(3)必要时监测血药浓度:地高辛血药浓度为 3ng/mL 或洋地黄毒苷血药浓度为 45ng/mL,可以判定为中毒。

(4)注意避免各种促发强心苷中毒的因素。

3.强心苷中毒的治疗

轻度中毒者,若及时停用强心苷及排钾利尿药,中毒症状可自行消失。严重者,可采取如下措施:

对出现快速型心律失常者可给予下列药物:①氯化钾,口服,每次 1g,4h 一次,重症者可将氯化钾1.5～3.0g,溶于 5％的葡萄糖溶液 500～1000mL 中,以 1mL/min 的速度静脉滴注。实验证明,钾离子能与强心苷竞争心肌细胞膜的 Na^+/K^+-ATP 酶,减少强心苷与酶的结合,从而减轻毒性的发生和发展。注意由于 K^+ 能抑制传导,对并发传导阻滞的强心苷中毒不能用钾盐。同时注意,补钾不可过量。②苯妥英钠,对治疗频发室性期前收缩、二联律、三联律及室性心动过速有明显疗效。苯妥英钠能使与强心苷结合的 Na^+/K^+-ATP 酶解离下来,恢复该酶的活性是其特点。③利多卡因,可用于治疗强心苷引起的重症室性心动过速和心室颤动。

对强心苷引起的心动过缓和房室传导阻滞,可应用 M 受体阻断剂阿托品治疗。

此外,近年已成功地应用地高辛抗体 Fab 片段治疗强心苷中毒。

【药物的相互作用】

1.奎尼丁能从组织结合处置换地高辛,从而使患者地高辛血药浓度提高,提高的程度与奎尼丁用量有关。其他可增加地高辛血浆浓度的药物还有:维拉帕米、胺碘酮、普罗帕酮、地尔硫草、硝苯地平、红霉素、氯霉素、阿司匹林、吲哚美辛、布洛芬及保钾利尿药等。

2.苯妥英钠可增加地高辛的清除,能降低地高辛血药浓度。其他可减少地高辛的有效浓度的药物还有:抗酸剂、硝普钠、酚妥拉明、苯巴比妥等。

3.地高辛与 ACEI 或 ARB 及利尿药合用,可明显增加心力衰竭治疗效果,大大提高患者心衰治疗的依从性,增加患者运动耐量,大大减少住院次数。

4.地高辛与 β 受体阻断剂合用,能较快控制心室率,可减少洋地黄用量,增加患者应用洋地黄的安全性,减少心力衰竭患者恶性心律失常发生,有助于心力衰竭患者耐受 β 受体阻断剂治疗。

五、血管扩张药

用于治疗心力衰竭的主要血管扩张药物有硝酸酯类、肼屈嗪、α_1 受体阻断剂哌唑嗪等。

扩血管药治疗心力衰竭的机制为:扩张静脉,减少静脉回心血量,降低心脏前负荷;扩张小动脉,降低外周阻力,降低心脏后负荷,增加心排血量,缓解组织缺血状况。它们能明显改善难治性心力衰竭的治疗效果和预后,本身很少直接产生正性肌力作用。

有人认为,长期大量使用血管扩张药,虽可以改善血流动力学,但未能降低心力衰竭的病死率,并且此类药副作用多,不宜长期使用。A-HeFT 研究在美国黑种人心力衰竭患者中直接证实,硝酸酯类药物联合肼屈嗪长期治疗能在已经接受现今抗心力衰竭标准治疗(抑制RAAS)的基础上,进一步显著改善心力衰竭患者的长期预后和生活质量。但研究表明,这种联合应用的效果仍然比依那普利差。目前尚无资料显示血管扩张药与 ACEI 联合应用能够提高疗效、降低死亡率和发病率。

硝酸酯类

硝酸甘油为硝酸酯类的代表药物。

【体内过程】

硝酸甘油易通过口腔黏膜及胃肠道吸收,也可从皮肤吸收。舌下给药吸收迅速完全,吸收率为 80%;口服因肝首关效应,在肝内被有机硝酸酯还原酶降解,吸收率仅为 8%;舌下给药 2~3min 起效,5min 达最大效应。血药浓度峰值为 2~3ng/mL;作用持续 10~30min;静脉滴注即刻起效,贴片 30min 内起效,口腔喷雾 2~4min 起效。主要在肝内迅速代谢,血浆中酶也能予以分解。蛋白结合率为 60%。舌下含服半衰期 1~4min,代谢后经肾排出。

【药理作用】

以舒张小静脉为主,降低心脏后负荷;另外,还能选择性地舒张冠状血管,在缺血性心肌病治疗中,可提高患者运动耐力。

【临床应用】

1.治疗和预防心绞痛

用药后由于心肌耗氧量减少,心肌缺血得以改善,症状缓解后收缩压和心率与收缩压乘积均降低。

2.用于急性心肌梗死

硝酸甘油能够减少心肌耗氧量,增加缺血区血供,缩小梗死面积,缓解疼痛,纠正心律失常,控制心衰,故可用于治疗心肌梗死。

3.用于心力衰竭

由于硝酸甘油能够扩张容量血管,减少回心血量,降低前负荷;又能降低外周血管阻力,降低后负荷,增加心排血量,减少心肌耗氧量,改善心肌供血,故可用于治疗心力衰竭。同时,它还可以扩张肺血管,降低肺动脉压及肺毛细血管楔压,使肺淤血得到有效改善,如同时联用多巴胺,由于多巴胺可兴奋多巴胺受体,使肾血管扩张,尿量增加,同时增加心肌收缩力和搏出量,有利于改善心衰时重要器官的血供,两药联用,既有协同作用,又可避免应用过量的不良反应及大量利尿所引起的电解质紊乱,从而取得纠正心衰的效果,且疗效持久稳定,不良反应小,患者易接受。

4.治疗高血压

硝酸甘油进入体内后迅速脱硝基形成具有活性的 NO,通过核苷酸水平内源性的刺激产生前列腺素,直接松弛血管平滑肌,小剂量扩张体静脉系统,大剂量可同时扩张体动、静脉血管,降低体循环阻力,使血压下降,且血压越高降压效应越明显,因此可用于治疗高血压。由于硝酸甘油降压迅速(1min 起效),作用强,疗效确切(100% 有效,94.4% 显效),降压幅度大,而且可扩张冠状动脉,降低心室压力、容积和室壁张力,减少心肌耗氧量,缩小心肌缺血的范围,尤其适用于合并有冠心病心绞痛或急性左心衰的患者。

【药物相互作用】

①与 β 受体阻断剂或钙拮抗剂合用可能存在相加或协同作用。②与地高辛合用可降低后者的血药浓度。③与其他扩血管药、降压药、三环类抗抑郁药及酒精同时服用,扩血管或降压作用增强,有必要调整剂量。④与 ACEI 合用可进一步改善心绞痛患者的运动心电图缺血指标,有益于改善急性心肌梗死预后。

肼屈嗪

【体内过程】

肼屈嗪口服吸收达 90% 以上,1~2h 血药浓度达高峰,作用可持续 3~8h,吸收率为 30%~50%,血浆蛋白结合率为 87%,本药在肝内经乙酰化为有活性的代谢产物。半衰期为 3~7h,肾衰竭时半衰期延长。

【药理作用】

以舒张小动脉为主降低心脏后负荷。因能反射性激活交感神经及 RAAS,故长期单独使用时疗效难以维持。

【临床应用】

与硝酸酯类合用,能显著降低 Ⅱ、Ⅲ 级心力衰竭患者病死率,3 年内降低 36%。主要用于ACEI 不能耐受或肾功能不良的心力衰竭患者。

【不良反应】

服药后可出现耐药性及头痛、心悸、恶心、腹泻、心绞痛、直立性低血压等。

【药物相互作用】

因增加肾血流量,与呋塞米合用可使其呋塞米半衰期缩短。

哌唑嗪

【体内过程】

哌唑嗪口服吸收率 50%~85%,蛋白结合率高达 97%。半衰期为 2~3h,心力衰竭时可长达 6~8h。本药口服后 2h 起降压作用,血药浓度峰时间为 1~3h,持续作用 10h。主要在肝内代谢,随胆汁与粪便排泄,尿中仅占 6%~10%,5%~11% 以原形排出,其余以代谢产物排出。

【药理作用和临床应用】

选择性 α_1 受体阻断剂,能扩张动、静脉。降低心脏前、后负荷。适于需心排量低,而肺静脉压高,有肺淤血的心力衰竭患者。但久用效果难以维持,一般较少用。

钙拮抗剂

钙拮抗剂有确切的扩张动脉作用。但未能证实钙阻断药对心力衰竭有良好的治疗效果。非二氢吡啶类衍生物和短效的二氢吡啶类,均会导致心力衰竭血流动力和神经激素的恶化,增加心力衰竭患者病死率。而长效二氢吡啶类对患者既没有负性影响也没有正性的作用。

临床研究发现,长效钙拮抗剂非洛地平不影响心力衰竭患者死亡率和发病率,氨氯地平能改善特发性扩张性心肌病患者的状况。氨氯地平作用出现较慢,维持时间长,在治疗心力衰竭时少伴有不利的神经因素方面的作用,且该药降低高血压患者左室肥厚的作用与 ACEI 相当,可用于心力衰竭治疗。

六、非苷类正性肌力药

非苷类正性肌力药包括拟交感神经药及磷酸二酯酶抑制药,本类药物虽能短期改善心力衰竭患者的血流动力学,但长期观察并不能提高患者的生存率,可能反而对其生存有害,故不宜做常规治疗用药。

磷酸二酯酶抑制药

磷酸二酯酶(PDE)抑制药是近 20 余年中发展起来的抗心力衰竭药物,其作用过程不同于传统的洋地黄和儿茶酚胺类药物。在治疗心力衰竭的同时具有扩张血管的作用。临床使用的 PDE 抑制药主要有双吡啶类的氨力农、米力农、咪唑类的依诺昔酮、匹罗昔酮和苯并咪唑类的匹莫苯旦等。

【药理作用】

1.提高心肌收缩力

PDE 分布于心、肺、平滑肌、血小板等器官、组织和细胞,至少有 7 种亚型。PDE 分布在心肌细胞和血管平滑肌的肌质网中,能将环磷腺苷分解成单磷腺苷而致其失效。PDE 抑制药能选择性地抑制心肌和血管平滑肌内的 PDE,使环磷腺苷降解为 5-单磷腺苷的过程受阻,减少环磷腺苷的降解。环磷腺苷可以激活多种蛋白激酶,使肌质网上的电压依赖性钙通道开放,肌质网内的 Ca^{2+} 大量释放到胞质,从而使收缩期心肌细胞胞质内的 Ca^{2+} 浓度增加,通过兴奋收缩偶联提高心肌收缩力,而舒张期 Ca^{2+} 充分进入肌质网,保持适当的胞质钙浓度,不至于钙超载,故 PDE 抑制药可通过调节心肌细胞胞质钙浓度,提高心肌收缩力。

2.扩张血管

与心肌细胞相反,血管平滑肌细胞中的环磷腺苷含量增加后,激活蛋白激酶使 Ca^{2+} 外流,Ca^{2+} 内流受阻,收缩期血管平滑肌细胞内 Ca^{2+} 浓度下降,平滑肌兴奋收缩偶联过程受抑制,动、静脉血管扩张,故 PDE 抑制药可通过调节血管平滑肌细胞胞质 Ca^{2+} 的浓度,使血管扩张。

氨力农、米力农

米力农是人工合成的第二代 PDE 抑制药,是氨力农的二吡啶衍生物。

【体内过程】

氨力农口服后 1h 起效,1~3h 达最大效应,作用维持 4~6h。静注 2min 起效,10min 作用达高峰,作用持续 1～1.5h。正常人体静脉注射 0.68～1.2mg/kg 的表观分布容积 1.2L/kg,血浆分布半衰期约4.6min,消除半衰期约 3.6h,心衰患者静脉注射后消除半衰期约 5.8h,本药大部分经肝代谢,主要通过尿以原药及数种代谢物形式排泄。

米力农静脉给药 5～15min 起效,半衰期为 2～3h。蛋白结合率为 70%。主要在肝代谢失活,代谢产物 80% 的从尿中排泄。

【药理作用与临床应用】

氨力农可使心排血量增加,左室充盈压及外周血管阻力降低,心功能改善,但不引起心率和血压的明显改变。长期应用,常见恶心、呕吐等胃肠道反应,此外也可发生血小板减少及肝损害,尤以口服用药多见。但静脉注射给药可能产生严重心律失常。米力农对 PDE 抑制作用较氨力农强 20 倍,米力农尚可抑制 RAAS 的激活,对收缩功能不全及舒张功能不全的心力衰竭均有效。有报道米力农可能导致缺血性心肌病心力衰竭的恶化,但对非缺血性心力衰竭是有利的。

目前氨力农、米力农仅作为静脉短期给药,并常联用其他的抗心力衰竭药物,用于难治性心力衰竭或强心苷过量的辅助治疗。

维司力农

【体内过程】

维司力农口服有效,吸收率大于 40%,半衰期为 44.7h,连续服药 9d 药物血浆浓度达稳态。经尿和胆汁排泄。

【药理作用与临床应用】

作用机制较复杂,兼具激动钠通道、阻滞钾通道、钙增敏和选择性 PDEⅢ抑制等作用。该药刚问世时曾被寄予很大希望,但大型的临床观察发现,维司力农组心力衰竭患者的病死率随维司力农剂量的增加而上升。心力衰竭患者死亡的原因主要是严重室性心律失常。现正研究以明确此结果能否重复并探索适应证及最适剂量。

第三节 抗心绞痛药

心绞痛是冠心病的常见症状,是由于冠状动脉供血不足,心肌急性暂时的缺血与缺氧引起的临床综合征。其典型临床表现为阵发性的胸骨后压榨性疼痛并向心前区或左上肢放射。心绞痛持续发作得不到及时缓解,则可能发展为急性心肌梗死,故应采取有效的治疗措施及时缓解心肌缺血。

根据世界卫生组织"缺血性心脏病的命名及诊断标准",临床上将心绞痛分为以下 3 种类型:①劳力性心绞痛:其特点是由劳累、情绪波动或其他增加心肌耗氧量的因素所诱发,休息或舌下含服硝酸甘油可缓解。根据病程、发作频率及转归,此类心绞痛又可分为稳定型心绞痛、初发型心绞痛及恶化型心绞痛;②自发性心绞痛:心绞痛发作与心肌耗氧量无明显关系,多发生于安静状态,发作时症状重、持续时间长,且不易被硝酸甘油缓解,包括卧位型(休息或熟睡时发生)、变异型(为冠脉痉挛所诱发)、中间综合征和梗死后心绞痛;③混合性心绞痛:其特点是在心肌需氧量增加或无明显增加时都可能发生。临床常将初发型、恶化型及自发性心绞痛称为不稳定型心绞痛。

心绞痛的主要病理生理学机制是心肌需氧与供氧的平衡失调，心肌暂时性缺血缺氧，代谢产物(乳酸、丙酮酸、组胺、类似激肽样多肽及 K^+ 等)聚积心肌组织，刺激心肌自主神经传入纤维末梢引起疼痛。心肌氧的供应来自冠脉血流，受心肌摄氧率、动脉血氧含量及冠脉血流量的影响。正常情况下心肌的摄氧率和动脉血氧含量已处于较高水平，因此难以从提高心肌摄氧率和增加动脉血氧含量来增加对心肌的供氧。在心肌需氧量增加时，能改善心肌供氧的主要途径是增加冠脉血流量。因此，降低心肌耗氧量、扩张冠状动脉、改善冠脉供血是缓解心绞痛的主要治疗策略。目前用于治疗心绞痛的 3 类主要药物是硝酸酯类、β受体阻断药和钙通道阻滞药。冠状动脉粥样硬化斑块变化、血小板聚集和血栓形成是诱发不稳定型心绞痛的重要因素，临床应用抗血小板药、抗血栓药，也有助于心绞痛的防治。

一、硝酸酯类

临床用于治疗心绞痛的硝酸酯类药物有硝酸甘油、戊四硝酯、硝酸异山梨酯和单硝酸异山梨酯。此类药物均有硝酸多元酯结构，分子中-O-NO$_2$是发挥药理效应的关键结构，故作用相似，只是显效快慢和维持时间有所不同。

硝酸甘油是硝酸酯类的代表药，用于治疗心绞痛已有 100 多年的历史，由于其起效快、疗效肯定、使用方便、经济等优点，至今仍是防治心绞痛最常用的药物。硝酸异山梨酯作用及机制与硝酸甘油相似，但作用较弱，起效较慢，作用维持时间较长，经肝代谢生成异山梨醇-2-单硝酸酯和异山梨醇-5-单硝酸酯，仍具有扩张血管及抗心绞痛作用。主要口服用于心绞痛的预防和心肌梗死后心衰的长期治疗。单硝酸异山梨酯的作用及应用与硝酸异山梨酯相似。

【体内过程】

硝酸酯类在体内经有机硝酸酯还原酶代谢，此酶在人体肝内活性很高，口服硝酸甘油和硝酸异山梨酯的生物利用度低于 $10\%\sim20\%$，舌下含服可避免首关效应。因其脂溶性高，极易通过口腔黏膜吸收，含服后数分钟即可达有效浓度，且血药浓度很快达峰值。作用时间较短，硝酸甘油半衰期为 $2\sim4min$，疗效持续 $20\sim30min$。硝酸甘油也可经皮肤吸收，用 2%硝酸甘油软膏或贴膜剂睡前涂抹在前臂皮肤或贴在胸部皮肤，可持续较长的有效浓度。硝酸甘油在肝内经谷胱甘肽-有机硝酸酯还原酶还原成水溶性较高的二硝酸代谢物，少量为一硝酸代谢物及无机亚硝酸盐，最后与葡糖醛酸结合由肾排出。二硝酸代谢物具有较弱的舒张血管作用，仅为硝酸甘油的 1/10。也有研究认为硝酸甘油在血管和肝外组织中代谢。

【药理作用】

硝酸酯类的基本作用是松弛平滑肌，但对不同组织器官的选择性有差别，以对血管平滑肌的作用最显著。本类药物进入机体部分经肝代谢后，在血管平滑肌内经谷胱甘肽转移酶的催化释放出一氧化氮(NO)，NO 与巯基(-SH)相互作用生成亚硝基硫醇，与 NO 受体——可溶性鸟苷酸环化酶(GC)活性中心的 Fe^{2+} 结合，使之结构改变而活化，促进血管平滑肌细胞内 cGMP 的生成增多。cGMP 可激活 cGMP 依赖性蛋白激酶，抑制 Ca^{2+} 内流、减少细胞内 Ca^{2+} 释放和增加细胞内 Ca^{2+} 排出而降低细胞内 Ca^{2+} 浓度，使肌球蛋白轻链(MLC)去磷酸化，阻止肌球蛋白与肌动蛋白相互作用，血管平滑肌松弛，血管舒张。硝酸酯类通过与血管内皮细胞衍生的舒张因子(EDRF)相同的作用机制松弛平滑肌而又不依赖于血管内皮细胞。

1.改变血流动力学,降低心肌耗氧量

硝酸酯类物通过对血管平滑肌的直接作用而扩张血管,效应与药物剂量有关。小剂量即可明显扩张静脉血管,特别是较大的静脉血管,从而减少回心血量,降低了心脏的前负荷,心腔容积缩小,心室内压减小,心室壁张力降低,射血时间缩短,心肌耗氧量减少。稍大剂量的硝酸甘油也可显著舒张动脉血管,特别是较大的动脉血管,降低心脏的射血阻力,减少左室内压和心室壁张力,因而降低心肌耗氧量。

虽然扩张血管后由于血压降低,反射性地引起心率加快可增加心肌耗氧量,但上述作用的综合结果可使心脏的总耗氧量降低,缓解心绞痛。

2.扩张冠状动脉,增加缺血区血液灌注

硝酸酯类选择性扩张较大的心外膜血管、输送血管及侧支血管,尤其在冠状动脉痉挛时更为明显,而对阻力血管的舒张作用较弱。当冠状动脉因粥样硬化或痉挛而发生狭窄时,缺血区的阻力血管已因缺氧、代谢产物堆积而处于舒张状态。这样,非缺血区阻力就比缺血区大,用药后血液将顺压力差从输送血管经侧支血管流向缺血区,从而增加缺血区的血液供应。

(1)增加心内膜下区域的血液供应冠脉循环的特点是心内膜下区域的血液灌注易受心室壁张力及室内压的影响,故心绞痛急性发作时,左心室舒张末期压力增高,使心内膜下区域缺血最为严重。由于硝酸酯类药物能扩张静脉和动脉,使左室舒张末期的压力降低,改善心肌顺应性,降低对心内膜下血管的压力,因而增加心内膜下区域的血液供应。

(2)开放侧支循环,增加缺血区血流灌注硝酸甘油可刺激侧支生成,或开放已有的侧支循环,以及通过冠脉的自身调节机制,非缺血区的血管阻力增加,而缺血区的血管因缺氧呈被动扩张状态,阻力降低,由此通过侧支循环增加了缺血区血流的灌注。

3.降低左室充盈压,增加心内膜供血,改善左室顺应性

冠状动脉从心外膜呈直角分支,贯穿心室壁成网状分布于心内膜下。因此,心内膜下血流易受心室壁肌张力及室内压力的影响。故心绞痛急性发作时,左心室舒张末期压力增高,降低了心外膜血流与心内膜血流的压力差,使心内膜下区域缺血更为严重。由于硝酸酯类药物扩张静脉血管,减少回心血量,降低心室内压;扩张动脉血管,降低心室壁张力,从而增加了心外膜向心内膜的有效灌注压,有利于血液从心外膜流向心内膜缺血区。

4.保护缺血的心肌细胞,减轻缺血损伤

硝酸酯类通过释放 NO,促进内源性的 PGI_2、降钙素基因相关肽(CGRP)等物质生成与释放,对心肌细胞产生直接保护作用。硝酸酯类药物不仅保护心肌,减轻缺血损伤,缩小心肌梗死范围,改善左室重构,还能增强人及动物缺血心肌的电稳定性,提高室颤阈,消除折返,改善房室传导等,产生延迟心肌保护作用(诱导药理性预适应),防止心肌遭受严重损害。

【临床应用】

硝酸酯类是缓解心绞痛最常用的药物,适用于各种类型心绞痛的治疗。既可用于缓解急性发作,又能作为预防用药,还可用作诊断性的治疗。对稳定型心绞痛为首选药,控制急性发作时,应舌下含服或气雾吸入,如需多次含服可采用口服制剂以及透皮制剂;对于发作频繁的心绞痛和急性心肌梗死者,多采用静脉给药的方式,不仅能降低心肌耗氧量、增加缺血区供血,还可抑制血小板聚集和黏附,从而缩小梗死范围。反复连续使用要限制用量,以免血压过度降低引起心、脑等重要器官灌注压过低,反而加重缺血。此外,由于硝酸甘油可降低心脏前、后负荷,因此也可用于心衰的治疗。还可舒张肺血管、降低肺血管阻力,改善肺通气,用于急性呼吸衰竭及肺动脉高压的患者。常用硝酸酯类的用量和用法:短效制剂硝酸甘油舌下含片每次0.3~0.6mg;硝酸异山梨酯含片每次5mg;硝酸甘油气雾剂每次0.4mg;硝酸甘油口颊片每次1~3mg;长效制剂硝酸异山梨酯口服片剂每次5~40mg,6h服药1次;单硝酸异山梨酯口服片剂每次10~40mg,每天2次。

【不良反应及注意事项】

1.急性不良反应

硝酸酯类的多数不良反应是由其血管舒张所继发引起,如头、面、颈和皮肤血管扩张引起暂时性面颊部皮肤潮红,脑膜血管舒张引起搏动性头痛,眼内血管扩张则可升高眼内压等。大剂量可出现直立性低血压及晕厥。剂量过大可使血压过度下降,冠状动脉灌注压过低,并可反射性兴奋交感神经、增加心率、加强心肌收缩性,反而可使耗氧量增加而加重心绞痛发作。超剂量时还会引起高铁血红蛋白血症,表现为呕吐、发绀等。

2.耐受性

持续用硝酸酯类易产生耐受性,影响其疗效。连续透皮给药或静脉滴注超过24h,连续口服1~4周,即可发生耐受性,剂量大小、用药频度、给药途径、剂型等都影响耐药性的产生。不同的硝酸酯之间存在交叉耐受性,停药1~2周后耐受性消失。出现耐受性后,轻者须增加用量,但又会加重不良反应,重者即使增加用量也无法达到满意疗效。硝酸甘油产生耐受性的机制尚未完全阐明,大体可分为2种情况,一种是血管平滑肌细胞使硝酸甘油转化为NO发生障碍,有人称之为"血管耐受"。可能与细胞内生成NO过程中需-SH,使细胞内的-SH氧化,造成-SH耗竭有关。补充含-SH的乙酰半胱氨酸或甲硫氨酸可减轻耐受性。另一种为非血管机制,也有人称为"伪耐受",可能与硝酸酯类使血管内压力迅速下降,使机体通过代偿,增强交感活性,释放去甲肾上腺素,激活肾素-血管紧张素系统,使钠、水潴留,血容量及体重增加,血液稀释,红细胞比容降低;神经内分泌改变,自由基生成等因素也与耐受性的产生有关。不同组织产生耐药性有差异,动脉比静脉更易产生耐药性。因此,应避免大剂量给药和无间歇给药,可通过补充含-SH供体的乙酰半胱氨酸或甲硫氨酸,合理调配膳食等措施预防耐药性的发生。

【药物相互作用】

硝酸酯类和所有的抗高血压药合用均可使降血压作用显著增强,应减量;阿司匹林可降低硝酸甘油在肝的消除,合用时引起硝酸甘油血药浓度升高;静脉使用硝酸甘油可减弱肝素的抗凝血作用。由于硝酸酯类耐受性的产生与体内巯基的消耗有关,而乙酰半胱氨酸为巯基供体,可减少硝酸酯类的耐受性而提高疗效;与苯巴比妥合用,后者诱导肝药酶,降低硝酸甘油的血药浓度;与乙醇合用,可减少硝酸甘油的代谢而导致作用和不良反应增强;与治疗男性勃起功能障碍药西地那非合用,因增强NO的血管舒张作用,加剧降压,并可因诱发心衰、心肌梗死或脑卒中而致死。

二、β肾上腺素受体阻断剂

β肾上腺素受体阻断剂可使心绞痛患者心绞痛发作次数减少,改善缺血性心电图,增加患者运动耐量,减少心肌耗氧量,改善缺血区代谢,缩小心肌梗死范围。是继硝酸酯类药物之后又一类治疗缺血性心脏病的药物。

【抗心绞痛作用】

1.降低心肌耗氧量

心肌缺血者在心绞痛发作时,交感神经兴奋,心肌局部和血中儿茶酚胺含量均显著增加,激动β受体,心肌收缩力增强,心率加快,血管收缩,左心室后负荷增加,心肌耗氧量增加。同时因心率加快,心室舒张时间相对缩短,冠脉血流量减少,因而加重心肌缺氧。β受体阻断剂通过阻断心脏β$_1$受体使心肌收缩力减弱、心肌纤维缩短速度减慢、心率减慢及血压降低,可明显减少心脏做功而降低心肌耗氧量。但它抑制心肌收缩力可增加心室容积,同时因收缩力减弱,心室射血时间延长,又增加了心肌耗氧,但总效应仍是减少心肌耗氧量,缓解心绞痛。临床观察,对心率减慢、舒张期延长和收缩力减弱明显的患者疗效最好。如用心房起搏方法加快心率,普萘洛尔就失去抗心绞痛作用,说明其抗心绞痛作用与减慢心率有关。

2.改善心肌缺血区供血

β受体阻断剂阻断β受体后,心肌耗氧量降低,通过冠状动脉血管的自身调节机制,非缺血区阻力血管收缩,而缺血区血管则由于缺氧呈代偿性舒张状态,促使血液从非缺血区流向缺血区。其次,β受体阻断剂通过减慢心率而相对延长心脏舒张期,增加心脏灌注时间,有利于血液流向易缺血的心内膜下区域。此外,β受体阻断剂还可增加缺血区域侧支循环,增加缺血区血液供应。另外,本类药物因阻断β受体,可抑制脂肪分解酶活性,减少心肌游离脂肪酸含量;改善心肌缺血区对葡萄糖的摄取和利用,改善糖代谢,减少耗氧;促进氧合血红蛋白结合氧的解离而增加组织供氧。

【临床应用】

普萘洛尔、吲哚洛尔、噻吗洛尔及选择性β$_1$受体阻断剂阿替洛尔、美托洛尔、醋丁洛尔等均可用于心绞痛。卡维地洛是一种新型的肾上腺素受体阻断剂,既能阻断β$_1$、β$_2$和α受体,又具有一定的抗氧化作用,可用于心绞痛、心功能不全和高血压的治疗。

β受体阻断剂主要用于对硝酸酯类不敏感或疗效差的稳定型心绞痛,疗效肯定。可使发作次数减少,程度减轻,缩短心肌缺血持续时间,提高运动耐量,改善生活质量,对伴有心率加快及高血压者尤为适用。不稳定型心绞痛是由冠脉器质性狭窄和痉挛引起,β受体阻断剂可减少心肌耗氧量,改善冠脉血流量,增加缺血心肌供血,尤其是交感神经张力高的患者,能降低疼痛阈值,预防缺血复发和猝死。对冠状动脉痉挛诱发的变异型心绞痛不宜应用,因其β受体被阻断,α受体相对占优势,易致冠状动脉收缩。对心肌梗死也有效,能缩小梗死区范围,但因抑制心肌收缩力,故应慎用。

β受体阻断剂治疗心绞痛的用法和用量如下:普萘洛尔每天口服40~80mg,分3~4次服用,先从小剂量开始,逐渐增加剂量,至每天80mg以上。疗效判定指标是静息情况下心率为每分钟55~60次,活动后无增快,可认为β受体已被有效地阻断。使用普萘洛尔应注意个体差异,根据患者症状调整剂量。与硝酸异山梨酯合用时,普萘洛尔每次口服10~40mg,硝酸异山梨酯每次5mg于饭后舌下含服,每天3~4次。美托洛尔每次100~150mg,分2~3次服用,必要时可增加剂量至150~300mg。阿替洛尔每次25~50mg,每天2次或每次100mg,每天一次口服。吲哚洛尔每天 15～60mg，分 3 次口服。

目前有主张 β 受体阻断剂和硝酸酯类合用，可减少硝酸酯类药物的用量，减缓硝酸酯类耐受性的产生。宜选用作用时间相近的药物，通常以普萘洛尔与硝酸异山梨酯合用。两药能协同降低耗氧量，同时 β 受体阻断剂能对抗硝酸酯类所引起的反射性心率加快和心肌收缩力增强，硝酸酯类可缩小 β 受体阻断剂所致的心室容积增大和心室射血时间延长，两药合用可互相取长补短，合用时用量减少，副作用也减少。但由于两类药都可降压，如血压下降过多，冠脉流量减少，对心绞痛不利。

停用 β 受体阻断剂时应逐渐减量，如突然停用可导致心绞痛加剧或/和诱发心肌梗死。对心功能不全、支气管哮喘、哮喘既往史及心动过缓者不宜应用。长期应用后对血脂也有影响，本类药物禁用于血脂异常的患者。

【药物相互作用】

西咪替丁因抑制肝药酶，可减少普萘洛尔、美托洛尔的首关效应，提高其生物利用度；与维拉帕米合用，可加重对心脏的抑制作用和增强降压作用；与地高辛合用可使心率明显减慢；降低胰高血糖素的升血糖作用，与胰岛素合用时可掩盖低血糖的症状，必须引起注意。

三、钙通道阻滞药

钙通道阻滞药是临床用于预防和治疗心绞痛的常用药，特别是对变异型心绞痛疗效较好。本类药物尽管种类较多，化学结构不同，但都具有阻滞心肌细胞和平滑肌细胞，抑制 Ca^{2+} 内流的作用，因而具有广泛的药理作用及临床应用，包括抗心律失常作用及降压作用。因此，心绞痛伴高血压或心律失常者可选其中某些药物。如维拉帕米、硝苯地平、地尔硫䓬、氨氯地平、普尼拉明及哌克昔林等。

【抗心绞痛作用】

钙通道阻滞药通过阻滞 Ca^{2+} 通道，抑制 Ca^{2+} 内流而产生以下几种作用。

1.降低心肌耗氧量

(1)抑制心脏钙通道阻滞药作用于心肌细胞，阻滞 Ca^{2+} 内流，使胞质内 Ca^{2+} 浓度降低，心肌收缩力减弱；作用于窦房结、房室结慢反应细胞，减少 Ca^{2+} 内流，既降低自律性、减慢心率，又减慢房室传导、延长有效不应期，从而降低心肌的耗氧量。对心脏的抑制维拉帕米最强，地尔硫䓬次之，硝苯地平最弱。

(2)扩张血管，减轻心脏负荷作用于血管平滑肌，阻滞 Ca^{2+} 内流，使血管平滑肌松弛，外周阻力降低，减轻心脏负荷，从而减少心肌耗氧量。硝苯地平扩张血管作用较强，应用后可出现反射性心率加快，使心肌耗氧量增加，维拉帕米和地尔硫䓬此作用较弱。

(3)拮抗交感神经活性交感神经末梢释放递质的过程中需要 Ca^{2+} 参与，钙通道阻滞药阻滞 Ca^{2+} 进入神经末梢，抑制递质释放，从而对抗交感神经活性增高所致的心肌耗氧量增加，其中维拉帕米的作用较强。

2.舒张冠状血管

钙通道阻滞药是目前作用最强的冠状动脉扩张药。对冠脉中较大的输送血管及小阻力血管有扩张作用，特别是对处于痉挛状态的血管有显著的解痉作用，从而增加缺血区的血液灌注。此外还可开放侧支循环，改善缺血区的供血和供氧。

3.保护缺血心肌细胞

心肌缺血时,可增加细胞膜对 Ca^{2+} 的通透性,增加外钙内流或干扰细胞内 Ca^{2+} 向细胞外转运,使胞内 Ca^{2+} 积聚,特别是线粒体内 Ca^{2+} 超负荷,从而失去氧化磷酸化的能力,促使细胞死亡。 Ca^{2+} 通道阻滞药通过抑制外钙内流,减轻缺血心肌细胞的 Ca^{2+} 超载而保护心肌细胞,对急性心肌梗死者能缩小梗死范围,有效地减少猝死的发生。

4.抑制血小板聚集

不稳定型心绞痛与血小板黏附和聚集、冠状动脉血流减少有关,大多数急性心肌梗死也是由动脉粥样硬化斑块破裂,局部形成血栓,突然阻塞冠状动脉所致。钙通道阻滞药可阻滞血小板膜表面的钙通道,拮抗心肌缺血时儿茶酚胺诱导的血小板聚集和活性产物的合成、释放,有利于保持冠脉血流通畅,增加缺血心肌的血液供应。

【临床应用】

钙通道阻滞药对各型心绞痛均有效,尤其对冠状动脉痉挛所致的变异型心绞痛者最为有效。与β受体阻断剂有许多相似之处,但有如下优点:①因有松弛支气管平滑肌作用,故更适合心肌缺血伴支气管哮喘和阻塞性肺疾病患者;②有强大的扩张冠状动脉作用,变异型心绞痛是最佳适应证;③抑制心肌作用较弱,特别是硝苯地平还具有较强的扩张外周血管、降低外周阻力作用且血压下降后反射性加强心肌收缩力,可部分抵消对心肌的抑制作用,因而较少诱发心衰;④心肌缺血伴外周血管痉挛性疾病患者禁用β受体阻断剂,而钙通道阻滞药因扩张外周血管恰好适用于此类患者的治疗。

常用于抗心绞痛的钙通道阻滞药有硝苯地平、维拉帕米、地尔硫䓬、哌克昔林及普尼拉明等。

硝苯地平

扩张冠状动脉和外周小动脉作用强,抑制血管痉挛效果显著,对变异型心绞痛最有效,对伴高血压患者尤为适用。对稳定型心绞痛也有效,对急性心肌梗死患者能促进侧支循环,缩小梗死区范围。可与β受体阻断剂合用,增加疗效。每次 10～20mg,每天 3 次,也可舌下含服,缓释剂每次 30～80mg,每天 1 次。有报道称硝苯地平可增加发生心肌梗死的危险,应引起重视。

维拉帕米

扩张冠状动脉作用较弱,对变异型心绞痛多不单独应用。对稳定型心绞痛有效,疗效近似普萘洛尔,它与β受体阻断剂合用起协同作用,但两药合用可显著抑制心肌收缩力及传导系统,故合用要慎重。因其抑制心肌收缩力、抑制窦房结和房室结的传导,故对伴心衰、窦房结或明显房室传导阻滞的心绞痛患者应禁用。治疗心绞痛,每次 80～120mg,每天 3 次,缓释剂每次 240～480mg,每天 1 次。

地尔硫䓬

对变异型、稳定型和不稳定型心绞痛都可应用,其作用强度介于上述两药之间。扩张冠状动脉作用较强,对周围血管扩张作用较弱,降压作用小,对伴房室传导阻滞或窦性心动过缓者应慎用,又因其抑制心肌收缩力,对心衰患者也应慎用。临床上一般每次 30～90mg,每天 3 次,缓释剂每次 90～360mg,每天 1 次。

钙通道阻滞药与β受体阻断剂联合应用可以治疗心绞痛,特别是硝苯地平与β受体阻断剂合用更为安全,两者协同降低心肌耗氧量,β受体阻断剂可消除钙通道阻滞药引起的反射性心动过速,后者可抵消前者的缩血管作用。

【药物相互作用】

维拉帕米、地尔硫䓬、尼卡地平等均可抑制肝微粒体药物代谢酶(硝苯地平除外),减慢环孢素、卡马西平的代谢,而卡马西平、利福平可促进钙通道阻滞药的代谢;西咪替丁可减慢钙通道阻滞药的代谢。

四、其他抗心绞痛药

(一)血管紧张素Ⅰ转化酶抑制药

血管紧张素Ⅰ转化酶抑制药(ACEI)包括卡托普利、赖诺普利等,通过舒张动脉和静脉降低心肌耗氧量;降低左室充盈压及心室壁张力,改善心脏舒张功能;扩张冠脉血管,增加冠脉血流量,保护缺血心肌;减少冠状血管对血管紧张素Ⅱ的反应,并可阻止有害的心室重构。另外,ACEI通过减少缓激肽的降解,促进 NO 和 PGI_2 生成,两者均可舒张血管,抑制血小板聚集,改善心肌缺血。但是必须注意,如果冠脉的灌注压降低,ACEI对心绞痛具有不利作用,ACEI不能增加缺血区供血,可能出现"窃血"现象,使其作为抗心肌缺血药受到限制。

(二)尼可地尔

尼可地尔为新型血管扩张药,可能通过激活 KATP 通道从而使血管平滑肌细胞超极化;诱导药理性缺血预适应,产生心肌细胞保护作用。还可通过类似硝酸酯类样机制释放 NO,兴奋鸟苷酸环化酶,增加细胞内 cGMP 的生成,降低细胞内 Ca^{2+},较强地扩张冠脉的输送血管,而且持续时间长,对冠脉阻力血管影响弱,无"窃血"现象,并可减轻 Ca^{2+} 对缺血心肌细胞的损伤。

第四节　调节血脂药

一、病因与临床表现

血脂异常实际上表现为脂蛋白异常血症,可作为代谢综合征的组分之一,与多种疾病如肥胖症、2 型糖尿病、高血压、冠心病、脑卒中等密切相关。长期血脂异常可导致动脉粥样硬化、增加心脑血管病的发病率和病死率。

【病因】

脂蛋白代谢过程极为复杂,不论何种病因,若引起脂质来源、脂蛋白合成、代谢过程关键酶异常或降解过程受体通路障碍等,均可能导致血脂异常。

【诊断标准】

临床上可简单地将血脂异常分为高胆固醇血症、高三酰甘油血症、混合性高脂血症和低高密度脂蛋白胆固醇血症。

二、药物治疗要点

【治疗原则】

①继发性血脂异常应以治疗原发病为主,如糖尿病、甲状腺功能减退症经控制后,血脂有可能恢复正常。但是原发性和继发性血脂异常可能同时存在。②治疗措施应是综合性的。治疗性生活方式改变为首要的基本的治疗措施,药物治疗需严格掌握指征,必要时考虑血浆净化疗法或外科治疗,基因治疗尚在探索之中。

【常用调脂药物】

①羟甲基戊二酰辅酶 A(HMG-CoA)还原酶抑制药(他汀类)。②苯氧芳酸类(贝特类)。③烟酸类。④肠道胆固醇吸收抑制药(依折麦布)。⑤胆酸螯合药(树脂类),考来烯胺,考来替哌。⑥其他调脂药,如普罗布考,n-3 脂肪酸。

【降脂药的联合应用】

1.他汀类与依折麦布联合应用

依折麦布与低剂量他汀联合治疗使降脂疗效大大提高,达到高剂量他汀类药物的效果,但无大剂量他汀类药物发生不良反应的风险。

2.他汀类与贝特类联合应用

两者治疗适用于混合型高脂血症患者,目的为使 TC、LDL-C 和 TG 的水平明显降低,HDL-C 的水平明显升高。由于他汀类和贝特类药物均有潜在损伤肝功能的可能,并有发生肌炎和肌病的危险,合用时发生不良反应的机会增多,他汀类和贝特类药物联合用药的安全性应高度重视。

3.他汀类与烟酸类联合应用

在常规他汀类药物治疗的基础上,加用小剂量烟酸是一种合理的联合治疗方法。其结果表明联合治疗可显著升高 HDL-C,而不发生严重的不良反应。

4.他汀类与胆酸螯合剂联合应用

两药合用有协同降低血清 LDL-C 水平的作用。

5.他汀类与 n-3 脂肪酸联合应用

他汀类药物与鱼油制剂 n-3 脂肪酸合用可用于治疗混合型高脂血症。

三、常用药物

辛伐他汀

【其他名称】

舒降之、辛可、理舒达。

【作用与用途】

该药为羟甲基戊二酸单酰辅酶 A(HMG-CoA)还原酶抑制药,使胆固醇的合成减少及低密度脂蛋白受体合成增加。用于高胆固醇血症和混合型高脂血症,冠心病和脑卒中的防治。

【用法用量】

口服:①高胆固醇血症,起始剂量为每天 10mg,晚间顿服。对于胆固醇水平轻至中度升高的患者,起始剂量为每天 5mg。若需调整剂量,则应间隔 4 周以上。最大剂量为每天 40mg;②冠心病,20mg 作为起始剂量,最大剂量为每天 40mg,晚间顿服。

【药动学】

进食后吸收良好，口服生物利用度约 5％。口服后 1.3～2.4h 血药浓度达高峰。血浆蛋白结合率约 95％。在肝内代谢。T1/2 为 3h。60％经胆汁从粪便排出，13％随尿液排出。

【禁忌证】

对该药过敏者、无法解释的血清氨基转移酶持续升高者、活动性肝病、孕妇及哺乳期妇女。

【安全用药监护】

1.不良反应及主要处理方法

常见恶心，腹泻，皮疹，腹痛，便秘，胃肠胀气；罕见黄疸，急性胰腺炎，血清 AST 显著持续升高，血管神经性水肿，狼疮样综合征，荨麻疹，光敏反应，皮肤潮红，脉管炎，血小板减少，嗜酸粒细胞增多，呼吸困难，肌痛，肌炎，关节炎，关节痛，骨骼肌溶解。主要处理方法：治疗期间如氨基转移酶＞3ULN（ULN 表示酶学指标的正常上限升高位数），应停药；如发现肌酸激酶（CK）显著上升至＞10ULN 或诊断或怀疑肌痛，应立即停药。

2.主要相互作用

①与抗凝血药合用可使凝血酶原时间延长；②与环孢素、红霉素、酮康唑、烟酸、吉非贝齐等合用，可使骨骼肌溶解和急性肾衰竭的发生率增加；③考来替泊、考来烯胺可使该药生物利用度降低；④长期大量应用葡萄柚汁（每天超过 1L）可升高该药血浆水平。

3.特殊用药人群的监护

①严重肾功能不全患者，建议起始剂量为每天 5mg，并应进行密切观察；②老年患者每天用量＜20mg 即可最大限度地降低血浆低密度脂蛋白（LDL）水平；③心脏移植及肾移植患者，在与免疫抑制药同用时，起始量应为每天 5mg，每天最大量为 10mg。

4.药物过量处置

一般采取常规措施来处理服药过量。

5.实验室检查

用药前及用药期间检查并密切随访血胆固醇、肝功能和肌酸磷酸激酶（CPK）。

阿托伐他汀

【其他名称】

阿乐、立普妥。

【作用与用途】

见"辛伐他汀"。

【用法用量】

口服：①原发性高胆固醇血症和混合型高脂血症，1 次 10mg，每天 1 次；②杂合子家族性高胆固醇血症，初始剂量为每天 10mg，随后根据需要逐步加量（间隔时间为 4 周）至每天 40mg。若仍未达到满意疗效，可将剂量加至最大剂量（每天 80mg）或用该药 40mg 联合胆酸螯合药治疗；③纯合子家族性高胆固醇血症，每天 10～80mg；④冠心病，每天 10mg，每天 1 次。

【药动学】

口服后吸收迅速。绝对生物利用度约为 12％，口服后 1～2h 达血药峰浓度。血浆蛋白结合率高于 98%。在肝内代谢,代谢后主要经胆汁清除。98% 的药物随粪便排泄。$t_{1/2}$ 约为 14h,因其活性代谢产物的作用,对 HMG-CoA 还原酶抑制活性的 $t_{1/2}$ 为 20～30h。

【禁忌证】

对该药过敏者、活动性肝病或不明原因的血清氨基转移酶持续升高超过正常上限 3 倍者、肌病、孕妇、围生期妇女、哺乳期妇女。

【安全用药监护】

1.不良反应及主要处理方法

常见便秘,胃肠胀气,消化不良和腹痛;偶有血清转氨酶,磷酸肌酸激酶轻度升高,一般不需停药。2% 的患者有如下不良反应:胃炎,胃肠炎,口干,厌食,腿痉挛,肌炎,肌无力,不适,发热,光过敏反应,嗜睡,健忘,多梦,性欲下降,直立性低血压,心悸。

2.主要相互作用

①考来替泊与阿托伐他汀合用,使该药血浆浓度下降,LDL-C 的下降比单独给任一种药时明显;②该药可使地高辛稳态血药浓度上升;③与红霉素类合用,阿伐他汀的血浆浓度增加。

3.特殊用药人群的监护

孕妇及哺乳期妇女慎用。

4.实验室检查

见"辛伐他汀"。

普伐他汀

【其他名称】

美百乐镇、普拉固、普拉司汀。

【作用与用途】

用于经饮食限制仍无法控制的原发性高胆固醇血症或合并有高三酰甘油血症(Ⅱa 和 Ⅱb 型)者,但对纯合子家族性高胆固醇血症疗效差;冠心病和脑卒中的防治。

【用法用量】

口服:起始剂量为每天 10～20mg,每天 1 次,睡前服用。每天最大量为 40mg。

【药动学】

主要经十二指肠吸收且迅速。给药后 1～2h 即达最大血药浓度,$t_{1/2}$ 约为 1.sh,蛋白结合率为 53.1%,主要经肝代谢,但不经细胞色素 P4503A4 代谢。该药通过肝、肾双通道进行清除。因此,肝肾功能不全的患者可通过代偿性改变排泄途径而清除。可少量分泌入乳汁。

【禁忌证】

对该药过敏者、活动性肝病、不明原因的血氨基转移酶持续升高者、孕妇及哺乳期妇女。

【安全用药监护】

1.不良反应及主要处理方法

常见腹泻,胀气,眩晕,头痛,恶心,皮疹;少见阳痿,失眠;罕见肌痛,肌炎,骨骼肌溶解。主要处理方法见"辛伐他汀"。

2.主要相互作用

参见"辛伐他汀"。

3.特殊用药人群的监护

①严重肝肾功能不全者起始剂量为每天 10mg；②需与免疫抑制药（如环孢素）联合应用的疾病，起始剂量应为每天 10mg，每天最大量不超过 20mg。

4.实验室检查

参见"辛伐他汀"。

<h2 style="text-align:center">瑞舒伐他汀</h2>

【其他名称】

可定、罗舒伐他汀。

【作用与用途】

用于原发性高胆固醇血症，混合型血脂异常症，纯合子家族性高胆固醇血症。

【用法用量】

口服：1 次 5mg，每天 1 次。对于需要更有效地降低 LDL-C 的患者，起始剂量可增加到 1 次 10mg，每天 1 次。每天最大剂量为 20mg。

【药动学】

该药的生物利用度约 20%，主要分布于肝组织中，总蛋白结合率约 88%。约 10% 在肝代谢。主要以原形排泄，约 90% 经粪便排泄，约 10% 经肾排泄，$t_{1/2}$ 为 13～20h。

【禁忌证】

对该药过敏者、肌病、严重肾功能不全、活动性肝病患者（包括原因不明的血清氨基转移酶持续升高和任何血清氨基转移酶升高 3ULN）、孕妇及有可能妊娠的妇女、哺乳期妇女。

【安全用药监护】

1.不良反应及主要处理方法

常见头痛，头晕，肌痛，便秘，恶心，腹痛，无力，蛋白尿轻度升高（继续用药可减少或消失）；少见瘙痒，皮疹和荨麻疹；罕见肌病，骨骼肌溶解，关节痛，过敏反应（包括血管神经性水肿），剂量相关的氨基转移酶升高；极罕见黄疸，肝炎，多发性神经病。

2.主要相互作用

①禁与环孢素合用，可使该药 C_{max} 和 AUC 显著增加；②与红霉素合用，可使该药 C_{max} 和 AUC 下降；③与含铝、镁等的抗酸药合用，该药血药浓度可下降约 50%；④与维生素 K 拮抗剂合用，应定期监测 INR 直至 INR 稳定，在该药剂量调整时应重复此过程。

3.特殊用药人群的监护

轻中度肾功能患者须监测肾功能，若血清肌酐＞260μmol/L，肌酐清除率＜30mL/min，应停药。

4.实验室检查

见"辛伐他汀"。

<h2 style="text-align:center">非诺贝特</h2>

【其他名称】

可立清、力平之、适泰宁。

【作用与用途】

该药为氯贝丁酸衍生物类血脂调节药,抑制极低密度脂蛋白(VLDL)和三酰甘油的生成并同时使其分解代谢增多。用于治疗成年人饮食控制疗法效果不理想的高脂血症(含高三酰甘油血症、高胆固醇血症或混合型高脂血症)。

【用法用量】

口服:①普通片(或胶囊),1 次 100mg,每天 3 次;维持量 1 次 100mg,每天 1～2 次;②微粒化制剂,1 次 160mg 或 200mg,每天 1～2 次;③缓释胶囊,1 次 250mg,每天 1 次;不可掰开或嚼服。

【药动学】

口服吸收迅速而良好。4～7h 血药浓度达峰值。血浆蛋白结合率达 99％。在肝内代谢,生成具有药理活性的非诺贝特酸。$t_{1/2}$ 约为 20h。主要经肾排出,少量随粪便排泄。

【禁忌证】

对该药过敏者、肝功能不全者、原发性胆汁性肝硬化或不明原因的肝功能持续异常者、胆石症及有胆囊疾病史者、严重肾功能不全者、孕妇及哺乳期妇女、儿童。

【安全用药监护】

1.不良反应及主要处理方法

常见腹部不适,腹泻,便秘,乏力,头痛,性欲丧失,阳痿,眩晕,失眠,肌炎,肌痛,肌无力,肌病;偶见骨骼肌溶解,有使胆石增加的趋向。在治疗初期可引起轻至中度的血流动力学改变,如血红蛋白、血细胞比容和白细胞减少等,血小板计数也可能增高。为减少胃部不适,该药可与饮食同服。当 CPK 水平明显升高、确诊或怀疑为肌病时应停用。

2.主要相互作用

①该药与香豆素类抗凝血药合用,使凝血酶原时间延长;②与他汀类药物合用,可引起肌痛、骨骼肌溶解、CPK 增高等;③因胆汁酸结合药物可影响其他药物的吸收,因此至少应在服用胆汁酸结合树脂药物之前 1h 或 4～6h 后服用该药。

3.特殊用药人群的监护

肾功能不全及老年患者应减量,宜进餐时服用,根据肾功能及血脂测定水平调整剂量。

4.药物过量处置

当药物过量时,应采取系统性支持疗法而不考虑血液透析。

5.实验室检查

用药期间定期检查血常规及血小板计数,肝、肾功能,血脂水平,CPK。

苯扎贝特

【其他名称】

必降脂、脂康平。

【作用与用途】

作用见"非诺贝特"。用于经饮食疗法、运动、降低体重等方法不能有效控制的或由各种原发病(如糖尿病)继发引起的且对原发病治疗后仍不能改善的高脂血症。

【用法用量】

口服:普通片剂,1 次 200mg,每天 3 次。缓释片,1 次 400mg,每天 1 次。餐后服用。

【药动学】

该药口服后吸收迅速且完全。口服后 2h 血药浓度达峰值。血浆蛋白结合率为 95％。主要经肾排出,50％为原形。$t_{1/2}$ 为 1.5～2h,肾病腹膜透析患者可长达 20h。不经透析清除。

【禁忌证】

对该药过敏者、肝疾病患者(脂肪肝除外)、胆囊疾病、严重肾功能不全者、孕妇及哺乳期妇女。

【安全用药监护】

1.不良反应及主要处理方法

见"非诺贝特"。

2.主要相互作用

①该药与免疫抑制药合用于器官移植的患者,可产生明显的可逆性肾功能损害(血肌酐升高);②该药可增强口服抗糖尿病药和胰岛素的作用。其他见"非诺贝特"。

3.特殊用药人群的监护

肾功能不全者应根据血清肌酸酐值及肌酐清除率调整剂量。透析时剂量 1 次 200mg,1～3d 1 次。孕妇及哺乳期妇女、儿童不宜使用。

4.药物过量处置

若怀疑用药过量和(或)横纹肌溶解,必须停药。对于肾功能正常的患者,加强利尿可能有助于药物的排泄。

5.实验室检查

见"非诺贝特"。

阿昔莫司

【其他名称】

吡莫酸、乐知苹、氧甲吡嗪。

【作用与用途】

该药为烟酸类衍生物。用于高三酰甘油血症(Ⅳ型)、高胆固醇血症(Ⅱa 型)及混合型高脂血症(Ⅱb 型、Ⅲ型、Ⅴ型)。

【用法用量】

剂量可根据血浆三酰甘油和胆固醇水平调整,每天总剂量不得超过 1200mg。餐后服用。①Ⅳ型高脂血症,1 次 250mg,每天 2 次;②Ⅱ、Ⅲ型及Ⅴ型高脂血症,1 次 250mg,每天 3 次。

【药动学】

该药口服后吸收迅速而完全,2h 后达血药峰浓度,不与血浆蛋白结合。在体内不被代谢,以原形经肾排出。$t_{1/2}$ 约为 2h。可经血液透析清除。

【禁忌证】

对该药过敏者、严重消化性溃疡者、孕妇及哺乳期妇女、儿童。

【安全用药监护】

1.不良反应及主要处理方法

常见面部潮热,通常于用药后数日内消失,不需停药;少见头痛、哮喘;偶见胃肠道反应;极少数发生过敏反应,若出现应停药并对症处理。

2.特殊用药人群的监护

肌酐清除率为40~80mL/min时,用药剂量1次250mg,每天1次;肌酐清除率为20~40mL/min时,用药剂量1次250mg,隔日1次。

3.实验室检查

长期用药时应定期检查血脂和肝、肾功能。

普罗布考

【其他名称】

丙丁醇、丙丁酚、畅泰。

【作用与用途】

可降低胆固醇合成,促进胆固醇分解,使血胆固醇和低密度脂蛋白(LDL)降低,并具有抗动脉粥样硬化和显著的抗氧化作用。用于高胆固醇血症。

【用法用量】

口服:1次500mg,每天2次,于早、晚餐时服用。

【药动学】

该药经胃肠道吸收有限且不规则,如与食物同服可使其吸收达最大。一次口服后18h达血药浓度峰值。$t_{1/2}$为52~60h。经肝代谢。84%的以原形为主随粪便排出;1%~2%的以代谢产物为主随尿液排出。

【禁忌证】

对该药过敏者、近期心肌损害(如新近心肌梗死)者、严重室性心律失常、心源性晕厥或不明原因晕厥者、QT间期延长或正服用延长QT间期药物者、血钾或血镁过低者。

【安全用药监护】

1.不良反应

常见腹泻,胀气,腹痛,恶心和呕吐;少见头痛,头晕,感觉异常,失眠,耳鸣,皮疹,皮肤瘙痒等;罕见心电图QT间期延长,室性心动过速,血小板减少等。有血管神经性水肿的报道。

2.主要相互作用

①该药能加强香豆素类药物的抗凝血作用和降糖药的作用;②与可导致心律失常的药物合用,发生心律失常的危险性升高;③与环孢素合用,可明显降低后者的血药浓度。

3.特殊用药人群的监护

肾功能不全患者应减量。用于65岁以上老年人,其药效较年轻患者更为显著。孕妇及哺乳期妇女慎用。

4.实验室检查

用药期间应定期检查心电图QT间期、血脂、肝肾功能。

依折麦布

【其他名称】

益适纯、Ezetrol。

【作用与用途】

该药为选择性胆固醇吸收抑制药。用于原发性高胆固醇血症,纯合子家族性高胆固醇血症,纯合子谷固醇血症(或植物固醇血症)。

【用法用量】

口服:1 次 10mg,每天 1 次。可在一天之内任何时间服用,每天服药时间应相同。可空腹或与食物同服。

【药动学】

口服后吸收迅速。药物吸收后在肠壁内广泛结合成具药理活性的葡萄糖醛酸苷结合物。结合物和药物原形的达峰时间分别为 1～2h 和 4～12h。该药及其结合物的血浆蛋白结合率分别为 99.7% 及 88%～92%。主要在小肠和肝代谢,给药量的 78% 随粪便排出,11% 经肾排泄。有肠肝循环,$t_{1/2}$ 均约为 22h。

【禁忌证】

对该药过敏者、活动性肝病、原因不明的血清 ALT 及 AST 持续升高者。

【安全用药监护】

1.不良反应及主要处理方法

单独应用该药常见头痛,腹痛,腹泻,血小板减少速发型过敏反应,血管神经性水肿,皮疹,荨麻疹。他汀类联合应用常见头痛,乏力,腹痛,便秘,腹泻,腹胀,恶心,ALT 升高,AST 升高,肌痛。若确诊或怀疑出现肌病时,应立即停药。

2.主要相互作用

①与环孢霉素合用,可升高该药的血药浓度;②与考来烯胺合用,可降低该药药时曲线下面积(AUC)值;③与抗酸药合用,可降低该药的吸收速度但不影响其生物利用度。

3.特殊用药人群的监护

肾功能不全者需减量。孕妇及哺乳妇女慎用。

4.实验室检查

用药期间应定期检测 LDL-C、HDL-C、TC、TG 和 ApoB。与他汀类药合用前及合用时应监测肝功能。

考来烯胺

【其他名称】

降胆敏、消胆胺、消胆胺酯。

【作用与用途】

该药为阴离子交换树脂。通过结合肠道内胆汁酸并抑制胆汁酸的重吸收和肠肝循环,以及增加粪便排泄而使血中胆汁酸减少,从而促使血中胆固醇向胆汁酸转化,血胆固醇含量降低。用于Ⅱa型高脂血症、高胆固醇血症、动脉粥样硬化,也可用于胆管不完全阻塞、肝硬化或胆石病所致的瘙痒。

【用法用量】

口服,宜饭前服用。①Ⅱa型高脂血症、高胆固醇血症,维持量为每天2～24g(无水考来烯胺),分3次服用;②动脉粥样硬化,1次4～5g,每天3次。

【药动学】

口服不经胃肠道吸收,在肠道内与胆汁酸结合成不溶性复合物,以复合物形式随粪便排出体外。用药后1～2周,血浆胆固醇浓度开始降低,可持续降低1年以上。

【禁忌证】

对该药过敏者、完全性胆道梗阻者。

【安全用药监护】

1.不良反应及主要处理方法

常见胃肠道反应;少见胆石症,胰腺炎,胃肠出血或胃溃疡,脂肪泻或吸收不良综合征,嗳气,肿胀,眩晕,头痛等;年轻患者使用较大剂量易产生高氯性酸中毒;长期服用偶可致骨质疏松。主要处理方法:用药后出现便秘的患者,特别是合并心脏病者,应考虑常规使用大便软化药,若便秘加重,为防止肠梗阻,应减量或停药;脂肪吸收不良,应适当补充脂溶性维生素及钙盐(以肠道外给药途径为佳),并注意出血倾向;如血浆胆固醇浓度反常性地增高,应停药;治疗3个月仍无效者,需停药。

2.主要相互作用

考来烯胺可延缓或降低其他同服的药物的吸收,特别是酸性药物。这些药物包括:噻嗪类利尿药、普萘洛尔、地高辛和其他生物碱类药物、洛哌丁胺、巴比妥酸盐、雄激素、孕激素、甲状腺激素、华法林及某些抗生素。

3.特殊用药人群的监护

①该药长期使用后可造成高氯酸性中毒,尤其是儿童,患高氯血症的儿童服用该药可导致血叶酸浓度下降,建议治疗期间补充叶酸。②孕妇用药需要密切监护。尚缺乏该药对哺乳婴儿的人体研究。

4.实验室检查

用药期间应定期检测LDL-C、HDL-C、TC、TG等血脂指标。

第五节　抗心肌缺血药

一、缺血性心脏病的病理生理

心绞痛是心肌对氧需求增加和(或)冠状动脉供血减少,引起心脏氧供需不平衡导致的心肌暂时性缺血。用于治疗心绞痛的药物有硝基血管扩张药、β肾上腺素受体阻断剂、钙通道阻滞药和抗血小板药,这些药物通过扩张冠状动脉增加心肌供氧或减弱心脏做功降低心肌耗氧,从而改善心肌氧的供需平衡。治疗典型心绞痛的药物主要是通过减慢心率,降低心肌收缩力和(或)室壁张力从而减少心肌需氧量,而对不稳定性心绞痛的主要治疗目的是增加心肌血供。

抗血小板药物和肝素可减少冠脉内血栓形成,促进冠脉支架或冠状动脉搭桥术后的血流恢复。变异型心绞痛的治疗目的主要是防止冠脉痉挛。

二、有机硝酸酯类

有机硝酸酯类是硝酸的多元酯,而有机亚硝酸异戊酯是亚硝酸的多元酯。硝酸酯($-C-O-NO_2$)和亚硝酸异戊酯($-C-O-NO$)均以碳-氧-氮序列为特征,而硝基化合物则具有碳-氮键($C-NO_2$)。因此,硝酸甘油并不是硝基化合物,故称之为"nitroglycerin"是错误的,但硝酸甘油这个名称已广为流传。低分子量的有机硝酸酯类(如硝酸甘油)是有中度挥发性油状液体。高分子量的有机硝酸酯类(如丁四硝酯、硝酸异山梨酯和单硝酸异山梨酯)是固体物质。硝酸酯类和亚硝酸酯类,统称为硝基血管扩张药,均必须被还原,产生活性自由基 NO,即本类药物的主要活性成分。

亚硝酸盐、硝酸盐、亚硝基化合物和许多其他还原含氧化氮的物质(包括硝基氢氰酸盐)均可生成 NO。NO 激活鸟苷酸环化酶,升高细胞内 cGMP 水平,进一步激活 PKG,调节 2,3,5-磷酸二酯酶(PDEs)的活性。在平滑肌细胞,NO 介导的胞内 cGMP 升高可激活 PKG,PKG会引起肌球蛋白轻链的去磷酸化,胞内钙浓度降低,血管舒张。虽然可溶性鸟苷酸环化酶异构体仍保留了大多数 NO 靶点的特征性,但 NO 也可在蛋白质内形成特异性的巯基化合物并使还原型谷胱甘肽减少,而产生具有不同生物学特征的亚硝基硫醇复合物。

1.心血管作用

(1)血流动力学作用:低浓度的硝酸甘油优先扩张静脉,减少左、右心室容积和舒张末期压力,但对全身血管阻力无明显改变。全身动脉压可轻度降低,心率不变或由于血压下降而反射性轻度增加。肺血管阻力和心排血量稍有降低。通常硝酸甘油在不改变全身动脉压的剂量下就可使面、颈部的小动脉扩张,导致面色潮红,脑(脊)膜动脉血管扩张性头痛。

较大剂量的硝酸酯类可引起进一步的静脉淤血,也可降低小动脉阻力,降低收缩压、舒张压和心排血量,导致面色苍白、乏力、眩晕,同时激活代偿性交感神经反射,因而引起反射性心动过速和外周小动脉收缩,有助于维持外周阻力,但这种效应是继发于持续性静脉淤血的。冠状动脉血流可因为冠状动脉扩张而短暂增加,但随后可因为心排血量和血压的明显下降而降低。

自主神经功能失调的患者不能产生交感神经反射性增加流出量,硝酸酯类引起的静脉扩张继发的血压下降不能被代偿。由此,硝酸酯类可明显降低动脉压和冠状动脉灌注压,产生威胁生命的低血压甚至使心绞痛恶化。对那些直立性心绞痛和冠脉正常的患者正确的治疗是通过增加血容量(氟氢可的松和高盐饮食),用合身的支撑衣服防止静脉淤血,以及谨慎地逐步加量地使用血管升压药以纠正直立性低血压。因为有些自主神经功能失调的患者合并有冠状动脉疾病,在治疗前应进行冠脉的解剖学检查。

(2)对总冠脉血流量和局部冠脉血流量的影响:缺血是冠脉扩张的有力的刺激因子,局部血流量可通过自动调节机制来调整。在冠状动脉粥样硬化性狭窄的患者,病变远端的缺血可刺激血管舒张。如果狭窄非常严重,大部分的血管扩张以维持损伤区静息状态下的血流,当需要增加氧的供应时,就不可能进一步舒张血管。严重的冠脉狭窄可使心内膜下血流量不成比例地减少,因后者在收缩期时血管外压迫最大。有机硝酸酯类可使这些区域的血流趋于正常。

硝酸酯类对冠脉血流动力学的影响主要是由于它可扩张大的心外膜血管及防止它们收缩,发挥此效应时并不会损伤小血管的自动调节机制。通过使狭窄部位的心外膜血管扩张及降低这些部位的血流阻力,在自动调节机制作用下,硝酸酯类使增加的血流优先分布到缺血区。硝酸甘油优先增加心内膜下血流的一个重要间接机制是能使对抗血液流至心内膜下的腔内收缩压和舒张压降低。

(3)对心肌需氧量的影响:有机硝酸酯类通过对全身循环的影响而减少心肌的需氧量。心肌耗氧量的主要决定因素包括左室壁张力、心率和心肌收缩性能。室壁肌张力主要受前负荷和后负荷影响,前负荷由心室舒张末期压力决定,心室舒张末期压力增大可增加室壁肌张力,硝酸酯类增加静脉容量,减少静脉回心血量,降低心室舒张末期容积,进而减少心肌耗氧量。降低前负荷的另一个益处是增加了灌注心室壁的梯度压从而有利于心内膜下灌注。后负荷是对抗心室射血的阻抗,与外周阻力密切相关(无主动脉瓣膜病时)。降低外周阻力可减少后负荷,从而减少心肌做功和心肌耗氧量。

硝酸酯类通过扩张容量血管和阻力血管既降低前负荷也降低后负荷,它并不直接改变心脏的频率和收缩力。由于硝酸酯类使需氧的主要决定因素减少,其净效应通常是减少了心肌的耗氧量。硝基舒血管药也可升高血小板内 cGMP 水平,继而抑制血小板聚集。这可能有助于其抗心绞痛作用,但似乎影响有限。

(4)缓解心绞痛的机制:硝酸酯类缓解心绞痛是继发于全身动脉压下降后心脏做功减少。硝酸酯类可适度扩张心外膜冠状动脉,但大量证据表明它也可减少心肌做功,因而降低心肌需氧量,这是它对慢性稳定型心绞痛的主要作用机制。相反,大剂量的硝酸酯类通过降低血压使冠脉血流减少,也可发生反射性心动过速和肾上腺素活性增强而引起的收缩增强。这些效应可能部分抵消了此类药物对心肌需氧量的有益作用,并可能加重缺血。另外,硝酸甘油舌下给药可产生心动过缓和低血压,这可能是由于贝-亚反射。

2.吸收、代谢和排泄

(1)硝酸甘油:舌下给药 4 分钟血浆药物浓度达峰值,半衰期($t_{1/2}$)1～3min,如果舌下喷雾给药则起效更快。在运动和应激前预防性给药可防止心绞痛发作。处方药量应是药物的最低有效剂量。如果患者在服用三片硝酸甘油 15min 后心绞痛仍未缓解,则应立即送医,因为这可能表明是心肌梗死或其他原因引起的疼痛。应告知患者试图在心绞痛时避免舌下给予硝酸甘油,这样做是没有任何好处的。经皮给予(2%)硝酸甘油软膏剂可缓解心绞痛,增加运动耐量,缓解运动 4h 或更长时间内的缺血性 ST 段压低。药效在 30～60min 内最明显(尽管吸收情况不一),持续 4～6h。软膏剂特别适合用于控制夜间心绞痛发作,后者通常在患者入睡 3h 后发生。经皮给予含硝酸甘油的多聚膜可使药物逐渐吸收并维持血药浓度达 24h,此时起效较慢,1～2h 产生最大效应。为避免耐受,每天给药至少应间隔 8h。采用这种给药方法可长期预防缺血事件。在上唇和切牙之间经颊给予硝酸甘油可使药物附着于牙龈并以恒定的速度溶解,2～5min 起效,可用于短期预防心绞痛发作。硝酸甘油可在更长的时间内继续释放入血,并使运动耐量增加达 5h。

(2)硝酸异山梨酯:舌下给药 6min 达血药峰浓度,随后血药浓度迅速降低($t_{1/2}$约 45min)。硝酸异山梨酯在体内的主要代谢途径是通过酶的脱硝酸作用,进一步代谢生成葡萄糖苷酸结合物。主要代谢产物为 2-单硝酸异山梨酯和 5-单硝酸异山梨酯,它们的 $t_{1/2}$ 更长($3\sim6h$),也有治疗作用。

(3)5-单硝酸异山梨酯:本药为片剂,因无首过效应,口服给药后生物利用度高。其半衰期较硝酸异山梨酯明显延长,可被制成普通片剂和缓释制剂。此两种剂型作用持续时间均长于相应剂量的硝酸异山梨酯。

3.耐受性

在心绞痛发作时或预期要参加体力劳动或发生应激情况前应舌下含服有机硝酸酯类。这种间歇性疗法可使心血管效应重复出现。然而,反复或连续使用大剂量的硝酸酯类会导致这些药物多数重要的药理效应明显减弱。耐受的程度与剂量和给药频率有关。

耐受性的产生可能由于血管平滑肌将硝酸甘油转变为 NO 的能力降低(例如,真性血管性耐受),或者是由于血管壁外的激活机制(例如,假性耐受)。多种机制参与了硝酸酯类的耐受,包括容积扩张,神经体液激活,细胞内巯基耗竭和自由基生成。线粒体醛脱氢酶,一种参与硝酸甘油生物转化的线粒体酶的失活,也在硝酸酯类耐受模型中被发现。在硝酸酯类转变为NO 过程中产生的一种活性中间体,自身可使激活途径的酶破坏或失活。耐受性还与内皮衍生的超氧化物的产生有关。

一种更有效的恢复反应能力的措施是每天中断治疗 $8\sim12h$,促进药效恢复。对于劳累性心绞痛患者可通过调整给药间隔时间或除下硝酸甘油贴皮制剂来取消晚间给药。可是,对于那些左室充盈压升高诱发的心绞痛患者(产生端坐呼吸和夜间阵发性呼吸困难),则适合在夜间持续性给药和白天安静时停药。5-单硝酸异山梨酯也可产生耐受性,可通过非对称的每天两次给药来维持有效性。

虽然上述措施有效,但有些患者在应用无硝酸酯间隔时间的硝酸甘油药膏时出现了夜间性心绞痛发作增多的情况,针对这种情况应在此时期合用其他类型的抗心绞痛药。耐受性看来不像是一致的现象,如某些患者只产生部分耐受性。对不稳定性心绞痛患者静脉注射硝酸甘油时,有时会在给药间期出现反跳性心绞痛。由于产生耐受性,需增加剂量以达到相同治疗效果,而最终尽管剂量增加,药物仍然会失效。

4.毒性和不良反应

硝酸酯类的不良反应几乎都是继发于它的心血管效应。头痛最常见并可能很严重,若继续用药,通常数天后减轻,并可通过减少剂量而得以控制。偶尔会发生暂时性眩晕,乏力以及与直立性低血压有关的其他症状,特别当站立不动时,有时可发展到意识丧失。此反应可被饮酒加重,自主神经功能失调的患者应用小剂量的硝酸酯类时即可发生此现象。改变体位或采取其他促进静脉回流的措施可缓解硝酸酯类晕厥。所有硝酸酯类都可偶尔产生药物疹。

5.与磷酸二酯酶 5(PDE5)抑制药之间的相互作用

勃起功能障碍是一个常遇见的问题,其危险因素与冠状动脉疾病的危险因素相同。因而要求治疗勃起功能障碍的许多患者可能已经接受了抗心绞痛的治疗。PDE5 抑制药西地那非、他达那非和伐地那非均被广泛用于治疗勃起功能障碍。在 PDE5 抑制药存在时,硝酸甘油可导致 cGMP 进一步增加,出现严重的低血压。因此,在使用硝基血管扩张药时应禁止使用所有 PDE5 抑制药,在产品标签上以"黑色方框"警告。如果患者在合用 PDE5 抑制药和硝酸酯类时出现了严重低血压,为了维持血压,应及时补液和给予 α-肾上腺素受体激动剂。

6.临床应用

(1)心绞痛:易诱发心绞痛的疾病必须进行治疗,作为综合治疗措施之一,主要目的是延长生命。这些疾病如高血压、贫血、甲亢、肥胖、心力衰竭、心律失常和焦虑均可诱发心绞痛。患者首先应戒烟,不可暴饮暴食,应纠正高血压和高脂血症,每天服用阿司匹林(如果不能耐受阿司匹林则可用氯吡格雷或噻氯匹定)。应避免使用拟交感药(如鼻黏膜减充血剂)。在心绞痛治疗中不要使用镇痛药,因为它们并不能缓解心肌缺血。

(2)充血性心力衰竭:使用硝基血管扩张药治疗充血性心力衰竭患者可缓解肺充血和增加心排血量。

(3)不稳定型心绞痛和非 S-T 段抬高性心肌梗死:不稳定型心绞痛的特征是患者心绞痛症状急性或亚急性恶化。因本质的疾病多样,它的预后也多变。近年来倾向于根据患者继发一些严重疾病(如心肌梗死和死亡)的危险性来直接诊断不稳定性心绞痛。通常多数急性冠脉综合征的临床表现是由于冠脉粥样硬化斑块的破裂导致局部血小板聚集和动脉壁血栓形成继发部分或整个血管腔的阻塞。不稳定性心绞痛的发病机制还包括由于逐渐进展的动脉粥样硬化导致的初发性劳累性心绞痛。较少见的还有轻度粥样硬化冠脉的痉挛导致的自发性心绞痛。在多数情况下,治疗劳累性心绞痛的基本措施——直接降低心肌耗氧量——对急性冠脉综合征疗效却有限,因为后者主要是由心肌供氧(血)不足引起的。

减少心肌耗氧量的药物主要是通过降低心室前负荷(硝酸酯类)或减慢心率和心肌收缩力(β肾上腺素受体阻断剂)而起效的,同时还需采用一些辅助治疗,如针对动脉粥样硬化斑块自身及防止其破裂的治疗。这些治疗包括:①抗血小板药,包括阿司匹林和氯吡格雷;②抗凝药如肝素和溶栓剂;③通过血小板糖蛋白(GP)Ⅱb/Ⅲa 直接抑制血小板聚集药;④冠状动脉内支架;⑤冠状动脉搭桥术。同硝酸酯类和 β 肾上腺素受体阻断剂一样,抗血小板药物是治疗急性冠脉综合征的基本治疗药物。阿司匹林可抑制血小板聚集,提高生存率。肝素(普通肝素或低分子量肝素)可减少心绞痛发作以及防止心肌梗死。血小板糖蛋白(GP)Ⅱb/Ⅲa受体阻断剂(阿昔单抗、替罗非班)与肝素合用有效。硝酸酯类既可减少血管痉挛,也可通过降低室壁肌张力减少心肌耗氧量。静脉注射硝酸甘油可短时间达到较高血药浓度从而快速起效。因为硝酸甘油代谢快,所以静脉注射给药时要注意给药的速度和安全性。如果存在冠脉痉挛,静脉给予硝酸甘油是有效的,若同时加入钙通道阻滞药可达完全控制。

(4)急性心肌梗死:心肌梗死(MI)的治疗策略包括缩小梗死面积;通过减少心肌耗氧量保护存活心肌;防止心室重构。

硝酸甘油通常用于缓解 MI 患者的缺血性疼痛,但也有 MI 患者使用硝酸酯类后死亡率增高的零散报道。因为硝酸酯类可以通过扩管作用降低心室前负荷,它也可用于缓解肺充血。在右心室梗死的患者应避免降低心室前负荷,因为这类患者需要增大心室右侧壁的灌注压。硝酸酯类应慎用于低血压患者,根据美国心脏协会/美国心脏病学院(AHA/ACC)的治疗指南,如果因为血压过低而限制使用 β 肾上腺素受体阻滞药的话,那么也不能使用硝酸酯类。

既然导致 MI 的直接原因是冠脉内血栓形成,溶栓治疗非常重要也非常必要,如果可能,对急性 MI 可进行经皮冠脉内介入治疗(PCI),通常使用的是含药物的冠状动脉内支架。如果患者在医院内并且没能进行 PCI 治疗,则可给予溶栓药,但是相对来说效果没有 PCI 好。

(5)变异型心绞痛:通常情况下,大的冠状动脉对冠脉阻力没多大影响。然而,在变异型心绞痛,冠脉收缩可导致心肌血流量减少和缺血性疼痛。钙通道阻滞药可降低变异型心绞痛致死率和 MI 发生率,用于变异型心绞痛的治疗。

三、钙通道阻滞药

电压敏感性钙通道(L 型或慢通道)介导了去极化时细胞外 Ca^{2+} 进入平滑肌细胞、心肌细胞、窦房结和房室结细胞。在平滑肌细胞和心肌细胞,Ca^{2+} 是引起收缩的触发因素,虽然它们的机制各不相同。钙通道阻滞药,也叫钙内流阻滞药,可抑制钙通道功能。在血管平滑肌细胞,它可致血管舒张,特别是动脉血管床的舒张。该药也可产生心脏的负性肌力和负性频率作用。

在美国推荐临床使用的钙通道阻滞药有不同的化学结构,包括苯烷胺类、二氢吡啶类、地尔硫䓬类、联苯哌嗪和二芳香胺苯丙胺。维拉帕米(苯烷胺类)、地尔硫䓬(地尔硫䓬类)、硝苯地平、氨氯地平、非洛地平、伊拉地平、尼卡地平、尼索地平和尼莫地平(二氢吡啶类)、和苄普地尔(一种二芳香氨基丙基胺醚)。所有药物均与 L 型钙通道的 α_1 亚单位结合,阻滞 Ca^{2+} 经通道进入细胞。然而,在苯烷胺类、二氢吡啶类、地尔硫䓬类之间存在根本区别,特别是它们的药理学特征、药物相互作用和毒性。

所有的钙通道阻滞药都可舒张动脉平滑肌而对大多数静脉无明显影响,因而不会明显影响心肌前负荷。对心肌,钙通道阻滞药可产生负性肌力作用。虽然所有钙通道阻滞药都有扩管作用,但二氢吡啶类的外周扩管作用更强,往往伴随有压力反射性交感活性增加,而抵消了其负性肌力作用。

在窦房结和房室结,去极化主要依赖于 Ca^{2+} 通过 L 型慢钙通道的移动。钙通道阻滞药对房室结传导和对窦房结起搏点速度的影响主要取决于药物是否能推迟慢钙通道的恢复。虽然硝苯地平可剂量依赖性地减少慢内向电流,但它对慢钙通道的恢复没有影响。而且二氢吡啶类的通道阻滞作用也没有频率依赖性。因而,临床所用剂量的硝苯地平不会影响房室结传导。相反,维拉帕米不仅可减少钙内流幅度,还可减慢通道的恢复速度。而且,维拉帕米导致的通道阻滞作用可随刺激频率增加而增强(此作用地尔硫䓬较弱),此现象称为频率依赖性或使用依赖性。因此,维拉帕米和地尔硫䓬可减慢窦房结起搏点速度,减慢房室结传导,而后者是它们治疗室上性心动过速的基础。苄普地尔与维拉帕米一样也抑制钙慢内向电流和钠快内相电流,它具有直接负性肌力作用。它的电生理特性为减慢心率,延长房室结有效不应期,更重要的是,可延长 QTc 间期,特别是在低血钾时,此作用与尖端扭转型室性心动过速,一种潜在的致死性的心律失常有关。

所有临床上应用的钙通道阻滞药都可降低冠脉阻力,增加冠脉的血流灌注。在离体和在体实验中,二氢吡啶类的扩管作用均比维拉帕米强,而后者又比地尔硫䓬强。这些药物的血流动力学效应不同,主要取决于给药途径和左心室功能失调的程度。

硝苯地平是典型的二氢吡啶类,可选择性地扩张动脉阻力血管,使动脉血压降低而产生交感神经反射,从而导致心动过速和正性肌力作用。因而,小动脉阻力和血压下降,收缩力和心室节段收缩功能,心率和心排血量少许增加。其他的二氢吡啶类氨氯地平,非洛地平,尼卡地平,尼索地平和尼莫地平共同具有硝苯地平的许多心血管效应。氨氯地平因为半衰期长(35～50小时),其血药浓度的峰谷波动小而较少引起反射性心动过速。非洛地平较氨氯地平或硝苯地平的血管选择性更强,在扩管时不会产生负性肌力作用。尼卡地平和硝苯地平一样有抗心绞痛作用,对冠脉有选择性。伊拉地平也有典型的外周扩管作用,但它对窦房结有抑制效应,很少见到心率增快。这种抑制作用并不会延伸到心肌,故未见心肌抑制效应。尽管存在负性频率作用,但伊拉地平对房室结并无影响,所以它可用于房室阻滞患者或与β肾上腺素受体阻断剂合用。一般来说,因为不具有心肌抑制效应和基本上无负性频率作用,二氢吡啶类在稳定性心绞痛的单一疗法中没有维拉帕米,地尔硫䓬或β肾上腺素受体阻断剂有效。在体外实验中,尼索地平对人血管平滑肌收缩性的抑制作用比它对人心肌收缩性的抑制作用强1000倍,这说明它对血管具有高度选择性。尽管尼索地平的消除半衰期短,但已开发出它的一种持久释放制剂,可用于抗心绞痛治疗。尼莫地平有高脂溶性,主要用作扩张脑血管。它可有效抑制脑血管痉挛,主要用于治疗蛛网膜下腔出血后脑血管痉挛引起神经损伤的患者。

苄普地尔对稳定性心绞痛患者可降低血压和减慢心率,也可增加左室工作效能。但由于副作用而仅局限于在顽固性患者的使用。

维拉帕米相对于二氢吡啶类来说扩管作用较弱,和二氢吡啶类一样,维拉帕米扩张动脉的浓度对静脉血管影响小。在扩张动脉的同时,维拉帕米有更明显的负性频率,负性传导和负性肌力作用。静脉给予维拉帕米可通过降低血管阻力而降低动脉血压,但由于该药的直接负性频率作用而少见反射性心动过速。它的负性肌力作用可被后负荷的降低和肾上腺素能活性反射性增加而部分抵消。因此,在不伴有充血性心力衰竭的患者中,维拉帕米并不会损害心室做功反而会改善它,尤其是当缺血限制了心室做功时。相反,在充血性心力衰竭的患者中,静脉给予维拉帕米可引起收缩力和左室功能的明显下降。口服维拉帕米可减少外周血管阻力和血压水平,但通常对心率影响很小。维拉帕米主要通过降低心肌需氧量而缓解起搏诱发的心绞痛。

静脉给予地尔硫䓬首先可引起外周血管阻力和动脉血压的明显降低,导致反射性心率加快和心排血量增加。然后由于药物的直接负性频率作用可使心率降至初始水平以下。口服地尔硫䓬可持久地降低心率和平均动脉压。虽然地尔硫䓬和维拉帕米对窦房结和房室结的作用一样,但地尔硫䓬的负性肌力作用较弱。

1.吸收、代谢和排泄

口服给药后可几乎完全吸收,但因首关效应,它们的生物利用度较低。除氨氯地平、非洛地平和伊拉地平吸收较慢以外,大部分钙通道阻滞药口服一次量后30～60分钟内效应明显。比较而言,维拉帕米静脉给药后15分钟内即可达峰效应。本类药物可与血浆蛋白广泛结合(70%～98%),$t_{1/2}$相差较大。反复用药后,由于肝脏药物代谢酶饱和,生物利用度增加,半衰期延长。地尔硫䓬的主要代谢产物为脱乙酰基地尔硫䓬,它的扩管作用为地尔硫䓬的1/2。维拉帕米的主要代谢产物 N-去甲维拉帕米($t_{1/2}$约为10小时)也有一定的药理活性但较其母体弱。二氢吡啶类的代谢产物活性较弱或无活性。老年人和肝硬化患者因生物利用度增加,半衰期延长,应减少用药剂量。除了地尔硫䓬和硝苯地平外,所有的钙通道阻滞药都是外消旋混合物。

2.毒性和不良反应

钙通道阻滞药尤其是二氢吡啶类最常见的不良反应是由于血管过度扩张所引起的眩晕、低血压、头痛、面部潮红、手指感觉迟钝和恶心。有时也可出现便秘、周围水肿、咳嗽、哮喘和肺水肿。蛛网膜下腔出血患者大剂量应用尼莫地平可引起肌肉痛性痉挛。少见的不良反应有皮疹、嗜睡,偶尔可见肝功能轻度异常。这些不良反应可随用药时间的延长或调整剂量逐渐缓解。冠状动脉侧支循环血管造影表明,部分患者使用硝苯地平后加重心肌缺血,部分患者可出现心绞痛恶化,这是由于血压过度下降导致冠脉流量减少,以及非缺血区冠脉选择性扩张而减少缺血区血流量[称冠状动脉窃血现象,缺血区的血管已经最大限度地舒张],或者是反射性交感兴奋和心动过速导致心肌需氧量增加。用尼索地平速释制剂单独治疗心绞痛的效果并不优于安慰剂,并与严重不良反应事件发生率的上升倾向有关。

虽然已报道维拉帕米可引起心动过缓、心搏暂停和加重心力衰竭,但这些反应多见于静脉给药的窦房结或房室结传导功能障碍患者或同时使用肾上腺素受体阻断剂的患者。静脉给予维拉帕米时禁止合用(肾上腺素受体阻断剂,因为会加重房室阻滞和(或)心室功能的严重抑制。维拉帕米和地尔硫䓬(特别是静脉给药)禁用于心功能不全、窦房结或房室结传导阻滞和收缩压低于90mmHg的患者。一些钙通道阻滞药可引起地高辛血药浓度增加,但少见强心苷样副作用。维拉帕米禁用于洋地黄中毒,可加重房室传导阻滞。苄普地尔可导致心电图 QTc 间期延长,可引发尖端扭转型室速等严重心律失常,尤其在低钾血症和(或)心动过缓时易发生。粒细胞缺乏症也有报道。因为这些严重的副反应,苄普地尔仅局限于对其他治疗药物和外科手术无效的顽固性患者。

近来一些观察性研究分析已注意到短效硝苯地平的长期安全性。由于突然的血管扩张,硝苯地平可引起反射性交感激活。这些不良反应在使用硝苯地平缓释制剂或长效钙通道阻滞药如氨氯地平或非洛地平时并不明显。

3.临床应用

(1)变异型心绞痛:此型心绞痛发病主要由冠脉流量减少而非需氧增加所致。钙通道阻滞药对此型心绞痛有效。钙通道阻滞药能减轻变异型心绞痛患者由麦角新碱所致冠脉痉挛,表明其对变异型心绞痛的保护作用主要通过扩张冠状血管而非改变外周血流动力学。

(2)劳累型心绞痛:钙通道阻滞药对此型同样有效,可能与它们舒张冠脉、减慢心率、降低血压及心肌收缩性从而增加冠脉流量、降低心肌氧耗有关。钙通道阻滞药可减少此型心绞痛患者心绞痛的发作次数,减轻运动所致心电图 S-T 段压低。

但是在某些患者,二氢吡啶类如硝苯地平因降压导致反射性心率加快,可能诱发或加重心绞痛。这种副作用在维拉帕米和地尔硫䓬并不明显,因为它们不会导致明显的外周扩管和反射性心动过速。由于β肾上腺素受体阻断剂可抵消二氢吡啶类所致的反射性心率加快,而二氢吡啶类不延缓房室传导,不加重β肾上腺素受体阻断剂的负性传导作用,因此临床上常将这两种药物合用治疗劳累性心绞痛且更有效。尽管将维拉帕米或地尔硫䓬与β肾上腺素受体阻断剂合用也可缓解心绞痛,但由于房室传导阻滞、严重心动过缓、左室功能降低,因此合用时必须慎重,尤其是治疗已有左室功能减退者。氨氯地平血药浓度较平稳,它不会引起硝苯地平样的反射性心动过速。伊拉地平和硝苯地平一样增加运动耐量,但由于起效慢而较少引起心率增加。

（3）不稳定型心绞痛：临床上不稳定型心绞痛的治疗药物包括阿司匹林（可降低死亡率）、硝酸酯类、β肾上腺素受体阻断剂和肝素，对控制缺血事件和心绞痛有效。在一些不稳定型心绞痛患者可见血管痉挛，钙通道阻滞药给这种情况提供了另一治疗途径。然而，除了潜在机制是冠脉痉挛外，还缺乏足够证据评价它是否可降低其他心绞痛的死亡率。相反，直接降低血小板功能和防止血栓聚集的治疗已确认可降低不稳定型心绞痛患者的发病率和死亡率。

（4）心肌梗死：还没有临床证据证明钙通道阻滞药对急性心肌梗死的早期治疗和次级预防有益。在某些试用中，二氢吡啶类短效制剂如硝苯地平在高剂量应用时还可增加心肌梗死的死亡率。而对心电图显示无Q波又不宜用β肾上腺素受体阻断剂的初发心肌梗死患者，地尔硫䓬和维拉帕米可显著降低再次心肌梗死及梗死后难治性心绞痛的发生率，除此之外，β肾上腺素受体阻断剂仍是第一选择。

（5）其他：钙通道阻滞药还可用于心律失常、高血压、心力衰竭。评价钙通道阻滞药延缓肾功能衰竭进展以及保护移植肾脏作用的临床试验正在进行之中。维拉帕米已被证实可改善左室流出道阻塞和肥厚性心肌病患者症状，还可用于预防偏头痛。虽然二氢吡啶类可抑制轻度动脉粥样硬化进展，但并无证据显示它可降低缺血事件的发生率和死亡率。尼莫地平可用于治疗先天性颅内动脉瘤破裂后脑血管痉挛的神经系统缺损。硝苯地平、地尔硫䓬、氨氯地平和非洛地平可用于缓解雷诺病症状。钙通道阻滞药在体外可舒张子宫平滑肌，可能对防治早产的宫缩有效。

四、β肾上腺素受体阻断剂

β肾上腺素受体阻断剂可有效降低劳累性心绞痛发作的严重程度和频率，提高MI患者的存活率。相反，此类药物不宜用于血管痉挛性心绞痛，如果单独应用可使病情恶化。大多数β肾上腺素受体阻断剂在治疗劳累性心绞痛时效果相似。已证明噻吗洛尔、美托洛尔、阿替洛尔和普萘洛尔等均有心脏保护作用。β肾上腺素受体阻断剂可用于治疗劳累性心绞痛，主要是能减少心肌静息和运动时的耗氧量，同时也能增加缺血区血供。β肾上腺素受体阻断剂减少心肌耗氧量主要是由于它的负性频率作用（特别是运动时），负性肌力作用和降低血压的作用（特别是收缩压）。并不是所有β肾上腺素受体阻断剂的作用都对患者有利，心率和收缩力的降低会导致射血时间延长和左室舒张末期容积增大，从而使耗氧量增加。但是，此类药物的净效应为减少心肌尤其是运动时心肌的耗氧量。然而，在心脏储备功能有限并依赖于肾上腺素能神经兴奋的危急患者中，β肾上腺素受体阻断剂可引起左室功能严重降低。虽然如此，已证明一些β肾上腺素受体阻断剂可降低充血性心力衰竭患者的死亡率。在美国，许多β肾上腺素受体阻断剂已批准在临床上使用。

【临床应用】

1.不稳定型心绞痛

β肾上腺素受体阻断剂可有效减少缺血事件的再发生率，减少发展为急性MI的危险性。但临床试验结果缺乏足够的统计学数据来说明其能否降低死亡率。另一方面，如果潜在的病因是冠脉痉挛，使用硝酸酯类和钙通道阻滞药有效，但应慎用β肾上腺素受体阻断剂。有些患者冠脉有严重的固定性狭窄和血管痉挛，如果给予抗血小板治疗和其他药物扩管治疗后心绞痛仍然存在，可加用β肾上腺素受体阻断剂。

2.心肌梗死

无内在拟交感活性的β肾上腺素受体阻断剂可降低 MI 死亡率。应早期给药,能耐受的患者可持续性用药。

五、抗心绞痛药物治疗策略

比较各个不同形式的抗心绞痛治疗临床试验,必须特别关注患者人种、病理生理基础和疾病所处阶段。抗心绞痛治疗的有效性取决于心绞痛严重程度,有无冠脉痉挛和心肌需氧的基本因素。最好是逐渐增加剂量以达到最佳治疗效果。

ACC 和 AHA 心绞痛治疗指南可帮助医生在面对慢性稳定型心绞痛患者时选择适当的初始治疗方案。对于冠心病患者应使用阿司匹林和一种β肾上腺素受体阻断剂(特别是以前有过 MI 的患者)。治疗指南也着重指出对于冠心病合并左室功能不全和(或)糖尿病应使用 ACE 抑制药。硝酸酯类和钙通道阻滞药也可用于治疗心绞痛合并高胆固醇血症。比较β肾上腺素受体阻断剂和钙通道阻滞药治疗心绞痛的荟萃分析表明β肾上腺素受体阻断剂可使每周心绞痛发作减少,不良反应的停药率降低。然而,除硝苯地平外的钙通道阻滞药与β肾上腺素受体阻断剂相比,运动时发生心肌缺血的时间和不良反应发生率并无很大区别。临床试验结果也表明长效硝酸酯类、钙通道阻滞药、β肾上腺素受体阻断剂治疗效果无明显差异。

六、联合治疗

因为不同类型的抗心绞痛药有不同的作用机制,联合用药可以减少用药量,增加疗效和降低不良反应发生率。但是,尽管预期有上述益处,联合用药很少完全达到预期目标并可能伴随严重副反应。新型抗心绞痛药(如雷诺嗪)通过不同的药理学机制减少心肌耗氧量,一些研究表明这些新型药物和其他抗心绞痛药合用会有协同效应。雷诺嗪及相关药物(例如哌克昔林、曲美他嗪)是"代谢性"抗心绞痛药,可将心肌代谢从游离脂肪酸氧化转变为葡萄糖代谢,从而降低心肌耗氧量。这些药物并未经 FDA 批准,但哌克昔林已在澳大利亚和欧洲使用。

1.硝酸酯类和β肾上腺素受体阻断剂

硝酸酯类和β肾上腺素受体阻断剂联合用药治疗典型的劳累型心绞痛非常有效。产生协同效应主要原因是一个药物可以阻断另一个药物的反射效应。β肾上腺素受体阻断剂可以阻断硝酸酯类的压力感受器反射性心动过速和正性肌力作用,而硝酸酯类通过增加静脉容量,可减少β肾上腺素受体阻断剂引起的左室舒张末期容积增大,还可缓解β肾上腺素受体阻断剂引起的冠脉阻力增加。

2.钙通道阻滞药和β肾上腺素受体阻断剂

对心脏病患者使用β肾上腺素受体阻断剂可降低死亡率,因而此类药物为治疗的一线用药。但如果β肾上腺素受体阻断剂和硝酸酯类联合应用仍不能完全控制病情,那么加用钙通道阻滞药可产生进一步治疗效果,尤其是当患者合并有冠脉痉挛时。不同类型的钙通道阻滞药和β肾上腺素受体阻断剂合用可导致严重不良反应或有益的药物相互作用。如果患者已经在使用最大量的维拉帕米或地尔硫䓬,合用β肾上腺素受体阻断剂很难产生进一步治疗效果,甚至可能导致心动过缓、传导阻滞或心力衰竭。但是,二氢吡啶类如硝苯地平或硝酸酯类治疗时常伴有的反射性心动过速,往往限制了它们的疗效,在此情况下合用β肾上腺素受体阻断剂是有利的,可以减慢运动时的心率,降低血压。

β肾上腺素受体阻断剂治疗心绞痛的相对禁忌证为支气管痉挛、雷诺综合征、变异型心绞痛(用钙通道阻滞药有效)。冠脉张力的波动是变异型心绞痛的重要决定因素,例如寒冷和情绪激动可引起冠脉张力增加,使一些慢性稳定型心绞痛患者容易合并发生变异型心绞痛。在心梗早期或冠状动脉血管成形术后,增加的冠脉张力会使心绞痛的发生率增加,这可能说明那些不稳定型心绞痛患者用二氢吡啶类有效。动脉粥样硬化的动脉对刺激(包括运动、其他形式的交感激活和胆碱能受体激动剂)的血管舒缩反应异常,在运动时这些血管的狭窄部位会更加狭窄。这意味着动脉粥样硬化时运动也不会引起冠脉血流增加。在高脂血症中,甚至在出现冠状动脉粥样硬化解剖学改变之前就发现有类似的增强血管收缩反应。因而,冠脉扩张药(硝酸酯类和(或)钙通道阻滞药)在大多数缺血性心脏病患者的治疗方案是重要的。

3.钙通道阻滞药和硝酸酯类

在严重的劳累型心绞痛或血管痉挛性心绞痛,合用硝酸酯类和钙通道阻滞药比单用任一药物可产生更好的缓解作用。硝酸酯类主要降低前负荷,而钙通道阻滞药主要降低后负荷,净效应是协同降低心肌需氧量。不过,也可能发生过度的血管扩张和低血压。特别是合并心力衰竭、病(态)窦(房结)综合征或房室传导阻滞的劳累型心绞痛患者应推荐硝酸酯类和硝苯地平联合用药,但可见到过度的心动过速。

4.钙通道阻滞药、β肾上腺素受体阻断剂和硝酸酯类

如果劳累型心绞痛患者联合两药治疗仍不能控制发作,则可给予三药联用,可使病情得到改善,但不良反应发生率也会明显升高。二氢吡啶类和硝酸酯类舒张心外膜冠状动脉,二氢吡啶类降低后负荷,硝酸酯类降低前负荷,β肾上腺素受体阻断剂减慢心率和降低心肌收缩力。所以,虽然存在不利的药物相互作用并可能导致严重不良反应,但理论上这些药物联合应用是有益的,事实上有时也确实如此。例如,维拉帕米或地尔硫草与β肾上腺素受体阻断剂合用可大大增加传导阻滞和左室功能障碍危险性,合用时应特别小心且只在无其他选择时考虑。

七、抗血小板药,抗纤维蛋白药和抗凝血药

阿司匹林可降低 MI 发生率和不稳定型心绞痛患者死亡率,并且小剂量的阿司匹林还可减少慢性稳定型心绞痛患者 MI 发生率。MI 治疗开始阶段给予阿司匹林 160～325mg,可以减少不稳定型心绞痛患者的死亡率。在阿司匹林治疗的基础上加用氯吡格雷可减少急性冠脉综合征患者死亡率。肝素或低分子量肝素也可以缓解不稳定型心绞痛症状,防止心梗发生。凝血酶抑制药如水蛭素和比伐卢定可直接抑制结合凝血块的凝血酶,其作用不会被循环抑制药影响,也不依赖于抗凝血酶Ⅲ。另一方面,溶栓药却对不稳定型心绞痛无益处。已证明经皮冠脉手术和伴有急性冠脉综合征的患者的治疗中静脉给予血小板糖蛋白Ⅱb/Ⅲa受体阻断剂(阿昔单抗、替罗非班和表非替得)可有效预防并发症。

八、间歇性跛行和外周血管疾病的治疗

许多外周血管疾病患者也患有冠心病,它们的治疗方案是重叠的。外周血管疾病患者死亡率在很大程度上取决于心血管疾病,因此心血管疾病的治疗尤为重要。许多进行性外周血管疾病患者其外周缺血程度较心肌缺血更为严重。在脑循环,动脉病变可表现为脑卒中或短暂脑缺血发作。下肢外周血管疾病的疼痛症状(跛行)可被运动诱发,在运动时骨骼肌需氧量增加,而邻近部位的血管狭窄致使血供不能满足其需氧量的增加。如果四肢末端血流极度减

少,则会引起外周溃疡和缺血组织的静息性疼痛。

多数有效的冠心病治疗药物也对外周血管疾病有效。据报道给予抗血小板药阿司匹林或ADP拮抗剂氯吡格雷或噻氯匹定、ACE抑制药和调血脂药治疗外周血管疾病可降低其心血管发病率和死亡率。有趣的是,不论是糖尿病强化治疗还是抗高血压治疗均不能延缓跛行症状的发展。跛行的其他危险因素及其基础治疗还包括体育锻炼、康复训练和戒烟。能用于治疗下肢间歇性跛行的药物还有喷托维林和 cilostazol。喷托维林为一甲基黄嘌呤衍生物,通过流变学缓冲效应增加红细胞的可变形性,但效果较弱。cilostazol 为 PDE3 抑制药,可促进多种细胞包括血小板内 cAMP 聚集,从而抑制血小板聚集和促进血管扩张。该药在肝脏内被CYP3A4 所代谢,可以同其他通过此途径代谢的药物之间产生明显的药物相互作用。cilostazol 有助于改善跛行症状但对其心血管预后无影响。作为 PDE3 抑制药,cilostazol 与米力农属同一类药,米力农是一种治疗心力衰竭的正性肌力药,因可增加突发心源性死亡的发生率而被撤出市场。因此,cilostazol 被禁用于心力衰竭患者,尽管它是否能导致其死亡率增高还并不清楚。据报道,cilostazol 还可引起非持续性室性心动过速;头痛是最常见不良反应。其他治疗跛行的药物还有萘呋胺、proprionyl-左卡尼汀和前列腺素。

九、机械药理学治疗:药物涂层血管内支架

冠状动脉内支架可改善心绞痛,减少急性冠脉综合征不利事件的发生率。但是少数患者发生的支架内的亚急性再狭窄却影响了其长期疗效。支架内再狭窄的发生机制较为复杂,支架处动脉腔内的平滑肌增殖是一个共同的病理学变化。在进行支架术时给予局部的抗增殖治疗已实行多年,而且药物涂层支架的发展也是临床治疗的一个重要进步。目前有两个药物可用于血管内支架:紫杉醇和西罗莫司。紫杉醇为一三环双萜,通过与聚合的微管结合并稳定微管而抑制细胞增殖。西罗莫司为疏水大环内酯类,它可与胞质中免疫亲和素 FKBP12 结合,FKBP12-西罗莫司复合物可抑制蛋白激酶-雷帕霉素靶蛋白,进一步抑制细胞周期增殖。支架所诱发的血管内皮细胞损伤可导致血栓形成,症状典型的患者可给予抗血小板药物治疗,包括氯吡格雷(不超过 6 个月)和阿司匹林(无固定期限),有时可同时静脉内给予 GPⅡb/Ⅲa 抑制药。紫杉醇和西罗莫司在抑制细胞增殖同时不仅影响血管平滑肌细胞增殖,还会抑制支架处动脉内完整的内皮层形成。因此,在药物涂层冠脉内支架术后应给予抗血小板治疗(主要是氯吡格雷)并持续数月。相对于"裸金属"支架来说,药物涂层支架再狭窄发生率大大降低,但也要注意可能会增加血栓发生的危险性,尤其是当过早停止抗血小板治疗时。

第七章　消化系统用药

第一节　治疗消化性溃疡药

消化性溃疡是指胃和十二指肠溃疡,是临床常见病。一般认为黏膜损伤因子(胃酸、胃蛋白酶和幽门螺杆菌等)与保护因子(胃黏膜血流量、黏液屏障及前列腺素)处于平衡状态。一旦损伤因子作用加强或保护因子作用减弱,均可引起消化性溃疡。目前,治疗消化性溃疡药主要是通过减少致溃疡因素和增强胃黏膜的保护因素而发挥抗溃疡作用。此类药包括抗酸药、抑制胃酸分泌药、黏膜保护药和抗幽门螺旋杆菌药等。

一、抗酸药

抗酸药为弱碱性无机盐,口服后能中和过多胃酸,升高胃内 pH,消除胃酸对胃、十二指肠黏膜的侵蚀和对溃疡面的刺激;同时 pH 升高又抑制胃蛋白酶活力,减轻其对胃、十二指肠黏膜的自体消化,发挥缓解疼痛和促进愈合的作用。主要用于治疗消化性溃疡和反流性食管炎。抗酸药中和胃酸的能力与胃排空有关,餐后服用可延长药物作用时间。常用的抗酸药有氢氧化镁、碳酸钙、氢氧化铝、三硅酸镁、氧化镁等,其作用差别在于抗酸强度、显效时间、维持时间等。

氢氧化镁:抗酸作用较强、较快。Mg^{2+} 有导泻作用,少量吸收后经肾排出,如肾功能不良可引起血镁过高。

碳酸钙:抗酸作用较强、快而持久,可产生 CO_2 气体。进入小肠的 Ca^{2+} 可促进胃泌素分泌,引起反跳性胃酸分泌增加,不宜长期应用。

氢氧化铝:抗酸作用较强、缓慢持久。作用后产生的氧化铝有收敛、止血和致便秘作用,长期服用还可影响磷酸盐的吸收。

三硅酸镁:抗酸作用较弱、慢而持久,在胃内生成胶状二氧化硅对溃疡面有保护作用。

碳酸氢钠(小苏打):作用强、快而短暂,可产生二氧化碳气体。未被中和的碳酸氢钠可被肠道吸收,能引起碱血症,现已少用于消化性溃疡。

由于抗酸药物仅仅是直接中和已经分泌的胃酸,而不能调节胃酸的分泌,有些甚至可能造成反跳性的胃酸分泌增加,所以抗酸药物并不是治疗消化性溃疡的首选药物或是单独使用的药物,大多制成复方制剂,以增强治疗效果,降低不良反应。

二、抑制胃酸分泌药

胃酸由胃壁细胞分泌,并受中枢(神经性)和外周诸多因子的复杂调控。胃壁细胞基底膜上存在几种调控物质的受体:ACh-M 受体、胃泌素-CCK_2 受体、组胺-H_2 受体。这些受体被激活后,则可进一步激活壁细胞黏膜侧的 H^+-K^+-ATP 酶,使胃酸分泌增加。因此,抑制胃酸分泌的药物主要有三种受体阻断剂和质子泵抑制药。

(一)H₂ 受体阻断剂

H₂ 受体阻断剂有西咪替丁、雷尼替丁、法莫替丁、尼扎替丁等,能抑制各种原因引起的胃酸分泌,是目前治疗消化性溃疡的一类重要的药物。

【体内过程】

大多口服吸收良好,部分药物有首过消除。在体内代谢后大部分以原形经肾排出。

【药理作用与临床应用】

H₂ 受体阻断剂通过阻断 H₂ 受体而抑制胃酸分泌。对五肽胃泌素、迷走神经兴奋等引起的胃酸分泌也有明显的抑制作用,使胃液分泌量及胃蛋白酶分泌量也平行下降。主要用于胃及十二指肠溃疡,改善症状,加速溃疡愈合。也用于胃酸分泌过多症。用药 4 周,十二指肠溃疡愈合率为 77%～92%;用药 8 周,胃溃疡愈合率 75%～88%。晚餐时 1 次给药疗效与 1 日多次给药的疗效相仿或更佳。西咪替丁尚有免疫增强作用。

【不良反应】

不良反应少,偶致便秘、腹泻、腹胀、皮疹、头痛、头晕等症。长期应用西咪替丁的青年男性可致阳痿、性欲减退、乳房肿大,可能与其抑制二氢睾丸素与雄激素受体结合及增加血液雌二醇浓度有关;还能抑制肝药酶。小儿、肝肾功能不全者慎用西咪替丁和雷尼替丁,孕妇忌服。

西咪替丁口服易吸收,半衰期约为 2h,部分在体内代谢,原药和代谢物均经肾排出。本药有抑制肝药酶的作用,主要通过阻断 H₂ 受体发挥作用。低剂量可以预防消化性溃疡的复发。临床可用于消化性溃疡、胃-管反流性疾病、胃酸分泌过多疾病(如卓-艾综合征)的控制。不良反应有轻度腹泻、眩晕、皮疹等,极少数有白细胞减少和粒细胞缺乏、血小板减少和再生障碍性贫血。

雷尼替丁选择性更高,抑制肝药酶作用较轻。可缓解溃疡症状,促进溃疡愈合,减少溃疡复发。

法莫替丁作用更强且不抑制肝药酶。

(二)胃壁细胞 H⁺ 泵抑制药

H⁺ 泵为一跨膜的 H^+-K^+-ATP 酶,位于壁细胞的管状囊泡和分泌管上,能将 H⁺ 从壁细胞内转运到胃腔中,将 K⁺ 从胃腔中转运到壁细胞内,进行 H^+-K^+ 交换。H⁺ 泵抑制药通过抑制此酶而抑制胃酸的分泌,产生治疗作用。代表性药物有奥美拉唑、兰索拉唑、雷贝拉唑和泮托拉唑等。

奥美拉唑

奥美拉唑又名洛赛克,为脂溶性、弱碱性亚砜类咪唑化合物,是典型的 H⁺ 泵抑制药。

【体内过程】

奥美拉唑口服易吸收,生物利用度为 35%,重复给药可使生物利用度增加为 60%。1～3h 达血药浓度高峰,血浆蛋白结合率为 95%,$t_{1/2}$ 为 0.5～1h。主要在肝脏代谢,80% 经肾排出。

【药理作用】

奥美拉唑口服后,浓集于壁细胞分泌小管周围,在酸性环境中转变为亚磺酸和亚磺酰胺。它们均能与 H^+-K^+-ATP 酶上的巯基结合,形成酶-抑制剂复合物,从而抑制此酶活性,抑制基础胃酸及各种刺激引起的胃酸分泌。该抑制作用不可逆,与剂量相关,故奥美拉唑抑制胃酸分泌作用强而持久。本药缓解疼痛迅速,服药 1～3 天即起效。经 4～8 周,溃疡愈合率达 97％。奥美拉唑明显抑制胃酸分泌,可造成患者胃泌素分泌增加。体外试验证明奥美拉唑也有抗幽门螺旋杆菌的作用。

【临床应用】

主要用于治疗消化性溃疡和反流性食管炎;对其他药(包括 H_2 受体阻断剂)无效的消化性溃疡患者也能收到较好效果;对卓-艾综合征可使胃酸度降低,症状改善。

【不良反应】

不良反应发生率为 1.1％～2.8％,主要有头痛、头昏、口干、恶心、腹痛、腹泻等,偶有皮疹、外周神经炎及转氨酶活性增高等。长期用药因抑制作用强,可引起反应性高胃泌素血症,停药后可恢复正常。长期持续抑制胃酸分泌,可致胃内细菌过度滋长,亚硝酸类物质浓度升高,故临床限定用药时间不超过 8 周。

(三)M 胆碱受体阻断剂

M 胆碱受体阻断剂阿托品在大剂量时可抑制胃酸分泌,但选择性低,不良反应多,已被选择性 M 受体阻断剂所取代。

哌仑西平为选择性 M_1 受体阻断剂,对引起胃酸分泌的 M_1 受体亲和力较高,可抑制胃酸的分泌。

在 H_2 受体阻断剂和质子泵抑制药出现之前,广泛用于治疗消化性溃疡。但由于其抑制胃酸分泌作用弱,不良反应也较多。目前已较少用于溃疡的治疗。

(四)胃泌素受体阻断剂

胃泌素受体阻断剂丙谷胺与胃泌素竞争胃泌素受体,有抑制胃酸分泌的作用;同时也促进胃黏膜黏液合成,增强胃黏膜的黏液 HCO_3^- 保护屏障,从而发挥抗溃疡病作用。

三、黏膜保护药

前列腺素衍生物

胃黏膜能合成前列腺素 E_2(PGE_2)及前列环素(PGI_2),它们能防止有害因子损伤胃黏膜,并可抑制胃酸分泌。天然的前列腺素代谢快,不良反应多,临床应用的是比较稳定的、作用较强的衍生物。

米索前列醇是人工合成的前列腺素衍生物,性质稳定,口服吸收良好,能抑制基础胃酸和组胺、胃泌素、食物刺激所致的胃酸和胃蛋白酶分泌,也能预防阿司匹林、乙醇等引起的胃出血、溃疡或坏死,还可促进黏液和 HCO_3^- 的分泌及增加黏膜血流量,促进上皮细胞再生,对胃黏膜有强大的保护作用。临床用于防治胃、十二指肠溃疡,特别是非甾体消炎药引起的溃疡;也用于急性胃炎引起的消化道出血。主要不良反应为腹泻或稀便。因能引起子宫收缩,孕妇禁用。

此类药物还有恩前列素和罗沙前列醇等。

硫糖铝

硫糖铝(胃溃宁),在 pH<0.4 时可聚合成胶冻,牢固黏附于溃疡基底(此种亲和性明显高于正常上皮细胞)形成屏障,阻止胃酸、胃蛋白酶的侵蚀;也能减少胃酸和胆汁酸对胃黏膜的损伤;还能促进胃黏液和碳酸氢盐分泌,增加胃黏膜前列腺素形成,有细胞保护作用。临床主要

用于治疗消化性溃疡、反流性食管炎、慢性糜烂性胃炎。宜饭前服用。硫糖铝在酸性环境中才发挥作用，所以服药前、后 30min 禁用抗酸药和抑制胃酸分泌药。由于药物不被胃肠道吸收，只有局部作用，故不良反应较轻，有便秘、口干、恶心、胃痛、腹泻等。

胶体次枸橼酸铋

胶体次枸橼酸铋（枸橼酸铋钾）在酸性环境下形成氧化铋胶体沉着于溃疡表面或基底肉芽组织，形成保护膜抵御胃酸、胃蛋白酶对溃疡的侵蚀，促进溃疡愈合；也能与胃蛋白酶结合而降低其活性；还能促进黏液分泌，增加前列腺素的合成和分泌。此外，本药还能抑制幽门螺旋杆菌。本药主要用于治疗胃、十二指肠溃疡，宜在饭前或睡前服用，并避免与牛奶或抗酸药同服，以免降低疗效。不良反应轻微，服药期间可使舌、粪染黑，偶见恶心，肾功能不良者禁用。

四、抗幽门螺旋杆菌药

幽门螺旋杆菌是引起消化性溃疡的病原性因素，又与溃疡的复发和恶变的危险性相关，它能产生有害物质，分解黏液，引起组织炎症。因此，根治幽门螺旋杆菌具有重要意义。临床常用的抗幽门螺旋杆菌的药物有两类：第一类为抗溃疡药，如 H^+-K^+-ATP 酶抑制药、铋剂等，作用弱，单用疗效差；第二类为抗菌药，如阿莫西林、甲硝唑、四环素、呋喃唑酮等。临床上常将 2～3 种药合用，可产生较好疗效，即以第一类为基础，加一种或两种抗菌药形成二联或三联疗法，如 H^+-K^+-ATP 酶抑制药加阿莫西林（1500～2000mg/d）再加甲硝唑（800mg/d）或呋喃唑酮（200mg/d），分 2 次服用，疗程 7～14 天。

第二节　消化功能调节药

消化功能调节药包括助消化药、止吐药、泻药、止泻药和利胆药等。

一、助消化药

助消化药多为消化液中成分或是促进消化液分泌的药物，主要用于消化道分泌功能减弱、消化不良。

稀盐酸：10％盐酸溶液，使胃内酸度增加，胃蛋白酶活性增强，可用于慢性胃炎、胃癌、发酵性消化不良等。

胃蛋白酶：分解蛋白质，亦能水解多肽，用于胃蛋白酶缺乏症及消化功能减退。遇碱破坏失效，常与稀盐酸合用。

胰酶：含胰脂肪酶、胰蛋白酶及胰淀粉酶。在酸性环境中易被破坏，一般制成肠溶片吞服。用于胰腺分泌不足引起的消化不良。

乳酶生：干燥活乳酸杆菌制剂，能分解糖类产生乳酸，降低 pH，抑制腐败菌的繁殖，减少发酵和产气。不宜与抗酸药或吸附剂同时服用，以免降低疗效。用于消化不良、腹胀及小儿消化不良性腹泻。

二、止吐药

呕吐是一个复杂的反射过程，由延脑的呕吐中枢调控，呕吐中枢可接受来自催吐化学感受区（CTZ）、前庭器官、内脏等传入冲动而引发呕吐。CTZ 含有丰富的多巴胺、组胺、胆碱受体，前庭器官有胆碱能、组胺能神经纤维与呕吐中枢相连。5-HT,受体通过外周、中枢部位也与呕吐有关。故止吐药大多与阻断这些受体有关。处理呕吐时应针对其原因,选用不同药物。

(一)H_1受体阻断剂

如苯海拉明、茶苯海明、美克洛嗪等有中枢镇静作用和止吐作用,可用于预防和治疗晕动病、内耳性眩晕等。

(二)M受体阻断剂

此类药物有东莨菪碱、阿托品、苯海索等,通过阻断呕吐中枢和外周反射途径中的M受体,产生抗晕动病和预防恶心、呕吐的作用。其中以东莨菪碱的作用较为明显。

(三)多巴胺受体阻断剂

吩噻嗪类抗精神失常药可阻断CTZ的多巴胺受体,具有强大的镇吐作用。但这些药物有较强的镇静作用,并能引起直立性低血压。目前主要用于止吐的多巴胺受体阻断剂有以下两种。

甲氧氯普胺

甲氧氯普胺(胃复安)阻断CTZ的D_2受体,呈现强大的中枢性镇吐作用,还能阻断胃肠多巴胺受体,从而促进食管和胃肠平滑肌的蠕动,加速胃排空,有助于改善呕吐症状。可用于防治胃肠功能失调和肿瘤化疗、放疗所引起的呕吐。本药能透过血脑屏障,故长期应用可产生锥体外系症状,也可引起高泌乳素血症。本药易通过胎盘屏障,孕妇慎用。

多潘立酮

多潘立酮(吗丁啉)为外周多巴胺受体阻断剂,有较强的止吐作用。可增强胃肠蠕动,促进胃排空,协调胃肠运动,防止食物反流,发挥胃肠促动药的作用。可治疗偏头痛、颅外伤及放射治疗引起的恶心、呕吐,也可用于胃肠功能低下的治疗。该药不易透过血脑屏障,故无锥体外系反应。

(四)5-HT₃受体阻断剂

昂丹司琼能选择性阻断中枢及迷走神经传入纤维5-HT₃受体,产生强大的止吐作用。对抗肿瘤药引起的呕吐作用迅速而强大。但对晕动病及多巴胺激动剂引起的呕吐无效。该类药口服吸收好,$t_{1/2}$为3～4h。临床用于化疗、放疗引起的恶心、呕吐。不良反应较轻,有头痛、疲劳或便秘、腹泻等。

三、泻药

泻药通过增加肠内水分、软化粪便或润滑肠道促进肠蠕动、加速排便。临床上主要用于功能性便秘,按作用机制可分为渗透性、刺激性和润滑性泻药。

(一)渗透性泻药(容积性泻药)

硫酸镁和硫酸钠

硫酸镁和硫酸钠口服后不吸收,在肠腔内形成高渗,减少水分吸收,肠内容物增多,导致肠蠕动加快,引起泻下。硫酸镁还能引起十二指肠分泌胆囊收缩素,能刺激肠液分泌,增加肠蠕动。一般空腹服药,1～3h即发生泻下作用。本药导泻作用剧烈,临床主要用于排除肠内毒物或服驱肠虫药后的导泻。由于可引起反射性盆腔充血和失水,故孕妇、经期妇女及老年人慎用。

口服高浓度硫酸镁或用导管直接注入十二指肠,可反射性引起胆总管括约肌松弛,胆囊收缩,促进胆囊排空,发挥利胆作用,治疗阻塞性黄疸和慢性胆囊炎。

乳果糖

乳果糖口服后不吸收,在结肠内被分解为乳酸,刺激结肠局部渗出、肠内容增加、蠕动增强而促进排便。乳酸还可抑制结肠对氨的吸收,降血氨,可用于慢性门脉高压和肝性脑病。

纤维素类,如植物纤维素、甲基纤维素等,口服后不被肠道吸收,增加肠腔内容积,保持粪便湿软,产生良好通便作用。

(二)刺激性泻药(接触性泻药)

本类药物与肠黏膜直接接触后,能刺激肠道,加速肠蠕动而产生导泻作用。

二苯甲烷类

二苯甲烷类有酚酞(果导)和比沙可啶(双醋苯啶)。

酚酞是一种 pH 指示剂,不溶于水,口服后在肠道与碱性肠液形成可溶性钠盐,可刺激肠壁,促进结肠蠕动,利于排便。本药作用温和,服药后 6～8h 排出软便。口服酚酞约有 15％被吸收,从尿排出,如尿液为碱性则呈红色,部分由胆汁排泄,有肝肠循环,一次给药作用可维持 3～4 天。本药适用于慢性便秘,偶有过敏性反应。

比沙可啶作用与酚酞相似,主要用于便秘、腹部 x 线检查或内窥镜检查及手术前后排空肠内容物。

蒽醌类

蒽醌类包括大黄、番泻叶和芦荟等含蒽醌苷的植物。口服后被大肠内细菌分解为蒽醌,刺激肠肌丛,增加结肠运动,减少水、电解质净吸收。作用温和,用药后 6～8h 排便,用于急、慢性便秘。蒽醌类可有少量吸收,经尿排出。在碱性尿液中呈红色,酸性尿中呈黄色。大黄中含有鞣酸,有收敛作用,可导致继发性便秘。

(三)润滑性泻药

润滑性泻药通过局部润滑并软化粪便而发挥作用。

液状石蜡

液状石蜡为矿物油,在肠道内不被消化吸收,并可阻止水分吸收,能润滑肠壁,软化粪便。适用于老年人、幼儿便秘,久用可阻碍脂溶性维生素的吸收,孕妇慎用。

50％甘油制成的栓剂商品名为开塞露,注入肛门由于局部润滑及高渗刺激肠壁,几分钟内即可引起排便。适用于老年体弱者和小儿便秘。

(四)泻药应用注意事项

1.治疗习惯性便秘,应先调节饮食、养成定时排便的习惯,多吃富含纤维素的蔬菜、水果等。必要时可用润滑性泻药,刺激性泻药只用在顽固便秘病例。

2.应根据不同情况选用不同类型的泻药,如排除毒物应用容积性泻药;一般便秘,常用接触性泻药;老年人、儿童及肛门手术者常用润滑性泻药。

3.诊断不明的腹痛患者不能应用泻药。年老体弱、孕妇或经期妇女不能用强烈的泻药。

四、止泻药

腹泻是多种疾病的症状,治疗时应对因治疗。但剧烈而持久的腹泻,不仅影响营养物质的吸收,还可引起水、电解质紊乱。因此,在对因治疗的同时,应适当给予止泻药。

(一)抑制肠蠕动的药物

阿片制剂

阿片酊和复方樟脑酊是临床常用的制剂,止泻效果好,常用于较严重的非细菌感染性腹泻。

地芬诺酯

地芬诺酯(苯乙哌啶)为人工合成的哌替啶衍生物,作用于阿片受体,能提高肠张力,减少肠蠕动,用于急、慢性功能性腹泻。不良反应少,偶见恶心、呕吐等,大剂量长期服用可产生成瘾性。

洛哌丁胺

洛哌丁胺(易蒙停)为氟哌啶醇衍生物,除直接抑制肠蠕动外,还可减少肠壁神经末梢释放乙酰胆碱,止泻作用较地芬诺酯快、强、持久,用于治疗急、慢性腹泻。不良反应轻微。

(二)收敛和吸附药

鞣酸蛋白

鞣酸蛋白在肠中分解出鞣酸,能与肠黏膜表面的蛋白质形成沉淀,附着在肠黏膜上,减轻刺激,减少炎性渗出物,发挥收敛止泻作用。

药用炭

药用炭(活性炭)是不溶性粉末,颗粒很小,故总面积很大,能吸附肠道中大量气体、毒物等,有保护、止泻和阻止毒物吸收的作用。

五、利胆药

利胆药分为促进胆汁分泌药、溶胆石药及促进胆囊排空药三类。

去氢胆酸

去氢胆酸可增加胆汁的分泌,使胆汁变稀,用于胆囊及胆汁功能失调、胆汁瘀滞,阻止胆道上行性感染,也可用于排除胆结石。胆道完全梗阻及严重肝、肾功能减退者禁用。

熊去氧胆酸

熊去氧胆酸可减少普通胆酸和胆固醇吸收,抑制胆固醇合成和分泌,降低胆汁中胆固醇含量,不仅可阻止胆石形成,长期应用还可促胆石溶解。适用于胆固醇结石患者,对胆囊炎、胆道炎也有治疗作用。

硫酸镁

硫酸镁的利胆作用见容积性泻药。

第三节　治疗炎性肠病药

炎性肠病(IBD)是一组肠内慢性特发性炎性综合征。IBD可致明显的胃肠道症状,包括腹泻、腹痛、出血、贫血和体重减轻。IBD也可致一系列肠道外症状,包括关节炎、强直性脊柱炎、硬化性胆管炎、眼葡萄膜炎、虹膜炎、坏疽性脓皮症和结节性红斑。

IBD 分为两种主要亚型:溃疡性结肠炎和节段性肠炎(克罗恩病)。溃疡性结肠炎以融合性黏膜炎为特征,发生部位从肛外缘扩展到最邻近肠段(如直肠炎、左侧结肠炎或全结肠炎)。克罗恩病是透壁性炎症,可发生在胃肠道的任意部位,最常见的是靠近回盲瓣的区域。克罗恩病的炎症不一定是融合性的,往往有黏膜相对正常的"钡剂跳跃区"穿插其中。炎症的透壁性可致纤维化,狭窄或是瘘管的形成。

IBD 的治疗着眼于减轻全身炎症反应。然而,没有一种方法能够确实地达到这种治疗效果,并且个体患者对受试药物的反应往往是有限的和不可预知的。IBD 药物治疗的特定目标包括控制疾病的急性加重,持续缓解症状,以及治疗一些特异的并发症如瘘管等。特异性药物可能适合其中的一种或是另一种治疗目标。例如,糖皮质激素类一直是中到重度疾病的治疗选择,但是由于它的副反应以及不能持续缓解症状而不适于长期应用。

多年以来,糖皮质激素类和柳氮磺吡啶一直是治疗 IBD 的主要药物。最近,一些用于其他免疫/炎性疾病治疗的药物,如硫唑嘌呤和环孢素已经适用于 IBD 治疗。以免疫级联反应中的单个阶段为靶点的生物制剂也在发展中。沿着胃肠道将药物给到合适部位成为一个主要挑战,第二代药物致力于改善给药,增加疗效和降低副反应。

一、IBD 的发病机制

尽管克罗恩病和溃疡性结肠炎有大量相似的胃肠以及肠外表现,且对一系列相似的药物均有反应,但影像证据表明它们的发病机制并不相同。组织学研究表明,克罗恩病的透壁损害表现为显著的淋巴细胞和巨噬细胞的浸润,肉芽肿形成以及黏膜下纤维化,而溃疡性结肠炎的表面性损害表现为淋巴细胞和中性粒细胞的浸润。在克罗恩病的病变肠段,一些包括白介素-12(IL-12)、干扰素 γ 和肿瘤坏死因子(TNF-α)在内的细胞因子都是增加的,提示这是 T 辅助细胞(T_H1)介导的炎性反应。相反,溃疡性结肠炎的炎性反应更加接近于由 TH_2 途径介导。

二、基于美沙拉秦的治疗

1.化学特性、作用原理及药理性质

美沙拉秦(5-氨基水杨酸,5-ASA)通常是治疗轻到中度溃疡性结肠炎的一线药物。这类药物的原型是柳氮磺吡啶,由 5-ASA 通过一个偶氮键与磺胺吡啶连接组成。柳氮磺吡啶是第一个口服能够有效到达胃肠道远端的药物。连接到柳氮磺吡啶上的偶氮基团能够阻止药物在胃和小肠内的吸收,且直到结肠内的细菌将药物与偶氮基团之间的键裂解开来,药物组分才会被吸收。目前认为,5-ASA 是主要的活性治疗成分,磺胺吡啶即使有作用也仅起较小作用。

5-氨基水杨酸是一种水杨酸盐,但它的治疗效果似乎与抑制环氧合酶并无关系。经典的非甾体消炎药物实际上可能加重 IBD。尽管诸多体外试验表明这类药物对免疫功能和炎症都有影响,但确切的作用机理仍不清楚。

虽然没有治疗活性,但磺胺吡啶能引起许多与柳氮磺吡啶相关的副反应。为了保留 5-氨基水杨酸的治疗效果和去除磺胺吡啶的副反应,已经开发了第二代 5-氨基水杨酸类化合物。这些药物被分为两组:前体药物和包衣制剂。前体药物和柳氮磺吡啶一样含有一个偶氮基团,但与该偶氮基团相连的不是磺胺吡啶,而是另一个 5-氨基水杨酸(奥沙拉秦)或无活性化合物(巴柳氮)。因此,这些化合物在消化道的作用部位与柳氮磺吡啶相似。可供选择的剂型包括缓释剂(颇得斯安)或是 pH 敏感的包衣制剂(安萨科)。美沙拉秦缓释剂沿着小肠和结肠释

放,而 pH 敏感型的美沙拉秦却是在回肠末端和结肠释放。这些不同的释药分布有其潜在的治疗用途。

口服柳氮磺吡啶治疗轻度到中度活动性溃疡性结肠炎的患者,疗效确切,有效率为60%～80%。常用剂量是 4g/d,分成 4 次随进餐服用。为了避免副反应,开始用量为 500mg,每天两次,逐渐增加,最高剂量也可以用到 6g/d,但副反应的发生率增加。对于严重结肠炎的患者,柳氮磺吡啶常作为全身糖皮质激素类治疗的辅助用药,但无确切疗效。无论疾病严重程度如何,一旦得到缓解,该药即可有效地预防疾病复发。由于它们无磺胺吡啶的剂量相关性副作用,新的药物剂型可使美沙拉秦添用到更高剂量,可改善疾病控制。用于治疗活动性疾病的常用剂量是:安萨科 800mg,每天 3 次;颇得斯安 1g,每天 4 次。也可以使用较低的维持剂量(例如安萨科 800mg,每天 2 次)。

5-ASA 制剂(如柳氮磺吡啶)对克罗恩病的疗效没有那么显著,充其量是有适度的改善作用。未见柳氮磺吡啶维持缓解有效,因此已经被新型的 5-ASA 制剂所取代。有研究报道安萨科和颇得斯安在诱导缓解克罗恩病(尤其是结肠炎)患者症状方面比安慰剂更有效,尽管使用的剂量比在治疗溃疡性结肠炎中使用的剂量要高。美沙拉秦在克罗恩病维持治疗中的作用颇受争议,因为已经达到医学缓解的患者,继续使用 5-ASA 治疗并没有表现出明显的有利效果。第二代 5-ASA 前体药物如奥沙拉秦和巴柳氮,由于大部分不经过小肠,在治疗小肠克罗恩病方面并没有明显效果。

局部用 5-氨基水杨酸制剂如栓剂(ROWASA)或者灌肠剂(CANASA)分别治疗活动性直肠炎和溃疡性结肠炎有效。这些情况下,它们要优于氢化可的松局部用药,有效率为 75%～90%。美沙拉秦灌肠剂(4g/60mL)睡前用,至少停留 8 小时;栓剂(500mg)每天使用 2～3 次,至少停留 3h。美沙拉秦局部疗法出现有效反应时间 3～21d;然而,常用的疗程为 3～6 周。一旦症状得到缓解,即改为较小的剂量维持。

2.药代动力学

口服柳氮磺吡啶近 20%～30%在小肠吸收。被吸收的大部分被肝摄取,以原形药随胆汁排泄;剩下的部分(约 10%)以原形随尿液排泄。剩余的 70%到达结肠,在结肠如果能够被细菌酶完全裂解,则每克原型药可产生 400mg 的美沙拉秦。此后,柳氮磺吡啶的各个组分分别以不同的途径代谢。高度脂溶性的磺胺吡啶迅速被结肠吸收。吸收之后,通过广泛的肝代谢,包括乙酰化和羟基化,与葡糖醛酸结合,最后随尿液排泄。患者的乙酰化表型决定了磺胺吡啶的血药浓度以及发生副反应的概率;快速乙酰化的患者,全身血药浓度较低,副反应也较少;相反,只有 25%的美沙拉秦从结肠吸收,且大部分药物随粪便排泄。因此肠道内的美沙拉秦浓度很高(服用剂量 3g/d 的患者,浓度大约在 1500μg/mL 或 10mol/L)。

pH-敏感性包衣制剂安萨科(EUDAGRIT-S)限制了胃和小肠对 5-ASA 的吸收。颇得斯安的药动学与之略有不同。乙基纤维素包裹的微粒在上消化道被释放,这些微粒是美沙拉秦的缓释单位。乙酰化的美沙拉秦在摄入后 1h 内即可在循环中被检测到,提示其具有某种快速吸收,但在结肠内也可检测到一些完整的微粒。与其他的 5-ASA 制剂相比,由于颇得斯安在小肠释放,因此大部分能够被全身吸收。

3.不良反应

柳氮磺吡啶的副作用见于 10%～45% 的溃疡性结肠炎患者，主要是与其所含磺胺基团有关。某些副作用与剂量有关，包括头痛，恶心，疲劳。可以通过在进餐时服药或降低剂量以减少这些不良反应的发生。变态反应包括皮疹、发热、斯-约综合征、肝炎、肺炎、溶血性贫血及骨髓抑制。柳氮磺吡啶能可逆性的减少精子数量和活动能力，但不损害女性生育能力。还可以抑制肠道对叶酸的吸收。因此，在服用柳氮磺吡啶的同时常需补充叶酸盐。

新的 5-氨基水杨酸制剂通常耐受良好，副作用小且少见。头痛、消化不良、皮疹是其中最常见的。腹泻常见于奥沙拉嗪治疗患者（发生率在 10%～20%），这可能是因为该药具有刺激小肠分泌氯和液体的能力。而肾毒性，虽然少见，却是更为严重的问题。在美沙拉嗪受治者见间质性肾炎，虽然它的致病性尚存争议，但是所有接受该药治疗的患者均应监测肾功能。柳氮磺吡啶和它的代谢物均能穿透胎盘屏障，但未见对胎儿有伤害。虽然尚未进行全面研究，但新制剂对妊娠似乎也是安全的。在孕妇，未控制的 IBD 对胎儿的危险比用这些药物带来的危险更严重。

三、糖皮质激素

糖皮质激素的抗炎作用是明确的。尽管普遍承认糖皮质激素在急性加重期是有效的，但它对溃疡性结肠炎和克罗恩病的治疗遇到挑战和缺陷，仅用于中到重度 IBD。因为甾体使用在溃疡性结肠炎和克罗恩病的治疗中存在相同的问题，所以经常一起讨论这两种病。

根据 IBD 患者对糖皮质激素的反应，可以将这些患者大致分为三类：激素反应型、激素依赖型、激素反应迟钝型。激素反应型患者，一般经 1～2 周，即可得到临床改善，病情缓解后逐渐减量直至停药。激素依赖型患者，对糖皮质激素也有反应，但是随着剂量的减少会出现症状的复发。激素反应迟钝型患者，长期使用高剂量糖皮质激素也无法得到改善。大约 40% 患者是激素反应型，30%～40% 的患者为部分激素反应型或逐渐成为激素依赖型，15%～20% 的患者对激素治疗无反应。

糖皮质激素有时被用作激素依赖型患者症状的长期控制，然而糖皮质激素的延期缓解失败（如病情复发），应立即采用替代治疗，包括免疫抑制疗法和英夫利昔单抗。糖皮质激素对溃疡性结肠炎和克罗恩病在维持病情缓解方面是没有效果的。因此，由于其明显的不良反应，所以在激素用于治疗 IBD 时，更加重视限制疗程和累积用药剂量。

治疗 IBD 的初始剂量为，泼尼松 40～60mg/d，或等效剂量的其他皮质激素类制剂，增大剂量无效。糖皮质激素的减量过程经历数周至数月。尽管减量速度很慢，仍旧需要尽力减少甾体激素治疗的时间。多数患者通过 5d 的初始治疗即可得到大体改善，而还有一些患者需要在病情缓解前维持几个星期的治疗。对于重症患者，静脉给予糖皮质激素制剂（如甲泼尼龙和氢化可的松）。

病变局限在直肠（直肠炎）和左结肠的患者，可用糖皮质激素灌肠。氢化可的松作保留灌肠（100mg/60mL）有效，常用剂量为每晚 1 次 60mL 灌肠剂，维持 2～3 周。给药顺利时，可将药物送达降结肠甚至越过降结肠。病变位于远端的患者，通常 3～7d 见效。10% 氢化可的松泡沫混悬液（CORTIFOAM），每天使用 1～2 次，能每次释放 80mg 氢化可的松。这种制剂对于病变部位范围小且难以保留液体的远端结肠炎的患者非常有用。

布地奈德(ENTOCORTER)是一种人工合成的肠道释放剂型的糖皮质激素,用于治疗回盲肠克罗恩病。通过释放糖皮质激素治疗发炎肠段的特殊部位,吸收的药物为无活性的衍生物,故全身不良反应减少。局部治疗(如灌肠和栓剂)对病变局限在左侧结肠的结肠炎患者有效。布地奈德(9mg/d,10~12周)急性处理克罗恩病轻度至中度加重有效。

相当数量的 IBD 患者对糖皮质激素不产生足够的反应,他们可能是激素抵抗型或激素依赖型。

四、免疫抑制药

1.硫代嘌呤衍生物

细胞毒性硫代嘌呤衍生物硫嘌呤(6-MP,PURINETHOL)和硫唑嘌呤(IMMURAN)可治疗严重 IBD 或对糖皮质激素抵抗和依赖的患者。这些硫代嘌呤的抗代谢物质能抑制嘌呤核苷生物合成和细胞增殖。这两种药都是前体药:硫唑嘌呤在体内转变为硫嘌呤,随后代谢为具有假活性基团的 6-硫代鸟嘌呤核苷酸。这些药物可以通过适当调整剂量而交换使用,有代表性的是硫唑嘌呤(2mg~2.5mg/kg)或硫嘌呤(1.5mg/kg)。这些药物对治疗溃疡性结肠炎和克罗恩病有相同的效果,能有效地维持两种疾病的缓解,同时也能防止(或延缓)克罗恩病外科切除术后的复发。最终,成功用于治疗克罗恩病瘘管形成。该类药显效时间为数周到数月,因此对于急性起病,那些起效快的药物(如美沙拉秦、糖皮质激素、英夫利昔单抗)为首选。

药物遗传学:多达 2/3 的患者对硫唑嘌呤-硫嘌呤有良好的反应。硫嘌呤有三条代谢途径:①经黄嘌呤氧化酶转换为 6-硫尿酸;②经硫代嘌呤甲基转移酶(TPMT)代谢为 6-甲基-硫嘌呤(6-MMP);③经次黄嘌呤-鸟嘌呤磷酸核糖基转移酶(HGPRT)转变为 6-硫鸟嘌呤核苷酸和其他代谢物。这些不同通路的相对活性能够部分解释,这些免疫抑制药的效能和副作用存在的个体差异。硫嘌呤的血浆半衰期有限(即1~2小时),因其相对快速地被红细胞和其他组织摄取。吸收以后,TPMT 的活性的不同决定了药物的命运。大约80%的美国人被认为具有正常的代谢,然而每300人中有1人 TPMT 活性较弱。在后者中,硫嘌呤代谢通路会从6-甲基-硫嘌呤转向6-硫鸟嘌呤核苷酸,会出现严重的骨髓抑制。大约10%的人具有中等程度的 TPMT 活性,给予相同的剂量,这些人的6-硫鸟嘌呤水平高于正常代谢者。最后,大概10%的人是快速代谢者,硫嘌呤代谢通路会从6-硫鸟嘌呤核苷酸通路分流至6-MMP 通路,会出现肝功能异常测试结果。此外,相对正常代谢者而言,给予相同的口服剂量,快代谢者的6-硫鸟嘌呤水平较低,从而影响了其治疗效果。药物遗传学能够指导治疗。

在小肠和肝内,硫嘌呤被黄嘌呤氧化酶转换为硫尿酸,该物质不具有免疫抑制活性。别嘌醇通过抑制黄嘌呤氧化酶活性,使硫嘌呤转换为更有活性的代谢物如6-硫鸟嘌呤,从而增加了免疫抑制效应和潜在毒性作用。因此,使用硫嘌呤治疗的患者,必须注意它与治疗痛风或高尿酸血症的药物之间有潜在的严重相互作用。对已经使用过别嘌醇的患者,硫嘌呤的剂量要降至标准剂量的25%。

2.氨甲蝶呤

氨甲蝶呤常通常被保留用于激素抵抗型或激素依赖型 IBD 患者的治疗。对于克罗恩病,其能诱导和维持缓解,比硫嘌呤和硫唑嘌呤起效更快。而在治疗溃疡性结肠炎方面,氨甲蝶呤的研究有限。

氨甲蝶呤治疗 IBD 与其治疗其他自身免疫疾病有些不同。最重要的是,经胃肠外给更高剂量(如 15～25mg/周)。胃肠外给氨甲蝶呤增加疗效,反映较高剂量的氨甲蝶呤药的肠内吸收是不可预知的。

3.环孢素

环孢素用于对糖皮质激素治疗无效的严重溃疡性结肠炎病例。环孢素(每天 2～4mg/kg)静脉滴注可在 7d 内明显改善 50%～80% 的严重溃疡性结肠炎患者的症状,有时可避免紧急结肠切除术。谨慎监测环孢素血药水平,将全血浓度在维持 300～400ng/mL 的治疗水平是必要的。

口服环孢素用于维持治疗 IBD 效果较差,可能因为其肠道吸收有限。在此情况下,新剂型 NEORAL(环孢素的微乳剂,具有更高的口服生物利用度)长期治疗可能效果更佳。环孢素常用作治疗克罗恩病的瘘管并发症。静脉注射环孢素能达到既快又好的疗效。然而口服环孢素治疗伴有频繁的复发,在维持瘘管闭合方面还需另外一些策略。因此,神经钙蛋白抑制药常用作处理一些短期的特定问题,使其逐渐过渡至长期治疗。

4.抗肿瘤坏死因子治疗

英夫利昔单抗(REMICADE,cA2),一种嵌合免疫球蛋白(25% 小鼠,75% 人),与 TNF-α 结合并中和其活性。而 TNF-α 是参与克罗恩病特征性 Th1 免疫反应的一种主要调节因子。

英夫利昔单抗(5mg/kg 静脉滴注,间隔数周至数月)能减轻 2/3 的中度或严重克罗恩病患者急性发作的频率,促进克罗恩病肠外瘘闭合。该药对克罗恩病的治疗作用正在进展中,但是逐渐出现的证据表明其对维持病情缓解和防止瘘管复发是有效的。

英夫利昔单抗作为一种生物反应调节因子引起了很多重视,但是其静脉注射后会引起急性反应(发热、寒战、荨麻疹甚至过敏性反应)和亚急性反应(血清病样症状)。9% 的患者发现抗双链 DNA 抗体,但是狼疮样综合征较罕见。抗英夫利昔抗体能够降低其临床疗效,一些减少抗体形成的策略(如糖皮质激素或其他免疫抑制药治疗),对于维持英夫利昔单抗在复发和长期治疗中的疗效起着决定性作用。

英夫利昔单抗治疗会导致呼吸道感染发病率的增加,特别是潜在的结核复发或肉芽肿感染播散。美国 FDA 建议英夫利昔单抗治疗者用精制结核菌素检测有无潜在结核,阳性者须先用异烟肼预防性治疗。然而,假阴性皮试也见于一些克罗恩病患者,一些专家也常规进行胸片检查有无活动性或潜在的肺病。英夫利昔单抗禁用于严重心衰患者。该药费用昂贵,对于某些患者这是重要的权衡因素。

5.抗生素

正常时,在胃肠道黏膜上皮组织中存在肠道菌群和免疫反应的平衡。一些数据表明结肠菌群能启动或延续 IBD 的炎症反应。特定的细菌性抗原参与了克罗恩病的发病。因此,某些菌株可能促炎(拟杆菌属)或抗炎(乳酸菌),可以寻求操纵 IBD 患者结肠菌群。传统疗法上,抗生素较多的用于克罗恩病。最近,促生素也被用于治疗 IBD 的特定临床表现。

抗生素可用于以下任何一种情况:①活动性 IBD 的辅助治疗;②克罗恩病特定并发症的治疗;③预防克罗恩病手术后复发;最常用的抗生素有甲硝唑,环丙沙星和克拉霉素。他们对病变部位涉及结肠的克罗恩病疗效较局限于回肠的要好。克罗恩病特定并发症能通过抗生素治疗得到改善,包括腹腔脓肿,炎性包块,肛门周围病变(瘘管和直肠周脓肿),继发于小肠部分梗阻的小肠菌群过度增长,梭状芽孢杆菌引起的继发性感染和术后并发症。甲硝唑对于治疗肛门周围病变特别有效。术后,3 个月甲硝唑疗程(每天 20mg/kg)能延长内镜镜检复发和临床复发。

五、IBD 支持疗法

止痛药、抗胆碱能药、止泻药在减轻症状、改善生活质量上起着支持作用。这些药物按患者症状个体化使用,是消炎药的补充。适当给予口服铁剂、叶酸、维生素 B$_{12}$。洛哌丁胺或地芬诺酯对病情较轻患者能用来降低肠蠕动频率和减少直肠急迫,重症患者禁用,因为有诱发中毒性巨结肠的危险。考来烯胺能够防止局部回结肠切除术后患者胆盐诱导的结肠分泌物的形成。抗胆碱能药(盐酸双环胺)可用于减少腹部痉挛,疼痛,直肠急迫症的发生。止泻药禁用于重症患者以及怀疑梗阻患者。应细心鉴别是 IBD 的恶化还是同时存在的功能性肠疾病的症状。

六、孕期 IBD 治疗

IBD 是一种慢性疾病能够在生殖期影响妇女。一般来说,降低疾病活动性能够提高生育力和改善怀孕结果。同时,孕期限制性给药是必需的,尽管有时与控制疾病的目标有些矛盾。

5-ASA 和糖皮质激素是 FDA 的 B 类药品,常用于治疗孕期妇女,且认为是安全的,而氨甲蝶呤明确被禁用于妊娠患者。硫代嘌呤免疫抑制药的使用是有争议的,因为长期使用这些药物,它们的起始给药和停药均需要严格的管理。尽管没有这些药物孕期的对照实验,但过去的几年也出现了相当多的经验。孕期患者使用硫代嘌呤免疫抑制药并没有出现不良后果的增加。虽然如此,对于打算怀孕的患者,关于使用这些药物的决定也是复杂的,必须考虑其利弊。

第八章 血液系统用药

第一节 抗凝血药

抗凝血药是指能通过干扰机体生理性凝血的某些环节而阻止血液凝固的药物,临床主要用于血栓栓塞性疾病的预防和治疗。

一、凝血酶间接抑制药

肝素

肝素因最初在肝脏发现而得名,存在于肥大细胞、血浆及血管内皮中,是一种由 D-葡萄糖胺、L-艾杜糖醛苷、N-乙酰葡萄糖胺和 D-葡萄糖醛酸交替组成的黏多糖多硫酸酯,分子量为 $5\sim30kD$,平均分子量是 12kD,带有大量负电荷,呈酸性。药用肝素是从猪肠黏膜或牛肺脏中获得的。

【体内过程】

肝素是带大量阴电荷的大分子,不易通过生物膜,口服不吸收,通常静脉给药。静脉注射后,60%集中于血管内皮,不能透过胸膜、腹膜和胎盘,不进入乳汁。主要在肝脏中经单核-吞噬细胞系统的肝素酶分解代谢。其降解产物或肝素原形(高剂量时)经肾排泄。肝素的 $t_{1/2}$ 因剂量而异,例如静脉注射 100、400、800U/kg,其 $t_{1/2}$ 分别为 1、2、5h 左右。肺气肿、肺栓塞患者 $t_{1/2}$ 缩短,肝、肾功能严重障碍者则 $t_{1/2}$ 明显延长,对肝素敏感性也提高。

【药理作用与作用机制】

肝素在体内、体外均有强大的抗凝作用。静脉注射后,抗凝作用立即发生。可使血液中活化的部分凝血酶时间(APTT)轻度延长,对凝血酶原(PT)影响弱,抗因子 X 的活性明显增强。目前认为 APTT 与出血倾向有关,抗因子 X 的活性则反映了药物的抗血栓能力。肝素的药理作用有以下几个方面:

1.增强抗凝血酶Ⅲ活性

通过催化血浆中抗凝血酶Ⅲ(ATⅢ)对一些凝血酶的抑制作用。其明显增强 ATⅢ与凝血酶的亲和力,使Ⅱa-ATⅢ反应速率加快 1000 倍,加速凝血酶灭活。ATⅢ可抑制内源性和共同通路活化的凝血因子,包括凝血酶、因子Ⅸa、Ⅹa、Ⅺa 和Ⅻa。肝素与 ATⅢ赖氨酸残基形成可逆性复合物,使 ATⅢ构象改变,暴露出精氨酸活性位点,后者与凝血因子Ⅸa、Ⅹa、Ⅺa、Ⅻa 丝氨酸活性中心结合,对凝血酶则形成肝素-ATⅢ-Ⅱa 三元复合物,"封闭"凝血因子活性中心,使其灭活,发挥显著的抗凝作用。

2.激活肝素辅助因子Ⅱ

高浓度肝素与肝素辅助因子Ⅱ(HCⅡ)结合,激活 HCⅡ。活化的 HCⅡ可提高对凝血酶抑制速率,达 100 倍以上。

3.其他

肝素可使内皮细胞释放脂蛋白酶,将血中乳糜微粒和极低密度脂蛋白的三酰甘油水解为甘油和游离脂肪酸;抑制炎症介质活性和炎症细胞活性,呈现抗炎作用;抑制血管平滑肌细胞增殖,抗血管内膜增生;抑制血小板聚集。

【临床应用】

1.血栓栓塞性疾病

主要用于防止血栓形成和扩大,如深部静脉血栓、肺栓塞、脑梗死、心肌梗死、心血管手术及外周静脉术后血栓形成等。尤其适用于急性动、静脉血栓形成。肝素是最好的快速抗凝药物。

2.弥散性血管内凝血(DIC)

用于各种原因如脓毒血症、胎盘早期剥离、恶性肿瘤溶解等导致的DIC。这是肝素的主要适应证,应早期应用,防止纤维蛋白原及其他凝血因子耗竭而发生继发性出血。

3.心血管手术、心导管检查、血液透析及体外循环等体外抗凝。

【不良反应】

1.出血

这是肝素主要不良反应,表现为各种黏膜出血、关节腔积血和伤口出血等。严重者可引起致命性出血(4.6%)。用药期间应监测部分凝血酶时间(PTT)。PPT应当维持在正常值(50~80s)的1.5到2.5倍。对轻度出血患者停药即可,严重者可静脉缓慢注射鱼精蛋白,每1~1.5mg鱼精蛋白可中和100U肝素,每次剂量不可超过50mg。

2.血小板减少症

发生率高达5%~6%。若发生在用药后1~4d,程度多较轻,不需中断治疗即可恢复,一般认为是肝素引起一过性的血小板聚集作用所致;多数发生在给药后7~10d,与免疫反应有关。可能因肝素促进血小板因子4(PF_4)释放并与之结合,形成肝素-PF_4复合物,后者再与特异抗体形成PF_4-肝素-IgG复合物,引起病理反应所致。停药后约4天可恢复。

3.其他

可引起皮疹、发热等过敏反应。妊娠妇女长期用肝素可引起骨质疏松,自发性骨折,于分娩1年后可恢复正常。

对肝素过敏、血友病、出血倾向、血小板功能不全和血小板减少症、紫癜、严重高血压、细菌性心内膜炎、肝肾功能不全、消化性溃疡、颅内出血、活动性肺结核、先兆性流产、产后、内脏肿瘤、外伤及术后等患者和孕妇禁用。

【药物相互作用】

肝素为弱酸性药物,不能与弱碱性药物合用;与肾上腺皮质激素类、依他尼酸合用,可致胃肠道出血;静脉同时给予肝素和硝酸甘油,可降低肝素活性;与阿司匹林、非甾体消炎药、右旋糖酐、双嘧达莫合用,可增加出血的危险;与胰岛素或磺酰脲类药物合用,能导致低血糖;与血管紧张素Ⅰ转化酶抑制药合用,可能引起高血钾。

低分子量肝素

从普通肝素中分离或由普通肝素降解后再分离而得的低分子量肝素(LMWH)是分子量

小于 7kD 的肝素。由于其药理学和药动学的特性优于普通肝素,近年来发展很快。与普通肝素相比,LMWH 具有以下特点:①LMWH 具有选择性抗凝血因子 Ⅹa 活性,而对凝血酶及其他凝血因子影响较小。低分子量肝素的抗因子 Ⅹa/Ⅱa 活性比值为 1.5～4.0,而普通肝素为 1.0 左右,分子量越低,抗凝血因子 Ⅹa 活性越强,这样就使抗血栓作用与出血作用分离,保持了肝素的抗血栓作用而降低了出血的危险;②个体差异小,血管外给药生物利用度高,半衰期较长,体内不易被消除;③LMWH 由于分子量小,较少受 PF$_4$ 的抑制,不易引起血小板减少。LMWH 将逐渐取代普通肝素用于临床,但各制剂选用时仍应注意出血的不良反应。

依诺肝素

【体内过程】

伊诺肝素为第一个上市的 LMWH,分子量约 3.5～5.0kD,本药皮下注射后吸收迅速、完全。注射后 3h 出现血浆最高活性,而血浆中抗凝血因子 Ⅹa 活性可持续 24h。不易通过胎盘屏障,部分经肾排泄。$t_{1/2}$ 为 4.4h。

【药理作用】

对抗凝血因子 Ⅹa 与因子 Ⅱ 活性比值大于 4.0,具有强大而持久的抗血栓形成作用。

【临床应用】

主要用于深部静脉血栓,外科手术和整形外科(如膝、髋人工关节更换手术)后静脉血栓形成的防治,血液透析时防止体外循环凝血发生。本药与普通肝素相比,抗凝剂量较易掌握,毒性小,安全,作用持续时间较长。本药常规给药途径为皮下注射。

【不良反应】

较少出现出血,如意外静脉注射,或大剂量皮下注射,可引起出血加重,可用鱼精蛋白对抗;鱼精蛋白 1mg 可中和本药 1mg 的抗因子 Ⅱa 及部分(最多 60%)抗因子 Ⅹa 的活性。偶见血小板减少。严重出血、对本药过敏患者,严重肝、肾功能障碍患者禁用。

其他 LMWH 的药理作用、临床应用和不良反应均与依诺肝素相似,但应注意临床应用的剂量存在一定的差异,并注意出血等不良反应。

合成肝素衍生物

磺达肝癸钠(Na)是一种以抗凝血酶肝素结合位点结构为基础合成的戊多糖。它经抗凝血酶介导对因子 Ⅹa 的抑制作用,因分子短小而不抑制凝血酶。与肝素和低分子肝素相比,该药发生肝素引起的血小板减少症的风险要小得多。

二、凝血酶直接抑制药

凝血酶是最强的血小板激活物。根据药物对凝血酶的作用位点可分为:①双功能凝血酶抑制药,如水蛭素可与凝血酶的催化位点和阴离子外位点结合;②阴离子外位点凝血酶抑制药,仅能通过催化位点或阴离子外位点与凝血酶结合,发挥抗凝血酶作用,如阿加曲班。

重组水蛭素

基因重组水蛭素,是由水蛭的有效成分水蛭素,经由基因重组技术制成,分子量为 7kD。

【药理作用与作用机制】

水蛭素对凝血酶具有高度亲和力,是目前所知最强的凝血酶特异性抑制剂。可抑制凝血酶蛋白水解作用,抑制纤维蛋白的生成。水蛭素与凝血酶以 1：1 结合成复合物,使凝血酶灭活。该药不仅阻断纤维蛋白原转化为纤维蛋白凝块,而且对激活凝血酶的因子Ⅴ、Ⅷ、Ⅻ,以及凝血酶诱导的血小板聚集均有抑制作用,具有强大而持久的抗血栓作用。

【体内过程】

本药口服不被吸收,静脉注射后进入细胞间隙,不易通过血脑屏障。主要以原形(90%~95%)经肾脏排泄。$t_{1/2}$约1h。

【临床应用】

用于防治冠状动脉形成术后再狭窄、不稳定型心绞痛、急性心肌梗死后溶栓的辅助治疗,DIC、血液透析中血栓形成,临床疗效优于肝素。大剂量可引起出血。

【注意事项】

肾衰竭患者慎用。由于患者用药期间体内通常可形成抗水蛭素的抗体而延长APTT,建议每天监测APTT。目前尚无有效的水蛭素解毒剂。

三、凝血因子合成抑制剂——维生素K拮抗剂

香豆素类,为口服抗凝血药,是一类含有4-羟基香豆素基本结构的物质。常用华法林(苄丙酮香豆素)、双香豆素、苯丙香豆素、醋硝香豆素(新抗凝)等。

双香豆素口服吸收慢且不规则,吸收后几乎全部与血浆蛋白结合,因此,与其他血浆蛋白结合率高的药物同服,可增加双香豆素的游离药物浓度,使抗凝作用大大增强,甚至诱发出血。双香豆素分布于肺、肝、脾及肾,经肝药酶羟基化失活后由肾排泄。醋硝香豆素大部分以原形经肾排出。

华法林

【体内过程】

华法林口服吸收完全,生物利用度可达100%,99%的与血浆蛋白结合,表观分布容积小,吸收后0.5~4h达血药浓度高峰,能通过胎盘。华法林(消旋混合物)的R、S同分异构体,均主要经肝脏代谢,可经胆汁排入肠道再吸收,最终从肾排泄。$t_{1/2}$约40h。受此药影响的凝血因子$t_{1/2}$为6~60h。华法林无体外抗凝作用,体内抗凝作用缓慢而持久。口服后一般需8~12h发挥作用,1~3天达血药浓度高峰,停药后作用可持续数天。

【药理作用与作用机制】

香豆素类是维生素K的拮抗剂,抑制维生素K在肝脏由环氧型向氢醌型转化,从而阻止维生素K的反复利用。维生素K是γ-羧化酶的辅酶。凝血因子Ⅱ、Ⅶ、Ⅸ、Ⅹ、抗凝血蛋白C和抗凝血蛋白S前体的第10个谷氨酸残基(Glu)依赖γ-羧化酶的催化作用下,生成γ-羧基谷氨酸。华法林因阻止维生素K的循环利用,抑制了凝血因子Ⅱ、Ⅶ、Ⅸ、Ⅹ等的活化,使这些因子处于无凝血活性的前体阶段,从而产生抗凝作用,对已经羧化的上述因子无作用,因此香豆素类体外无效,体内也须原有活化的上述因子耗竭后才发挥抗凝作用。故香豆素类口服后至少经12~24h才出现作用,1~3d达峰,维持3~4d。

【临床应用】

1.心房纤颤和心脏瓣膜病所致血栓栓塞

这是华法林的常规应用;此外,接受心脏瓣膜修复术的患者,需长期服用华法林。

2.髋关节手术患者

可降低静脉血栓形成的发病率。

3.预防复发性血栓栓塞性疾病

如肺栓塞、深部静脉血栓形成患者,用肝素或溶栓药后,常规用华法林维持3～6个月。

【不良反应】

主要是出血,如血肿、关节出血、胃肠道出血等。最严重的出血是颅内出血,应密切观察。在服药期间应密切监测凝血酶原时间(PT)。一旦出血严重,应立即停药,给予10mg维生素K静注,一般在给药24h后,PT可恢复正常;也可输新鲜血液。可致畸胎,孕妇禁用。罕见有"华法林诱导的皮肤坏死",通常发生在用药后2～7d。也可引起胆汁瘀滞性肝损害,停药后可消失。

【药物相互作用】

阿司匹林、保泰松可升高游离香豆素类浓度,增强抗凝作用。服用广谱抗生素和患肝病时由于维生素K合成减少或凝血因子合成减少,香豆素类药物的药效可增强。甲硝唑、西咪替丁、水杨酸等肝药酶抑制剂及非甾体消炎药、胺碘酮、依他尼酸、氯贝丁酯等可增强本类药物的抗凝血作用;巴比妥类、苯妥英钠等肝药酶诱导剂可减弱本类药物的抗凝作用。

第二节　抗血小板药

血小板在血栓栓塞性疾病,特别动脉血栓疾病的形成中具有重要病理生理学意义。抗血小板药是指对血小板功能有抑制作用的药物,阿司匹林和噻氯匹定在临床较常用。

一、血小板代谢酶调控药

(一)环氧酶抑制药

阿司匹林

阿司匹林是花生四烯酸代谢过程中的环氧酶的抑制药。本药可使血小板中环氧酶活性中心丝氨酸残基乙酰化而灭活,从而抑制TXA_2的生成。一次服药,对该酶抑制达90%,呈不可逆性。但是,阿司匹林对血管内皮细胞中环氧酶的抑制作用弱而可逆,故对PGI_2的形成影响小。小剂量(国内推荐每天50～100mg)阿司匹林防治血栓性疾病收效较佳,不良反应较少。

【药理作用】

阿司匹林抑制血小板聚集,抗血栓形成。血栓形成与血小板聚集有关。血小板产生的血栓素A_2(TXA_2)是强大的血小板释放及聚集的诱导物,它可直接诱发血小板释放ADP,进一步加速血小板的聚集过程。阿司匹林可抑制TXA_2的合成,影响血小板聚集,引起凝血功能障碍,延长出血时间。临床试验证明,小剂量阿司匹林即可最大限度地抑制血小板聚集,作用持续2～3d。因此每天给予小剂量阿司匹林可防治血栓性疾病。

【临床应用】

常用于冠状动脉硬化性疾病、心肌梗死、脑梗死、深静脉血栓形成和肺梗死等,作为溶栓疗法的辅助抗栓治疗,能减少缺血性心脏病发作和复发的危险,也可使一过性脑缺血发作患者的中风发生率和病死率降低。此外,小剂量阿司匹林可预防慢性稳定性心绞痛、心肌梗死、脑梗死、脑卒中或短暂性脑缺血发作后脑梗死、瓣膜修补术或冠脉搭桥术后的血栓形成。

(二)TXA_2合成酶抑制药

利多格雷

利多格雷为强大的 TXA_2 合成酶抑制剂,兼具中度 TXA_2 受体阻断作用。对血小板血栓和冠状动脉血栓的作用较水蛭素及阿司匹林更有效。本药可直接干扰 TXA_2 的合成,拮抗 TXA_2 的作用。同时,合成酶抑制使血管内 PG 环氧化物堆积,使 PGI_2 水平提高,这可能比清除 TXA_2 更为重要,其总和结果产生抗血小板聚集效应。据临床试用报道,本药对急性心肌梗死、心绞痛及缺血性脑卒中,在发生率和再栓塞率方面均较阿司匹林明显降低,预防新的缺血性病变更为有效。不良反应较轻,有轻度胃肠反应。

同类药物尚有吡考他胺,其作用比利多格雷弱,不良反应轻。

(三)腺苷酸环化酶激活剂

依前列醇

内源性 PGI_2 由血管内皮细胞合成,具有强大的抗血小板聚集及松弛血管平滑肌作用。PGI_2 作用机制是通过兴奋血小板中腺苷酸环化酶,使细胞内 cAMP 水平升高,促进胞浆内 Ca^{2+} 再摄取进入 Ca^{2+} 库,使胞浆内游离 Ca^{2+} 浓度降低,血小板处于静止状态,对各种刺激物均不起反应。依前列醇(PGI_2)为人工合成,是迄今为止活性最强的血小板聚集内源性抑制剂。本药能抑制 ADP、胶原纤维、花生四烯酸等诱导的血小板聚集和释放,对体外旁路循环中形成的血小板聚集体,具有解聚作用,还能阻抑血小板在血管内皮细胞上的黏附。同类药有伊洛前列素、前列腺素 E_2 等。

PGI_2 性质不稳定,作用时间短暂,故 $t_{1/2}$ 很短,仅 3min,在体内迅速转为稳定的代谢产物6-酮-PGF_1。在肺内不被灭活是 PGI_2 的特点。

用于体外循环,防止血小板减少、微血栓形成和出血倾向。本药静脉滴注过程中常见血压下降、心率加速、头痛、眩晕、潮红等现象,可减少剂量或暂停给药;此外对消化道刺激症状也较常见。

(四)磷酸二酯酶抑制药

双嘧达莫

双嘧达莫,又称潘生丁,为环核苷酸磷酸二酯酶抑制药,主要抑制血小板的聚集,发挥抗栓作用。

【体内过程】

本药口服吸收缓慢,个体差异大,生物利用度为 27%～59%。口服后 1～3h 血药浓度达峰值;与蛋白结合率高(91%～99%)。主要在肝脏转化为葡萄糖醛酸偶联物。自胆汁排泄,可因肝肠循环而延缓消除,少量自尿排出。$t_{1/2}$ 为 10～12h。

【药理作用与作用机制】

1.能抑制血小板的黏附性,防止其黏附于血管壁的损伤部位。

2.通过以下途径增加 cAMP 含量,抑制血小板聚集:①本药可抑制磷酸二酯酶活性,减少 cAMP 水解;②抑制血液中的腺苷脱氢酶,减少腺苷的分解;③抑制腺苷再摄取,增加血浆中腺苷含量,通过腺苷,再激活腺苷酸环化酶,增加血小板中 cAMP 浓度,而协同抗血小板聚集作用。

3.轻度抑制血小板生成 TXA_2,降低其促进血小板聚集的作用;并可增加血管内皮 PGI_2 的合成和活性。

【临床应用】

一般与口服抗凝血药香豆素类合用,治疗血栓栓塞性疾病,可增强疗效。例如,安装人工瓣膜患者口服香豆素类后仍有血栓栓塞或同服阿司匹林不能耐受,可用此药。

【不良反应】

较常见不良反应为胃肠道刺激。由于血管扩张,血压下降,导致头痛、眩晕、潮红、晕厥等。少数心绞痛患者用药后可出现"窃血"现象,诱发心绞痛发作,应慎用。

二、血小板活化抑制药

噻氯匹定

【体内过程】

口服吸收良好,口服 250mg 后,2h 达血药浓度高峰。本药作用缓慢,连续服药 3～5 天可产生抗血小板活性,2 周后达血药稳态浓度,停药后可持续 10d。经肝代谢,其代谢产物中 2-酮代谢物的抗血小板作用比原药强 5～10 倍。60％的从肾脏排出,23％从胆汁和肠道排泄。

【药理作用与作用机制】

噻氯匹定是噻烯吡啶类药物。比阿司匹林抗血小板作用更特异。本药对 ADP 介导的血小板活化具有特异的、不可逆的和强大的抑制作用。

阻止纤维蛋白原与受体结合:ADP 激活血小板后,在其膜表面暴露出血小板糖蛋白受体。纤维蛋白原与 GPⅡb/Ⅲa 结合,是各种诱导剂引起血小板聚集的共同通路。噻氯匹定抑制 ADP 诱导血小板 GPⅡb/Ⅲa 受体上纤维蛋白原结合部位的暴露,因而阻止纤维蛋白原与受体结合,产生抗血小板聚集和解聚作用。

【临床应用】

用于血栓栓塞性疾病,可使脑血管病、心肌梗死的病死率减少;也用于外周血管闭塞性疾病及糖尿病性视网膜病。国内常规剂量每天 250mg,可达到最大治疗效果,如再增加剂量可引起出血倾向。

【不良反应】

腹泻(20％)最为常见,严重者需停药。本药最严重的不良反应是中性粒细胞减少(2.4％),甚至全血细胞减少,因此在用药 3 个月内需定期检查血象。此外,尚有轻度出血、皮疹、肝脏毒性等。

氯吡格雷与噻氯匹定是同一类药物,作用、用途均相似。其主要优点在于不良反应较轻,对骨髓无明显毒性,不引起白细胞减少。

三、血小板糖蛋白Ⅱb/Ⅲa 受体阻断剂

ADP、凝血酶、TXA_2 等血小板聚集诱导药引起血小板聚集最终的共同通路都是暴露血小板膜表面的糖蛋白Ⅱb/Ⅲa 受体。

阿昔单抗

阿昔单抗是血小板 GPⅡb/Ⅲa 的人/鼠嵌合单克隆抗体,可竞争性、特异性地阻断纤维蛋白原与GPⅡb/Ⅲa受体结合,产生抗血小板聚集作用。临床试用于不稳定型心绞痛的治疗,降低心肌梗死发生率。有出血危险,应严格控制剂量。

依替巴肽

依替巴肽属于环状多肽,是 RGD 三肽在 Ⅱbβ_3 结合位点的阻断剂。静脉注射可在体内阻止血小板聚集。临床用于不稳定型心绞痛和冠状动脉成形术。

以后又相继开发出非肽类的 GPⅡb/Ⅲa 受体阻断剂拉米非班、替罗非班和可供口服的珍米洛非班、夫雷非班和西拉非班等。抑制血小板聚集作用强,应用方便,不良反应较少。适用于急性心肌梗死、溶栓治疗、不稳定型心绞痛和血管成形术后再梗死。

第三节 纤维蛋白溶解药

当机体的生理性或病理因素引起小血管内形成血凝块时,将由纤维蛋白溶解(简称纤溶)系统使之溶解,以防止血栓形成,保证血流畅通。当某些病理因素导致机体形成血栓时,则需要给予外源性的纤维蛋白溶解剂,又称溶栓药,是在内源性或外源性纤溶酶原激活剂参与下,使纤溶酶原转为纤溶酶,纤溶酶通过降解纤维蛋白和纤维蛋白原而限制血栓增大和溶解血栓。

链激酶

链激酶(SK)为天然的第一代溶栓药,是从 β-溶血性链球菌培养液中提取的一种非酶性单链蛋白,分子量为 47kD,链激酶 1U 相当于 0.01g 蛋白质。现用基因工程技术制成重组链激酶(rSK)。

【药理作用】

链激酶激活纤溶酶原为纤溶酶的作用是间接的,即链激酶先与纤溶酶原形成 SK-纤溶酶原复合物,使其中的纤溶酶原转为纤溶酶,溶解血栓。因此,SK 的活性不需要纤维蛋白存在,SK-纤溶酶原复合物也不受血液中 α_2-抗纤溶酶(α_2-AP)的抑制。

【临床应用】

主要用于血栓栓塞性疾病,如急性心肌梗死、静脉血栓形成、肺栓塞、动脉血栓栓塞、透析通道栓塞、人工瓣膜栓塞等。在血栓形成不超过 6h 内用药,其疗效较好。

【不良反应】

易引起出血,严重者可注射氨甲苯酸(或类似药),甚者可补充纤维蛋白原或全血。本药具有抗原性,可引起过敏反应。

尿激酶

尿激酶(UK),由人尿或肾细胞组织培养液提取的天然第一代溶栓药。尿激酶为体内纤溶系统的成员,可直接激活纤溶酶原为纤溶酶。纤溶酶裂解凝血块表面的纤维蛋白,也可裂解血液中游离的纤维蛋白原,故本药对纤维蛋白无选择性。进入血液中的 UK,可被循环中纤溶酶原激活剂的抑制物(PAI)所中和,但连续用药后,PAI 很快耗竭。产生的纤溶酶可被血液中

α_2-AP 灭活,故治疗量效果不佳,需大量 UK 使 PAI 和 α_2-AP 耗竭,才能发挥溶栓作用。UK 的 $t_{1/2}$ 约为 16min,作用短暂。

主要用于心肌梗死和其他血栓栓塞性疾病。本药是目前国内应用最广泛的溶栓药。出血是其主要不良反应,但较链激酶轻;无过敏反应。

阿尼普酶

阿尼普酶,又称茴香酰化纤溶酶原/链激酶激活剂的复合物(APSAC),属第二代溶栓药。本药为链激酶与赖氨酸纤溶酶原以 1∶1 的比例形成的复合物,分子量为 131kD。赖氨酸纤溶酶原的活性中心被茴香酰基所封闭。进入血液中的 APSAC,弥散到血栓含纤维蛋白表面,通过复合物的赖氨酸纤溶酶原活性中心与纤维蛋白结合,此时,被封闭的乙酰基缓慢去掉,激活血栓上纤维蛋白表面的纤溶酶原为纤溶酶,溶解血栓。本药具有以下特点:①一次静脉注射即可,不必静脉滴注(缓慢去乙酰基);不受 α_2-AP 抑制(已茴香酰化);②本药是赖氨酸纤溶酶原的复合物,较易进入血液凝块处与纤维蛋白结合;③本药是选择性纤维蛋白溶栓药,很少引起全身性纤溶活性增强,故出血少。具有抗原性,可致过敏反应。本药血浆 $t_{1/2}$ 为 90～105min。临床应用同尿激酶。

同属第二代溶栓药的还有阿替普酶又称组织型纤溶酶原激活剂(t-PA)、西替普酶和那替普酶。后两者为基因重组的 t-PA。

葡萄球菌激酶

葡萄球菌激酶(SAK)简称葡激酶,是从某些金黄色葡萄球菌菌株的培养液中获得的,现为基因工程重组产品。作用与链激酶相似。本药无酶活性,而是先与纤溶酶原形成复合物,后者裂解纤溶酶原为纤溶酶。葡激酶对纤维蛋白的溶解作用和对富含血小板血栓的溶栓作用均较链激酶强。已试用于急性心肌梗死患者,疗效较链激酶佳,出血较少。

瑞替普酶

瑞替普酶属第三代溶栓药。第三代溶栓药是指通过基因重组技术改良天然溶栓药的结构,提高选择性溶栓效果,延长 $t_{1/2}$,减少用药剂量和不良反应。瑞替普酶具有以下优点:见效快,溶栓疗效高(血栓溶解快,防止血栓再形成,提高血流量),耐受性较好,生产成本低,给药方法简便,不需要按体重调整。本药用于急性心肌梗死患者。常见不良反应为出血。血小板减少症、有出血倾向患者慎用。

第四节　促凝血药

维生素 K

维生素 K(Vit K)广泛存在于自然界,基本结构为甲萘醌。维生素 K_1,存在于绿色植物中,K_2 是人体肠道细菌的代谢产物,以上两者均为脂溶性,其吸收需要胆汁参与。K_3、K_4 均为人工合成,具有水溶性,可以直接吸收。

【药理作用】

维生素 K 是 γ-羧化酶的辅酶,在羧化酶参与下,将凝血因子 Ⅱ、Ⅶ、Ⅸ、Ⅹ 前体的第 10 个

谷氨酸残基羧化为 γ-羧基谷氨酸,从而使这些因子具有活性,产生凝血作用。羧化酶的活化需要还原的氢醌型 Vit K 氧化为环氧化型 Vit K,以及环氧化型 Vit K 的再还原才能完成上述羧化反应。

【临床应用】

用于维生素 K 缺乏引起的出血:①用于新生儿出血(缺乏合成 Vit K 的细菌)和预防长期应用广谱抗生素继发的 Vit K 缺乏症(细菌合成 Vit K 减少);②用于阻塞性黄疸、胆瘘、慢性腹泻和广泛胃肠切除后,继发于吸收或利用障碍所致的低凝血酶原血症;③口服过量华法林香豆素类抗凝药、水杨酸等所致出血。

【不良反应】

维生素 K_1(甚至大剂量)不良反应最少,但注射速度过快可出现面部潮红、出汗、胸闷和血压骤降等。一般以肌内注射为宜。较大剂量维生素 K_3 可引发新生儿、早产儿或缺乏葡萄糖-6-磷酸脱氢酶的特异质者发生溶血和高铁血红蛋白血症。

凝血因子制剂

凝血因子制剂是从健康人体或动物血液中提取后,经分离提纯,冻干后制备的含不同凝血因子的制剂,主要用于凝血因子缺乏时的替代或补充疗法。

凝血酶原复合物(人凝血因子Ⅸ复合物)是由健康人静脉血分离而得的含有凝血因子Ⅱ、Ⅶ、Ⅸ、Ⅹ的混合制剂。上述四种凝血因子的凝血作用均依赖维生素 K 的存在。临床主要用于治疗乙型血友病(先天性凝血因子Ⅸ缺乏)、严重肝脏疾病、香豆素类抗凝剂过量和维生素 K 依赖性凝血因子缺乏所致的出血。

抗血友病球蛋白(抗甲种血友病因子)含凝血因子Ⅷ及少量纤维蛋白原。临床主要用途为甲型血友病(先天性因子Ⅷ缺乏症)的治疗。还可用于治疗溶血性血友病、抗因子Ⅷc 抗体所致严重出血。静脉滴注过速能引起头痛、发热、荨麻疹等症状。

氨甲苯酸及氨甲环酸

氨甲苯酸(PAMBA)又称为羧基苄胺。氨甲环酸作用与用途与 PAMBA 相同但较强,丽者均为抗纤维蛋白溶解药。本类药物化学结构与赖氨酸类似,低剂量时竞争性阻断纤溶酶原与纤维蛋白结合,防止纤溶酶原的激活;高剂量时还能直接抑制纤溶酶的活性,从而抑制纤维蛋白溶解,引起凝血作用。

【临床应用】

用于纤溶系统亢进引起的各种出血,如前列腺、尿道、肺、肝、胰、脑、子宫、肾上腺、甲状腺等富含纤溶酶原激活物的脏器外伤或手术后出血,对一般慢性渗血效果较好。氨甲环酸的疗效较好,其抗纤溶活性为氨甲苯酸的 7~10 倍,成为临床最常用的制剂。

【不良反应】

本药常见有胃肠道反应。过量可引起血栓或诱发心肌梗死;合用避孕药或雌激素妇女,更易出现血栓倾向。肾功能不全者慎用。

第五节　抗贫血药

贫血是指循环血液中红细胞数量或血红蛋白含量低于正常。按照病因及发病机制的不同可分为缺铁性贫血、巨幼红细胞性贫血和再生障碍性贫血。缺铁性贫血由铁缺乏引起,可通过补充铁剂进行治疗;巨幼红细胞性贫血由叶酸或维生素 B_{12} 缺乏所致,采用补充叶酸或维生素 B_{12} 的治疗方法。

铁剂

铁是人体必需的元素,是构成血红蛋白、肌红蛋白、组织酶系,如过氧化物酶、细胞色素 c 等所必需。机体铁的摄入量不足,或胃肠道吸收障碍,或慢性失血造成机体铁缺乏,可影响血红蛋白的合成而引起贫血,应及时补充铁剂。正常男子和绝经后的女子每天从食物中只需补充每天所丢失的 1mg 铁就够了,但在生长发育时期的婴儿、儿童、青少年和孕妇,铁的需要量都增加。

【体内过程】

食物中的铁以 Fe^{2+} 形式吸收。Fe^{3+} 很难吸收,只有经胃酸、维生素 C 或食物中还原物质(如果糖、半胱氨酸等)作用下,转为还原型 Fe^{2+},才能在十二指肠和空肠上段吸收。常见的铁剂有口服铁剂有硫酸亚铁、枸橼酸铁铵、富马酸亚铁;注射铁剂有山梨醇铁和右旋糖酐铁。

吸收入肠黏膜细胞中的 Fe^{2+},部分转为 Fe^{3+},与去铁蛋白结合为铁蛋白后进行贮存;另一部分则进入血浆,立刻被氧化为 Fe^{3+},并与转铁蛋白(Tf)的 β_1 球蛋白的两个铁结合位点进行结合形成复合物。该复合物与胞浆膜上的转铁蛋白受体结合,通过胞饮作用进入细胞。铁分离后,转铁蛋白被释放到细胞外循环使用。铁的主要排泄途径是通过肠道、皮肤等含铁细胞脱落而排出体外。

【药理作用】

铁是红细胞成熟阶段合成血红素的必需物质。吸收到骨髓的铁,吸附在有核红细胞膜上并进入细胞内的线粒体,与原卟啉结合后所形成的血红素再与珠蛋白结合,即形成血红蛋白。

【临床应用】

治疗缺铁性贫血,如慢性失血性贫血(月经过多、痔疮出血和子宫肌瘤等)、营养不良、妊娠、儿童生长发育期引起的缺铁性贫血,疗效甚佳。铁剂治疗 4~5 天血液中网织红细胞数即可上升,10~14d 达高峰,4~8 周血红蛋白恢复正常。为使体内铁贮存恢复正常,待血红蛋白正常后需减半继续服药 2~3 个月。

【不良反应】

口服铁剂最常见的不良反应是胃肠道刺激症状,如恶心、呕吐、上腹痛、腹泻等,Fe^{3+} 比 Fe^{2+} 多见。此外,铁与肠腔中硫化氢结合,减少后者对肠壁刺激,减弱肠蠕动可引起便秘、黑便。小儿误服 1g 以上铁剂可引起急性中毒,表现为头痛、头晕、恶心、呕吐、腹泻、惊厥,甚至死亡。急救措施为用 1%~2% 碳酸氢钠洗胃,并以特殊解毒剂去铁胺灌胃,以结合残存的铁。

叶酸类

叶酸,又称蝶酰谷氨酸,在动、植物食品中广泛分布,由蝶啶核、对氨苯甲酸、谷氨酸三部分组成。动物细胞自身不能合成叶酸,因此,人体所需叶酸只能直接从食物中摄取。

【体内过程】

口服叶酸经肠黏膜主动吸收后,少部分经还原及甲基化转化为甲基四氢叶酸,大部分以原形进入血液循环,其中有 80% 的以 N^5-甲基四氢叶酸形式贮存于肝内。叶酸及其代谢产物主要经肾排泄,少部分由胆汁经粪便排泄,部分经重吸收形成肝肠循环。

【药理作用】

叶酸进入体内后,在二氢叶酸还原酶的作用下,转化为四氢叶酸,作为一碳单位转移酶的辅酶,参与机体多种物质的合成,如嘌呤、胸嘧啶核苷酸等。一旦叶酸缺乏,DNA 合成受阻,骨髓幼红细胞内 DNA 合成减少,细胞分裂速度减慢;但由于对 RNA 和蛋白质合成影响小,故出现巨幼红细胞性贫血,消化道上皮增殖受抑制,出现舌炎和腹泻。

【临床应用】

用于:①各种巨幼红细胞性贫血,特别是妊娠期、婴儿期因对叶酸的需要量增加所致的营养性巨幼红细胞性贫血,以叶酸治疗为主,辅以维生素 B_{12};②二氢叶酸还原酶抑制剂,如氨甲蝶呤、乙氨嘧啶、甲氧苄啶等所致的巨幼红细胞性贫血,因四氢叶酸生成障碍,必须用亚叶酸钙治疗;③单用叶酸或与维生素 B_{12} 联合使用治疗高同型半胱氨酸血症。此外,对缺乏维生素 B_{12} 所致的恶性贫血,大剂量叶酸仅能纠正血象,不能改善神经损害症状。故治疗时以维生素 B_{12} 为主,叶酸为辅。

维生素 B_{12}

维生素 B_{12}(钴胺素),是一类含钴的水溶性 B 族维生素。由于钴原子所带基团不同,维生素 B_{12} 以多种形式存在,如氰钴胺、羟钴胺、甲钴胺和 $5'$-腺苷钴胺,后两者是维生素 B_{12} 在体内具有辅酶活性的活化型,也是血液中存在的主要形式。药用的维生素 B_{12} 为性质稳定的氰钴胺和羟钴胺。

【体内过程】

口服维生素 B_{12} 必须与胃黏膜分泌的糖蛋白即"内因子"结合,进入空肠被吸收。胃黏膜萎缩导致的"内因子"缺乏可影响维生素 B_{12} 吸收,引起恶性贫血。在通过小肠黏膜时,维生素 B_{12} 与蛋白解离,再与转钴胺Ⅱ(TCⅡ)结合存于血液中,转运至肝脏后,90% 的维生素 B_{12} 与转钴胺Ⅰ(TCⅠ)结合,贮存于肝内,其余则由胆汁排泄,主要从肠道排出,可形成肠肝循环。注射时则大部分经肾排出。

【药理作用】

维生素 B_{12} 是细胞分裂和维持神经组织髓鞘完整所必需的。体内维生素 B_{12} 主要参与以下 2 种代谢过程。

(1)同型半胱氨酸甲基化生成甲硫氨酸反应:催化这一反应的甲硫氨酸合成酶(或称甲基转移酶)的辅基为维生素 B_{12},它参与甲基的转移。维生素 B_{12} 缺乏时,N^5-甲基四氢叶酸上的甲基不能转移,导致甲硫氨酸生成受阻,一方面影响四氢叶酸的再循环,使得叶酸代谢循环受阻,导致叶酸缺乏症;另一方面导致同型半胱氨酸堆积,产生高同型半胱氨酸血症。

(2)5′-腺苷钴胺是甲基丙二酰 CoA 变位酶的辅酶,能催化甲基丙二酰 CoA 转变为琥珀酰 CoA,后者可进入三羧酸循环。当维生素 B_{12} 缺乏时,甲基丙二酰 CoA 大量堆积,后者结构与脂肪酸合成的中间产物丙二酰 CoA 相似,结果合成了异常脂肪酸,并进入中枢神经系统,引起神经损害症状。

【临床应用】

主要用于恶性贫血和巨幼红细胞性贫血。也可作为神经系统疾病(如神经炎、神经萎缩等)及肝脏疾病等辅助治疗,或与叶酸联合治疗高同型半胱氨酸血症。

促红细胞生成素

红细胞生成素(EPO)是由肾脏近曲小管管周间质细胞生成的糖蛋白,分子量为 34kD。现临床应用的为基因重组的产物。EPO 与红系干细胞表面的 EPO 受体结合后,主要有以下几方面作用:①促使骨髓内红系祖细胞加速分化为原红细胞;②加速红细胞分裂增殖和血红蛋白的合成;③促进骨髓内网织红细胞和成熟红细胞释放入血;④通过位于肾脏的感受器对血液中氧含量的变化起调节作用,即在失血、贫血、肺心病所致缺氧情况下,可促进体内产生 EPO,从而加速红细胞的生成。

临床主要用于肾衰竭需施行血液透析的贫血患者,也用于慢性肾功能不全、恶性肿瘤化疗和艾滋病药物治疗引起的贫血。EPO 不良反应少,是因慢性肾功能不全患者血细胞比容增加过快,血黏滞度增高所致高血压、血凝增强等,需检测红细胞比容。此外偶可诱发脑血管意外、癫痫发作。其他可出现瘙痒、发热、恶心、头痛、关节痛、血栓等不良反应。

第六节 促白细胞增生药

非格司亭

非格司亭,又称重组人粒细胞集落刺激因子,是粒细胞集落刺激因子 G-CSF)基因重组而成。G-CSF 是由血管内皮细胞、单核细胞、成纤维细胞合成的糖蛋白。主要作用是通过受体机制促进中性粒细胞成熟;促进骨髓释放成熟粒细胞;增强中性粒细胞趋化及吞噬功能。用于:①肿瘤放、化疗引起的中性粒细胞缺乏症;②自体骨髓移植时,促进中性粒细胞数增加;③伴有骨髓发育不良综合征、再生障碍性贫血引起的粒细胞缺乏症。但大剂量长期使用,可产生轻、中度骨痛。皮下注射可有局部反应。过敏者禁用。

莫拉司亭和沙格司亭

人粒细胞-巨噬细胞集落刺激因子(GM-CSF)由 T 淋巴细胞、单核细胞、成纤维细胞和内皮细胞合成。有以下作用:①刺激造血前体细胞增殖、分化;②刺激中性粒细胞、单核细胞和 T 淋巴细胞的生长,诱导形成粒细胞、巨噬细胞集落形成单位及粒细胞-巨噬细胞集落形成单位;③促进巨噬细胞和单核细胞对肿瘤细胞的裂解作用。

人粒细胞-巨噬细胞集落刺激因子产品有莫拉司亭和沙格司亭,系用基因重组技术获得,与天然 GM-CSF 相同,对骨髓细胞有广泛作用。用于骨髓移植、肿瘤化疗、某些脊髓造血不良、再生障碍性贫血和艾滋病等引起的白细胞或者粒细胞缺乏症。常见不良反应有发热、皮疹、骨痛等。首次静滴时可出现潮红、低血压、呕吐和呼吸急促等症状。

第七节　血容量扩充药

本类药物主要用于大量失血或血浆导致的血容量降低、休克等紧急情况，以扩充血容量，维持重要器官的灌注。其共同特点是具有一定的胶体渗透压、体内消除慢、不具有抗原性等。

右旋糖酐

右旋糖酐为高分子葡萄糖聚合物。由于聚合分子数目的不同，分为不同分子量的产品。临床常用的制剂有右旋糖酐 70（中分子量，平均为 70kD）、右旋糖酐 40（低分子量，平均为 40kD）、右旋糖酐 10（小分子量，平均为 10kD）等。

【药理作用】

1.扩充血容量作用

右旋糖酐静注后可提高血浆胶体渗透压，扩充血容量，其作用强度与持续时间依中、低、小分子右旋糖酐而逐渐降低。

2.抗血栓和改善微循环作用

右旋糖酐通过稀释血液，以及覆盖红细胞、血小板和胶原纤维周围，减少血小板的黏附和聚集，降低血液的黏度、稠度；抑制凝血因子Ⅱ激活，使因子Ⅰ和Ⅷ的活性降低，从而发挥抗血栓和改善微循环作用。小分子较低分子右旋糖酐疗效好。

3.渗透性利尿作用

小分子右旋糖酐是从肾脏排出，产生强大渗透性利尿作用，低分子右旋糖酐次之，中分子右旋糖酐则无利尿作用。

【临床应用】

临床上主要用于低血容量性休克，中分子与低、小分子右旋糖酐相比，前者对血浆扩容作用影响小，持续时间较长（右旋糖酐 70 可维持 12h，低、小分子右旋糖酐可维持 3h 左右）。也用于 DIC 及预防手术后血栓栓塞性疾病，小分子右旋糖酐最为合适，低分子右旋糖酐次之，中分子右旋糖酐疗效差或无效。

【不良反应】

少数患者使用右旋糖酐后可出现过敏反应，极少数发生过敏性休克。输注药量过大可因凝血因子被稀释和血小板功能受干扰而引起出血倾向。心功能不全、少尿的肾脏疾患、血小板减少者禁用。

第九章 妇产科用药

第一节 生殖系统炎症用药

一、细菌性阴道病及其用药

(一)病因与临床表现

【病因】

本病是因阴道内产生过氧化氢的乳酸杆菌减少,导致正常菌群失调所致的一种混合感染,主要是厌氧菌居多。可能与多个性伴侣、频繁性交或阴道灌洗使阴道碱性化有关。

【临床表现】

主要表现为阴道分泌物增多,有鱼腥臭味,性交后加重,可伴有轻度外阴瘙痒或灼热感。分泌物呈灰白色,均匀一致,稀薄,常黏附于阴道壁,因黏度较低,分泌物容易从阴道壁拭去,阴道黏膜无充血的炎症表现。

【诊断标准】

下列 4 项中有 3 项阳性即可临床诊断。①匀质、稀薄、白色阴道分泌物,常粘于阴道壁。②阴道 pH>4.5。③胺臭味试验阳性。④线索细胞阳性。

【预后】

通常在治疗完成后 1~2 周及 4~6 周(或月经后)进行疗效评估。此病易复发,禁忌滥用药物。如不彻底治疗,可造成盆腔炎、子宫内膜炎、不孕和流产等,孕期可并发羊膜绒毛膜炎、胎膜早破、早产和低体重儿。

【一般治疗】

治疗原则为选用抗厌氧菌药物,全身或局部用药,治疗期间禁性生活。性伴侣不作为常规治疗,但反复发作的患者要对性伴侣治疗。孕期患病有可能造成不良结果,所以,孕期需口服用药,但用药前最好取得患者知情同意。

(二)药物治疗要点

选用抗厌氧菌药物以抗厌氧菌药物为主,主要有硝基咪唑类,包括甲硝唑、替硝唑等;其他抗菌药物,如克林霉素。

(三)常用药物

甲硝唑

【其他名称】

灭滴灵、灭滴唑、咪唑尼达、甲硝基羟乙唑。

【作用与用途】

为硝基咪唑类药物,除用于抗滴虫和抗阿米巴原虫外,现广泛应用于厌氧菌感染。妇产科主要用于治疗和预防厌氧菌局部和系统感染及腹腔、皮肤及软组织等部位的厌氧菌感染及败血症等。

【用法用量】

①抗厌氧菌感染：首剂 15mg/kg，继以 7.5mg/kg 维持，每次最大剂量不超过 1g，每 8～12h1 次，静脉滴注时间在 1 小时以上。疗程 7d 或更长。②阴道滴虫病：每次 0.2g，成年人每日 3 次，同时每晚置 200mg 栓剂于阴道内，疗程 7d，为保证疗效，需男女同治。③细菌性阴道炎：标准疗法为口服甲硝唑 400mg，每天 2 次，共 7d，或 2.0g 单剂量 1 次疗法，必要时 24～48 小时重复给药 1 次。也可使用甲硝唑片 400mg，每晚 1 次，睡前置入阴道，共 7d；或用 0.75% 甲硝唑水溶液凝胶 5g，每天 2 次置入阴道，共 5d；也可用含有 1000mg 甲硝唑的阴道海绵每晚置入阴道，共 3d。④老年性阴道炎：甲硝唑 200mg，放入阴道深部，每天 1 次，7～10d 为 1 个疗程。⑤急性输卵管炎、急性卵巢炎：每天 1.0～2.0g，静脉滴注。

【药代动力学】

口服 250mg、500mg 或 2g 药物后，1～2h 达血药峰浓度，静脉给药 20min 后达血药峰浓度，有效浓度可持续 12h。肛栓 0.5g 或 1g 直肠给药后，8～10h 达血药峰浓度。半衰期为 7～8h，血透可有效清除药物及其代谢产物。

【禁忌证】

对本品和其他咪唑类药物有过敏史者；有活动性中枢神经系统疾病和血液病者；妊娠头 3 个月。

【安全用药监护】

1.不良反应

(1)胃肠道反应：上消化道不适症状等。

(2)神经系统症状：如头痛、眩晕，偶有感觉异常、肢体麻木、多发性神经炎等，大剂量可致抽搐。

(3)血液：可逆性粒细胞减少。

(4)过敏反应：皮疹、荨麻疹等。

2.主要相互作用

(1)能加强华法林和其他口服抗凝血药的作用，引起凝血酶原时间延长。

(2)与西咪替丁等减弱肝微粒体酶活性的药物合用，可延长本品的半衰期。

(3)与苯妥英钠、苯巴比妥等诱导肝微粒体酶的药物合用，可加速本品排泄，使血药浓度下降。而苯妥英钠的排泄减慢。

(4)甲氧氯普胺可减轻甲硝唑的胃肠道不良反应。

(5)与庆大霉素、氨苄西林属配伍禁忌(可见溶液浑浊、变黄)。

3.过敏监护

本药与其他咪唑类药物可能存在交叉过敏。

4.特殊人群用药的监护

(1)老年人：肝功能下降的老年患者，需监测血药浓度并调整剂量。

(2)孕妇：具明确指征选用。

（3）哺乳期妇女：若必须用药，应中断授乳，疗程结束后 24～48h 重新哺乳。

（4）慎用：妊娠 3 个月后；严重肝病患者。

5.药品过量处置

无特效解毒药，可行血透清除，血透患者血清半衰期为 2.6h 及其他对症支持治疗。

6.用药前后及用药时应当检查或监测的项目

长期用药时应监测血药浓度；重复疗程之前，应检查白细胞计数及分类。

替硝唑

【其他名称】

比适、滴虫净、第孚、砜硝唑、济得

【作用与用途】

本品为抗厌氧菌和抗原虫感染药。临床用于阴道、尿道或肠道毛滴虫病、梨形鞭毛虫病及妇科、腹腔、手术创口、皮肤和软组织等处的感染。

【用法用量】

1.口服给药

①厌氧菌感染：口服每次 1g，每天 1 次，首次加倍。一般疗程为 5～6d，或根据病情决定。②外科预防用药：术前 12h 顿服 2g。③阴道滴虫病、贾第虫病：单剂 2g 顿服。④非特异性阴道炎：每天 2g，连服 2d。⑤梨形鞭毛虫病：1 次 2g。

2.静脉滴注

①厌氧菌感染：每次 0.8g，每天 1 次，静脉缓慢滴注。一般疗程为 5～6d，或根据病情决定。②外科预防用药：总量为 1.6g，分 1 次或 2 次静滴，第一次于手术前 2～4h，第二次于手术期间或术后 12～24h 内滴注。

3.阴道给药

滴虫阴道炎、细菌性阴道炎患者，阴道栓剂：1 次 0.2g，1 日 2 次；阴道泡腾片：将药置于阴道后穹部，每晚 0.2g，连用 7d。

【药代动力学】

可通过血胎盘屏障，在胎儿及胎盘中可达高浓度。与蛋白结合率为 12％。在肝代谢，静脉给药后 20％～25％的以原型从尿中排出，12％的以代谢产物的形式排出。消除半衰期为 11.6～13.3h，平均 12.6h。血液透析可快速清除本药。

【禁忌证】

对本品或吡咯类药物有过敏史者；有活动性或器质性中枢神经系统疾病者；有血液病或病史者；哺乳期妇女；妊娠早期；12 岁以下者。

【安全用药监护】

1.不良反应

（1）消化系统：常见恶心、呕吐、腹泻、食欲下降及口腔异味。

（2）神经系统：可出现头痛、疲倦、眩晕、共济失调等。

（3）过敏反应：可出现皮疹、荨麻疹、血管神经性水肿等。

（4）血液系统：可出现中性粒细胞减少。

(5)可出现全身不适、黑尿,需与血尿相鉴别。

2.主要相互作用

(1)与华法林和其他口服抗凝血药的代谢,引起凝血酶原时间延长。

(2)与苯妥英钠、苯巴比妥等诱导肝微粒体酶的药物合用时,可使本品的血药浓度下降,苯妥英钠的排泄减慢。

(3)利福平可加快本品从体内的排泄。

(4)与西咪替丁等抑制肝微粒体酶活性的药物合用,可延长本品的血药半衰期。

(5)患者饮酒后可出现精神症状,故2周内避免服用含有酒精成分的饮品及药物。

3.过敏监护

本药与其他咪唑类药物可能存在交叉过敏。

4.特殊人群用药的监护

(1)老年人:肝功能减退的老年患者,用药时应注意监测血药浓度并调整剂量。

(2)孕妇:妊娠早期禁用本药,妊娠中、晚期权衡利弊使用,FDA安全性分级为C级。

(3)哺乳期妇女:不宜使用。若必须用药,应暂停哺乳,并在治疗结束3d后方可重新哺乳。

(4)慎用:肝功能不全者。

5.药品过量处置

同甲硝唑。

6.用药前后及用药时应当检查或监测的项目

肝功能减退者,用药时应注意监测血药浓度;重复1个疗程之前,应检查白细胞计数及分类。

克林霉素

【其他名称】

林大霉素、氯吉霉素、氯洁霉素、氯林可霉素、氯林霉素

【作用与用途】

对革兰阳性菌有抗菌作用,对厌氧菌具有强大的抗菌活性。妇产科用于女性盆腔及生殖器感染,如子宫内膜炎、非淋球菌性输卵管及卵巢脓肿、盆腔蜂窝织炎、急性尿道炎、急性肾盂肾炎、妇科手术后感染。常需与氨基糖苷类药物联用。

【用法用量】

1.口服给药

①常用剂量:盐酸克林霉素每次0.15～0.3g,每天3～4次。②重症感染:盐酸克林霉素每次可增加至450mg,每天4次。

2.肌内注射

①革兰阳性需氧菌感染:每天600～1200mg,分2～4次。②厌氧菌感染:每天1200～2400mg,分2～4次给药。

3.静脉滴注

同肌内注射。极严重感染一日剂量可增加到4800mg,分3～4次静滴。

4.阴道给药

①阴道乳膏:1日1支(5g:100mg),临睡前用涂药器放置于阴道内,连用7d为1个疗程;②阴道泡腾片:于晚上临睡前清洗外阴后将泡腾片100mg放入阴道后穹处,1d1次,连用7d。

【药代动力学】

口服吸收快而完全,生物利用度约为90%。吸收后在体内分布广泛,可透过胎盘屏障,也可分泌入乳汁中。成年人消除半衰期为2.4~3h,儿童为2.5~3.4h。肾衰竭及严重肝损害者半衰期延长至3~5h。血液透析和腹膜透析不能有效清除本药。

【禁忌证】

对本品及其他林可霉素类药物过敏者;新生儿。

【安全用药监护】

1.不良反应

(1)常见有恶心、严重胀气、腹痛、腹泻;长期用药时偶可致假膜性肠炎。

(2)少数患者用药后可出现中性粒细胞增多、血小板减少症和粒细胞缺乏。

(3)有报道少数患者用药后可出现肝毒性。

(4)可出现剥脱性皮炎、瘙痒性皮疹、痤疮、药热、面部水肿等。

2.主要相互作用

(1)与庆大霉素合用,对链球菌有协同抗菌作用。

(2)与神经肌肉阻滞药合用,可增强神经肌肉阻滞作用。

(3)与阿片类镇痛药同用时,可导致呼吸抑制延长或引起呼吸肌麻痹(呼吸暂停)的可能。

(4)与氯霉素、红霉素等同用时,有相互拮抗作用。

(5)与氨苄西林、新生霉素、卡那霉素、苯妥英钠、巴比妥盐酸盐、氨茶碱、葡萄糖酸钙、硫酸镁等药物有配伍禁忌。

3.过敏监护

克林霉素与林可霉素类药有交叉过敏。

4.特殊人群用药的监护

(1)老年人:易发生假膜性肠炎和艰难梭状芽孢杆菌引起的腹泻,用药时需密切观察。

(2)肾功能不全者:无尿及重度肾功能损害者的剂量应减至正常剂量的1/2。

(3)肝功能不全者:中度以上肝功能损害者,应避免使用本药,如确有指征使用时应减量。

(4)慎用:孕妇及哺乳期妇女;胃肠疾病者,特别是有溃疡性结肠炎、局限性肠炎或抗生素相关性结肠炎者;严重肝、肾功能障碍者。

5.药品过量处置

严重腹泻需补充液体、电解质和蛋白质。必要时应口服万古霉素、甲硝唑、杆菌肽或考来烯胺(消胆胺);对于过敏反应,可给予肾上腺素、吸氧和保持气道通畅。

6.用药前后及用药时应当检查或监测的项目

疗程长者,需定期检查肝、肾功能和血常规;严重肾功能减退和(或)严重肝功能减退伴严重代谢异常者,大剂量用药时需进行血药浓度监测。

二、滴虫阴道炎及其用药

(一)病因与临床表现

【病因】

由阴道毛滴虫引起。阴道毛滴虫适宜在温度 25～40℃、pH 为 5.2～6.6 的潮湿环境中生长,在 pH5 以下或 pH7.5 以上的环境中则不生长。可经性交直接传播,也可间接传播,如公共浴池、浴盆、游泳池、坐便器等。

【临床表现】

主要症状是阴道分泌物增多及外阴瘙痒,也可有灼热、疼痛、性交痛等。合并尿路感染者有尿频、尿急、尿痛。典型分泌物为稀薄脓性、黄绿色、泡沫状、有臭味。阴道壁黏膜充血,严重者有散在出血点,形成草莓样宫颈。

【诊断标准】

若在阴道分泌物中找到滴虫即可确诊。最简便的方法是生理盐水悬滴法,取分泌物前 24～48 小时避免性交、阴道灌洗及局部用药。对于可疑者可行分泌物培养。

【预后】

性伴侣同治均可治愈。

【一般治疗】

因滴虫阴道炎可同时有尿道炎、尿道旁腺、前庭大腺感染,要治愈此病,需全身及局部同时用药,为避免重复感染,内裤及毛巾应煮沸 5～10 分钟,治疗期间禁性生活,性伴侣应同时治疗。孕期患病有可能造成不良结果,所以孕期需口服用药。但用药前最好取得患者知情同意。甲硝唑能通过乳汁排泄,对哺乳期用药,用药期间及用药后 24 小时之内不宜哺乳,最好局部用药。

(二)药物治疗要点

主要治疗药物为甲硝唑、替硝唑等。

(三)常用药物

甲硝唑

【其他名称】

灭滴灵、灭滴唑、咪唑尼达、甲硝基羟乙唑。

【作用与用途】

为硝基咪唑类药物,除用于抗滴虫和抗阿米巴原虫外,现广泛应用于厌氧菌感染。妇产科主要用于治疗和预防厌氧菌局部和系统感染及腹腔、皮肤及软组织等部位的厌氧菌感染及败血症等。

【用法用量】

①抗厌氧菌感染:首剂 15mg/kg,继以 7.5mg/kg 维持,每次最大剂量不超过 1g,每 8～12h1 次,静脉滴注时间在 1 小时以上。疗程 7d 或更长。②阴道滴虫病:每次 0.2g,成年人每日 3 次,同时每晚置 200mg 栓剂于阴道内,疗程 7d,为保证疗效,需男女同治。③细菌性阴道炎:标准疗法为口服甲硝唑 400mg,每天 2 次,共 7d,或 2.0g 单剂量 1 次疗法,必要时 24～48 小时重复给药 1 次。也可使用甲硝唑片 400mg,每晚 1 次,睡前置入阴道,共 7d;或用0.75% 甲硝唑水溶液凝胶 5g,每天 2 次置入阴道,共 5d;也可用含有 1000mg 甲硝唑的阴道海绵每晚置

入阴道,共 3d。④老年性阴道炎:甲硝唑 200mg,放入阴道深部,每天 1 次,7~10d 为 1 个疗程。⑤急性输卵管炎、急性卵巢炎:每天 1.0~2.0g,静脉滴注。

【药代动力学】

口服 250mg、500mg 或 2g 药物后,1~2h 达血药峰浓度,静脉给药 20min 后达血药峰浓度,有效浓度可持续 12h。肛栓 0.5g 或 1g 直肠给药后,8~10h 达血药峰浓度。半衰期为 7~8h,血透可有效清除药物及其代谢产物。

【禁忌证】

对本品和其他咪唑类药物有过敏史者;有活动性中枢神经系统疾病和血液病者;妊娠头 3 个月。

【安全用药监护】

1.不良反应

(1)胃肠道反应:上消化道不适症状等。

(2)神经系统症状:如头痛、眩晕,偶有感觉异常、肢体麻木、多发性神经炎等,大剂量可致抽搐。

(3)血液:可逆性粒细胞减少。

(4)过敏反应:皮疹、荨麻疹等。

2.主要相互作用

(1)能加强华法林和其他口服抗凝血药的作用,引起凝血酶原时间延长。

(2)与西咪替丁等减弱肝微粒体酶活性的药物合用,可延长本品的半衰期。

(3)与苯妥英钠、苯巴比妥等诱导肝微粒体酶的药物合用,可加速本品排泄,使血药浓度下降。而苯妥英钠的排泄减慢。

(4)甲氧氯普胺可减轻甲硝唑的胃肠道不良反应。

(5)与庆大霉素、氨苄西林属配伍禁忌(可见溶液浑浊、变黄)。

3.过敏监护

本药与其他咪唑类药物可能存在交叉过敏。

4.特殊人群用药的监护

(1)老年人:肝功能下降的老年患者,需监测血药浓度并调整剂量。

(2)孕妇:具明确指征选用。

(3)哺乳期妇女:若必须用药,应中断授乳,疗程结束后 24~48h 重新哺乳。

(4)慎用:妊娠 3 个月后;严重肝病患者。

5.药品过量处置

无特效解毒药,可行血透清除,血透患者血清半衰期为 2.6h 及其他对症支持治疗。

6.用药前后及用药时应当检查或监测的项目

长期用药时应监测血药浓度;重复疗程之前,应检查白细胞计数及分类。

三、宫颈炎及其用药

(一)病因与临床表现

【病因】

主要见于感染性流产、产褥期感染、宫颈损伤和阴道异物并发的感染。近年来性传播疾病的增加,宫颈管黏膜炎已成为常见疾病。性传播的病原体为淋球菌、沙眼衣原体、单纯疱疹病毒和生殖支原体;内源性病原体主要与引起细菌性阴道病的病原体相同。

【临床表现】

主要表现为阴道分泌物增多,呈黏液脓性,阴道分泌物刺激引起外阴瘙痒及灼热感,还可出现经间期出血、性交后出血等症状,若合并尿路感染,可出现尿频、尿急、尿痛。检查时可见宫颈充血、水肿、黏膜外翻、质脆,容易出血。

【诊断标准】

根据病史及妇科检查可做出初步诊断,用棉拭子擦拭宫颈管行分泌物检查,中性粒细胞＞30 个/高倍视野,阴道分泌物湿片检查白细胞＞10 个/高倍视野。进一步查找病原体。

【预后】

若宫颈管黏膜炎未得到及时有效治疗,可引起上生殖道炎症,炎症不易彻底消除,易复发。

【一般治疗】

急性期注意休息,忌阴道冲洗和房事,保持外阴和阴道的清洁。主要根据病原体选择抗生素治疗。合并细菌性阴道病患者,同时治疗细菌性阴道病,否则将导致持续性宫颈炎。

【宫颈炎症相关疾病】

①宫颈糜烂样改变:如为感染可行抗感染治疗,处理同宫颈炎。须行宫颈脱落细胞学检查,以排除宫颈上皮内瘤变及早期宫颈癌;若为生理性、无症状,无须处理。②宫颈息肉:摘除后送病理,以排除子宫颈管恶性肿瘤。③宫颈腺囊肿和宫颈肥大:无症状无须处理。

(二)药物治疗要点

1.淋病性宫颈炎

应用头孢曲松钠、头孢克肟、大观霉素等。

2.衣原体性宫颈炎

多西环素、阿奇霉素、红霉素、氧氟沙星、氧氟沙星等。

(三)常用药物

头孢克肟

【其他名称】

阿帕奇、安的克妥、安的克威、安捷仕、奥德宁

【作用与用途】

为口服用第三代头孢菌素。妇产科主要用于敏感菌所致泌尿系统、胆道、呼吸道系统等感染治疗。

【用法用量】

口服给药。①一般用量:1 次 50～100mg,每天 2 次。可根据年龄、体重、症状进行适当增减;严重感染时,可增加至 1 次 200mg,每天 2 次。②单纯性淋病:宜用 400mg 单剂疗法。③化脓性链球菌感染:每天 400mg,可单次或分 2 次服用。疗程至少 10d。

【药代动力学】

口服本药的绝对生物利用度为 40％～50％,血清蛋白结合率约为 65％,半衰期为 3～4h,肾功能不全者半衰期延长。药物主要经肾排泄。血液透析或腹膜透析不能有效清除本药。

【禁忌证】

对本药或其他头孢菌素类药过敏者。

【安全用药监护】

1. 不良反应

(1)呼吸系统:少见间质性肺炎和肺嗜酸性粒细胞浸润症。

(2)泌尿生殖系统:少见尿素氮升高和急性肾功能不全。

(3)神经系统:少见头痛、头晕。

(4)肝:常见肝酶升高,少见黄疸。

(5)胃肠道:常见腹泻、胃部不适,少见胸部灼热感、菌群失调、假膜性肠炎等。

(6)血液:常见嗜酸性粒细胞增多,少见粒细胞减少、血小板减少、溶血性贫血、白细胞减少。

(7)过敏反应:常见皮疹、荨麻疹、红斑,少见瘙痒、发热、水肿、呼吸困难、全身潮红、血管神经性水肿及过敏性休克。

2. 主要相互作用

(1)与丙磺舒、阿司匹林合用,可使本药血药浓度升高。

(2)与卡马西平合用,可使卡马西平的血药浓度升高。

(3)与其他头孢菌素、强利尿药、多黏菌素类、万古霉素、氨基糖苷类等药物合用,可增加肾毒性。

(4)与抗凝血药合用,可延长凝血酶原时间。

3. 过敏监护

(1)交叉过敏:对一种头孢菌素类药过敏者对其他头孢菌素类药也可能过敏;对青霉素类、青霉素衍生物或青霉胺过敏者也可能对头孢菌素类药过敏。

(2)用药前须详细询问患者对头孢菌素类、青霉素类及其他药物的过敏史。

4. 特殊人群用药的监护

(1)老年人:血药峰浓度和 AUC 可较年轻人分别高 26％和 20％。

(2)儿童:6 个月以下儿童使用本药的安全性和有效性尚未确定。

(3)孕妇:须权衡利弊后用药。FDA 安全性分级为 B 级。

(4)妊娠期妇女:使用时应暂停哺乳。

(5)肾功能不全者:需根据肌酐清除率调整用药剂量。

(6)慎用:对青霉素类抗生素过敏者;本人或直系亲属系过敏性体质者;肾功能不全者;经口给药困难或非经口摄取营养者及恶病质患者(因可能出现维生素 K 缺乏);假膜性肠炎患者。

5. 药品过量处置

本药无特效解毒药,药物过量时可采取洗胃等治疗措施。对急性过敏症状,按常规给予抗组胺药、皮质激素、肾上腺素或其他加压胺、吸氧及保持气道畅通(包括气管插管)。对假膜性肠炎(中至重度)患者,应补充液体、电解质和蛋白质,必要时可给予口服甲硝唑、杆菌肽、考来烯胺或万古霉素。有临床指征时可使用抗惊厥药。

6.用药前后及用药时应当检查或监测的项目

用药过程中应定期进行肾功能和血液检查。

氧氟沙星

【其他名称】

安福乐、安利、昂迪尔、奥复欣、奥卫特

【作用与用途】

为第三代喹诺酮类抗菌药,妇产科主要用于敏感菌所致感染及泌尿道、肠道等感染,也可用于支原体和衣原体感染。

【用法用量】

1.口服给药

①下呼吸道感染:1 次 300mg,每天 2 次,疗程为 7～14 日。②急性单纯性下尿路感染:1 次 200mg,每天 2 次,疗程 5～7d。缓释片:1 次 400mg,每天 1 次,疗程根据患者的病情酌情使用,建议3～7d。③复杂性尿路感染:1 次 200mg,每天 2 次,疗程为 10～14d。缓释片:1 次 400mg,每天 1 次,疗程为 10d。④衣原体宫颈炎或尿道炎:1 次 300mg,每天 2 次,疗程为 7～14d。⑤单纯性淋病:单次口服 400mg。

2.静脉滴注

常用量同口服。

3.阴道给药

将栓剂送入阴道深部,保留 5～10min。每天早、晚各 1 次,一次 1 枚。

【药代动力学】

口服 200mg、300mg 和 400mg 后,1h 左右达血药峰浓度,多次给药后约 3d 达稳态血药浓度。生物利用度为 95%～100%。蛋白结合率为 20%～25%。本药可通过胎盘屏障,也可经乳汁分泌。消除半衰期为 4.7～7h。

【禁忌证】

对氟喹诺酮类药物过敏者;孕妇;18 岁以下患者。

【安全用药监护】

1.不良反应

见左氧氟沙星。

2.主要相互作用

(1)与丙磺舒合用,可因本药血药浓度升高而产生毒性。

(2)与茶碱类药物合用,可出现茶碱中毒症状。

(3)与咖啡因合用,可产生中枢神经系统毒性。

(4)与降压药、巴比妥类麻醉药合用,可引起血压突然下降。

(5)与苯酮酸类药物、丙酸类解热镇痛药合用,偶有引起痉挛的报道。

3.过敏监护、毒性监护

(1)交叉过敏:本药与其他喹诺酮类药之间可能存在交叉过敏。

(2)喹诺酮类药物可增加肌腱炎和肌腱断裂的风险,60 岁以上老人、使用类固醇药物及肾、心脏、肺移植的患者,其风险进一步增加。

4.特殊人群用药的监护

(1)老年人:减量给药。

(2)儿童:可致儿童关节病变。18 岁以下患者不宜使用。

(3)孕妇:禁用。FDA 安全性分级为 C 级。

(4)哺乳期妇女:本药可分泌入乳汁,全身用药时,应暂停哺乳。

(5)慎用:患中枢神经系统疾病者、脑动脉硬化者;严重肾功能不全者;严重肝功能减退者。

(6)肾功能不全:血清肌酐清除率为 10~50mL/min,按常规剂量每天给药 1 次;血清肌酐清除率<10mL/min,按常规剂量的 50%,每天给药 1 次。

(7)肝功能不全:重度肝功能不全时,每天最大剂量不得超过 400mg。

5.药品过量处置

对于急性药物过量的患者,应密切观察并给予支持疗法,并持续补液,血液透析或腹膜透析只能清除少量本药(<10%)。

6.用药前后及用药时应当检查或监测的项目

大肠埃希菌对氟喹诺酮类药物耐药者多见,应在用药前留取尿培养标本,参考细菌药敏试验结果调整用药。

四、盆腔炎性疾病及其用药

(一)病因与临床表现

【病因】

盆腔炎性疾病指女性上生殖道及其周围组织的一组感染性疾病。主要包括子宫内膜炎、输卵管炎、输卵管卵巢脓肿、盆腔腹膜炎,最常见的是输卵管炎。严重者可发展为弥漫性腹膜炎、败血症、感染性休克,甚至危及生命。

病原体有外源性及内源性两种,外源性主要为性传播疾病的病原体,常见的有淋病奈瑟菌、沙眼衣原体,主要沿生殖道黏膜上行蔓延致盆腔炎;内源性病原体包括需氧菌及厌氧菌,临床以混合感染多见,经淋巴系统蔓延,是产褥感染、流产后、宫腔内手术操作后感染的主要途径;结核杆菌感染以血循环传播为主要途径;阑尾炎可直接蔓延引起右侧输卵管炎。

【临床表现】

可因炎症轻重及范围大小而有不同的临床表现。常见症状为下腹痛、发热、阴道分泌物增多。腹痛为持续性,活动或性交后加重。严重者形成腹膜炎、盆腔脓肿时则出现寒战、高热、恶心、呕吐、腹胀、腹泻等。妇科检查时可见阴道分泌物增多,尤其是自宫颈管处流出脓性分泌物,穹窿触痛,子宫、附件压痛,可触及不活动、压痛的包块等。

【诊断标准】

妇科检查时有宫颈举痛或子宫压痛或附件区压痛症状,即可诊断。根据上述症状、体征可判断轻重及范围。阴道分泌物可查致病菌;子宫内膜活检证实子宫内膜炎,阴道超声或磁共振成像显示输卵管增粗、积液,盆腔积液、输卵管卵巢囊肿等。

【一般治疗】

主要为抗生素药物治疗,以支持疗法、理疗、中药治疗为辅,必要时手术治疗。抗生素的治疗原则为经验性、广谱、及时及个体化,药敏试验更确切。48h内确诊及时用药将明显降低后遗症。

【预后】

若未得到及时正确的治疗,可能会发生一系列后遗症。如输卵管增粗、粘连、阻塞,输卵管积脓、积水,输卵管卵巢囊肿,盆腔结缔组织增厚等,导致不孕、异位妊娠、慢性盆腔痛、反复发作。

(二)药物治疗要点

(1)头孢菌素类药物:如头孢西丁钠、头孢呋辛钠、头孢噻肟钠、头孢曲松钠等与克林霉素或甲硝唑联合方案。

(2)克林霉素与庆大霉素联合方案。

(3)氧氟沙星或左氧氟沙星与甲硝唑联合方案。

(三)常用药物

头孢西丁

【其他名称】

美福仙、头孢甲氧霉素、头孢甲氧噻吩、头霉噻吩、先锋美吩

【作用与用途】

为头孢霉素类抗生素。对革兰阴性杆菌产生的 β-内酰胺酶稳定,对大多数革兰阳性球菌和革兰阴性杆菌具有抗菌活性,对耐甲氧西林葡萄球菌、肠球菌属、铜绿假单胞菌及多数肠杆菌属无抗菌活性。妇产科用于治疗敏感菌所致的上下呼吸道、泌尿生殖系统、腹腔、盆腔等感染及败血症等。

【用法用量】

1.静脉滴注

①常用量:1次1～2g,每6～8h1次。②单纯感染:每6～8h1g,每天总量3～4g。③中、重度感染:每4h1g或每6～8h2g,每天总量6～8g。④严重感染:每4h2g或每6h3g,每天总量12g。⑤预防术后感染:外科手术,术前1～1.5h2g,以后每6h1g,直至用药后24h。

2.静脉注射

用量同静脉滴注。

3.肌内注射

轻度感染时每6～8h1g,每天总量3～4g。

【药代动力学】

健康成年人肌内注射1g,30min后达血药峰浓度,约为24μg/mL。静脉注射1g,5min后血药浓度约为110μg/mL,4h后血药浓度降至1μg/mL。表观分布容积为0.13L/kg。血清蛋白结合率约为70%。肌内注射,半衰期为41～59min;静脉注射,半衰期约为64.8min。给药24h后,80%～90%的药物以原型随尿液排泄,血液透析可清除85%的给药量。

【禁忌证】

对本药或其他头孢菌素类药物过敏者;有青霉素过敏性休克史者。

【安全用药监护】

1.不良反应

(1)过敏反应:可见皮疹、瘙痒、红斑、药物热等过敏反应症状。罕见过敏性休克。

(2)肝:少数患者用药后可出现肝功能异常。

(3)神经系统:偶有致头晕、眩晕的报道。

(4)胃肠道:可见恶心、呕吐、食欲减退、腹痛、腹泻、便秘等胃肠道症状。

(5)血液:少数患者用药后可出现血红蛋白降低,血小板、白细胞及中性粒细胞减少,嗜酸性粒细胞增多等。

(6)泌尿生殖系统:少数患者用药后可出现尿素氮、肌酐一过性升高。

(7)其他:长期大剂量使用本药可发生二重感染。还可能引起维生素K、B族维生素缺乏。

2.主要相互作用

(1)与丙磺舒合用可升高本药的血药浓度及延长半衰期。

(2)与氨基糖苷类药、强利尿药、抗肿瘤药合用,可增加肾毒性。

(3)与多数头孢菌素合用,可致抗菌疗效减弱。

(4)与阿米卡星、氨曲南、红霉素、非格司亭、庆大霉素、氢化可的松、卡那霉素、甲硝唑、新霉素、奈替米星、去甲肾上腺素等药物呈配伍禁忌。

3.过敏监护

注意交叉过敏。对一种头孢菌素类药过敏者对其他头孢菌素类药也可能过敏;对青霉素类、青霉素衍生物或青霉胺过敏者也可能对头孢菌素类药过敏。

4.特殊人群用药的监护

(1)老年人:不能排除老年个体具有较高的敏感性。

(2)儿童:3个月以内婴儿不宜使用本药。

(3)孕妇:孕妇慎用。FDA安全性分级为B级。

(4)哺乳期妇女:应权衡利弊后用药。

(5)肾功能不全时剂量:首次剂量为1~2g,此后按其肌酐清除率(Ccr)制订给药方案。

(6)慎用:对青霉素过敏者;过敏体质者;肝、肾功能不全者;有胃肠道疾病史者,尤其是有结肠炎病史者。

5.药品过量处置

(1)对于急性过敏症状,可给予抗组胺药、皮质激素、肾上腺素或其他加压胺类药物,同时给予吸氧并保持气道通畅(包括气管插管)。

(2)对于中至重度抗生素相关性假膜性肠炎者,需要补充液体、电解质和蛋白;必要时还需要口服甲硝唑、地衣杆菌素、考来烯胺或万古霉素;但对于严重的水样腹泻,不宜使用能减少肠蠕动的止泻药。

(3)有神经系统症状时可使用抗惊厥药。

(4)必要时也可采用血液透析清除血液中药物。

头孢呋辛钠

【其他名称】

安可欣、明可欣、奥-先、澳舒、特力欣

【作用与用途】

第二代头孢菌素类。对革兰阳性菌的作用则与第一代头孢菌素相近或稍弱,对金黄色葡萄球菌的抗菌作用较头孢唑林差,耐甲氧西林葡萄球菌属无效。铜绿假单胞菌、难辨梭菌,弯曲杆菌属和脆弱类杆菌耐药。妇产科用于泌尿系、下呼吸道等敏感菌感染及败血症患者。

【用法用量】

1.口服给药

①轻至中度感染:每次 250mg,每天 2 次。②重症感染:每次可增加至 500mg,每天 2 次。疗程一般为 7d。③单纯性尿路感染:每次 125mg;每天 2 次。④单纯性淋病:每次 1.0g,每天 2 次。

2.肌内注射

①轻至中度感染:每次 750～1500mg,每天 3 次。②严重感染:可按每次 1500mg,每天 4 次。③脑膜炎:每天剂量不宜超过 9g。

3.静脉给药

同肌内注射。

【药代动力学】

餐后口服 250mg 和 500mg,达峰时间分别为 2.5h 和 3h。蛋白结合率约为 50%。消除半衰期为 1.2～1.6h。肌内注射 0.75g,达峰时间平均为 45min;静脉注射 0.75g 和 1.5g 后 15min 的血药浓度分别达约 $50\mu g/mL$ 和 $100\mu g/mL$,并分别维持 5.3h 和 8h 或更长时间。静脉注射或肌内注射给药的半衰期约为 80min,新生儿和肾功能不全者半衰期可延长。血液透析或腹膜透析可降低本药的血清浓度。

【禁忌证】

对本品及其他头孢菌素类药过敏者、有青霉素过敏性休克史者禁用。

【安全用药监护】

1.不良反应

(1)恶心、呕吐和腹泻等胃肠道反应多见。

(2)可见皮疹、发热等过敏反应,偶见过敏性休克症状。

(3)偶致肝、肾毒性(肝、肾功能异常),头痛,低血压,心动过速等症状。

2.主要相互作用

(1)与氨基糖苷类抗生素、呋塞米等强利尿药合用时可增加肾毒性。

(2)与丙磺舒合用,可延长头孢呋辛血浆半衰期,提高本品的血药浓度。

(3)与硫酸阿米卡星、庆大霉素、卡那霉素、新霉素、盐酸四环素、盐酸土霉素、乳糖酸红霉素、林可霉素、氯化钙、葡萄糖酸钙、抗组胺药、去甲肾上腺素、间羟胺等有配伍禁忌。

3.过敏监护

(1)交叉过敏:对一种头孢菌素或头霉素过敏者对其他头孢菌素或头霉素也可能过敏;对

青霉素类、青霉素衍生物或青霉胺过敏者也可能对头孢菌素或头霉素过敏。

(2)有青霉素过敏史的患者,使用时须进行皮试,皮试阳性反应者不可使用。

4.特殊人群用药的监护

(1)肾功能不全时剂量:按患者的肌酐清除率制订给药方案。

(2)慎用:孕妇,哺乳期妇女,高度过敏性体质、年老、体弱患者、有胃肠道疾病病史者,特别是溃疡性结肠炎、局限性肠炎或抗生素相关性结肠炎者,严重肝、肾功能障碍者慎用。

5.用药过量处置

同头孢西丁钠。

6.用药前后及用药时应当检查或监测的项目

长期用药时应常规监测肝、肾功能和血象,特别是接受高剂量的重症患者。

头孢噻肟钠

【其他名称】

安得治、氨噻肟头孢、氨噻肟头孢菌素、氨噻肟头孢菌素钠、贝福隆

【作用与用途】

第三代注射用头孢菌素。有强大的抗阴性杆菌作用。妇产科用于革兰阴性杆菌所致的严重感染及敏感菌所致的急性子宫颈炎、急性盆腔炎、淋病、尿路感染、手术后预防感染及败血症等。

【用法用量】

1.肌内注射

①单纯性感染:推荐剂量为 1g,每 12h1 次。②中至重度感染:推荐剂量为 1~2g,每 8h1 次。③淋病:淋球菌性尿道炎/宫颈炎以及女性的直肠淋病时推荐单剂 0.5g。④预防手术后感染:推荐在手术前 30~90min 给予单剂 1g 肌注。

2.静脉给药

①单纯性感染:同肌内注射。②中至重度感染:同肌内注射。③严重感染:推荐剂量为 2g,每 6~8h1 次。每天最高用量为 12g。④播散性淋球菌感染:推荐剂量为 1g,每 8 小时 1 次。⑤预防手术后感染:同肌内注射。

【药代动力学】

肌内注射 0.5g 或 1g,0.5h 达血药峰浓度。5min 内静脉注射 1g 或 2g,即刻血药峰浓度分别为 102mg/L 和 215mg/L。30min 内静脉滴注 1g 后的即刻血药浓度为 41mg/L。蛋白结合率为 30%~50%。肌内注射和静脉注射的半衰期分别为 0.92~1.35h 和 0.84~1.25h。肾功能不全者半衰期可延长为 14.6h,血液透析后可减至 1.69h;老年人的半衰期为 2~2.5h。血液透析能将约 62.3%的药物自体内清除。

【禁忌证】

对本药或其他头孢菌素类药物过敏者;有青霉素过敏性休克或即刻反应史者。

【安全用药监护】

1.不良反应

(1)过敏反应:可见皮疹、荨麻疹、瘙痒、药物热等。

（2）胃肠道：可出现食欲缺乏、恶心、呕吐、腹泻等。

（3）肝：肝酶可增高。

（4）泌尿系统：一过性血尿素氮和肌酸酐增高。

（5）血液：可见凝血酶原时间延长。少见白细胞减少、血小板减少或嗜酸性粒细胞增多。

（6）神经：偶见静脉炎、头痛、麻木、呼吸困难和面部潮红。

（7）长期用药偶见念珠菌病、维生素 K、B 族维生素缺乏等。

2.药物相互作用

（1）与庆大霉素或妥布霉素合用，对铜绿假单胞菌有协同抗菌作用。

（2）与阿米卡星合用，对大肠埃希菌、肺炎克雷白杆菌和铜绿假单胞菌有协同抗菌作用。

（3）与氨基糖苷类、其他头孢菌素或强利尿药同用，可能增加肾毒性。

（4）与丙磺舒同用，提高本药的血药浓度及延长血浆半衰期。

3.过敏监护

（1）交叉过敏：患者对一种头孢菌素或头霉素过敏者对其他头孢菌素或头霉素也可能过敏。患者对青霉素类、青霉素衍生物或青霉胺过敏者也可能对头孢菌素或头霉素过敏。

（2）有青霉素过敏史的患者，使用前需进行皮试。如遇过敏性休克反应，可按青霉素过敏性休克处理方法处理。

4.特殊人群用药的监护

（1）老年人：应根据肾功能适当减量。

（2）妊娠期妇女：应限用于有确切适应证的患者，权衡利弊后使用。

（3）哺乳期妇女：用药时宜暂停哺乳。

（4）肾功能不全者：严重肾功能减退患者应用本药时须根据肌酐清除率调整剂量。

（5）慎用：青霉素类药过敏者；严重肝、肾功能不全者；有慢性胃肠道疾病史者；特别是溃疡性结肠炎，克罗恩病或假膜性肠炎者；过敏体质者。

5.药品过量处理

同头孢西丁钠。

6.用药前后及用药时应当检查或监测的项目

长期用药时应定期检查肝、肾功能及血、尿常规；有显著肝、肾功能损害和（或）胆道梗阻患者用药时应进行血药浓度监测。

硫酸庆大霉素

【其他名称】

宝乐、迪康、艮他霉素、艮太霉素、杰力泰

【作用与用途】

适用于治疗敏感革兰阴性杆菌所致的严重感染，如败血症、下呼吸道感染、肠道感染、盆腔感染、腹腔感染、皮肤软组织感染、复杂性尿路感染等。治疗腹腔感染及盆腔感染时应与抗厌氧菌药物合用，临床上多采用庆大霉素与其他抗菌药联合应用。

【用法用量】

肌内注射或稀释后静脉滴注，1 次 80mg（8 万 U），或按体重 1 次 1～1.7mg/kg，每 8h1 次；

或 1 次 5mg/kg,每 24h1 次。疗程为 7～14d。

【药代动力学】

0.5～1h 达到血药峰浓度(C_{max})。血药消除半衰期为 2～3 小时,肾功能减退者可显著延长。其蛋白结合率低。在体内不 50%,以原型经肾小球滤过随尿排出,给药后 24h 内排出给药量的 50%～93%。血液透析与腹膜透析可从血液中清除相当药量,使半衰期显著缩短。

【禁忌证】

对本品或其他氨基糖苷类过敏者禁用。

【安全用药监护】

1.不良反应

(1)用药过程中可能引起听力减退、耳鸣或耳部饱满感等耳毒性反应,影响前庭功能时可发生步履不稳、眩晕。也可能发生血尿、排尿次数显著减少或尿量减少、食欲缺乏、极度口渴等肾毒性反应。发生率较低者有因神经肌肉阻滞或肾毒性引起的呼吸困难、嗜睡、软弱无力等。偶有皮疹、恶心、呕吐、肝功能减退、白细胞减少、粒细胞减少、贫血、低血压等。

(2)少数患者停药后可发生听力减退、耳鸣或耳部饱满感等耳毒性症状,应引起注意。

(3)全身给药合并鞘内注射可能引起腿部抽搐、皮疹、发热和全身痉挛等。

2.主要相互作用

(1)与青霉素联用可能对粪球菌及其变种,如屎球菌、坚忍球菌具有协同抗菌作用。

(2)与足量羧苄西林联用对铜绿假单胞菌的某些敏感菌株具有协同抗菌作用。

(3)与其他氨基糖苷类合用或先后连续局部或全身应用,可能增加其产生耳毒性、肾毒性及神经肌肉阻滞作用的可能性。

(4)与碳酸氢钠、氨茶碱等碱性药联用,可增强抗菌作用,但同时也可能加重毒性反应。

(5)与卷曲霉素、顺铂、依他尼酸、呋塞米或万古霉素等合用,或先后连续局部或全身应用,可能增加耳毒性与肾毒性。

(6)与两性霉素 B、头孢噻吩、头孢唑林、右旋糖酐同用可加重肾毒性。

(7)与多黏菌素类注射剂合用或先后连续局部或全身应用,可增加肾毒性和神经肌肉阻滞作用。

(8)与神经肌肉阻滞剂或具有此作用的药物合用,可加重神经肌肉阻滞作用,导致肌肉软弱、呼吸抑制等症状。

3.基因检测、过敏监护、毒性监护

(1)氨基糖苷类抗生素的耳毒性可能与线粒体 12SrRNA 基因变异有关。携带有线粒体基因 1555A＞G 突变(最频发的突变)的个体对氨基糖苷类抗生素高度敏感。应用单次剂量即可导致携带此突变个体的重度听力损失,且不可逆转,并由母系成员向其后代传递。此外,在致聋方面还可以自发起作用,患者在没有使用氨基糖苷类抗生素的情况下也会致聋,早期筛查可以指导早期干预,以达到预防和降低药物性耳聋发生的目的。

(2)交叉过敏:对一种氨基糖苷类过敏的患者可能对其他氨基糖苷类药物也过敏。

(3)肾功能损害或肾功能正常的长期、大剂量用药者可发生神经毒性和肾毒性。

(4)用药期间需监测:肾功能、脑神经功能、血药浓度、尿液、血尿素氮、血清肌酸酐、肌酐清除率、系列听力图,一旦出现毒性应调整剂量,或进行血液透析以降低血药浓度。

4.特殊人群用药的监护

(1)老年人:应采用较小治疗量。老年患者应用本品后较易产生各种毒性反应,应尽可能在疗程中监测血药浓度。

(2)儿童:在儿科中应慎用,尤其早产儿及新生儿。

(3)孕妇:有引起胎儿听力损害的可能,用前应充分权衡利弊。FDA 安全性分级为 D 级。

(4)哺乳期妇女:宜暂停哺乳。

(5)慎用:脱水患者;第 8 对脑神经损害患者;重症肌无力或帕金森病患者;肾功能损害患者;接受肌肉松弛药治疗的患者。

(6)肾功能不全者:肌酐清除率为 $10\sim50mL/min$ 时,每 12h1 次,一次为正常剂量的 30% $\sim70\%$;肌酐清除率低于 $10mL/min$ 时,每 $24\sim48h$ 给予正常剂量的 $20\%\sim30\%$。也可根据患者肌酐清除率调整用量。

5.药品过量处置

本品无特异性拮抗剂,过量或引起毒性反应时,主要用对症疗法和支持疗法,同时补充大量水分。血液透析或腹膜透析有助于从血中清除庆大霉素。

6.用药前后及用药时应当检查或监测的项目

听力或听电图检查;尿常规和肾功能测定;血药浓度监测,不能测定血药浓度时,应根据测得的肌酐清除率调整剂量。

第二节 妇科肿瘤用药

一、宫颈癌及其用药

(一)病因与临床表现

【病因】

高危型人乳头状病毒(HPV)持续性感染时引起宫颈癌的基本因素,其他高危因素还与性生活紊乱、过早性生活、早年分娩、密产、多产、经济条件低下、种族和地理环境有关。另外,高危男子与宫颈癌发病相关,凡配偶有阴茎癌、前列腺癌或其前妻患宫颈癌均为高危男子。吸烟可使机体免疫力下降,有促癌可能。40 岁以后好发,发病率随年龄增长而显著上升。有 $80\%\sim$ 85% 为鳞状上皮细胞癌,腺癌仅占 $15\%\sim20\%$。

【临床表现】

①阴道出血:早期表现为接触性出血,以后则断续有不规则出血。晚期癌肿侵蚀大血管可引起大量出血。一般外生型癌出血较早,内生型癌出血较晚。②阴道分泌物增多:初期可能为浆液、黏液性白带。晚期,癌组织坏死,继发感染,白带变混浊,呈米汤样或脓样,带血,具有恶臭。③疼痛为晚期症状:癌肿浸润宫旁组织,累及盆腔、闭孔神经、骶神经时,可引起严重的持续性腰骶部及坐骨神经痛。盆腔病变广泛,静脉和淋巴回流受阻碍,可致下肢肿胀和疼痛。④妇科检查:早期可无明显病灶或为轻度宫颈糜烂,随病情发展可出现不同体征,外生型者宫

颈可见息肉状、菜花状赘生物,常伴感染,质脆易出血;内生型表现为宫颈肥大、质硬、颈管膨大;晚期癌组织坏死脱落形成溃疡或空洞伴恶臭。三合诊检查可扪及宫旁组织增厚、结节状、质硬或形成冰冻骨盒。

【诊断标准】

根据病史及临床表现,通过"三阶梯"(脱落细胞学—阴道镜—组织病理)诊断程序,或对宫颈肿物直接进行活检即可明确诊断。

【宫颈癌分期】

采用 2009 年国际妇产科联盟(FIGO)的临床分期标准。

宫颈癌的 FIGO 临床分期(2009 年)。

Ⅰ期　癌灶局限于子宫颈(包括累及宫体)

Ⅰ$_A$　肉眼未见病灶,仅在显微镜下可见浸润癌

Ⅰ$_{A1}$　间质浸润深度≤3mm,宽度≤7mm

Ⅰ$_{A2}$　间质浸润深度>3～5mm,水平扩散≤7mm

Ⅰ$_B$　肉眼可见癌灶局限于宫颈,或显微镜下可见病变>Ⅰ$_{A2}$

Ⅰ$_{B1}$　肉眼可见癌灶最大直径≤4cm

Ⅰ$_{B2}$　肉眼可见癌灶最大直径>4cm

Ⅱ期　癌灶已超出宫颈,但未达盆壁。癌累及阴道,但未达阴道下 1/3

Ⅱ$_A$　无宫旁浸润

Ⅱ$_{A1}$　肉眼可见病灶最大径线≤4cm

Ⅱ$_{A2}$　肉眼可见病灶最大径线>4cm

Ⅱ$_B$　有宫旁浸润

Ⅲ期　癌肿扩散至盆壁和(或)累及阴道下 1/3,导致肾盂积水或无能肾

Ⅲ$_A$　癌累及阴道下 1/3,但未达盆壁

Ⅲ$_B$　癌已达盆壁,或有肾盂积水或肾无功能者

Ⅳ$_A$ 期　癌播散超出真骨盆或癌浸润膀胱黏膜或直肠黏膜

Ⅳ$_B$ 期　远处转移

【预后】

与肿瘤临床期别、病理类型及治疗方法密切相关。早期时手术与放疗效果相近;淋巴结无转移者,预后好;晚期病例死亡原因主要有尿毒症、出血、感染、恶病质等。

【治疗原则】

①手术治疗:适用于Ⅰ$_A$～Ⅱ$_A$期,无严重内、外科并发症,无手术禁忌证,并需要根据全身情况能耐受手术者。Ⅰ$_{A1}$:全子宫切除术;要求保留生育功能行宫颈锥切术;Ⅰ$_{A2}$～Ⅱ$_A$期:根治性子宫切除术及盆腔淋巴结清扫术,年轻患者卵巢正常者应予保留;术中冰冻切片检查髂总淋巴结有转移者行主动脉旁淋巴清扫或取样。②放射治疗:适用于Ⅱ$_B$期晚期、Ⅲ期、Ⅳ期患者,无法手术的患者。③手术及放疗联合治疗:病灶大先放疗,缩小病灶后手术。

(二)药物治疗要点

主要用于宫颈癌灶>4cm 的手术前化疗;与放疗同步化疗;不能耐受放疗的晚期或复发转

移的患者姑息治疗。

常用药物有顺铂、卡铂、紫杉醇、吉西他滨等;常用联合化疗方案有顺铂＋紫杉醇、卡铂＋紫杉醇、博来霉素＋异环磷酰胺＋顺铂等;用药途径有静脉或动脉灌注化疗。

(三)常用药物

卡铂

【其他名称】

碳铂、卡波铂、铂尔定、伯尔定、顺羧酸铂。

【作用与用途】

本品为周期非特异性抗癌药,破坏 DNA 抑制肿瘤的生长。主要用于卵巢癌、小细胞肺癌、非小细胞肺癌、头颈部鳞癌、食管癌、精原细胞瘤、膀胱癌、间皮瘤的治疗。

【用法用量】

静脉滴注:1 次 200～400mg/m², 每 3～4 周 1 次,2～4 次为 1 个疗程。也可 1 次 50mg/m², 每天 1 次,连用 5 日,间隔 4 周重复。

【药代动力学】

本品口服无效,在体内与血浆蛋白结合较少,呈二室开放模型,主要经肾排泄。在人血浆中半衰期较长, $t_{1/2}$ 为 29 小时。

【禁忌证】

有明显骨髓抑制和肝肾功能不全者;对顺铂或其他含铂化合物过敏者;对甘露醇过敏者。

【安全用药监护】

1. 不良反应

(1)骨髓抑制为剂量限制毒性,有蓄积作用。

(2)过敏反应(皮疹或瘙痒,偶见喘咳),发生于用药后几分钟之内。

(3)指或趾麻木或麻刺感;高频率的听觉丧失。

(4)恶心及呕吐、便秘或腹泻、食欲缺乏、脱发及头晕。

2. 药物相互作用

(1)尽量避免与可能损害肾功能的药物,如氨基糖苷类抗生素同时使用。

(2)与其他抗癌药联合应用时,应注意适当降低剂量。

3. 特殊人群用药的监护

(1)老年人:慎用。

(2)孕妇:禁用。

(3)哺乳期妇女:停止哺乳,或哺乳时中断治疗。

(4)慎用:水痘及带状疱疹患者或其他感染者;肾功能不全者。

4. 用药前后及用药时应当检查或监测的项目

用药期间应随访检查听力、神经功能;应每周检查血象及肝肾功能测定;65 岁以上的患者最好定期做神经系统检查。

紫杉醇

【其他名称】

安素泰、力扑素、泰素、天地泰、紫素。

【作用与用途】

本品是新型抗微管药物。用于卵巢癌和乳腺癌及 NSCLC 的一线和二线治疗；也可用于头颈癌、食管癌、精原细胞瘤、复发非霍奇金金淋巴瘤的治疗。

【用法用量】

单药剂量为 $135\sim200mg/m^2$，在 G^-CSF 支持下，剂量可达 $250mg/m^2$。联合用药剂量为 $135\sim175mg/m^2$，$3\sim4$ 周重复使用。

【药代动力学】

在肝代谢，随胆汁进入肠道，经粪便排出体外（＞90％）。经肾清除只占总清除的 1％～8％。

【禁忌证】

对本品或其他用聚氧乙烯蓖麻油配制的药物过敏者；白细胞低于 $1.5\times10^9/L$ 严重骨髓抑制者；孕妇和哺乳期妇女。

【安全用药监护】

1.不良反应

(1)过敏反应：发生率为 39％，严重过敏反应发生率为 2％。多数为Ⅰ型变态反应，表现为支气管痉挛性呼吸困难，荨麻疹和低血压。

(2)骨髓抑制：为主要剂量限制性毒性，表现为中性粒细胞减少，血小板降低少见。

(3)神经毒性：周围神经病变发生率为 62％，最常见的表现为轻度麻木和感觉异常，严重的神经毒性发生率为 6％。

(4)心血管毒性：可有低血压和无症状的短时间心动过缓。

(5)胃肠道反应：恶心，呕吐，腹泻和黏膜炎。

(6)肝毒性：为 ALT、AST 和 AKP 升高。

(7)脱发：发生率为 80％。

2.主要相互作用

(1)顺铂可使本药的清除率降低约 1/3，若使用顺铂后再给本药，产生更为严重的骨髓抑制。

(2)与多柔比星合用，可降低多柔比星的清除率，加重中性粒细胞减少和口腔炎。

(3)与表柔比星合用，可加重本药毒性。

(4)酮康唑可抑制本药的代谢。

3.过敏监护

(1)为预防有可能发生的过敏反应，紫杉醇治疗前应用地塞米松、苯海拉明和 H_2 受体拮抗剂进行预处理。发生严重过敏反应的患者不得再次用药。

(2)本品滴注开始 1h 内，每 15min 测血压、心率和呼吸 1 次，注意过敏反应。给药期间应注意有无过敏反应及生命体征的变化。

4.特殊人群用药的监护

(1)孕妇:禁用。

(2)哺乳期妇女:禁用。

(3)慎用:有心脏传导功能异常者;低血压或心动过缓者;有周围神经病变者。

5.用药前后及用药时应当检查或监测的项目

用药期间应定期检查白细胞及血小板计数、肝肾功能、心电图等。

盐酸吉西他滨

【其他名称】

健择、泽菲、吉西他滨、誉捷。

【作用与用途】

可用于治疗局部晚期或已转移的非小细胞肺癌,局部晚期或已转移的胰腺癌,近期资料说明本品可用于子宫颈癌、卵巢癌、乳腺癌等实体瘤的姑息性治疗。

【用法用量】

$1000mg/m^2$ 静脉滴注 30min,每周 1 次,连续 3 周,随后休息 1 周,每 4 周重复 1 次。依据患者的毒性反应相应减少剂量。

【药代动力学】

静脉给药,分布快而广。$t_{1/2}$ 为 0.5～1.5h,几乎不与血浆蛋白结合。尿中排泄,5～11h 清除完毕,每周用药 1 次,无蓄积。

【禁忌证】

对本药过敏者;孕妇及哺乳期妇女。

【安全用药监护】

1.不良反应

(1)骨髓抑制:贫血、白细胞降低、血小板减少。

(2)胃肠道反应:恶心、呕吐常见,但多不严重,且易被抗呕吐药物控制。

(3)肝损害:常见肝功能异常,但通常较轻,非进行性损害,一般不需停药。

(4)泌尿系统毒性:常见轻度蛋白尿及血尿,若有微血管病性溶血性贫血的表现,应立即停药,肾功能仍不好转则应给予透析治疗。

(5)过敏反应:皮疹常见但多不严重,常伴瘙痒。滴注过程中可发生支气管痉挛。

2.主要相互作用

与华法林合用,可引起患者国际标准比率(INR)增加。

3.毒性监护

滴注药物时间延长和增加用药频率可增加药物的毒性。

4.特殊人群用药的监护

(1)儿童:不推荐 18 岁以下的儿童使用。

(2)孕妇:避免使用。

(3)哺乳期妇女:避免使用。

(4)慎用:肝、肾功能不全者;骨髓抑制者;有心血管疾病史者。

5.用药前后及用药时应当检查或监测的项目

每次使用吉西他滨前,必须对患者进行血液学检查,包括白细胞分类和血小板计数;应定期检查肝、肾功能。

异环磷酰胺

【其他名称】

和乐生、匹服平、异磷酰胺、宜佛斯酰胺。

【作用与用途】

属细胞周期非特异性药物。适用于睾丸癌、卵巢癌、乳腺癌、肉瘤、恶性淋巴瘤和肺癌等。

【用法用量】

用灭菌注射用水溶解再用 0.9% 氯化钠注射液 $500\sim1000mL$ 进一步稀释后缓慢静脉滴注,持续至少 $30min$ 以上。①单药治疗:静脉注射按体表面积每次 $1.2\sim2.5g/m^2$,连续 $5d$ 为 1 个疗程。②联合用药:静脉注射按体表面积每次 $1.2\sim2.0g/m^2$,连续 $5d$ 为 1 个疗程。下 1 个疗程应间隔 $3\sim4$ 周或在血液毒性恢复后(血小板 $10\times10^9/L$,白细胞 $3\times10^9/L$)再给药。最大剂量为 $18g/m^2$。

【药代动力学】

进入体内后被广泛代谢,主要通过肝激活,产生活性代谢产物,仅少量通过血-脑屏障,脑脊液中药物浓度为血药浓度的 20%。高剂量时存在代谢饱和现象。蛋白结合率不足 20%。

【禁忌证】

严重骨髓抑制患者;对本品过敏者;双侧输尿管阻塞者;妊娠及哺乳期妇女。

【安全用药监护】

1.不良反应

(1)泌尿系统:常并发泌尿系统的毒副作用,特别是出血性膀胱炎,建议给予本药前要做尿常规分析。

(2)造血系统:异环磷酰胺与其他化疗药合用,常出现严重的骨髓抑制,因此建议密切监测血液学的指标。

(3)中枢神经系统:嗜睡、精神错乱、幻觉,有些情况下出现昏迷。发生这些症状时停止用药。这些症状是可逆的,可采取对症的支持疗法直至完全消失。

2.主要相互作用

(1)同时使用顺铂,可增加患者的骨髓抑制、神经毒性和肾毒性。

(2)同时使用抗凝血药物,可能导致出血危险。

(3)同时使用降血糖药,可增强降血糖作用。

(4)与其他细胞毒药物联合应用时,应酌情减量。

3.毒性监护

为预防膀胱毒性,应大量摄入水,每天经口服或静脉内输入 $2000mL$ 液体。同时使用预防出血性膀胱炎保护药,如美司钠。通常美司钠用量为异环磷酰胺每天总量的 20%。

4.特殊人群用药的监护

(1)儿童:儿童长期用药可引起范科尼综合征。

(2)孕妇:禁用。

(3)哺乳期妇女:禁用。

(4)慎用:肝肾功能受损者;骨髓功能受损者,如白细胞减少,粒细胞减少;广泛的骨髓癌转移;先做了放射治疗,或以前用了其他细胞毒药物治疗的;低蛋白血症;育龄期妇女。

5.用药前后及用药时应当检查或监测的项目

用药期间应检查血常规、尿常规及肝、肾功能。

二、子宫肌瘤及其用药

(一)病因与临床表现

【病因】

确切病因尚不清楚,雌、孕激素增高,特别是子宫雌激素受体增加是发病的重要因素之一,遗传学研究提示25%～50%的存在细胞遗传学的异常,分子生物学研究提示肌瘤是由单克隆或不同克隆细胞形成。多见于30～50岁,根据肌瘤所在子宫体肌壁的部位不同分为壁间、浆膜下、黏膜下及阔韧带内肌瘤。临床症状取决于肌瘤生长的部位。子宫肌瘤是导致子宫切除的主要原因之一。

【临床表现】

①小肌瘤及浆膜下肌瘤多无症状,常于妇科检查时发现。②常见症状有月经过多、经期延长、周期缩短,白带增多,如为黏膜下肌瘤,常表现为不规则阴道出血。③下腹包块。④肌瘤增大压迫膀胱或直肠产生压迫症状,或浆膜下肌瘤蒂扭转、黏膜下肌瘤刺激子宫收缩或子宫肌瘤变性产生疼痛。⑤妇科检查发现子宫均匀增大或外形不规则,呈单个或多个结节状突出,表面光滑、质硬,突出至阴道的黏膜下肌瘤呈圆形、肉红色或暗红色肿物,表面可有坏死、破溃、出血。

【诊断标准】

根据病史及查体,诊断并不难,B超可协助明确诊断。但此病需与以下疾病鉴别:妊娠子宫、卵巢肿瘤、子宫恶性肿瘤、子宫肌腺瘤、子宫肥大症。

【预后】

子宫肌瘤本身属于良性肿瘤,均可治愈,但要注意其变性,即玻璃样变、囊性变、红色样变、肉瘤样变。绝经后肌瘤增长较快要警惕恶变。

【治疗原则】

根据患者年龄、生育要求、肌瘤大小、有无症状及肌瘤增长的速度等决定治疗方案。

1.随访观察

肌瘤不大、无症状者,可定期复查,尤其近绝经期患者,肌瘤多于绝经后萎缩。

2.手术治疗

适用于子宫>10周;月经过多继发贫血;有膀胱、直肠压迫症状或肌瘤生长较快;非手术治疗失败;不孕或反复流产排除其他原因。手术可经阴道、经腹部或宫腔镜及腹腔镜下手术。

(1)肌瘤剥除术:适用于35岁以下、未婚或未生育或需要保留生育功能的患者;

(2)子宫切除术:症状明显,不要求保留生育功能,或疑有恶变。术中应仔细检查子宫肌瘤标本(剖开检查),如有可疑,应送冷冻切片,依具体情况决定是否保留双侧附件。术前宫颈细胞学排除宫颈恶性疾病。

（二）药物治疗要点

用于肌瘤较小、症状轻、近绝经期或全身情况不能耐受手术者。①甲基睾素 5mg,舌下含服,每天 2 次;丙酸睾酮 25mg/d,肌内注射,每周 2 次。以上两药一般应用 3～6 个月为 1 个疗程,每月总量不超过 300mg。②米非司酮 12.5mg,每天 1 次口服。③促性腺激素释放激素类似物,每月皮下肌内注射 1 次,或术前辅助治疗 3～6 个月。

（三）常用药物

甲睾酮

【其他名称】

甲基睾丸酮、甲基睾酮、甲基-17β-羟基-雄甾-4-烯-3-酮。

【作用与用途】

雄性激素类药物。临床用于男性性腺功能减退症、无睾症及隐睾征;妇科疾病,如月经过多、子宫肌瘤、子宫内膜异位症、老年骨质疏松及小儿再生障碍性贫血。

【用法用量】

口服通常 1 次 10mg,每天 2 次,舌下含用 1 次 5mg,每天 2 次。月经过多或子宫肌瘤:每次舌下含服5～10mg,每天 2 次,每月剂量不可超过 300mg。子宫内膜异位症:每次舌下含服5～10mg,每天 2 次,连用 3～6 个月。

【药代动力学】

经胃肠道及口腔黏膜吸收较完全,$t_{1/2}$ 为 2.5～3.5 小时。口服经肝代谢失活,以舌下含服为宜,剂量可减半。舌下含用的疗效比口服高 2 倍。

【禁忌证】

对本药过敏者;肝、肾功能不全者;前列腺增生、前列腺癌患者;孕妇及哺乳期妇女。

【安全用药监护】

1.不良反应

(1)长期大剂量应用易致胆汁淤积性肝炎,出现黄疸和肝功能障碍。

(2)舌下给药可致口腔炎,表现为疼痛、流涎等症状。

(3)可引起女性男性化、水肿、肝损害、头晕、痤疮。

2.主要相互作用

(1)与肾上腺皮质激素,尤其是盐皮质激素合用时,可增加水肿的危险性。

(2)与合用促肾上腺皮质激素或糖皮质激素合用,可加速痤疮的产生。

(3)与双香豆素类或茚满二酮衍生物合用时要减少用量。

(4)与口服降糖药和胰岛素合用时,密切注意低血糖的发生,必要时应调整降糖药物和胰岛素用量。

(5)与环孢霉素 A 合用时,增加肾毒性。

3.过敏监护、毒性监护

(1)有过敏反应者应停药。

(2)本药可减少甲状腺结合球蛋白,使甲状腺激素作用增强。

4.特殊人群用药的监护

(1)老年人:应用本药能增加患前列腺增生及前列腺癌的危险。

(2)儿童:长期应用,可严重影响生长发育。

(3)孕妇:禁用。

(4)哺乳期妇女:禁用。

(5)慎用:心功能不全者;高血压患者。

5.用药前后及用药时应当检查或监测的项目

女性用药需监测其可能出现的男性化征象;用药期间应定期检查肝功能。

丙酸睾酮

【其他名称】

丙酸睾丸素、丙睾、睾酮丙酸酯。

【作用与用途】

雄激素类药,用于原发性或继发性男性性功能减低;男性青春期发育迟缓;绝经后女性晚期乳腺癌姑息性治疗。

【用法用量】

深部肌内注射。功能性子宫出血:配合黄体酮使用每次 25～50mg,每天 1 次,共 3～4 次。月经过多或子宫肌瘤:一次 25～50mg,每周 2 次。

【药代动力学】

本品 98% 与血浆蛋白结合,大部分在肝内代谢转化成活性较弱的雄酮及无活性的 5β-雄酮,并与葡萄糖醛酸或硫酸结合,由尿排出。

【禁忌证】

有过敏反应者;肝、肾功能不全者;孕妇及前列腺癌患者;男性乳房疾病患者。

【安全用药监护】

1.不良反应

(1)注射部位可出现疼痛、硬结、感染及荨麻疹、皮疹。

(2)大剂量可致女性男性化,男性睾丸萎缩,精子减少。

(3)水肿、黄疸、肝功能异常。

2.主要相互作用

(1)与口服抗凝血药合用,可增强口服抗凝血药的作用,甚至可引起出血。

(2)与胰岛素合用,对蛋白同化有协同作用。

3.特殊人群用药的监护

(1)老年人:慎用。

(2)儿童:慎用。

(3)孕妇:禁用。

(4)哺乳期妇女:禁用。

(5)慎用:心脏病患者。

4.用药前后及用药时应当检查或监测的项目

定期检查前列腺、血清睾酮水平;定期检查肝功能;青春期前儿童应用时,应每隔 6 个月测 1 次骨龄。

米非司酮

【其他名称】

含珠停、息百虑、息隐碧韵、弗奈尔、米那司酮。

【作用与用途】

为受体水平抗孕激素药,具有终止早孕、抗着床、诱导月经及促进宫颈成熟等作用,与黄体酮竞争受体而达到拮抗黄体酮的作用。

【用法用量】

停经≤49d 的健康早孕妇女,空腹或进食 2h 后,口服 25～50mg 米非司酮片每天 2 次,连服 2～3d,总量 150mg,每次服药后禁食 2h,第 3～4 天清晨于阴道后穹隆放置卡前列甲酯栓 1 枚(1mg),或使用其他同类前列腺素药物。卧床休息 1～2h,门诊观察 6h。注意用药后出血情况,有无妊娠产物和副反应。

【药代动力学】

本品口服生物利用度 70%。血浆蛋白结合率 98%,经 1.5h 血浓度达峰值,作用维持 12h,消除 $t_{1/2}$ 为 18h。

【禁忌证】

对本品过敏者;心、肝、肾疾病患者及肾上腺皮质功能不全者;有使用前列腺素类药物者;带宫内节育器妊娠和怀疑宫外孕者;凝血功能障碍或进行抗凝血治疗者;遗传性卟啉病患者;未确诊的附件包块患者;孕妇或可能怀孕的妇女及哺乳期妇女。

【安全用药监护】

1.不良反应

(1)心血管系统:可引起低血压、心动过速和呼吸急促。

(2)内分泌系统:表现为恶心、极度虚弱、不适、肌痛、关节痛、头痛。

(3)泌尿生殖系统:大量阴道出血和子宫收缩痛,某些患者可能需即时输血和行刮宫术。

(4)过敏反应:可出现荨麻疹和瘙痒等过敏反应。

2.主要相互作用

(1)与酮康唑、伊曲康唑、红霉素等合用可减弱肝药酶活性,升高本药的血药水平。

(2)与利福平、肾上腺皮质激素、某些抗惊厥药合用可诱导肝药酶活性,降低本药血药浓度。

3.毒性监护

(1)本药可致罕见但严重甚至致命的感染和出血,长期大量出血可能是不全流产或其他并发症的症状。

(2)用本品和前列腺素序惯用药抗早孕时,少数妇女发生不全流产,能引起大量出血。

4.特殊人群用药的监护

(1)孕妇:禁用(用于终止妊娠或预防意外妊娠除外)。

(2)哺乳期妇女:禁用。

(3)慎用:严重贫血者;胰岛素依赖型糖尿病患者;大量吸烟者或每天吸烟超过 10 支的 35 岁以上妇女。

5.用药前后及用药时应当检查或监测的项目

服药后 8～15d 应随访,确定流产效果,必要时可做 B 超或血绒毛膜促性腺激素(HCG)检查。

三、子宫内膜癌及其用药

(一)病因与临床表现

【病因】

病因不十分清楚,可能与下列因素有关,雌激素依赖型:长期持续的雌激素刺激,而无孕激素拮抗,使子宫内膜增生,甚至癌变。临床上多见于无排卵性功血、多囊卵巢综合征、颗粒细胞瘤、卵泡膜细胞瘤;绝经后长期的激素替代治疗及乳癌患者长期服用三苯氧胺。其他因素还有肥胖、高血压、糖尿病、不孕、不育或绝经延迟等。有家族倾向。非雌激素依赖型:发病与雌激素无明确关系,多见于老年体瘦的妇女。子宫内膜腺癌最常见。

【临床表现】

①阴道出血:主要表现为绝经后阴道出血,量一般不多,未绝经者可表现为月经增多、经期延长或月经紊乱。②阴道不正常排液:可为浆液性或血性分泌物。③下腹疼痛及其他症状:下腹疼痛可由宫腔积脓或积液引起,晚期则因癌肿压迫神经所致,晚期可致贫血、消瘦等。④妇检时早期可无异常,中晚期可有子宫体增大,合并宫腔积液时可有触痛,宫口可有癌组织脱出,触之易出血。癌灶侵犯周围组织时,子宫固定或在盆腔触及不规则肿物。

【诊断标准】

根据病史、查体及超声检查可做出初步诊断,分段诊刮,早期可在宫腔镜下子宫内膜活检,组织病理可明确诊断。此病需与绝经过渡期功血、老年性阴道炎、子宫内膜炎合并宫腔积脓、子宫黏膜下肌瘤或子宫内膜息肉伴感染、子宫颈管癌、子宫肉瘤及输卵管癌等鉴别。

【预后】

随着宫腔镜的应用,子宫内膜癌早期诊断率明显提高,早期干预,预后好。影响预后的因素主要有:癌瘤生物学恶性程度及病变范围,包括病理类型、组织学分级、肌层浸润深度、淋巴转移及子宫外病灶等;患者全身状况;治疗方案选择。雌激素依赖型,肿瘤分化好,预后好;非雌激素依赖型,肿瘤恶性度高,分化差,预后不良。

【子宫内膜癌的分期】

子宫内膜癌手术-病理分期(FIGO,2009 年)。

Ⅰ期　癌灶局限于子宫体

Ⅰ$_A$　无或<1/2 肌层浸润

Ⅰ$_B$　≥1/2 肌层浸润

Ⅱ期　肿瘤累及宫颈间质,未超出子宫

Ⅲ期　癌肿局部扩散

Ⅲ$_A$　肿瘤累及子宫浆膜和(或)附件

Ⅲ$_B$　肿瘤累及阴道和(或)宫旁受累

Ⅲ$_C$　盆腔和(或)腹主动脉旁淋巴结转移

Ⅲ_{C1} 盆腔淋巴结转移

Ⅲ$_{C1}$ 盆腔淋巴结转移

Ⅲ$_{C2}$ 腹主动脉旁淋巴结转移

Ⅳ期 膀胱和(或)直肠转移,和(或)远处转移

Ⅳ$_A$ 膀胱和(或)直肠转移

Ⅳ$_B$ 远处转移,包括腹腔内转移和(或)腹股沟淋巴转移

【治疗原则】

1.手术治疗

Ⅰ期行筋膜外全子宫切除及双附件切除术,具备下列情况之一者行盆腔及腹主动脉旁淋巴结清扫或取样。

(1)可疑的腹主动脉旁及髂总淋巴结及增大的盆腔淋巴结。

(2)特殊类型,如乳头状浆液性腺癌、透明细胞癌、鳞状细胞癌、未分化癌等。

(3)子宫内膜样腺癌 G$_3$。

(4)肌层浸润≥1/2。

(5)癌灶累及宫腔面积超过 1/2 或有子宫峡部浸润。子宫内膜浆液性乳头状癌恶性高,早期淋巴转移及盆腹腔转移,其临床Ⅰ期与卵巢癌相同,除分期探查、切除子宫及双侧附件、清扫腹膜后淋巴结外,并应切除大网膜及阑尾。Ⅱ期应行全子宫或广泛子宫切除及双侧附件切除术,同时行盆腔及腹主动脉旁淋巴结切除。Ⅲ和Ⅳ期的行肿瘤减灭术。

2.放射治疗

多用于术前或术后放疗,是治疗子宫内膜癌有效方法之一。放疗结束后 1～2 周进行手术。

(二)药物治疗要点

1.孕激素治疗

子宫内膜癌大多含有雌、孕激素受体。孕激素受体(PR)阳性者对孕激素治疗有效率可达80%,多用于晚期或复发患者。

(1)醋酸甲羟孕酮 200～400mg/次,口服,每天 1 次,连服 3 个月后评定疗效。

(2)己酸孕酮 500mg/次,肌内注射,每周 2 次,连用 3 个月。长期使用有水肿、药物性肝炎等副作用,停药后可恢复。

2.化学治疗

多用于晚期或复发的患者,为综合治疗措施之一。化疗方案,如环磷酰胺、多柔比星、顺铂联合化疗。特殊病理类型者,如子宫乳头浆液性腺癌术后应给予化疗,方案同卵巢癌。

3.抗雌激素制剂治疗

适应证与孕激素相同,常用他莫昔芬(TAM)20～40mg,每天 1 次。可选用 TAM 2 周后再用孕激素治疗或与孕激素同时用。

(三)常用药物

<h3 style="text-align:center">羟孕酮</h3>

【其他名称】

长效黄体酮、羟孕酮己酮酯。

【作用与用途】

通过对下丘脑-垂体的反馈机制抑制卵巢排卵。本品可用于治疗习惯性流产、月经不调、子宫内膜异位症、功能性子宫出血等。

【用法用量】

深部肌内注射一次 0.25～0.5g,每周 1～2 次。

【药代动力学】

肌内注射后在局部沉积贮存,缓慢释放,发挥长效作用,维持时间 1～2 周或以上。大鼠肌内注射后体内半衰期为 10d 左右。

【禁忌证】

患急慢性肝炎、肾炎造成严重肝肾损害者;心血管疾病和高血压;糖尿病;哮喘病;癫痫;偏头痛;未明确诊断的阴道出血者;有血栓病史者以及有过敏史者;甲状腺功能亢进患者;精神病或抑郁症患者;高脂血症患者;子宫肌瘤患者;乳房肿块患者;孕妇及哺乳期妇女。

【安全用药监护】

1.不良反应

(1)少数患者在用药后有恶心、呕吐、头晕、乏力、乳胀、疲乏等反应,一般均轻,不需处理。

(2)使用过程中,如乳房有肿块出现,应即停止;如发现过敏反应,不可再做注射。

2.特殊人群用药的监护

(1)孕妇:禁用。

(2)哺乳期妇女:禁用。

(3)慎用:子宫肌瘤、高血压患者。

3.用药前后及用药时应当检查或监测的项目

用药期间定期体检,包括乳腺、肝功能、血压和宫颈刮片的检查。

环磷酰胺

【其他名称】

安道生、癌得星、环磷氮芥。

【作用与用途】

临床用于恶性淋巴瘤、多发性骨髓瘤、白血病、乳腺癌、卵巢癌、宫颈癌、前列腺癌、结肠癌、支气管癌、肺癌等有一定疗效。也可用于类风湿关节炎、儿童肾病综合征以及自身免疫疾病的治疗。

【用法用量】

①静脉注射。单药治疗:一次 500～1000mg/m²,加生理盐水 20～30mL,静脉冲入,每周 1 次,连用 2 次,休息 1～2 周重复给药。联合用药:每次 500～600mg/m²,每周 1 次,连用 2 次,3～4 周为 1 个疗程。②口服给药:抗肿瘤每天 2～4mg/kg,连用 10～14 日,休息 1～2 周重复给药。

【药代动力学】

口服后吸收完全,迅速分布到全身,少量可通过血-脑屏障。环磷酰胺本身不与白蛋白结合,其代谢物约 50%的与蛋白结合。静注后血浆 $t_{1/2}$ 为 4～6.5h,50%～70% 在 48h 内通过肾排泄。

【禁忌证】

对本品过敏者；妊娠及哺乳期妇女。

【安全用药监护】

1.不良反应

(1)骨髓抑制：常见白细胞减少。

(2)胃肠道反应：食欲缺乏、恶心、呕吐。

(3)泌尿道反应：可致出血性膀胱炎，表现为膀胱刺激症状、少尿、血尿及蛋白尿。

(4)其他反应尚包括脱发、口腔炎、中毒性肝炎、皮肤色素沉着、月经紊乱、无精子或精子减少及肺纤维化等。

2.主要相互作用

(1)与抗痛风药，如别嘌醇、秋水仙碱、丙磺舒等同用时，应调整抗痛风药物的剂量。

(2)可延长可卡因的作用并增加毒性。

(3)大剂量巴比妥类、皮质激素类药物可影响环磷酰胺的代谢，同时应用可增加环磷酰胺的急性毒性。

(4)与多柔比星同用时，可增加心脏毒性，多柔比星的总剂量按体表面积应不超过 $400mg/m^2$。

3.毒性监护

(1)常规剂量不产生心脏毒性，但当高剂量时可产生心肌坏死，偶可发生肺纤维化。

(2)为预防肾毒性，患者用药时需大量饮水，必要时静脉补液，以保证足够的液体输入量和尿量，也可给予尿路保护药。

(3)为预防白血病及淋巴瘤患者出现尿酸性肾病，可大量补液、碱化尿液和(或)给予别嘌醇。

4.特殊人群用药的监护

(1)孕妇：禁用(特别在妊娠早期)。

(2)哺乳期妇女：从乳汁中排出，在开始治疗时必须终止哺乳。

(3)慎用：肝、肾功能不全者骨髓抑制者；有痛风病史、泌尿系结石史或肾功损害者；肝功不良者。

5.用药前后及用药时应当检查或监测的项目

用药期间须定期检查血象、尿常规、肝肾功能。

他莫昔芬

【其他名称】

三苯氧胺、枸橼酸三苯氧胺、特茉芬、昔芬、枸橼酸他莫昔芬。

【作用与用途】

非固醇类抗雌激素药物。治疗女性复发转移乳腺癌、用作乳腺癌手术后转移的辅助治疗，预防复发。

【用法用量】

每次 10mg 口服,每天 2 次,也可每次 20mg,每天 2 次。

【药代动力学】

口服吸收迅速。口服 20mg 后 6～7.5h 在血中达最高浓度,$t_{1/2}$ 为 7～14h,其排泄较慢,主要从粪便排泄约占 4/5,尿中排泄较少约 1/5。

【禁忌证】

有眼底疾病者;妊娠及哺乳期妇女。

【安全用药监护】

1.不良反应

(1)胃肠道反应:食欲缺乏、恶心、呕吐、腹泻。

(2)生殖系统:月经失调、闭经、阴道出血、外阴瘙痒、子宫内膜增生、内膜息肉和内膜癌。

(3)皮肤:颜面潮红、皮疹、脱发。

(4)偶见肝功能异常、白细胞和血小板减少、精神错乱、肺栓塞、血栓、无力、嗜睡。

2.主要相互作用

(1)雌激素可影响本品治疗效果,不宜与雌激素药物合用。

(2)抗酸药、西咪替丁、雷尼替丁等在胃内改变 pH,对胃有刺激作用。

(3)与抗凝血药合用,可增强抗凝血药作用。

(4)与丝裂霉素合用可使发生溶血性血尿综合征的危险增加。

(5)与别嘌醇合用可加重本药肝毒性。

3.毒性监护

(1)本药可导致患原位管癌和高危乳腺癌的妇女出现严重或致命性的子宫恶性肿瘤、脑卒中及肺栓塞,此类患者用药时需权衡利弊。

(2)本药可促进排卵,有导致怀孕的可能,故患有乳腺癌的未绝经妇女不宜使用本药。若绝经前必须使用本药,应同时服用抗促性腺激素药物。

4.特殊人群用药的监护

(1)孕妇:禁用。

(2)哺乳期妇女:禁用。

(3)慎用:有肝功能异常者;白细胞、血小板减少者应慎用。

5.用药前后及用药时应当检查或监测的项目

治疗期间应定期检查血常规、血钙浓度;大剂量长期服用者应定期做眼科检查。

四、子宫肉瘤及其用药

(一)病因与临床表现

【病因】

病因不明,有学者指出与有盆腔放疗史、雌激素的长期刺激有关,有待进一步探讨。子宫肉瘤较少见,占子宫恶性肿瘤的 2%～4%,占生殖道恶性肿瘤的 1%,组织成分繁杂,主要有 3 种类型:子宫平滑肌肉瘤、内膜间质肉瘤、混合性苗勒管肿瘤。多见于 40～60 岁的妇女。

【临床表现】

①症状。早期症状不明显,随着病情发展可出现下列表现:阴道不规则出血;下腹疼痛;腹部包块;压迫症状及其他:可有膀胱或直肠受压出现尿频、尿急、尿潴留、大便困难等症状。晚期患者全身消瘦、贫血、低热或出现肺、脑转移相应症状。②体征。子宫增大,外形不规则。宫颈口有息肉或肌瘤样肿块,呈紫红色,极易出血。继发感染后有坏死及脓性分泌物。晚期肉瘤可累及盆侧壁,形成冰冻骨盆。

【诊断标准】

根据症状及查体,可疑子宫肉瘤的患者,可行阴道超声、CT、MRI 等辅助检查,分段诊刮,组织病理可明确诊断。此病须与恶性潜能未定型平滑肌瘤、上皮样平滑肌瘤、黏液样平滑肌瘤等鉴别。

【预后】

恶性度高,复发率高,预后差,5 年生存率为 20%～30%。

【子宫肉瘤的分期】

1.子宫平滑肌肉瘤

子宫平滑肌肉瘤的分期(FIGO,2009)。

Ⅰ期　肿瘤局限于子宫

Ⅰ$_A$ 期　≤5cm

Ⅰ$_B$ 期　>5cm

Ⅱ期　肿瘤扩散至盆腔

Ⅱ$_A$ 期　附件受累

Ⅱ$_B$ 期　扩散至其他盆腔组织

Ⅲ期　肿瘤扩散至腹腔(不单是突向腹腔)

Ⅲ$_A$ 期　1 处受累

Ⅲ$_B$ 期　1 处以上受累

Ⅲ$_C$ 期　盆腔和(或)腹主动脉旁淋巴结转移

Ⅳ期　膀胱和(或)直肠转移,或远处转移

Ⅳ$_A$ 期　膀胱和(或)直肠转移

Ⅳ$_B$ 期　远处转移

2.子宫内膜间质肉瘤

子宫内膜间质肉瘤的分期

Ⅰ期　肿瘤局限于子宫

Ⅰ$_A$ 期　肿瘤局限在子宫内膜或宫颈管,无肌层浸润

Ⅰ$_B$ 期　≤1/2 肌层浸润

Ⅰ$_C$ 期　>1/2 肌层浸润

Ⅱ期　同子宫平滑肌肉瘤

Ⅲ期　同子宫平滑肌肉瘤

Ⅳ期　同子宫平滑肌肉瘤

3.癌肉瘤

按照子宫内膜癌分期。

【治疗原则】

治疗原则以手术为主,辅以放疗和化疗。①手术治疗:Ⅰ期行全子宫、双侧附件切除术及盆腔淋巴结切除或活检。宫颈肉瘤、子宫肉瘤Ⅱ期、癌肉瘤应行广泛子宫切除及盆腔淋巴结清扫术,必要时行腹主动脉旁淋巴结切除或活检。根据病理结果,术后加用化疗或放疗。②放射治疗:恶性中胚叶混合瘤和高度恶性子宫内膜间质肉瘤对放疗较敏感。

(二)药物治疗要点

1.化学治疗

目前对肉瘤化疗效果较好的药物有顺铂、多柔比星、异环磷酰胺等,常用三药联合方案。

2.内分泌治疗

低度恶性子宫内膜间质肉瘤含雌孕激素受体,孕激素治疗有一定效果,常用醋酸甲羟孕酮或甲地孕酮,以大剂量、高效为宜。

(三)常用药物

顺铂

【其他名称】

顺氯氨铂、顺式铂、金顺、氯氨铂、锡铂。

【作用与用途】

属周期非特异性药。用于卵巢癌、前列腺癌、睾丸癌、肺癌、鼻咽癌、食管癌、恶性淋巴瘤、乳腺癌、头颈部鳞癌、甲状腺癌及成骨肉瘤等多种实体肿瘤均能显示疗效。

【用法用量】

常用剂量 10～20mg/d,溶于 200～300mL 生理盐水中,静脉滴注避光 2h 内滴完,每个疗程为 200～400mg,在用量达到 100～200mg 后,需间隔 1～2 周。总用量达 200mg 时,多数患者呈现主客观缓解。

【药代动力学】

本品主要由肾排泄,通过肾小球过滤或部分由肾小管分泌,用药后 96 小时内 25％～45％由尿排出。极少通过血-脑屏障。

【禁忌证】

肾功能损害;严重骨髓抑制;对本品有过敏史者及孕妇。

【安全用药监护】

1.不良反应

(1)骨髓抑制:主要表现为白细胞减少,多发生于剂量超过每天 $100mg/m^2$ 时。

(2)胃肠道反应:常见,如食欲缺乏、恶心、呕吐、腹泻等。

(3)肾毒性:是最常见又严重的毒性反应,也是剂量限制毒性,重复用药可加剧肾毒性。

(4)神经毒性:与总量有关,大剂量及反复用药时明显,损伤耳 Corti 器的毛细胞,引起高频失听,在一些患者表现为头昏、耳鸣、耳聋、高频听力丧失;少数人表现为球后神经炎、感觉异常、味觉丧失。

（5）过敏反应：在用药后数分钟可出现颜面水肿、喘气、心动过速、低血压、非特异性丘疹类麻疹。

（6）电解质紊乱：低血镁较为常见，低血钙亦较常见，两者同时出现时则发生手足抽搐。

（7）少数患者出现心电图 ST-T 改变，肝功能损害。

2.药物相互作用

（1）与氨基糖苷类抗生素、两性霉素 B 或头孢噻吩等合用，有肾毒性叠加作用。

（2）与丙磺舒合用，可致高尿酸血症。

（3）与氯霉素或其呋塞米或利尿酸钠合用，增加耳毒性。

（4）与抗组胺药合用，可掩盖本品所致的耳鸣、眩晕等症状。

3.毒性监护

（1）在运用较大剂量（80～120mg/m²）时，必须同时进行水化和利尿。

（2）为减轻毒副作用，用药期间尚应多饮水；用药前宜选用各类止吐药；同时备用肾上腺素、皮质激素、抗组胺药，以便急救使用。

（3）本药相关的蓄积肾毒性较严重，其他主要的剂量相关的毒性为骨髓抑制、恶心和呕吐。

（4）耳毒性在儿童中更为显著，如耳鸣和（或）高频听力丧失，偶见耳聋。

4.特殊人群用药的监护

（1）孕妇：禁用。

（2）哺乳期妇女：禁用。

（3）慎用：有肾病史者；造血功能不全者；非本药引起的外周神经炎患者；曾接受过其他化疗或放疗者；听神经功能障碍患者。

5.用药前后及用药时应当检查或监测的项目

治疗前后、治疗期间和每 1 个疗程之前，应做如下检查：肝功能及尿酸、血常规及血小板计数、血钙，以及听神经功能、神经系统功能等检查。

多柔比星

【其他名称】

阿霉素、14-羟基柔红霉素、14-羟基正定霉素、阿得里亚霉素、阿霉素-威力、多索柔比星、羟基红比霉素、羟基柔红霉素、威力阿霉素、亚德里亚霉素、亚法里亚霉素。

【作用与用途】

属细胞周期非特异性药物适用于用于治疗急性白血病（淋巴细胞性和粒细胞性）、恶性淋巴瘤、乳腺癌、肺癌、卵巢癌、绒毛膜上皮癌、睾丸癌、胃癌、肝癌等。

【用法用量】

临用前加氯化钠注射液溶解，浓度一般为 2mg/mL。缓慢静脉或动脉注射。①单药治疗：每次 50～60mg，每 3～4 周 1 次或每周 20～30mg，连用 3 周，停用 2～3 周后重复。②联合用药：40mg/m²，每 3 周 1 次或 25mg/m²，每周 1 次，连用 2 周，3 周重复。总剂量按体重面积不宜超过 400mg/m²。

【药代动力学】

进入体内后迅速分布于心、肾、肝、脾、肺组织中，但不能透过血脑屏障。主要在肝内代谢，经胆汁排泄,50%以原形排出、23%以具活性的阿霉素代谢物阿霉醇排出,在 6 小时内仅5%～10%从尿液中排泄。阿霉素的清除曲线是多相的,其三相半衰期($t_{1/2}$)分别为 0.5、3 小时和 40～50 小时。

【禁忌证】

曾用其他抗肿瘤药物或放射治疗已引起骨髓抑制的患者;心肺功能失代偿者、严重心脏病患者;周围血象中白细胞低于 $3.5×10^9/L$ 或血小板低于 $50×10^9/L$ 患者;明显感染或发热、恶病质、失水、电解质或酸碱平衡失调者;胃肠道梗阻、明显黄疸或肝功能损害患者;水痘或带状疱疹患者;孕妇及哺乳期妇女。

【安全用药监护】

1.不良反应

(1)骨髓抑制:表现为白细胞和血小板减少,60%～80%的患者均可出现。

(2)心脏毒性:有 6%～30%的患者可出现一过性心电图改变,表现为室上性心动过速,室性期外收缩及 ST-T 改变,与剂量和给药方案无关,一般不影响药物的使用。

(3)脱发:发生率在 90%以上,一般停药 1～2 个月可恢复生长。

(4)消化道反应:有恶心,少有呕吐。有的患者可有口腔黏膜红斑、溃疡及食管炎、胃炎。

(5)局部反应:如注射处药物外溢可引起组织溃疡和坏死。药物浓度过高引起静脉炎。

2.主要相互作用

(1)与骨髓抑制剂联合应用时,应酌情减量。

(2)与任何可能导致肝脏损害的药物同用,可增加本药肝毒性。

(3)与阿糖胞苷同用可导致坏死性结肠炎。

(4)与肝素、头孢菌素等混合应用易产生沉淀。

3.毒性监护

若皮肤或眼部不慎接触本药,应立即用大量清水、肥皂水或碳酸氢钠溶液冲洗;注射时若药液渗出血管外,应尽量抽出局部渗出药,并立即局部注射 50～100mg 氢化可的松;治疗期间应嘱患者多饮水,以减少高尿酸血症的可能。

4.特殊人群用药的监护

(1)儿童:2 岁以下幼儿慎用。

(2)孕妇:禁用。

(3)哺乳期妇女:禁用。

(4)慎用:心脏病患者、肝损伤患者及老年患者慎用。

5.用药前后及用药时应当检查或监测的项目

用药期间应严格检查血象、肝功能及心电图。

第三节　分娩期并发症用药

一、羊水栓塞及其用药

(一)病因与临床表现

羊水栓塞是指在分娩过程中羊水进入母体血循环后引起的肺栓塞、休克、弥散性血管内凝血(DIC)、肾衰竭等一系列病理改变,是极严重的分娩并发症。

【病因】

①羊膜腔内压力过高:特别是第二产程宫缩时,或缩宫素应用不当,形成强直性宫缩。②血窦开放:前置胎盘、胎盘早剥、胎盘边缘血窦破裂及宫颈裂伤后,剖宫产及钳刮术时羊水可通过血窦进入母体血循环。③高危因素:高龄初产、经产妇、急产、胎膜早破、子宫收缩过强、前置胎盘、子宫破裂、剖宫产等是羊水栓塞的诱发因素。

【临床表现】

羊水栓塞起病急、来势凶险。在极短时间内可因心肺功能衰竭、休克而使患者死亡。典型的临床经过分3个阶段:①心肺功能衰竭和休克期:产妇突然发生寒战、呛咳、气急、烦躁不安,继而出现发绀、呼吸困难、心率加快、血压下降等休克状态。有的无先兆,仅惊叫一声后,血压迅速下降,数分钟死亡。②DIC引起的出血:全身广泛性出血,血液不凝。③急性肾衰竭:尿少-无尿-尿毒症征象。

【诊断标准】

1.临床表现及病史

凡在病史中存在羊水栓塞诱发因素,出现上述症状者,应首先考虑为羊水栓塞。

2.辅助检查

(1)血涂片中可见羊水有形物质。

(2)胸部X线检查可见双肺出现弥散性点状浸润影。

(3)心功能检查、心电图、心脏彩超可见右心房、右心室扩大。

(4)尸检可见肺水肿、肺泡出血并可见羊水有形物质;心脏内血液不凝固。

【预后】

预后极差,死亡率高,部分患者呈植物状态。

【一般治疗】

①一旦确诊,立即抢救。主要原则为改善低氧血症、抗过敏和抗休克,防治DIC及肾衰竭,预防感染。②改善低氧血症:保持呼吸道通畅,面罩加压吸氧,必要时气管插管给氧,如症状严重者行气管切开。

(二)药物治疗要点

解除肺动脉高压

(1)在改善缺氧的同时,迅速抗过敏:氢化可的松200mg加入5%葡萄糖液100mL快速静滴,再用300～800mg加入5%葡萄糖液250～500mL静脉滴注,每天量可达500～1000mg;也可用地塞米松 20mg 加入 25％葡萄糖液中静脉推注后再加 20mg 于 5％～10％葡萄糖液中静脉滴注。

（2）解痉药物：①阿托品 1mg 加入 10％葡萄糖 10mL，每 15～30min1 次。②氨茶碱 250～500mg 加入 25％葡萄糖 20mL 缓慢静推。③酚妥拉明 5～10mg，加入 5％葡萄糖液 500mL 静脉滴注以每分钟 0.3mg 速度静脉滴注。

（3）抗休克：①补充血容量：低分子右旋糖酐 500mL 静脉滴注（每天量不超过 1000mL）；并应补充新鲜血液和血浆。②适当应用升压药物：多巴胺 10～20mg 加于 10％葡萄糖液 250mL 静滴。以 20 滴/min 开始，根据血压情况调整剂量。③纠正酸中毒：5％碳酸氢钠 250mL 静滴，并同时纠正电解质紊乱。

（4）预防纠正心力衰竭：当心率＞120 次/min 时，毛花苷 C 0.2～0.4mg＋10％葡萄糖溶液 20mL 静脉缓慢注射或入壶，必要时 4～6h 重复给药。

（5）防治 DIC：①肝素：用于羊水栓塞早期血液高凝血状态时，多在发病后短期内使用，或病因未消除时用。一般首次剂量 25～50mg（1mg＝125U）加于生理盐水或 5％葡萄糖溶液 100mL 静脉滴注 1h，4～6h 后再将 50mg＋5％葡萄糖溶液 250mL 缓慢静滴。肝素 24h 总量可达 100～200mg。用药过程中可用试管法测定凝血时间，控制在 20～25min。肝素过量可用鱼精蛋白对抗，1mg 鱼精蛋白对抗肝素 100U。②补充凝血因子：输新鲜血、血浆及纤维蛋白原等。③抗纤溶药物：处于纤溶亢进时用氨基己酸 4～6g 加生理盐水或 5％葡萄糖液 100mL 静脉滴注。补充纤维蛋白原每次 2～4g，使血纤维蛋白原浓度达 1.5g/L 为好。

（6）预防肾衰竭：血容量补足后尿量仍少，呋塞米 20～40mg 静注，或 20％甘露醇 250mL 快速静滴。

（7）预防感染：选用肾毒性小的广谱抗生素预防感染，如青霉素、头孢菌素等。

（三）常用药物

阿托品。

【其他名称】

阿托平

【作用与用途】

用于抢救感染中毒性休克、内脏绞痛、麻醉前给药减少支气管黏液分泌、抗心律失常等。

【用法用量】

1.口服给药

每次 0.3～0.6mg，每天 3 次。极量，每次 1mg，每天 3mg。

2.静脉注射

每次 0.3～0.5mg，每天 0.5～3mg；极量，每次 2mg。

（1）抗心律失常：每次 0.5～1mg，按需可每 1～2h1 次，最大用量为 2mg。

（2）抗休克，改善微循环：1 次 0.02～0.05mg/kg，用 10％葡萄糖注射液稀释后注射。

3.肌内注射

见静脉注射项。

4.皮下注射

见静脉注射项。

【药代动力学】

口服迅速吸收,1 小时后达药峰浓度。注射用药 15～20min 后即达药峰浓度。吸收后广泛分布于全身组织,血浆蛋白结合率为 50%。部分在肝代谢,约 80% 的经尿排出,其中约 1/3 的为原型。

【禁忌证】

心脏病;反流性食管炎;青光眼患者;溃疡性结肠炎患者;前列腺肥大引起的尿路感染及尿路阻塞性疾病。

【安全用药监护】

1.不良反应

便秘、出汗减少、口鼻咽喉干燥、视物模糊、皮肤潮红、排尿困难、胃肠动力低下、胃-食管反流、心动过速、心悸、各种心律失常、过敏性皮疹或疱疹、大量可引起中毒反应。

2.药物相互作用

(1)与其他抗胆碱药也起相加作用。

(2)可增加地高辛、维生素 B_2 的吸收。减少左旋多巴吸收。

(3)在本品存在的情况下,舌下含化硝酸甘油、戊四硝酯、硝酸异山梨酯的作用减弱。

(4)与异烟肼合用,本品抗胆碱作用增强。

(5)与碱化尿的药物合用时,阿托品排泄延迟,作用时间和(或)毒性增加。

3.毒性监护

(1)中毒的临床表现:口渴、瞳孔扩大及反应迟钝、面潮红、黏膜干燥、心动过速、精神错乱、定向力障碍、不安、激动、幻听、共济失调、挖鼻耳、抓拳皱眉、反射亢进、肌张力增大、忧虑、恐怖或妄想、嗜睡、中毒性谵妄、头晕、口吃、体温＞37.7℃、视力减弱、逆行性健忘。可出现循环衰竭及死亡。

(2)中毒解救:用量超过 5mg 时,即产生中毒,口服中毒者可洗胃、导泻,以清除未吸收的本品。兴奋过于强烈时可用短效巴比妥类或水合氯醛。呼吸抑制时用尼可刹米。另外可皮下注射新斯的明 0.5～1mg,每 15min1 次,直至瞳孔缩小、症状缓解为止。

4.特殊人群用药的监护

(1)老年人:易发生抗 M 胆碱样不良反应,也易诱发青光眼,一经发现立即停药;夏天慎用。

(2)儿童:应用时要严密观察。

(3)孕妇:静脉注射可使胎儿心动过速。

(4)哺乳期妇女:可分泌入乳汁,并有抑制泌乳的作用。

(5)慎用:脑损害者,尤其是儿童。

右旋糖酐-40

【其他名称】

低分子右旋糖酐。

【作用与用途】

用于各种休克,还可早期预防因休克引起的弥散性血管内凝血;体外循环时代替部分血液;血栓性疾病;肢体再植和血管外科手术。

【用法用量】

静脉滴注:每次 250～500mL,每天用量不超过 20mL/kg。抗休克时滴注速度为每分钟 20～40mL,在给药初期的 15～30min 滴入 500mL。对冠心病和脑血栓患者应缓慢静滴,通常每天或隔天 1 次,7～14 次为 1 个疗程。

【药代动力学】

在体内停留时间较短,静滴后,立即开始从血流中消除,用药后 1h 内经肾排出 50%,24h 排出 70%。半衰期约 3h。

【禁忌证】

充血性心力衰竭者。

【安全用药监护】

1.不良反应

少数患者用药后可出现皮肤瘙痒、荨麻疹、红色丘疹等皮肤过敏反应,也有引起哮喘发作。极少发生过敏性休克。偶见发热反应。用量过大可致出血。

2.药物相互作用

(1)与卡那霉素、庆大霉素和巴龙霉素合用可增加其肾毒性。

(2)含盐右旋糖酐不能与促肾上腺皮质素、氢化可的松、琥珀酸钠等混合使。

(3)不宜与双嘧达莫、维生素 C、维生素 K、维生素 B_{12} 在同一溶液中混合给药。

3.过敏监护

如出现过敏反应,应立即停药,首次使用时,输注速度宜慢,并且严密观察 5～10min。

碳酸氢钠

【其他名称】

小苏打、重曹、重碳酸钠。

【作用与用途】

用于代谢性酸中毒、碱化尿液、真菌性阴道炎、胃酸过多及十二指肠溃疡。

【用法用量】

①口服给药。制酸:每次 0.25～2g,每天 3 次。碱化尿液:口服首次 4g,以后每 4h1～2g。代谢性酸中毒:每次 0.5～2g,每天 3 次。②静脉滴注。代谢性酸中毒:所需剂量按下式计算:补碱量(mmol)=正常的 CO_2CP－实际测得的 CO_2CP(mmol)×0.25×体重(kg),除非体内丢失碳酸氢盐,一般先给计算剂量的 1/3～1/2,4～8h 滴注完毕。心肺复苏抢救:首次 1mmol/kg,以后根据血气分析结果调整用量。每 1g 碳酸氢钠相当于 12mmol 碳酸氢根。碱化尿液:2～5mmol/kg,4～8h 滴注完毕。③阴道冲洗或坐浴。4%溶液,每晚 1 次,每次 500～1000mL,连用 7d。

【禁忌证】

限钠疾病;用药 2 周以上无效或复发者。

【安全用药监护】

1.不良反应

(1)剂量偏大或存在肾功能不全时可出现心律失常、水肿、精神症状、肌肉疼痛或抽搐、呼吸减慢、口内异味、异常疲倦等。

(2)长期应用时可引起尿频、尿急、持续性头痛、食欲缺乏、恶心、呕吐等。

(3)口服时可引起呃逆、嗳气等。并刺激溃疡面。

2.药物相互作用

(1)与肾上腺皮质激素、促肾上腺皮质激素、雄激素合用时,易发生高钠血症和水肿。

(2)与排钾利尿药合用,增加发生低氯性碱中毒的危险性。

(3)可使氨基糖苷类药物药效增强。

(4)与口服四环素、铁剂、抗毒蕈碱药伍用时,后者的吸收减少。

(5)不宜与胃蛋白酶合剂、维生素 C 等酸性药物合用。

3.毒性监护

短时期大量静脉输注可致严重碱中毒、低钾血症和低钙血症。当用量超过每分钟 10mL 高渗溶液时,可导致高钠血症、脑脊液压力下降甚至颅内出血,此在新生儿及 2 岁以下小儿更易发生。

4.特殊人群用药的监护

(1)儿童:对 6 岁以下小儿不用作制酸药。

(2)慎用:少尿或无尿、钠潴留并有水肿时、高血压、孕妇、阑尾炎或有类似症状而未确诊者、消化道出血原因不明者。

5.用药前后及用药时应当检查或监测的项目

用药期间定期检查动脉血气分析、血清碳酸氢根离子浓度测定、肾功能、尿 pH。

肝素钠

【其他名称】

标准肝素、肝素、海普林、美得喜、普通肝素钠。

【作用与用途】

用于预防血栓形成和栓塞;弥散性血管内凝血(DIC),尤其在高凝阶段;体外抗凝剂。

【用法用量】

①皮下注射:每次 5000～10000U,深部皮下注射。以后每 8h 注射 8000～10000U;每天总量为 30000～40000U。②静脉注射:每次 5000～10000U,每 4～6h1 次,用氯化钠注射液稀释后应用。③静脉滴注:每天 20000～40000U,加至氯化钠注射液 1000mL 中持续滴注。静脉滴注前应先静脉注射 5000U 作为初次剂量。

【药代动力学】

皮下、肌内或静脉注射,吸收良好。在肝内代谢静注后半衰期为 1～6h,平均 1.5 小时。代谢产物一般为尿肝素,经肾排泄,大量静注给药则 50% 可以原型排出。

【禁忌证】

不能控制的活动性出血;有出血性疾病及凝血机制障碍;外伤或术后渗血;先兆流产;亚急

性感染性心内膜炎;胃或十二指肠溃疡;严重肝肾功能不全;黄疸;重症高血压;活动性结核;内脏肿瘤。

【安全用药监护】

1.不良反应

(1)自发性出血倾向是肝素过量使用的最主要危险。

(2)偶可发生过敏反应,表现为发热、皮疹、哮喘、心前区紧迫感等。过量可使心脏停搏。

(3)肌注可引起局部血肿,静注可致短暂血小板减少症。

(4)长期使用有时反可形成血栓。

2.药物相互作用

(1)甲巯咪唑、丙硫氧嘧啶等与本品有协同作用。

(2)与下列药物合用可加重出血危险:香豆素及其衍生物、阿司匹林及非甾体消炎镇痛药、双嘧达莫、右旋糖酐、肾上腺皮质激素、促肾上腺皮质激素、依他尼酸、组织纤溶酶原激活物、尿激酶、链激酶等。

3.过敏监护

对肝素反应过敏者应提高警惕,遇有过敏体质者,特别对猪肉、牛肉或其他动物蛋白过敏者,可先给予 6~8mg 作为测试量,如半小时后无特殊反应,才可给予全量。

4.特殊人群用药的监护

(1)老年人:尤其是老年女性应减少用量,加强随访。

(2)慎用:有过敏性疾病及哮喘病史、口腔手术等易致出血的操作、已口服足量的抗凝血药者、月经量过多者、孕妇。

5.药品过量处置

轻微过量,停用即可;严重过量应用鱼精蛋白缓慢静注予以中和,1mg 鱼精蛋白能中和 100U 肝素。

6.用药前后及用药时应当检查或监测的项目

使用前宜测定全血凝固时间(试管法),一期法测凝血酶原时间。治疗期间应测定全血凝固时间(试管法)、血细胞比容、大便隐血试验、尿隐血试验及血小板计数等。

人纤维蛋白原

【其他名称】

人血纤维蛋白原。

【作用与用途】

适用于原发性低纤维蛋白原血症、继发性纤维蛋白原缺乏而造成的凝血障碍,以及肺、胰、子宫或前列腺恶性肿瘤、急性白血病等。

【用法用量】

静脉滴注:一般首剂给予 1~2g,如需要可继续给药。大出血时需立即给予 4~8g,用 25~30℃注射用水溶解本品,配制成 1~2%溶液滴注,速度为每分钟 40~60 滴。

【药代动力学】

半衰期为 3~5d。

【禁忌证】

血栓性静脉炎患者;动脉血栓形成者;心肌梗死患者;心功能不全者。

【安全用药监护】

①不良反应:仅少数患者出现过敏反应、发热或发绀、心动过速。反复多次输注可产生抗纤维蛋白原抗体,少数人可形成血栓。可能传播病毒性肝炎。快速过量输入可发生血管内凝血。②特殊用药人群的监护:慎用于婴幼儿及无尿者。

氨基己酸

【其他名称】

6-氨基己酸、ε-氨基己酸。

【作用与用途】

①用于纤溶性出血。术中早期或术前用药,可减少手术中渗血,并减少输血量。②亦用于肺出血、肝硬化出血及上消化道出血。③对于链激酶或尿激酶过量时,是一种特异性解毒药。

【用法用量】

①静脉滴注:初始量为 4～6g,以 5％～10％葡萄糖或生理盐水 100mL 稀释,15～30min 滴完;维持量为每小时 1g,日用量不超过 20g,可连用 3～4d。②口服给药:每次 2g,每天 3 或 4 次,依病情服用 7～10d 或更久。

【药代动力学】

口服吸收迅速完全,2h 内可达血浆峰的浓度,生物利用度为 80％。在体内维持时间短,经肝代谢,大部分以原型由肾排泄。半衰期为 1.5h。

【禁忌证】

弥散性血管内凝血(DIC);有血栓形成的危险且未使用肝素治疗者。

【安全用药监护】

1.不良反应

(1)可有胃肠道功能紊乱、头晕、耳鸣、头痛、鼻和结膜充血。

(2)在大剂量长期给药后,可能导致肌肉损害,还可能发生肾衰竭。

(3)如静脉快速给药,可能导致低血压、心动过缓和心律失常。

2.药物相互作用

(1)服用避孕药或雌激素的妇女,应用本品可增加血栓形成的倾向。

(2)同时给予高度激活的凝血酶原复合物和抗纤维蛋白溶解剂,有增加血栓形成的危险。

3.特殊人群用药的监护

有心功能、肝功能或肾功能不全者、有血栓形成倾向或过去有栓塞性血管病者慎用。

甘露醇

【其他名称】

甘露糖醇、己六醇、木蜜醇。

【作用与用途】

用于组织脱水;降低眼内压;渗透性利尿;作为辅助性利尿措施治疗肾病综合征、肝硬化腹水,尤其是当伴有低蛋白血症时。对某些药物过量或毒物中毒,可促进上述物质的排泄,防止肾毒性。

【用法用量】

静脉滴注:①利尿:一般为 20％溶液 250mL 静脉滴注,并调整剂量使尿量维持在每小时 30～50mL。②治疗脑水肿、颅内高压和青光眼:1.5～2g/kg,配制为 15％～25％浓度,并于 30～60min 静脉滴注。每天可给 3 次,当患者衰弱时,剂量应减小至 0.5g/kg。③预防急性肾小管坏死:先给予 12.5～25g,10min 内静脉滴注,若无特殊情况,再给 50g 于 1h 内静脉滴注,若尿量能维持在每小时 50mL 以上,则可继续应用 5％溶液静滴;若无效则立即停药。④治疗药物、毒物中毒:50g 以 20％溶液静滴,调整剂量使尿量维持在每小时 100～500mL。

【药代动力学】

静脉注射后迅速进入细胞外液而不进入细胞内。利尿作用于静注后 0.5～1h 出现,维持 3h,半衰期为 100min。80％的经肾排出。

【禁忌证】

已确诊为急性肾小管坏死的无尿患者(包括对试用甘露醇无反应者);严重失水者;颅内活动性出血者,但颅内手术时除外;急性肺水肿者,或严重肺淤血者。

【安全用药监护】

1.不良反应

(1)水和电解质紊乱最为常见。快速大量静注可导致心力衰竭、稀释性低钠血症,偶可致高钾血症。

(2)寒战、排尿困难、血栓性静脉炎、头晕、视物模糊、高渗引起口渴。

(3)漏出血管外可发生局部组织肿胀,甚至组织坏死。

(4)过敏引起皮疹、荨麻疹、呼吸困难、过敏性休克。

(5)渗透性肾病,见于大剂量快速静脉滴注时。出现尿量减少,甚至急性肾衰竭。常见于老年肾血流量减少及低钠、脱水患者。

2.药物相互作用

(1)可增加利尿药及碳酸酐酶抑制剂的利尿和降眼内压作用,与这些药物合用时应调整剂量。

(2)可增加洋地黄毒性作用,与低钾血症有关。

(3)可防止两性霉素 B 的肾损害作用。

3.特殊人群用药的监护

(1)老年人:较易出现肾损害。

(2)慎用:明显心肺功能损害者、高钾血症或低钠血症者、低血容量患者、严重肾功能不全者、对甘露醇不能耐受者。

4.用药前后及用药时应当检查或监测的项目

用药期间定期检查血压、肾功能、血电解质浓度,尤其是 Na^+ 和 K^+、尿量。

二、产后出血及其用药

(一)病因与临床表现

产后出血指胎儿娩出后 24h 内,阴道出血量达到或超过 500mL 者。一般多发生在产后 2

小时内。

【病因】

1.子宫收缩乏力

是最常见的原因。

(1)全身因素:产妇精神极度紧张;临产后过多使用镇静药、麻醉药、宫缩抑制药;合并慢性疾病、体质虚弱者。

(2)子宫因素:子宫肌纤维发育不良;过度伸展;子宫手术史;产次过多、过频等。

(3)产科因素:产程过长,产妇体力耗竭;缩宫素应用不当;产科并发症如前置胎盘、胎盘早剥、妊娠高血压综合征,合并贫血、宫腔感染等。

2.胎盘因素

(1)胎盘滞留。

(2)胎盘粘连。

(3)胎盘植入。

(4)胎盘胎膜残留。

3.软产道裂伤

阴道、宫颈裂伤。

4.凝血功能障碍

与产科有关的并发症如羊水栓塞、妊高征、胎盘早剥等;产妇合并血液病如原发性血小板减少、再障等。

【临床表现】

①阴道多量出血:收集阴道出血量,记录。②休克症状:出现烦躁,皮肤苍白、湿冷,脉搏细速,脉压缩小时,产妇处于休克早期。

【诊断标准】

根据症状、体征很容易诊断,进一步明确出血原因、部位。辅助检查:血常规、凝血四项等。

【预后】

根据出血原因的不同,处理的方法不同,预后也不同。必要时切除子宫,甚至并发 DIC、休克死亡。

【一般治疗】

1.子宫收缩乏力

(1)开放两组以上静脉。

(2)监测血压、脉搏,防治休克,排空膀胱,以促进子宫收缩,必要时留置尿管。

(3)按摩子宫,刺激子宫收缩。

(4)压迫法:宫腔填塞纱条压迫止血,24h 后取出,取出前静脉滴注缩宫素,并给予抗生素预防感染。

(5)手术止血:"8"字缝合,髂内动脉、子宫动脉结扎,B-Lynch 缝合。

2.胎盘因素

(1)胎儿娩出后,阴道出血多,应尽快娩出胎盘。

(2)胎儿娩出半小时胎盘仍未排出时,应重新消毒外阴,更换消毒手套,徒手伸入宫腔,探查此时胎盘与子宫壁的关系,明确胎盘滞留的原因,然后剥离胎盘并取出。如有胎盘粘连,剥离时部分残留,应及时清宫,必要时在超声引导下钳刮。

(3)剥离胎盘时感到胎盘与宫壁不能分开,应考虑胎盘植入可能,如果出血不多,可保守治疗,同时应用子宫收缩药,口服米非司酮,等待二次清宫;但有大出血及感染风险,无生育要求,可行子宫次全切除术。术后送病理检查以确诊。

3.软产道损伤

在排除胎盘因素后,应认真检查宫颈、阴道及会阴。如有裂伤应彻底止血,按解剖层次逐层缝合裂伤。宫颈裂伤<1cm且无活动性出血不需缝合;若裂伤>1cm且有活动性出血应缝合。缝合第一针应超过裂口顶端0.5cm,常用间断缝合。

4.凝血功能障碍

(1)仔细询问病史,孕妇有无凝血障碍性疾病,如果有,则应在产前配血、血浆,产程中及产后密切观察凝血功能,及时补充凝血物质。

(2)补充血容量:输入大量新鲜全血、悬浮红细胞及冰冻血浆。

(3)纠正酸中毒:5%碳酸氢钠125mL。

(4)补充凝血因子。

(5)抗凝血药物的使用:肝素 25μg+生理盐水 100mL。

(二)药物治疗要点

1.宫缩药

(1)缩宫素:20U 缩宫素子宫肌层注射,或 20U 缩宫素加入 5%葡萄糖液 500mL 静脉滴注;阴道或直肠应用卡孕栓 1mg,米索前列醇 400~600μg 含服或直肠阴道给药。

(2)垂体后叶素:垂体后叶素 6U+生理盐水 20mL 宫体注射,或垂体后叶素 6U+生理盐水 500mL 缓慢静脉滴注(高血压禁忌)。

(3)卡前列素氨丁三醇注射液:卡前列素氨丁三醇注射液 250μg 子宫体肌注,15~20min可重复使用,最大剂量 8 支,即 2000μg/(2~4)h。

2.米非司酮

仅适于胎盘轻度植入,出血不多者。

3.酌情应用抗生素

(三)常用药物

缩宫素

【作用与用途】

①产前:可以用于诱发宫缩(引产)或增强宫缩(催产)。②产后:主要用于第三产程,胎儿娩出后以防出血。亦可促进排乳。

【用法用量】

1.静脉滴注

(1)引产或催产:每次 2.5~5U,用氯化钠注射液稀释至每 1mL 中含有 0.01U。开始时每分钟不超过0.001~0.002U,每 15~30min 增加 0.001~0.002U,至达到宫缩与正常分娩期相似,最快每分钟不超过0.02U,通常为每分钟 0.002~0.005U。

(2)产后出血:每分钟静脉滴注 0.02~0.04U,胎盘排出后可肌内注射 5~10U。

2.肌内注射

(1)子宫出血:每次 5~10U。极量,每次 20U。

(2)产后出血:参见静脉滴注项。

(3)不全流产:立即注射 10U,必要时 30min 后重复,亦可静脉滴注给药。

【药代动力学】

肌内注射在 3~5min 起效,作用持续 30~60min;静脉滴注立即起效,15~60min 子宫收缩的频率与强度逐渐增加,20min 后,其效应渐减退。半衰期为 1~6min。经肝、肾代谢,经肾排泄,极少量是原型物。

【禁忌证】

对本品过敏;分娩时明显的头盆不称、脐带先露或脱垂;完全性前置胎盘、前置血管;胎儿窘迫;宫缩过强;需要立即手术的产科急症或子宫收缩乏力长期用药无效者。

【安全用药监护】

1.不良反应

(1)母体可出现过敏、心率增快、恶心、呕吐、室性期前收缩。药物过量或药物过敏可导致妊娠子宫高张性、痉挛性、强直性收缩甚或子宫破裂。

(2)胎儿可由于宫缩过强引起宫内缺氧、窒息,甚至死亡。

(3)骶管阻滞时用催产素,可发生严重的高血压,甚至脑血管破裂。

2.药物相互作用

(1)环丙烷等碳氢化物吸入全麻时,使用催产素可导致产妇出现低血压,窦性心动过缓或房室节律失常。

(2)与其他宫缩药同时用,可使子宫张力过高,产生子宫破裂或宫颈撕裂。

3.特殊人群用药的监护

(1)肾功能不全、心脏病或高血压患者:用量要减少。

(2)慎用:用高渗盐水终止妊娠的流产、胎盘早剥、严重的妊娠高血压综合征、心脏病、临界性头盆不称、多胎经产、子宫过大、曾有宫腔内感染史、受过损伤的难产史、子宫或宫颈曾经手术治疗、宫颈癌、部分性前置胎盘、早产、胎头未衔接、胎位或胎儿的先露部位不正常,孕妇年龄已超过 35 岁者。

4.用药前后及用药时应当检查或监测的项目

用药时需检查及监护子宫收缩的频率、持续时间及强度。孕妇脉搏及血压。胎儿心率。静止期间子宫肌张力。胎儿成熟度。骨盆大小及胎先露下降情况。出入液量的平衡。

卡前列甲酯栓

【其他名称】

卡孕栓、卡波前列素甲酯栓、卡波前列甲酯栓

【作用与用途】

用于终止早期或中期妊娠;扩张宫颈;预防和治疗宫缩迟缓所引起的产后出血。

【用法用量】

阴道给药。①中期引产：置于阴道后穹处。每次 1mg，2～3h 重复 1mg，直至流产（平均用量约为 6mg）。②抗早孕：将卡前列甲酯 5mg，放入阴道后穹处。③产后出血：将卡前列甲酯栓 1 枚（0.5～1mg）放入阴道，贴附于阴道前壁上 1/3 处，约 2min。④扩宫颈：于负压吸宫前放 1 粒阴道栓（0.5mg）。

【药代动力学】

栓剂给药直接到达作用部位，部分通过阴道黏膜吸收进入循环系统，血药浓度低，给药后 6～9 小时主要由尿中排出。

【禁忌证】

胎膜已破时；足月引产者。

【安全用药监护】

①不良反应：常见胃肠反应。少数孕妇宫缩强，宫口扩张不良，可导致宫颈阴道部破裂伤。②药物相互作用：同时使用宫缩药，可使宫缩过强或张力过大，使子宫破裂或宫颈撕裂。③特殊用药人群的监护：慎用于贫血史、哮喘史、活动性肺病、癫痫病史、心血管病史、高血压史、宫颈硬化、子宫纤维瘤、子宫手术史、宫颈炎、阴道炎、糖尿病史、青光眼、肝肾病史。

米索前列醇

【其他名称】

米索、米索普特

【作用与用途】

单独使用可治疗胃、十二指肠溃疡病，也可预防与治疗非甾体消炎药引起的出血性消化道溃疡。与抗孕激素药物米非司酮序贯应用，用于终止早期妊娠。

【用法用量】

口服给药。抗早孕：采用米非司酮 150mg，分次服用或 1 次口服 200mg，服药前后应禁食 2h。服用米非司酮 36～48h 后，再空腹顿服米索前列醇 600μg。治疗胃溃疡和十二指肠溃疡：每次 200μg，每天 4 次，于餐前和睡前口服。疗程 4～8 周。

【药代动力学】

口服后吸收迅速，1.5h 即可完全吸收，15min 达药峰浓度。血浆蛋白结合率为 80%～90%。消除半衰期为 20～40min，代谢物呈双相性消除。从尿中排出约 75%，自粪便排出约 15%。

【禁忌证】

对前列腺素类过敏者；孕妇；哺乳期妇女；青光眼；哮喘；过敏性结肠炎；有心、肝、肾或肾上腺皮质功能不全者。

【安全用药监护】

①不良反应：主要为稀便或腹泻。其他可有轻微短暂的恶心、呕吐、头痛、眩晕、乏力、腹部不适、面部潮红、发热和手掌瘙痒。②药物相互作用：与抗酸药合用时会加强本品的腹泻、腹痛等不良反应。③特殊用药人群的监护：慎用于低血压者、脑血管或冠状动脉病变的患者。

垂体后叶素

【其他名称】

垂体素、脑垂体后叶素。

【作用与用途】

可用于产后出血、产后复旧不全、促进宫缩、引产、肺出血、食管及胃底静脉曲张破裂出血和尿崩症等。

【用法用量】

①肌内注射:每次 5～10U。产后出血,必须在胎儿和胎盘均已娩出后再注射 10U。②静脉注射:紧急情况下,5～10U 加在 5％葡萄糖液 20mL 中,缓慢推注。③静脉滴注:每次 5～10U。加入 5％葡萄糖液 500mL 内缓慢滴入,每天给药次数酌情决定,每次极量为 20U。

【药代动力学】

注射给药吸收良好,但作用时间较短,3～5min 开始起效,可维持 20～30min。不与血浆蛋白结合,其循环半衰期为 5min,在肝和肾中分解。

【禁忌证】

伴有妊娠高血压综合征;高血压;冠状动脉疾病;心力衰竭;肺源性心脏病;对本品过敏者;凡有骨盆不称、胎位不正、产道阻碍及剖宫产史者。

【安全用药监护】

①不良反应:可引起血压升高、尿量减少、心绞痛、胃肠平滑肌兴奋、恶心、面色苍白、出汗、心悸、胸闷、腹痛、便急、也可有过敏反应、血管神经性水肿、荨麻疹、支气管哮喘等。②药物相互作用:与麦角合用可延长本品的作用时间。③用药前后及用药时应当检查或监测的项目:给药时应监测患者的血压。

卡前列素氨丁三醇注射液

【其他名称】

欣母沛、卡前列素。

【作用与用途】

临床用于抗早孕,也可用于扩宫颈、中期妊娠引产及产后出血。

【用法用量】

①终止中期妊娠:起始剂量为 1mL(含相当于 250μg 卡前列素),依子宫反应,间隔 1.5～3.5小时重复 1 次。必要时可增至 500μg(2mL),但总剂量不得超过 12mg,且不建议连续使用超过 2 天以上。②难治性产后子宫出血:起始剂量为 250μg(1mL),做深部肌内注射,间隔约90 分钟给药,必要时可缩短间隔时间,但不得少于 15 分钟,总剂量不得超过 2mg(8 次剂量)。

【药代动力学】

肌内注射后 20～30min 达血药峰浓度,其后迅速下降。可分布于全身组织。在羊水中的消除半衰期为 27～31h。少量药物以原型随尿排出。

【禁忌证】

过敏体质或有本药过敏史者;心、肝、肾、肾上腺皮质功能不全;带宫内节育器妊娠或怀疑宫外孕者;急性盆腔炎;严重哮喘;青光眼;胃肠功能紊乱;癫痫;高血压;镰状细胞贫血患者。

【安全用药监护】

1.不良反应

恶心、呕吐、腹痛、腹泻、血压升高、乳房压痛、支气管痉挛、头痛、寒战、面部潮红、肌肉疼痛、肺水肿、呃逆、白细胞增多、颤抖等。

2.药物相互作用

(1)与丙酸睾酮素、孕三烯酮等合用可提高抗早孕成功率。

(2)大剂量与棉酚合用有协同性抑制生精作用,而小剂量与棉酚合用可降低棉酚的抑精作用。

(3)右旋糖酐可抑制本药引起的过敏反应。

3.特殊人群用药的监护

慎用:低血压患者、贫血患者、黄疸患者、糖尿病患者、有子宫手术史者、哮喘患者。

4.用药前后及用药时应当检查或监测的项目

用药期间应监测白细胞计数。用药后 8～15d 必须复查,以确定是否完全流产,必要时配合 B 超检查及血人绒促性素(HCG)测定。

第四节　产褥期疾病用药

一、产褥感染及其用药

(一)病因与临床表现

产褥感染是指产褥期内生殖道受病原体侵袭而引起局部或全身的感染。患病率为 6%。是导致产妇死亡原因之一。

【病因】

1.诱因

产妇营养不良、孕期贫血、孕晚期性生活、阴道炎、宫颈炎、胎膜早破、产科手术操作、产程延长、产前产后出血过多等,机体抵抗力下降,均可导致产褥感染。

2.病原体种类

(1)需氧菌:链球菌,以 β 溶血性链球菌致病性最强;杆菌,以大肠埃希菌、克雷白菌属、变形杆菌属多见;葡萄球菌,以金黄色葡萄球菌和表皮葡萄球菌多见。

(2)厌氧菌:球菌,以消化球菌和消化链球菌多见;杆菌,以脆弱类杆菌常见,易形成化脓性血栓性静脉炎和器官脓肿;梭状芽孢杆菌,主要是产气荚膜杆菌,可引起溶血、急性肾衰竭、气性坏疽而死亡。

(3)支原体与衣原体:溶脲支原体和人型支原体,沙眼衣原体。

【临床表现】

①急性外阴、阴道、宫颈炎:分娩时会阴部损伤或手术产导致感染。局部伤口疼痛、红肿、发硬、裂开,脓液流出,压痛明显,可有低热。②急性子宫内膜炎、子宫肌炎:阴道内有脓性分泌物且有臭味,子宫复旧不良,腹部有压痛,可有高热、头痛、白细胞增高等感染症状。③急性盆

腔结缔组织炎、急性输卵管炎：表现寒战、高热、腹胀、下腹痛，白细胞持续升高，中性粒细胞明显增多，核左移。④急性盆腔腹膜炎及弥漫性腹膜炎：全身中毒症状，如高热、恶心、呕吐、腹胀，检查时下腹部有明显压痛、反跳痛。⑤血栓静脉炎：多由厌氧性链球菌引起，常由盆腔内静脉向下扩散可形成下肢深静脉炎，病变单侧居多，产后1～2周多见，表现为寒战、高热，症状可持续数周或反复发作。当下肢血栓静脉炎影响静脉回流时，出现下肢水肿、疼痛，皮温升高，皮肤发白，习称"股白肿"。⑥脓毒血症及败血症：表现为持续高热、寒战、全身中毒症状，可并发感染性休克、危及生命。

【预后】

此病重在预防，消除诱因，及时、有效应用抗生素，可改善预后。

【诊断标准】

①病史询问：排除引起产褥病率的其他疾病。②全身及局部检查：仔细检查腹部、盆腔及会阴伤口，确定感染的部位和严重程度。③辅助检查：B型超声、彩色多普勒超声、CT、磁共振等检测手段，能够对感染形成的炎性包块、脓肿做出定位及定性诊断。血常规白细胞计数升高、血清C反应蛋白（速率散射浊度法）＞8mg/L，有助于早期诊断感染。④确定病原体：病原体的鉴定对产褥感染的诊断与治疗非常重要。方法有：病原体培养、分泌物涂片检查、病原体抗原和特异抗体检测。

【一般治疗】

①支持疗法：加强营养，增强全身抵抗力，纠正水、电解质失衡。②切开引流：会阴切口或腹部切口感染，及时行切开引流术；盆腔脓肿可经腹或后穹切开引流，半卧位以利于引流。抗感染的同时，宫腔残留物应适时清除。

(二)药物治疗要点

(1)抗生素的应用：按药敏试验选用广谱高效抗生素，中毒严重者，短期加用肾上腺皮质激素，如地塞米松、氢化可的松等。

(2)对血栓静脉炎，在应用大量抗生素的同时，可加用肝素、尿激酶，还可同时服用阿司匹林肠溶片、双嘧达莫片等。

(三)常用药物

尿激酶

【其他名称】

嘉泰、洛欣、尿活素、雅激酶。

【作用与用途】

主要用于急性心肌梗死、急性脑血栓形成和脑血管栓塞、急性广泛性肺栓塞、肢体周围动静脉血栓、中央视网膜动静脉血栓及其他新鲜血栓闭塞性疾病。

【用法用量】

1.静脉注射

急性脑血栓和脑栓塞、外周动静脉血栓：每天2万～4万U，分1～2次给药。疗程为7～10d，剂量可根据病情增减。

2.静脉滴注

(1)急性脑血栓和脑栓塞、外周动静脉血栓:每天 2 万~4 万 U,分 1~2 次给药。疗程为7~10 日,可根据病情增减剂量。

(2)急性心肌梗死:每天 50 万~150 万 U,于 30~60min 均匀滴入。

(3)肺栓塞:首剂 4000U/kg,于 30~45min 滴注完,继以 4000U/(kg·h)静脉泵入,持续24~48h。

(4)深静脉血栓:首剂 4000U/kg,于 30~45min 滴入,继以 4000U/(kg·h),维持溶栓48~72h。

【药代动力学】

本药静脉注射后,纤溶酶的活性迅速上升,15min 达高峰,6h 后仍继续升高。凝血因子Ⅰ降至约 1000mg/L,24h 后方缓慢回升至正常。体内半衰期约为 20min,肝功能受损者其半衰期有所延长。

【禁忌证】

14d 内有活动性出血、手术、活体组织检查、心肺复苏,不能实施压迫的血管穿刺及外伤者;出血性疾病或有出血倾向、进展性疾病患者;有出血性脑卒中病史者;细菌性心内膜炎、左房室瓣病变伴房颤且高度怀疑左心腔内有血栓者;有难以控制的高血压或不能排除主动脉夹层动脉瘤者;对扩容和血管加压药无反应的休克患者;糖尿病合并视网膜病变;低纤维蛋白原血症患者;意识障碍者;严重的肝肾功能障碍者。

【安全用药监护】

1.不良反应

(1)轻度出血可见皮肤、黏膜、肉眼及显微镜下血尿、血痰、小量咯血、呕血等;严重出血可见大量咯血、消化道大出血、腹膜后出血及颅内、脊髓、纵隔内、心包出血等。

(2)可见头痛、恶心、呕吐、食欲缺乏、疲倦、丙氨酸氨基转移酶(ALT)升高、血细胞比容中度降低等。

(3)少见:发热;未完全溶解的栓子脱落;过敏反应;偶见过敏性休克。

(4)其他:冠状动脉血栓在快速溶栓时可产生再灌注综合征或室性心律失常;已溶栓部位可再出现血栓。

2.主要相互作用

(1)与肝素合用,可抑制本药的活性,如需联用,两者应间隔 2~3h。

(2)本药大剂量与口服抗凝血药合用,可能加重出血的危险,故两者不宜联用。

3.特殊人群用药的监护

慎用:大于 70 岁者、哺乳期妇女、凝血障碍者慎用本药;FDA 安全性分级为 B 级。

4.用药前后及用药时应当检查或监测的项目

用药前应测定优球蛋白溶解时间、部分凝血活酶时间、凝血酶时间、凝血酶原时间、出血时间、血小板计数、血红蛋白、血细胞比容等;用药期间需监测凝血及溶栓情况。

阿司匹林

【其他名称】

安可、春巴米尔、拜阿司匹灵、力爽、乙酰水杨酸。

【作用与用途】

抗血栓药。对血小板聚集有抑制作用,可防止血栓形成,临床用于预防一过性脑缺血发生、心肌梗死、心房颤动、人工心脏瓣膜、动静脉瘘或其他手术后的血栓形成。也可用于不稳定型心绞痛。

【用法用量】

口服。每天 75～160mg,每天 1 次。

【药代动力学】

$t_{1/2}$ 为 15～20min,$t_{1/2}$ 长短取决于剂量的大小和尿 pH,每次服小剂量时为 2～3h;大剂量时可达 20h 以上;反复用药时可达 5～18h。一次服药后 1～2h 达血药峰值。

【禁忌证】

对本药过敏者,或有其他 NSAIDs 过敏史者;消化性溃疡病患者、活动性溃疡病患者及其他原因引起的消化道出血者;先天性或后天性血凝异常者;哮喘患者;鼻息肉综合征患者;出血体质或出血倾向者;严重肝、肾功能不全者;孕妇;哺乳期妇女。

【安全用药监护】

1.不良反应

(1)较常见的有恶心、呕吐、上腹部不适或疼痛等胃肠道反应,停药后多可消失。长期或大剂量服用可有胃肠道出血或溃疡。

(2)出现可逆性耳鸣、听力下降。

(3)过敏反应:表现为哮喘、荨麻疹、血管神经性水肿或休克。

(4)肝、肾功能损害,与剂量大小有关,损害均是可逆性的,停药后可恢复。但有引起肾乳头坏死的报道。

2.主要相互作用

(1)本品不宜与抗凝血药及溶栓药同用。

(2)抗酸药如碳酸氢钠等可增加本品自尿中的排泄,使血药浓度下降。

(3)本品与糖皮质激素同用,可增加胃肠道不良反应。

(4)本品可加强口服降糖药及氨甲蝶呤的作用,不应同用。

3.过敏监护

对本品过敏时也可能对另一种水杨酸类药或另一种非水杨酸类的非甾体消炎药过敏。

4.特殊人群用药的监护

(1)老年人:易出现毒性反应,长期使用本药可发生肺水肿。

(2)儿童:12 岁以下儿童用药应谨慎。

(3)孕妇:在妊娠的最后 2 周用药,可增加胎儿出血或新生儿出血的危险。妊娠晚期长期用药可能使胎儿动脉导管收缩或早期闭锁,导致新生儿持续性肺动脉高压及心力衰竭。FDA 安全性分级为 C 级,妊娠晚期足量给药时为 D 级。

(4)哺乳期妇女:长期大剂量用药可能对婴儿产生不良反应。

(5)慎用:对所有类型镇痛药、消炎药和抗风湿药过敏、有其他过敏性反应的患者;花粉性鼻炎、鼻出血或慢性呼吸道感染患者;葡萄糖-6-磷酸脱氢酶缺陷者;痛风患者;心、肝、肾功能不全者;高血压患者;慢性或复发性胃或十二指肠病变患者;溶血性贫血者;月经过多者。

5.药品过量处置

重度可出现血尿、抽搐、幻觉、重症精神错乱、呼吸困难及无名热等;儿童患者精神及呼吸障碍更明显。停药,对症处理。

6.用药前后及用药时应当检查或监测的项目

长期大量用药时应定期检查血细胞比容、肝功能及血清水杨酸含量;监测凝血指标和定期检查肝功能。

双嘧达莫

【其他名称】

凯乐迪、潘生丁、升达、双嘧哌胺醇。

【作用与用途】

主要用于抗血小板聚集,用于预防血栓形成。

【用法用量】

口服。每次 25～50mg,每天 3 次,饭前服。

【药代动力学】

口服吸收迅速,平均达峰浓度时间约 75min,血浆半衰期为 2～3h。与血浆蛋白结合率高。在肝内代谢,与葡萄糖醛酸结合,从胆汁排泄。

【禁忌证】

对本药过敏者和休克患者。

【安全用药监护】

1.不良反应

(1)常见头痛、头晕、眩晕、恶心、呕吐、腹部不适、腹泻、面部潮红、皮疹、荨麻疹、瘙痒;偶有肝功能异常;罕见心绞痛、肝功能不全。

(2)其他。长期大量用药可致出血倾向;用于治疗缺血性心脏病时,可能发生"冠状动脉窃血",导致症状恶化;有幼儿使用本药后出现严重过敏反应。

2.主要相互作用

(1)与阿司匹林合用,有协同作用,本药应减量。

(2)与肝素、香豆素类药、头孢孟多、头孢替坦、普卡霉素或丙戊酸等合用,可加重低凝血酶原血症,或进一步抑制血小板聚集,引起出血。

3.特殊人群用药的监护

(1)儿童:12 岁以下儿童用药的安全性和有效性尚未确立。

(2)孕妇:FDA 安全性分级为 B 级。

(3)哺乳期妇女:慎用。

(4)慎用:低血压患者;有出血倾向者;冠心病患者。

4.药品过量处置

如果发生低血压,必要时可用升压药。急性中毒症状在啮齿动物有共济失调、运动减少和腹泻,在狗中有呕吐、共济失调和抑郁。双嘧达莫与血浆蛋白高度结合,透析可能无益。

二、产褥中暑及其用药

(一)病因与临床表现

产褥中暑是指在产褥期因高温环境中体内余热不能及时散发,引起中枢性体温调节功能障碍的急性热病,表现为高热,水电解质紊乱,循环衰竭和神经系统功能损害等。本病起病急骤,发展迅速,处理不当可遗留严重的后遗症,甚至死亡。

【病因】

①外界气温＞35℃、湿度＞70％时,机体靠汗液蒸发散热困难。②居住条件差,通风不良且无降温设备。③产妇分娩过程中体力消耗大、失血过多,产后出汗过多又摄盐不足。④产褥感染患者发热时,更容易中暑。

【临床表现】

①发病急骤,前驱症状常有口渴、多汗、恶心、头晕、头痛、胸闷及心慌、乏力等。②轻度中暑,除上述症状外,可有体温上升、脉搏呼吸增快、面色潮红、出汗停止、皮肤干热、痱子布满全身。③重度中暑时,体温继续升高,可达 41～42℃,呈稽留热,可出现昏迷、谵妄、抽搐、呕吐、腹泻、呼吸急促、脉细速、血压下降、面色苍白、瞳孔缩小、瞳孔对光反射和膝反射减弱或消失等危急证候。

【诊断标准】

①病史:有引起本病的原因及诱因。②出现上述症状、体征。③实验室检查:血、尿常规、生化等检查。

【预后】

此病重在预防,救治及时预后良好。

【一般治疗】

1.立即改变高温和不通气环境,迅速降温。迅速降低体温是抢救成功的关键。

(1)将产妇移至凉爽通风处,脱去产妇过多衣着。

(2)鼓励多饮冷开水、冷绿豆汤、十滴水、人丹、口服补液盐等;若患者出现呕吐、腹泻,可给予藿香正气丸。

(3)乙醇擦浴颈部、腋下、腹股沟、腘窝处。

2.保持呼吸道通畅,及时给氧;患者意识不清时留置导尿,并记录 24 小时出入量。

3.及时纠正水、电解质紊乱及酸中毒,积极防治休克。

(二)药物治疗要点

1.药物降温

物理降温效果不佳时可行药物降温。

(1)氯丙嗪 25～50mg 加入 0.9％氯化钠或 5％葡萄糖液 500mL 中静脉滴注,1～2h 滴完,必要时 6h 重复。

(2)冬眠Ⅰ号(哌替啶 100mg、氯丙嗪 50mg,异丙嗪 50mg)全量或半量加入 5％葡萄糖液

250mL 中静脉滴注。适用于高热昏迷的危重患者。使用药物降温时需监测血压、心率、呼吸等，血压过低不能使用氯丙嗪，可用氢化可的松 100～200mg 加入 5％葡萄糖液 500mL 中静脉滴注。

2.纠正水、电解质紊乱及酸中毒，预防休克

(1)周围循环衰竭者应补液，如血浆及晶体液等，液量控制在 2000～3000mL，滴速 16～30 滴/min。

(2)5％碳酸氢钠纠正酸中毒。

(3)脑水肿抽搐者：20％甘露醇或 25％山梨醇 250mL，快速静脉滴注。地西泮 10mg 肌注，或用 10％水合氯醛 10～20mL，保留灌肠，25％硫酸镁解痉。

(4)呼吸衰竭者可给予呼吸兴奋药：尼可刹米、洛贝林等交替使用。

(5)心力衰竭者可给予毛花苷 C0.2～0.4mg 缓慢静注，必要时 4～6h 重复。

(6)应用广谱抗生素预防感染。

(三)常用药物

氯丙嗪注射液

【其他名称】

阿米那金、冬眠灵、可乐静、氯普马嗪。

【作用与用途】

①对兴奋躁动、幻觉妄想、思维障碍及行为紊乱等阳性症状有较好的疗效。用于精神分裂症、躁狂症或其他精神病性障碍。②止呕，各种原因所致的呕吐或顽固性呃逆。

【用法用量】

①肌内注射：1 次 25～50mg，每天 2 次，待患者合作后改为口服。②静脉滴注：从小剂量开始，25～50mg 稀释于 500mL 葡萄糖氯化钠注射液中缓慢静脉滴注，每天 1 次，每隔 1～2d 缓慢增加 25～50mg，治疗剂量每天 100～200mg。不宜静脉推注。

【药代动力学】

注射给药生物利用度比口服高 3～4 倍，血浆蛋白结合率在 90％以上，易于透过血-脑屏障，颅内药物浓度高 4～5 倍。在肝脏代谢，主要以代谢物形式从尿和粪便中排出。

【禁忌证】

基底神经节病变、帕金森病、帕金森综合征、骨髓抑制、青光眼、昏迷及对吩噻嗪类药过敏者。

【安全用药监护】

1.不良反应

(1)有口干、上腹部不适、乏力、心悸、便秘、视物不清、粒细胞减少、直立性低血压等。

(2)偶见泌乳、乳房胀大、肥胖、闭经、男性性功能减退等。

(3)可发生过敏反应，常见的有皮疹、接触性皮炎、剥脱性皮炎、粒细胞减少、哮喘、紫癜等，应立即停药。

(4)偶见胆汁淤积性黄疸、肝功能损害等。

(5)可发生帕金森病和锥体外系症状。

(6)可见心电图 Q-T 间期延长和 T 波异常。

(7)偶见恶性神经安定综合征。

(8)静注时可发生血栓性静脉炎,肌注部位易产生硬块。

2.主要相互作用

(1)与抗高血压药合用易致直立性低血压。

(2)与阿托品类药物合用,不良反应加强。

(3)抗酸剂可以降低本品的吸收,苯巴比妥可加快其排泄。

(4)与单胺氧化酶抑制药及三环类抗抑郁药合用时,不良反应加重。

3.过敏监护

交叉过敏:对其他吩噻嗪类药物过敏者,对本品也可能过敏。

4.特殊人群用药的监护

(1)老年人:慎用。

(2)儿童:慎用。

(3)孕妇:慎用。

(4)哺乳期妇女:停止哺乳。

(5)慎用:患有心血管疾病(如心力衰竭、心肌梗死、传导异常)。

5.药品过量处置

静脉注射高渗葡萄糖注射液,促进利尿,排泄毒物,但输液不宜过多,以防心力衰竭和肺水肿。依病情给予对症治疗及支持疗法。

6.用药前后及用药时应当检查或监测的项目

白细胞计数;肝功能测定;尿胆红素测定;持续用药1.5年以上者应进行眼科检查。

异丙嗪

【其他名称】

非那根、非那更、抗胺、抗胺荨、盐酸异丙嗪。

【作用与用途】

用于皮肤黏膜的过敏;晕动病;镇静、催眠;恶心、呕吐的治疗;术后疼痛等。

【用法用量】

①抗过敏:每次12.5mg,每天4次,饭后及睡前服用,必要时睡前25mg。②止吐:开始时每次25mg,必要时可每4～6h服12.5～25mg。③抗眩晕:每次25mg,必要时每天2次。④镇静催眠:1次25～50mg,必要时增倍。

【药代动力学】

肌注给药后起效时间为20min,静注后为3～5min,抗组胺作用一般持续时间为6～12h,镇静作用可持续2～8h。主要在肝内代谢。

【禁忌证】

早产儿、新生儿,驾驶员、机械操作者、运动员应禁用。

【安全用药监护】

1.不良反应

(1)较常见的有嗜睡;较少见的有视力模糊或色盲(轻度),头晕目眩、口鼻咽干燥、耳鸣、皮疹、胃痛或胃部不适感、反应迟钝(儿童多见)、晕倒感(低血压)、恶心或呕吐[进行外科手术和(或)并用其他药物时],甚至出现黄疸。

(2)增加皮肤对光的敏感性,多噩梦,易兴奋,易激动,幻觉,中毒性谵妄,儿童易发生锥体外系反应。上述反应发生率不高。

(3)心血管的不良反应很少见,可见血压增高,偶见血压轻度降低。白细胞减少、粒细胞减少症及再生不良性贫血则属少见。

2.主要相互作用

(1)乙醇或其他中枢神经抑制药,特别是麻醉药、巴比妥类、单胺氧化酶抑制药或三环类抗抑郁药与本品同用时,可增强本药和这些药物的效应。

(2)胆碱类药物,尤其是阿托品类药和异丙嗪同用时后者的抗毒蕈碱样效应增强。

(3)苄铵、异喹胍或胍乙啶等降压药与异丙嗪同用时,前者的降压效应增强。肾上腺素与异丙嗪同用时,肾上腺素的 α 受体作用可被阻断,而使 β 受体作用占优势。

(4)铂、巴龙霉素及其他氨基糖苷类抗生素、水杨酸制剂和万古霉素等耳毒性药与异丙嗪同用时,其耳毒性症状可被掩盖。

3.过敏监护

交叉过敏,已知对吩噻类药高度过敏的患者,也对本品过敏。

4.特殊人群用药的监护

(1)老年人:用本药易发生头晕、呆滞、精神错乱和低血压、锥体外系症状等。

(2)儿童:小于 3 个月的小儿不宜应用本品。一般的抗组胺药对婴儿特别是新生儿和早产儿有较大的危险性。

(3)孕妇:可诱发婴儿的黄疸和锥体外系症状。在临产前 1～2 周应停用此药。

(4)慎用:心血管疾病;高血压;前列腺肥大;青光眼;幽门或十二指肠梗阻;肝肾功能不全和有癫痫史者慎用。

5.药品过量处置

解救时可对症注射地西泮和毒扁豆碱。必要时给予吸氧和静脉输液。

山梨醇

【其他名称】

D-山梨醇、多羟基六碳糖、花椒醇、蔷薇醇、清凉茶醇。

【作用与用途】

用于颅脑外伤、脑水肿、急性肾衰竭、青光眼及急性少尿性肾衰竭的预防。

【用法用量】

静滴:每次 25% 溶液 250～500mL,为消除脑水肿,每隔 6～12h 重复注射 1 次。

【药代动力学】

利尿作用于静注后 0.5～1h 出现,维持 3h。本药 $t_{1/2}$ 为 100min,当存在急性肾衰竭时可延长至 6h。肾功能正常时,静脉注射山梨醇 100g,3h 内 80% 经肾排出。

【禁忌证】

急、慢性肾功能不全禁用;有活动性颅内血出血者禁用。

【安全用药监护】

1.不良反应

(1)水和电解质紊乱。

(2)寒战、发热;头晕、视物模糊;排尿困难。

(3)血栓性静脉炎。

(4)山梨醇外渗可致组织水肿、皮肤坏死。

(5)过敏引起皮疹、荨麻疹、呼吸困难、过敏性休克。

(6)高渗引起口渴。

(7)渗透性肾病。渗透性肾病常见于老年肾血流量减少及低钠、脱水患者。

2.主要相互作用

(1)可增加洋地黄毒性作用,与低钾血症有关。

(2)增加利尿药及碳酸酐酶抑制药的利尿和降眼内压作用,与这些药物合并时应调整剂量。

3.特殊人群用药的监护

(1)老年人:随年龄增长,发生肾损害的机会增多。

(2)慎用:心功能不全、脱水所致尿少者。

水合氯醛

【其他名称】

水化氯醛、含水氯醛。

【作用与用途】

①治疗失眠,适用于入睡困难的患者,连续服用超过 2 周则无效。②麻醉前、手术前和睡眠脑电图检查前用药,可镇静和解除焦虑。③抗惊厥,用于癫痫持续状态的治疗,也可用于小儿高热、破伤风及子痫引起的惊厥。

【用法用量】

①催眠:口服或灌肠 0.5～1.0g,睡前一次,口服宜配制成 10% 溶液或胶浆使用,灌肠宜将 10% 的溶液再稀释 1～2 倍灌入。②镇静:一次 0.25g,每天 3 次,饭后服用。用于癫痫持续状态,常用 10% 溶液 20～30mL,稀释 1～2 倍后一次灌入,方可见效。最大限量一次 2g。

【药代动力学】

1h 达高峰,维持 4～8h。血浆 $t_{1/2}$ 为 7～10h。在肝迅速代谢成为具有活性的三氯乙醇,三氯乙醇的蛋白结合率为 35%～40%,三氯乙醇 $t_{1/2}$ 为 4～6h。三氯乙醇进一步与葡萄糖醛酸结合而失活,经肾排出,无滞后作用与蓄积性。

【禁忌证】

肝、肾、心脏功能严重障碍者禁用;间歇性血卟啉病患者禁用。

【安全用药监护】

1.不良反应

(1)对胃黏膜有刺激,易引起恶心、呕吐。

(2)大剂量能抑制心肌收缩力,缩短心肌不应期,并抑制延髓的呼吸及血管运动中枢。

（3）对肝、肾有损害作用。

（4）偶有发生过敏性皮疹、荨麻疹。

（5）长期服用产生依赖性及耐受性，突然停药可引起神经质、幻觉、烦躁、异常兴奋、谵妄、震颤等严重撤药综合征。

2.主要相互作用

（1）中枢神经抑制药、中枢抑制性抗高血压药与本品合用，可使本药的中枢性抑制作用更明显。

（2）与抗凝血药同用时，抗凝血效应减弱，应定期测定凝血酶原时间，以决定抗凝血药用量。

（3）服用水合氯醛后静注呋塞米注射液，可导致出汗、烘热、血压升高。

3.特殊人群用药的监护

（1）孕妇：在妊娠期经常服用，新生儿产生撤药综合征。

（2）哺乳期妇女：能分泌入乳汁，可致婴儿镇静。

（3）胃炎及溃疡患者不宜口服，直肠炎和结肠炎的患者不宜灌肠给药。

4.药品过量处置

应维持呼吸和循环功能，必要时行人工呼吸，气管切开。在因水合氯醛过量中毒的患者，用氟马西尼可改善清醒程度、扩瞳、恢复呼吸频率和血压。

尼可刹米

【其他名称】

二乙烟酰胺、可拉明、烟酸二乙胺、烟酸乙胺。

【作用与用途】

用于中枢性呼吸抑制及多种原因引起的呼吸抑制。

【用法用量】

①皮下注射：每次0.25～0.5g，必要时1～2h重复用药。极量：1次1.25g。②肌内注射：同皮下注射项。③静脉注射：同皮下注射项。④静脉滴注：3～3.75g加入500mL液体中，滴速为每分钟25～30滴。

【药代动力学】

吸收好，起效快，作用时间短暂，一次静脉注射只能维持作用5～10分钟，进入体内后迅速分布至全身，体内代谢为烟酰胺，然后再被甲基化成为N-甲基烟酰胺，经尿排出。

【禁忌证】

抽搐、惊厥患者；小儿高热而无中枢性呼吸衰竭时。

【安全用药监护】

1.不良反应

（1）较大剂量时可出现心率加快、喷嚏、呛咳；大剂量时可出现血压升高、心悸、多汗、面部潮红、心律失常。

（2）常见抽搐。

（3）常见烦躁不安，大剂量时可出现震颤、惊厥，甚至昏迷。

(4)恶心、呕吐。

(5)较大剂量时可出现全身瘙痒、皮疹。

2.主要相互作用

与其他中枢神经兴奋药有协同作用，可引起惊厥。

3.特殊人群用药的监护

(1)慎用：急性血卟啉病（易诱发血卟啉病急性发作）和运动员。

(2)其他：本药对呼吸肌麻痹者无效。

4.药品过量处置

出现惊厥时，可注射苯二氮䓬类或小剂量硫喷妥钠或苯巴比妥钠等控制；静脉滴注 10％葡萄糖注射液，促进排泄；给予对症治疗和支持疗法。

洛贝林

【其他名称】

半边莲碱、芦别林、山梗菜碱、盐酸洛贝林。

【作用与用途】

主要用于多种原因引起的中枢性呼吸抑制。常用于新生儿窒息、一氧化碳中毒、阿片中毒等。

【用法用量】

①肌内注射：每次 10mg；极量为 1 次 20mg，每天 50mg。②皮下注射：同肌内注射。③静脉注射：每次 3mg；极量为 1 次 6mg，每天 20mg。

【药代动力学】

静脉注射后作用持续时间短，通常为 20min。

【安全用药监护】

1.不良反应

(1)可见恶心、呕吐，呛咳、头痛、心悸。

(2)其他：大剂量用药可出现心动过缓；剂量继续增大可出现心动过速、传导阻滞、呼吸抑制、惊厥等。

2.主要相互作用

本药注射液禁止与碘、鞣酸以及铅、银等盐类药配伍。

3.药品过量处置

用药过量可引起大汗、心动过速、低血压、低体温、呼吸抑制、强直性阵挛性惊厥、昏迷、死亡。应立即停药。

毛花苷 C

【其他名称】

毛花强心丙、毛花强心苷丙、毛花洋地黄苷、西地兰。

【作用与用途】

用于急慢性心力衰竭、心房颤动和阵发性室上性心动过速。

【用法用量】

①口服给药:缓慢全效量为每次 0.5mg,每天 4 次,维持量为每天 1mg,分 2 次服用。②静脉注射:全效量为 1～1.2mg。首次剂量为 0.4～0.6mg,视需要 2～4h 后再给予 0.2～0.4mg,用 5% 或 25% 葡萄糖注射液稀释后缓慢注射。

【药代动力学】

静脉注射,5～30min 起效,作用维持 2～4d。治疗量和中毒量差距比其他洋地黄苷类大得多,致死量可能是其维持量的 20～50 倍。

【禁忌证】

任何强心苷制剂中毒;室性心动过速、心室颤动;梗阻性肥厚型心肌病;预激综合征伴心房颤动或扑动;心肌梗死者禁止注射给药。

【安全用药监护】

1.不良反应

参见地高辛。

2.主要相互作用

参见地高辛。

3.特殊人群用药的监护

(1)老年人:须用较小剂量。

(2)儿童:新生儿对本药的耐受性不定,肾清除减少。早产儿对本药敏感,应按其不成熟程度适当减少剂量。按体重或体表面积计,1 个月以上婴儿比成人需用量略大。

(3)孕妇:妊娠后期母体用量可能增加,分娩后 6 周剂量需渐减。

(4)慎用:低钾血症;高钙血症;甲状腺功能低下;不完全性房室传导阻滞;缺血性心脏病;急性心肌梗死;心肌炎;肾功能损害;近期用过其他洋地黄类强心药者。

4.用药前后及用药时应当检查或监测的项目

心电图、血压、心率、心律、心功能等;电解质;肾功能;疑有洋地黄中毒时应进行血药浓度测定。

第十章 儿科用药

第一节 小儿病毒感染用药

一、流行性感冒

(一)病因与临床表现

流行性感冒简称流感,是由流感病毒引起的急性呼吸道传染病,流行特点是:突然发病、迅速蔓延、流行过程短但多次反复。临床上可有骤起畏寒发热,伴显著头痛、乏力、肢体酸痛等全身症状;同时存在咽痛、鼻塞、流涕等呼吸道症状,但一般全身症状重而呼吸道症状轻。少数患者可有腹泻、水样便。热程一般为 3～4d,退热后全身症状好转,但鼻塞、流涕、咽痛、干咳等上呼吸道症状常持续 1～2 周后逐渐消失,少数患者可有鼻出血、食欲缺乏、恶心、便秘或腹泻等轻度胃肠道症状,体力恢复较慢。胃肠型流感则以吐泻为特征。体格检查患者呈急病容,面颊潮红,眼结膜轻度充血和眼球压痛,咽充血,口腔黏膜可有疱疹,肺部听诊仅有粗糙呼吸,偶闻胸膜摩擦音。症状消失后,仍感软弱无力,精神较差,体力恢复缓慢。流行性感冒的并发症有原发性病毒性肺炎、继发性细菌性肺炎、病毒与细菌混合性肺炎、Reye 综合征、休克、骨骼肌溶解、电解质紊乱及急性肾衰竭等。

(二)药物治疗要点

本病以休息、多饮水和对症治疗为主,抗病毒药只是辅助治疗,且要早用。此外,要注意并发症的发生和治疗。常用抗病毒药物有盐酸金刚烷胺、盐酸吗啉呱、利巴韦林等。

(三)常用药物

金刚烷胺

【其他名称】

金刚胺、金刚烷、三环癸胺。

【作用与用途】

本品为抗帕金森病(震颤麻痹)和抗病毒药。能进入脑组织中促进纹状体内多巴胺(DA)能神经末梢释放 DA,并加强中枢神经系统的 DA 与儿茶酚胺的作用,以加强神经元的 DA 含量所致,或延缓 DA 的代谢而发挥抗帕金森病作用。本品仅对 A 型流感病毒有作用,无抗 B 型流感病毒和副流感病毒的作用。临床主要用于不能耐受左旋多巴的帕金森病、亚洲 A-Ⅱ 型流感、病毒性感染的发热。

【用法用量】

口服:每次 0.1g,早晚各 1 次,最大剂量每天 0.4g。小儿用量酌减,可连用 3～5d,最长 10d;1～9 岁者,每天 3mg/kg,最大用量不超过每天 0.15g;9～12 岁者,每次 0.1g,每天 2 次。

【药动学】

本品吸收良好,不受食物的影响,起效快,2.5～4h 达血药浓度峰值;生物利用度为 86％～94％,血浆蛋白结合率约为 62％;可分布于唾液、鼻腔分泌液中,用药后 48h 作用明显;药物以原型由肾排泄,尿呈酸性时排泄加速。

【禁忌证】

对本品过敏者、1 岁以下儿童及孕妇、哺乳期妇女禁用。

【安全用药监护】

1.不良反应

少数患者有嗜睡、眩晕、抑郁、食欲减退、四肢皮肤青斑、踝部水肿等,每天超过 0.2g 时,毒性渐增。

2.主要相互作用

(1)与苯海索合用,有协同作用;与卡比多巴/左旋多巴或多巴丝肼合用,可减少后者的用量并增加疗效。

(2)与抗胆碱药、抗组胺药、吩噻嗪类药或三环类抗抑郁药合用,可出现阿托品样的不良反应,特别是精神错乱、幻觉及噩梦的患者,故合用时需调整剂量。

(3)与中枢神经兴奋药合用,可加强中枢神经兴奋作用,严重者可引起惊厥或心律失常等不良反应;与皮质激素合用,应慎用。

(4)与复方磺胺甲噁唑合用,由于减少了肾的清除,可增加中枢毒性,如失眠、精神错乱。

3.过敏监护、毒性监护等

注意中枢神经系统毒性如幻觉、精神错乱等。

4.特殊用药人群的监护

患脑血管病或有脑血管病史、湿疹样皮疹病史、充血性心力衰竭者、精神病或严重的神经症患者、肾功能或肝功能不全、有癫痫病史者慎用。

5.药品过量处置

本品过量尚无特殊解毒药,故过量只能给予对症及支持治疗,包括洗胃、催吐、补液利尿、酸化尿液、监测血压、抗心律失常、抗惊厥等。

6.实验室检查

有条件者宜监测其血药浓度,以免因肾功能障碍导致药物排泄减慢,引起蓄积中毒,其血药浓度不超过 1.5～2μg/mL。另外,可能引起白细胞和中性粒细胞减少,注意观察。

利巴韦林

【其他名称】

奥得清、奥佳、病毒唑、华乐沙、康立多。

【作用与用途】

本品为广谱抗病毒药。对单磷酸次黄嘌呤核苷(IMP)脱氢酶有抑制作用。由于抑制了 IMP,故可干扰病毒核酸的合成,使病毒的复制与传播受到抑制。临床主要用于病毒感染,腺病毒肺炎、流行性出血热、急性甲型肝炎、疱疹、麻疹、单孢病毒性角膜炎、角膜带状疱疹、腺病毒性点状角膜炎和沙眼。

【用法用量】

口服:每天 3～4 次,每次 0.2g;静脉滴注:每天 10～15mg/kg,分 2 次给药,静脉滴注宜慢;滴眼:疱疹性角膜炎,每天 4～5 次;眼膏涂眼:每天 2～4 次;滴鼻:每小时滴鼻 1 次,可防治流感;气雾剂治疗呼吸道感染。

【药动学】

本品口服吸收迅速,服后 1.5h 达血药浓度峰值;与血浆蛋白几乎不结合,生物利用度约为 45%;可透过胎盘,能进入乳汁,进入红细胞内,且可积蓄数周;在呼吸道分泌物中的浓度高于血药浓度,长期用药后,脑脊液药物浓度为血药浓度的 67%;口服和静脉给药 $t_{1/2}$ 为 0.5～2h,吸入给药约 9.5h;经肝代谢,主要经肾排泄,72～80h 尿排泄率为 30%～55%,72h 粪便排泄率为 15%。

【禁忌证】

对本品过敏者、孕妇、肌酐清除率低于 50mL/min 者,严重心脏病患者禁用。

【安全用药监护】

1.不良反应

常见贫血、乏力,少见疲倦、头痛、失眠、恶心等,吸入用药时偶见皮疹;使用量大时,对细胞 DNA 产生影响,出现细胞毒作用。

2.主要相互作用

本品与齐多夫定同用时有拮抗作用,因可抑制齐多夫定转变成活性型的磷酸齐多夫定。

3.过敏监护、毒性监护

严重变态反应少见,一般变态反应对症处理即可。本品最主要的毒性是溶血性贫血,注意复查血常规。

4.特殊用药人群的监护

患血红蛋白病、心脏病者慎用。哺乳期妇女不推荐使用。

5.药品过量处置

长期或大剂量服用对肝功能、血象有不良反应,需注意对症治疗。

6.实验室检查

用药期间需注意监测血红蛋白、白细胞计数、血小板计数、促甲状腺素等。

二、麻疹

(一)病因与临床表现

麻疹是由麻疹病毒引起的一种急性呼吸道感染病。患者是唯一传染源,主要通过呼吸道飞沫传染。典型麻疹有潜伏期、前驱期、出疹期和恢复期。潜伏期平均为 10～14d。前驱期为 3～5d,症状有发热及上呼吸道卡他症状,幼儿常有呕吐、腹泻,在软腭、硬腭弓出现红色细小内疹。第 2～3 日可于双侧近白牙颊黏膜处出现沙粒样灰白色小点,绕以红晕,称麻疹黏膜斑或柯氏斑,为本病早期特征,也可见于下唇内侧及牙龈黏膜,偶见于上腭,一般维持 16～18h,有时 1～2d,多于出疹后 1～2d 消失。出疹期多在发热 3～5d 出现,持续 2～5d,全身症状及上呼吸道症状加剧。皮疹为玫瑰色丘疹,2～3mm 大小,初呈淡红色,散在,后渐密集呈鲜红色,再转为暗红色,疹间皮肤正常,自耳后、发际、前额、面、颈部开始逐渐波及胸、背、腹躯干和四肢,

2～3d遍及手心、足底,此时头面部皮疹开始隐退。出疹时体温达到高峰,全身可淋巴结大、肝脾大,肺部可闻及干、湿啰音。皮疹出齐后体温开始下降即进入恢复期,皮疹色渐变暗并按出疹顺序逐渐消退,留有棕色色素斑,伴糠麸样脱屑,存在2～3周。随皮疹隐退全身症状减轻,热退,精神、食欲好转,咳嗽消失。如不出现并发症,病情自愈需10～14d。麻疹并发症有肺炎(以巨细胞肺炎为主)、中耳炎、喉炎、结核、胃肠道、心血管和神经系统等也可被波及。

(二)药物治疗要点

在给抗病毒药的同时,要注意一般治疗和注意喉炎、肺炎等并发症的出现和治疗。

(三)常用药物

利巴韦林:见"流行性感冒"项下。

三、幼儿急疹

(一)病因与临床表现

幼儿急疹又称婴儿玫瑰疹,是人疱疹病毒6型导致的婴幼儿期常见的急性发疹性热病,特点是持续高热3～5d,热退疹出。无症状的成人患者唾液中排病毒是传染源,经呼吸道飞沫传播。本病多见于6～18个月的小儿,3岁以后少见。春秋雨季发病较多,无男女性别差异,潜伏期7～17d,平均10d。临床特征为无前期症状而突然高热,体温高达39～40℃。持续3～5d体温骤降,发热期间咽峡部充血,但食欲精神好,偶有上睑水肿、前囟膨隆。病程中也可出现惊厥,但脑病罕见。热退后9～12h出现皮疹为本病特征。皮损呈玫瑰红色斑疹或粟粒大小斑丘疹,主要散布在颈项、躯干上部、面及四肢,一般不发生在鼻颊、膝下及掌、跖。皮疹间有3～5mm空隙,偶尔在皮疹周围可见晕圈,少数皮疹融合成斑片。经过24h皮疹出齐,数小时内皮疹开始消退,一般2～3d皮疹退完,无色素沉着及脱屑,在流行时,少数病例亦可无皮疹出现。

(二)药物治疗要点

本病应以对症和支持治疗为主。

(三)常用药物

利巴韦林:见本节"流行性感冒"项下。

四、水痘

(一)病因与临床表现

水痘是由水痘-带状疱疹病毒所引起的急性传染病,传染性极强。水痘-带状疱疹病毒可引起原发、潜伏性和复发感染。水痘以较轻的全身症状和皮肤黏膜上分批出现的斑疹、丘疹、水疱和疱疹为特征。典型水痘潜伏期10～24d,一般14～16d。出疹前常有数小时至2d的前驱期,表现为低热或中度发热,同时又全身不适、食欲缺乏、头痛,偶尔有轻微的腹痛、咳嗽等。发热和其他症状可在出疹后2～4h持续存在。出疹期皮疹初为红斑疹,数小时后变为深红色丘疹,又数小时变为疱疹。水痘皮疹是分批、连续出现,发疹第2～3日后,同一部位常可见到同时存在各阶段的皮疹是其典型特点。对原有皮肤病的儿童如湿疹等,皮疹会更为广泛。病程1～2周,婴幼儿水痘较少见,但病情常较重。免疫缺陷、接受高剂量糖皮质激素治疗的儿童及新生儿患水痘病情多较重,可有严重腹痛和出血性疱疹,可使病死率增加,并易患严重A组链球菌和金黄色葡萄球菌的感染。水痘可并发细菌感染、水痘肺炎(较常见于婴儿)、胃肠道疱疹、特发性血小板减少性紫癜和出血倾向、肾炎、横断性脊髓炎、脑炎、Reye综合征等。水痘自然感染后,一般可获持久免疫。

(二)药物治疗要点

使用阿昔洛韦治疗水痘,加上支持和对症治疗,往往可取得良效。重症患儿可再辅以干扰素。

(三)常用药物

阿昔洛韦

【其他名称】

无环鸟苷、阿特米安、艾韦达、爱尔斯、邦纳。

【作用与用途】

本品为核苷酸类广谱抗病毒药。进入细胞后被磷酸化,在 DNA 聚合酶的作用下,与增长的 DNA 链结合,引起 DNA 链的延伸中断;由于本品对病毒的特殊亲和力,故对正常的宿主细胞则很少引起代谢改变,对宿主细胞毒性低。此外,还具有良好的眼内穿透力。主要用于单纯疱疹病毒 HSV1 和 HSV2 引起的角膜溃疡、皮肤、黏膜等的感染,也用于带状疱疹、乙型肝炎,也可与碘苷交替表面给药。

【用法用量】

生殖器疱疹初治和免疫缺陷者皮肤黏膜单纯疱疹:成年人常用量 1 次 0.2g,每天 5 次,共 10d;或 1 次 0.4g,每天 3 次,共 5d;复发性感染 1 次 0.2g,每天 5 次,共 5d;复发性感染的慢性抑制疗法,1 次 0.2g,每天 3 次,共 6 个月,必要时剂量可加至每天 5 次,1 次 0.2g,共 6~12 个月。带状疱疹:成年人常用量 1 次 0.8g,每天 5 次,共 7~10d。

水痘:2 岁以上儿童 1 次 20mg/kg,每天 4 次,共 5d,出现症状立即开始治疗。40kg 以上儿童和成年人常用量为 1 次 0.8g,每天 4 次,共 5d。

【药动学】

口服吸收差,15%~30%由胃肠道吸收。进食对血药浓度影响不明显。能广泛分布至各组织与体液中,包括脑、肾、肺、肝、小肠、肌肉、脑脊液及疱疹液。在肾、肝和小肠中浓度高,脑脊液中浓度约为血中浓度的 50%。药物可通过胎盘。本品主要经肾由肾小球滤过和肾小管分泌而排泄,约 14%的药物以原型由尿排泄,经粪便排泄率低于 2%,呼出气中含微量药物。

【禁忌证】

对本品过敏者禁用。

【安全用药监护】

1.不良反应

偶有头晕、头痛、关节痛、恶心、呕吐、腹泻、胃部不适、食欲减退、口渴、白细胞计数下降、尿蛋白及尿素氮轻度升高、皮肤瘙痒等,长期给药偶见痤疮、失眠、月经紊乱。

2.主要相互作用

与齐多夫定合用可引起肾毒性,表现为深度昏睡和疲劳。与丙磺舒竞争性抑制有机酸分泌,合并用丙磺舒可使本品的排泄减慢,半衰期延长,体内药物量蓄积。

3.过敏监护、毒性监护等

(1)随访检查。由于生殖器疱疹患者大多易患宫颈癌,因此,患者至少应每年检查 1 次,以早期发现。

(2)进食对血药浓度影响不明显,但在给药期间应给予患者充足的水,防止本品在肾小管内沉淀。

4.特殊用药人群的监护

(1)脱水或已有肝、肾功能不全者需慎用。

(2)药物能通过胎盘,虽动物实验证实对胚胎无影响,但孕妇用药仍需权衡利弊。

5.药品过量处置

无特殊解毒药,主要是对症及支持疗法。

6.实验室检查

需注意监测肾功能。

五、流行性腮腺炎

(一)病因与临床表现

流行性腮腺炎简称腮腺炎或流腮,是儿童和青少年中常见的急性呼吸道传染病。4－7月为流行高峰,潜伏期平均18d。起病大多较急,有短暂非特异性前驱症状如发热、寒战、头痛、食欲缺乏、倦怠、恶心、呕吐、全身肌肉酸痛、结膜炎、咽炎等症状,数小时至1～2d后,腮腺即显肿大,发热自37.5～40℃不等;也可无前驱期症状,而以耳下部肿大为首发症状。腮腺一般为一侧首先肿胀,但也有两侧同时肿胀者;一般以耳垂为中心,向前、后、下发展,状如梨形而具坚韧感,边缘不清。当腺体肿大明显时,出现胀痛,张口咀嚼及进酸性食物时更甚。局部皮肤张紧发亮,表面灼热,但多不红,有轻触痛。腮腺四周的蜂窝组织也可呈水肿,可上达颞部及颧骨弓,下至颌部及颈部,胸锁乳突肌处也可被波及(偶尔水肿可出现于胸骨前),因而使面貌变形。整个病程10～14d。由于腮腺炎病毒有嗜腺体和嗜神经性,常侵入中枢神经系统和其他腺体、器官而出现以下并发症,如脑膜脑炎、睾丸炎、卵巢炎、胰腺炎、耳聋、其他并发症等。

(二)药物治疗要点

病因治疗主要用利巴韦林,当有脑炎等并发症时,做相应处理。

六、传染性单核细胞增多症

(一)病因与临床表现

传染性单核细胞增多症系由EB病毒所致的良性的急性或亚急性的单核-巨噬细胞系统增生性疾病。儿童及青少年多见,全年均有发病,以晚秋初冬为多。潜伏期5～15d,起病急缓不一。前驱症状历时4～5d,如乏力、头痛、食欲缺乏、恶心、稀便、畏寒等。发热高低不一,多在38～40℃。热型不定,病程早期可有相对缓脉。中毒症状多不严重。淋巴结大以颈淋巴结最为常见,腋下及腹股沟部次之。肠系膜淋巴结肿大引起腹痛及压痛。50%的患者以上有咽、腭垂(悬雍垂)、扁桃体等充血、水肿或肿大,少数有溃疡或假膜形成,腭部可见小出血点,牙龈也可肿胀,并有溃疡。患者每有主诉咽痛。喉和气管的水肿和阻塞少见。少数有肝大、肝功能异常、黄疸,但转为慢性和出现肝衰竭少见。几乎所有病例均有脾大,偶可发生脾破裂。约10%的病例在病程1～2周出现多形性皮疹,多见于躯干部。比较典型者为黏膜疹。神经系统症状见于少数严重的病例,可表现为无菌性脑膜炎、脑膜脑炎、脑炎及周围神经根炎等;预后大多良好。

（二）药物治疗要点

本病以对症治疗为主，避免发生严重并发症。可试用阿昔洛韦抗病毒治疗。

七、病毒性肝炎

（一）病因与临床表现

病毒性肝炎是由多种肝炎病毒引起的常见传染病，具有传染性强、传播途径复杂、流行面广、发病率高等特点。病毒性肝炎分甲型、乙型、丙型、丁型、戊型及庚型肝炎6种，其临床表现相似。甲型肝炎的传染源是患者和亚临床感染者；主要经口传染，多呈散发性，主要通过水或食物的污染而引起。乙型肝炎患者及病毒携带者均是乙型肝炎的传染源；主要通过血行传播，还可经体液和母婴传播。慢性丙型肝炎患者和无症状携带者是丙型肝炎传染源；丙型肝炎主要通过输血而引起。丁型肝炎患者和丁型肝炎病毒（HDV）和乙型肝炎病毒（HBV）携带者为丁型肝炎的传染源，传播方式与乙型肝炎相同。戊型肝炎的传染源主要是患者粪便污染水源或食物，传染途径主要通过粪-口感染。

根据黄疸的有无、病情轻重和病程长短，临床上可将病毒性肝炎分为急性肝炎（黄疸型和无黄疸型）、慢性肝炎（迁延性和活动性）、重症肝炎（急性和亚急性）和淤胆型肝炎。急性黄疸型肝炎以甲型肝炎多见，临床可分为3期。①黄疸前期：主要症状为乏力、食欲减退、恶心、呕吐、肝区胀痛、腹胀或腹泻等。②黄疸期：巩膜、皮肤出现黄染，日益加深，1周左右达高峰，皮肤瘙痒，大便呈淡灰白色，肝多增大，质地充实有压痛、叩击痛。约10%的患者脾大。肝功能检查有明显异常，本期病程2～6周。③恢复期：黄疸和其他症状逐渐消退，精神食欲明显好转，肝、脾逐渐回缩，肝功能渐趋正常。急性无黄疸型肝炎较黄疸型多，大多缓慢起病。主要症状为乏力、食欲缺乏、腹胀、肝区疼痛，部分患者有恶心、呕吐、头晕、头痛，可有发热和上呼吸道症状。多数病例肝大并有压痛、叩击痛，偶有脾大。肝功能损害不如黄疸型显著。

慢性迁延性肝炎为急性肝炎患者迁延不愈，病程超过6个月，有乏力、食欲缺乏、肝区隐痛、腹胀等症状，肝功能轻度异常，或反复波动。以上情况可持续数月或数年。

急性重症肝炎（暴发性肝炎）通常以急性黄疸肝炎起病，病情在10d内迅速恶化，并出现下列症状：①黄疸迅速加深；②明显出血倾向；③肝萎缩，可有肝臭；④神经系统症状有烦躁、谵妄、定向力和计算力障碍，嗜睡以至昏迷，多数患者有脑水肿；⑤肝肾综合征，尿少、尿闭及氮质血症，肝功能损害严重等。患者常合并消化道出血、脑水肿、感染及急性肾衰竭而死亡。病程一般不超过10～14d。

亚急性重症肝炎临床症状与急性重症肝炎相似，但病程超过10d。本型亦可因发生肝性脑病、肝肾综合征而死亡，或发展成坏死后肝硬化。

淤胆型肝炎临床上以梗阻性黄疸为主要表现，有乏力、皮肤瘙痒、肝大、大便呈灰白色，但消化道症状较轻。黄疸可持续数月至1年以上，大多数患者可恢复，仅少数发展为胆汁性肝硬化。

（二）药物治疗

（1）病毒性肝炎无特效药物可治疗，以休息和营养疗法为主。慢性活动性肝炎可皮下注射干扰素，疗程6个月。

（2）急性重症肝炎患儿的治疗要点

支持与护理:严密隔离,防止各部位的继发感染和压疮,已有或疑有感染时,应适当给对肝、肾无损害的抗生素。限制蛋白质的摄入量,适量给予各种维生素,调节水与电解质平衡。

促进肝细胞再生:可输入人血白蛋白或血浆人胎肝细胞悬液等。

防止血氨升高:限制蛋白质摄入量、清洁肠道以减少氨的产生和吸收。

调整氨基酸代谢:应用以支链氨基酸为主要成分的氨基酸复合液,调整支/芳(支链氨基酸与芳香氨基酸)比例。

控制脑水肿、降低颅内压:严格控制输入液量,保持体内水的负平衡。此外,可短期使用地塞米松和甘露醇脱水。

防止出血:输入新鲜血浆和凝血酶原复合因子,注射维生素 K、维生素 C。

改善微循环:可用山莨菪碱和右旋糖酐-40 等。

其他:注意防止肾衰竭和低血糖。

(3)乙型肝炎的预防。于小儿出生时、出生 1 个月和 6 个月预防接种基因重组疫苗 5μg,5 岁时加强。

(三)常用药物

干扰素

【其他名称】

干扰能、安达芬。

【作用与用途】

干扰素是一种广谱抗病毒剂。根据产生细胞不同可分为 α 干扰素、β 干扰素和 γ 干扰素三类。它并不直接杀伤或抑制病毒,而主要是通过细胞表面受体作用使细胞产生抗病毒蛋白,从而抑制乙型肝炎病毒的复制;同时还可增强自然杀伤细胞、巨噬细胞和 T 淋巴细胞的活力,从而起到免疫调节作用,并增强抗病毒能力。临床上用于肿瘤、病毒感染、慢性活动性乙型或丙型肝炎等。

【用法用量】

皮下注射或肌内注射:毛状细胞白血病,每天 3MU;慢性乙型肝炎,每次 10～15MU,每周至多 3 次;慢性丙型肝炎,每次 5MU,每周 3 次;慢性骨髓白血病、肾细胞癌,每天 3MU。

【药动学】

本品肌内注射或皮下注射,4～8h 达血药浓度峰值;α 干扰素吸收率在 80％以上,而 β 干扰素及 γ 干扰素的吸收率较低;不与血浆蛋白结合,不能透过血-脑屏障,可通过胎盘,可进入乳汁;主要在肾和肝转化,只有微量以原型从尿中排除。

【禁忌证】

严重心脏、肝功能不全或肾功能不全、骨髓抑制者禁用。

【安全用药监护】

1.不良反应

抑郁、呼吸困难、肝功能降低、白细胞减少、过敏反应、转氨酶和血肌酐升高、全身乏力、不适、脱发、鼻塞、鼻出血、上皮萎缩、嗜睡甚至癫痫发作。

2.主要相互作用

与阿糖腺苷合用,有协同抗病毒作用;与阿昔洛韦、熊去氧胆酸、小柴胡合用,治疗病毒性肝炎或慢性乙型肝炎,疗效优于单用;与苯丁酸氮芥、环磷酰胺、长春新碱等合用,可提高抗肿瘤疗效;与柔红霉素合用,可增强抗白血病作用;本品使对乙酰氨基酚代谢毒性产物不能解毒,因而合用可加重肝损害;泼尼松可能降低本品生物活性。

3.过敏监护、毒性监护等

高剂量干扰素具有一般生物制剂的反应,即发热、流感样症状、肌肉酸痛等,其次是轻度骨髓抑制。

4.特殊用药人群的监护

孕妇、哺乳期妇女、过敏体质、白细胞或血小板减少者慎用。

5.药品过量处置

无特殊处理方法,给予对症治疗。

6.实验室检查

注意监测白细胞和血小板计数。

八、流行性乙型脑炎

(一)病因与临床表现

流行性乙型脑炎简称乙脑,是由嗜神经的乙脑病毒所致的中枢神经系统性传染病。乙脑是动物源性传染病,幼猪是最重要的中间宿主或扩增宿主。经蚊传播,流行于夏秋季,多发生于儿童,潜伏期4~21d,一般为10~14d。大多数患者症状较轻或呈无症状的隐性感染,仅少数出现中枢神经系统症状,表现为高热、意识障碍、惊厥等。典型病例的病程可分4个阶段。①初期:起病急,体温急剧上升至39~40℃,伴头痛、恶心和呕吐,部分患者有嗜睡和精神倦怠,并有颈项轻度强直病程1~3d。②极期:体温持续上升,可达40℃以上。初期症状逐渐加重,意识明显障碍,由嗜睡、昏睡乃至昏迷,昏迷越深,持续时间越长,病情越严重。严重患者可因脑实质炎症(尤其是脑干病变)、缺氧、脑水肿、脑疝、颅内高压、低血钠性脑病等病变而出现中枢性呼吸衰竭。③恢复期:为极期过后体温下降,精神、神经系统症状逐日好转。重症患者仍可留有神智迟钝、痴呆、失语、吞咽困难、颜面瘫痪、四肢强直性痉挛或扭转痉挛等,少数患者也可由软瘫。经过积极治疗大多数症状可在6个月内恢复。④后遗症期:为发病6个月后仍留有精神、神经系统症状者。以失语、瘫痪和精神失常为最多见。

轻型患者的神志始终清醒,多数在1周内恢复。普通型有意识障碍如昏睡或浅昏迷,病程约10d,无后遗症。重型体温持续在40℃以上,神志昏迷,并有反复或持续性抽搐。可出现中枢性呼吸衰竭或脑疝。病程常在2周以上,恢复期往往有不同程度的精神异常和瘫痪等表现,部分患者留有后遗症。暴发型体温持续上升,呈高热或过高热,伴有反复或持续强烈抽搐,于1~2d出现深昏迷、脑疝和中枢性呼吸衰竭等,常因呼吸衰竭而死。幸存者都有严重的后遗症。临床以轻型和普通型为多。并发症以肺部感染最为常见。

(二)药物治疗要点

1.降温、镇静和止惊、降低颅内压、保护脑功能和促进脑功能恢复是本病治疗的原则。

2.乙脑患者多有高热,且为中枢性的,单用安乃近滴鼻常无效,需加用氯丙嗪和异丙嗪行亚冬眠后再结合物理降温才能奏效,亚冬眠疗法可于 6～8h 重复使用。争取将体温控制在 38℃以下。

3.有脑水肿者,用甘露醇 3～5d,病情稳定后改为每 8h 1 次,并逐渐于 7～10d 减停。

4.控制惊厥用地西泮,起效快但持续时间短,故在起效后常加用苯巴比妥以维持疗效,静脉滴注和肌内注射均可。惊厥难控制者,可用水合氯醛与地西泮、苯巴比妥交替。

(三)常用药物

氯丙嗪

【其他名称】

阿米那金、冬眠灵、可乐静、氯普马嗪。

【作用与用途】

本药属二甲胺族吩噻嗪类药物,主要阻滞脑内多巴胺受体,为抗精神病的代表药。临床用于治疗精神病、镇吐、低温麻醉及人工冬眠。此外,与镇痛药合用,缓解癌症晚期患者的剧痛及治疗心力衰竭。

【用法用量】

口服给药:治疗精神分裂症或躁狂症,起始剂量,1 次 25～50mg,每天 2～3 次,每隔 2～3d 加量至治疗剂量,每天 400～600mg。肌内注射:1 次 25～50mg,每天 2 次,合作后改为口服。用于其他精神病,剂量应偏小,体弱者剂量应偏小,应缓慢加量。用于止呕,1 次 12.5～25mg,每天 2～3 次。6～12 岁小儿 50～300mg/d,12 岁以上儿童 75～600mg/d,分 2～3 次口服。

【药动学】

口服吸收好,1～3h 达血药浓度峰值。本品有首关效应。血浆蛋白结合率可达 90% 以上,易透过血-脑屏障,颅内药物浓度高 4～5 倍。在肝代谢,主要以代谢物形式从尿和粪便中排出。半衰期为 12～36h。注射给药生物利用度比口服高 3～4 倍。

【禁忌证】

基底神经核病变、帕金森病、骨髓抑制、青光眼、昏迷及对吩噻嗪类药过敏者禁用。

【安全用药监护】

1.不良反应

(1)常见口干,上腹不适,食欲缺乏,乏力,嗜睡,直立性低血压,心悸或心电图改变,锥体外系反应,如震颤、僵直、流涎、运动迟缓、静坐不能,急性肌张力障碍;长期大量服药可引起迟发性运动障碍;血浆中泌乳素浓度增加,男子女性化乳房;月经失调、闭经;中毒性肝损害或阻塞性黄疸。

(2)少见骨髓抑制。

(3)偶可引起癫痫、过敏性皮疹或剥脱性皮炎及恶性综合征。

2.主要相互作用

(1)与乙醇或其他中枢神经系统抑制药合用时中枢抑制作用增强。

(2)与抗高血压药合用易致直立性低血压。

(3)与舒托必利合用,有发生室性心律失常的危险,严重者可致尖端扭转性心律失常。

(4)与阿托品类药物合用,不良反应加强。

（5）与碳酸锂合用,可引起血锂浓度增高。

（6）抗酸药可降低本品的吸收,苯巴比妥可加快其排泄,因而减弱其抗精神病作用。

（7）与单胺氧化酶抑制剂及三环类抗抑郁药合用时,两者的抗胆碱作用加强,不良反应加重。

3.过敏监护、毒性监护等

出现迟发性运动障碍,应停用所有的抗精神病药;出现过敏性皮疹及恶性综合征应立即停药并进行相应处理;用药后引起直立性低血压应卧床,血压过低可静脉滴注去甲肾上腺素,禁用肾上腺素。

4.特殊用药人群的监护

肝、肾功能不全者应减量服用;6岁以下小儿慎用,6岁以上儿童酌情减量;孕妇慎用,哺乳期妇女使用本品期间应停止哺乳。

5.药品过量处置

（1）中毒症状:表情淡漠、烦躁不安、吵闹不停、昏睡,严重时可出现昏迷。严重锥体外系反应。心血管系统:心悸,四肢发冷,血压下降,直立性低血压,持续性低血压休克,并可导致房室传导阻滞及室性期前收缩甚至心搏骤停。

（2）处理:超剂量时,立即刺激咽部,催吐。在 6h 内须用 1∶5000 高锰酸钾液或温开水洗胃,直至胃内回流液澄清为止。静脉注射高渗葡萄糖液,促进利尿,排泄毒物,但输液不宜过多,以防心力衰竭和肺水肿。其他对症治疗和支持疗法。

6.实验室检查

应定期检查肝功能与白细胞计数。

异丙嗪

【其他名称】

茶氯酸异丙嗪、茶异丙嗪、非那刚、非那根、普鲁米近。

【作用与用途】

吩噻嗪类衍生物,为抗胺药,能竞争性阻断 H1 受体而产生抗组胺作用,其作用比苯海拉明持久,有显著的中枢镇静作用,兼有抗胆碱作用。临床用于荨麻疹、花粉症、过敏性鼻炎等变态反应性疾病,亦用于防治晕动病,麻醉前给药,人工冬眠,镇静,催眠,止吐等,也常作为复方镇咳药的一种成分。

【用法用量】

小儿剂量:口服,每次 0.5～1mg/kg,每天 1～3 次;肌内注射或静脉滴注,每次 0.5～1mg/kg;成年人剂量:口服,每次 12.5～25mg/kg,每天 3 次;肌内注射或静脉滴注,每次 25～50mg/kg。静脉滴注时应稀释后缓慢滴注。

【药动学】

本品口服吸收快而完全,30～60min 达血药浓度峰值,在体内可维持有效浓度 3～6h,分布于全身各处,以肺内浓度最高,其次为脾、肾、脑、肌肉与皮肤,大多在肝内代谢,代谢产物在24h 内主要经肾排出。

【禁忌证】

婴儿、临产前1~2周的孕妇。

【安全用药监护】

1.不良反应

可有嗜睡、头晕、口干、鼻塞、视物模糊,亦可出现失眠、震颤、昏迷或惊厥,小儿可出现兴奋现象;极少数患者可见白细胞减少,粒细胞缺乏等。

2.主要相互作用

(1)本品禁与生物碱类或其他碱性药物配伍。

(2)常与哌替啶和氯丙嗪配伍用于人工冬眠。

3.过敏监护、毒性监护等

本品有较强的刺激性,不可皮下注射,肌内注射可引起局部疼痛,静脉注射可使血压下降,须稀释后缓慢滴注。

4.特殊用药人群的监护

肝、肾功能减退者,有癫痫病史者慎用。

5.药品过量处置

无特殊处理方法,给予对症治疗。

6.实验室检查

连续使用1个月以上者,应追踪复查肝、肾功能。

九、巨细胞病毒感染

(一)病因与临床表现

巨细胞病毒感染为巨细胞病毒(CMV)引起的传染病。巨细胞病毒感染在人群中广泛存在,在某些地区儿童感染率可高达90%~100%,传染源是患者和无症状的隐性感染者。通过母乳喂养、密切接触、垂直传播等方式感染,成年人主要通过性接触传染。此外,输血、长期接受免疫抑制药治疗的肾移植者、艾滋病(人类免疫缺陷综合征)患者也常发生巨细胞病毒感染。有症状型巨细胞病毒感染根据有无临床症状可分为无症状型感染和巨细胞病毒感染。临床表现因感染途径不同而异。先天性巨细胞病毒感染者有20%的在出生时无任何症状,但也有出生后不久出现昏睡、呼吸困难和惊厥等,并于数天或数周内死亡。其他症状如意识运动障碍、智力迟钝、肝脾大、耳聋和中枢神经系统症状等。围生期感染的婴儿绝大多数没有症状,只有少数在出生后3个月发生间歇性发热、肺炎和单核细胞增多症。

(二)药物治疗要点

更昔洛韦是目前治疗巨细胞病毒感染唯一有效的药物,但剂量要够,疗程要足。

(三)常用药物

更昔洛韦

【其他名称】

丙氧鸟苷、甘昔洛韦、更昔洛韦钠、荷普欣、丽科伟。

【作用与用途】

本品为核苷类抗病毒药,是鸟嘌呤核苷衍生物,其抑制巨细胞病毒的效果比阿昔洛韦强

50 倍。进入细胞后迅速被磷酸化形成单磷酸化合物,然后经细胞激酶的作用转化为三磷酸化合物,可竞争性抑制 DNA 多聚酶,并掺入病毒及宿主细胞的 DNA 中,从而抑制 DNA 合成。

【用法用量】

一般用量为每次 5mg/kg,每天 2 次。静脉注射,疗程 2～3 周。对持续有免疫缺陷患者,尤其是艾滋和巨细胞病毒视网膜炎患者,应每天给维持量每次 3.75mg/kg 或每次 6mg/kg,每周 3 次。与膦甲酸钠联合使用维持疗法,可明显降低膦甲酸钠的肾毒性反应。

【药动学】

本品只做静脉注射,静脉注射 5mg/kg,1h 后达峰,$t_{1/2}$ 为 3.6h,肾功能不全者 $t_{1/2}$ 可延长至 11h。70％的药物以原型自尿排出,仅 1％～2％药物与血浆蛋白结合。

【禁忌证】

对本品或阿昔洛韦过敏者、严重中性粒细胞减少(少于 $0.5×10^9/L$)或严重血小板减少(少于 $25×10^9/L$)的患者禁用。

【安全用药监护】

1.不良反应

骨髓抑制为最常见的不良反应,其他可见腹泻、食欲减退、呕吐、口干、恶心、腹痛、便秘、消化不良、呃逆、胆石症、胆汁淤积、肝炎、肝功能异常等消化系统症状;中枢神经系统可见梦境异常、思维异常、焦虑、抑郁、易怒、甚至错乱、头痛、眩晕、失眠、脑病、锥体外系反应、面瘫、幻觉、感觉迟钝、记忆丧失言语障碍等;周围神经系统可见视觉异常、味觉倒错、耳鸣、玻璃体病变等;还有尿频、肾小管病变、肾功能异常、关节痛、肌肉痉挛、肌无力、高血钙、低血钠、低血糖、血管升压素异常等。

2.主要相互作用

(1)由于本品与齐多夫定均有可能引起中性粒细胞减少和贫血,一些患者可能不能耐受两种药物的全量联合使用。

(2)与吗替麦考酚酯同用时,在肾功能损害的患者中两者血药浓度均有升高。

(3)与影响造血系统的药物、骨髓抑制药等同用时,对骨髓的抑制作用增强。

3.过敏监护、毒性监护等

(1)本品最主要的毒性为骨髓抑制,表现为粒细胞减少、血小板减少、贫血;此外,还有全血减少等,注意复查全血象等。

(2)溶液呈强碱性,避免与皮肤、黏膜接触,避免液体渗漏到血管外组织,给药时需给予充足水分以减少药物毒性。

4.实验室检查

用药期间应定期进行全血细胞计数和血小板计数等。注意定期监测肾功能。

十、登革热

(一)病因与临床表现

登革热是由登革病毒引起,经蚊传播的急性传染病。主要见于南方地区。患者和隐性感染者为主要传播源。传播媒介为伊蚊。典型登革热均发热。起病急,先寒战,随之体温迅速升高,24h 内可达 40℃。一般持续 5～7d,然后骤降至正常,热型多不规则,部分病例于第 3～5

日体温降至正常,1d后又再升高,成为双峰热或鞍率热。儿童病例起病较缓,热度也较低。发热时伴全身症状,如头痛、腰痛,尤其骨、关节疼痛剧烈,似骨折样或碎骨样,严重者影响活动,但外观无红肿。消化道症状可有食欲下降、恶心、呕吐、腹痛、腹泻。脉搏早期加快,后期变缓。严重者疲乏无力呈衰竭状态。病程第3~6日出现皮疹,为斑丘疹或麻疹样皮疹,也有猩红热样皮疹,红色斑疹,重者变为出血性皮疹。皮疹分布于全身、四肢、躯干和头面部,多有痒感,皮疹持续5~7d。疹退后无脱屑及色素沉着。25%~50%的病例有不同程度出血,如牙龈出血、鼻出血、消化道出血、咯血、血尿等。多有浅表淋巴结大。约1/4的病例有肝大及转氨酶(ALT)升高,个别病例可出现黄疸,束臂试验阳性。轻型登革热表现类似流行性感冒,因症状不典型,容易误诊或漏诊。重型登革热早期具有典型登革热的所有表现,但于3~5d突然加重,剧烈头痛、呕吐、谵妄、昏迷、抽搐、大汗、血压骤降、颈强直、瞳孔散大等脑膜脑炎表现。登革出血热开始表现为典型登革热,发热、肌痛、腰痛,但骨、关节痛不显著,而出血倾向严重,如鼻出血、呕血、咯血、尿血、便血等。也可在病程中或退热后,突然出血。病情凶险,如不及时抢救,可于4~6h因休克而死亡。

(二)药物治疗要点

本病无特效药,以对症及支持治疗为主。有惊厥者可用抗惊厥药;有脑水肿或颅内压增高者,除静脉滴注地塞米松外,尚需加用甘露醇脱水;有出血倾向或出血者,用维生素 K_1。

第二节 小儿支气管哮喘用药

一、病因与临床表现

支气管哮喘简称哮喘病,是一种由多种细胞特别是肥大细胞和嗜酸性细胞参与的气道慢性炎症。临床表现为反复发作性喘息、呼吸困难、胸闷或咳嗽,可经治疗缓解或自行缓解,病情严重时可危及生命。起病或急或缓,婴幼儿哮喘发病前往往有1~2d的上呼吸道感染症状。急性发作时,患儿烦躁不安,端坐呼吸,耸肩喘息,呼吸困难更为显著,面色苍白,鼻翼扇动,口唇及指甲发绀,全身冒冷汗,自诉胸闷、气短,甚至说话时字词不能连续。听诊可有哮鸣音或干、湿啰音,有时呼吸音可被其掩盖,如气道梗阻严重,呼吸音可明显减弱。心率常加快,出现肺气肿时肝、脾于肋下可触及,严重病例可并发心力衰竭。发作间歇期患儿常自觉胸闷不适,肺部听诊呼吸音减弱,无哮鸣音,但多数患儿症状和体征全部消失。气道高反应性是支气管哮喘发病基础。

二、药物治疗要点

轻度间歇哮喘发作间期不必用药,发作时吸入短效 β_2 受体激动剂;轻度持续哮喘每天吸入 $200\sim400\mu g$ 的糖皮质激素,另可加用白三烯受体拮抗剂,按需使用短效 β_2 受体激动剂;中度持续哮喘每天吸入 $400\sim800\mu g$ 的糖皮质激素,另可加用白三烯受体拮抗剂或口服茶碱,按需使用短效 β_2 受体激动剂;重度持续哮喘每天吸入 $800\sim1600\mu g$ 的糖皮质激素,加用口服激素和茶碱,按需使用短效 β_2 受体激动剂。

除以上针对哮喘的措施外,对哮喘发作的诱因如感染和哮喘的其他病理情况如脱水和酸中毒等也应采取相应的措施才能达到控制哮喘的目的。

哮喘症状控制后,原用的吸入激素剂量继续使用 3～6 个月,然后评价看是否可以降级治疗。以后每 3～6 个月各进行 1 次评价,将激素降至维持治疗水平。当哮喘急性发作时,又可升级治疗。

三、常用药物

泼尼松

【其他名称】

强的松、去氢可的松。

【作用与用途】

肾上腺皮质激素类药。主要用于过敏性与炎症性疾病。由于本品潴钠作用较弱,故一般不用作肾上腺皮质功能减退的替代治疗。

【用法用量】

口服,用于治疗过敏性、炎症性疾病,成年人开始每天 15～40mg,需要时可增加到 60mg,分次服用,病情稳定后逐渐减量,维持量每天 5～10mg。小儿,每天 1～2mg/kg,分 2 次服用。

【药动学】

本品须在肝内将 11-位酮基还原为 11-羟基,转化为泼尼松龙方显药理活性,生理 $t_{1/2}$ 为 60min。

【禁忌证】

对本品及肾上腺皮质激素类药物有过敏史患者禁用,真菌和病毒感染者禁用。

【安全用药监护】

1.不良反应

本品较大剂量易引起糖尿病、消化道溃疡和类库欣综合征症状,对下丘脑-垂体-肾上腺轴抑制作用较强。并发感染为主要的不良反应。

2.主要相互作用

(1)非甾体消炎镇痛药可加强其致溃疡作用。

(2)可增强对乙酰氨基酚的肝毒性。

(3)与两性霉素 B 或碳酸酐酶抑制药合用,可加重低钾血症,长期与碳酸酐酶抑制药合用,易发生低血钙和骨质疏松。

(4)与蛋白质同化激素合用,可增加水肿的发生率,使痤疮加重。

(5)与生长激素合用,可抑制后者的促生长作用。

(6)与制酸药合用,可减少泼尼松或地塞米松的吸收。

(7)与抗胆碱能药(如阿托品)长期合用,可致眼压增高。

(8)三环类抗抑郁药可使糖皮质激素引起的精神症状加重。

3.过敏监护、毒性监护等

长期服药后,停药前应逐渐减量;本品应在抗菌药物之后使用,而停药应在停用抗菌药物之前,以免掩盖症状,延误治疗;本药的盐皮质激素活性很弱,故不适用于原发性肾上腺皮质功能不全症的替代治疗。

4.特殊人群用药监护

(1)结核病、急性细菌性或病毒性感染患者应用本品时,必须给予适当的抗感染治疗。

(2)糖尿病、骨质疏松症、肝硬化、肾功能不良、甲状腺功能减退症患者慎用。

(3)妊娠期妇女使用可增加胎盘功能不全、新生儿体重减少或死胎的发生率,动物实验有致畸作用,应权衡利弊使用。乳母接受大剂量给药,则不应哺乳,防止药物经乳汁排泄,造成婴儿生长抑制、肾上腺功能抑制等不良反应。

(4)小儿如长期使用肾上腺皮质激素,须十分慎重,应采用短效(如可的松)或中效制剂(如泼尼松),避免使用长效制剂(如地塞米松)。

(5)高血压、血栓症、胃与十二指肠溃疡、精神病、电解质代谢异常、心肌梗死、内脏手术、青光眼等患者不宜使用,特殊情况下权衡利弊,注意病情恶化的可能。

5.实验室检查

长期应用本品者,应定期检查以下项目:血糖、尿糖或糖耐量试验,尤其是糖尿病或糖尿病倾向者;小儿应定期监测生长和发育情况;眼科检查,注意白内障、青光眼或眼部感染的发生;血清电解质和粪便隐血;高血压和骨质疏松的检查。

地塞米松

【其他名称】

德沙美松、氟甲强的松龙、氟甲去氢氢化可的松、氟美松。

【作用与用途】

同泼尼松。主要作为危重疾病的急救用药和各类炎症及变态反应的治疗。

【用法用量】

①口服,每天0.75~6mg,分2~4次服用。维持剂量每天0.5~0.75mg。②肌内注射(地塞米松醋酸酯注射液),每次8~16mg,间隔2~3周1次。③静脉滴注(地塞米松磷酸钠注射液),每次2~20mg,或遵医嘱。④鞘内注射,每次5mg,间隔1~3周注射1次。⑤关节腔内注射,一般每次0.8~4mg,按关节腔大小而定。

小儿、每天0.1~0.2mg/kg,分2次服用,疗程不超过5d。

【药动学】

口服吸收良好。血浆蛋白结合率低,生物半衰期约190min,组织半衰期约为3d。肌内注射地塞米松磷酸钠或醋酸地塞米松,分别于1h和8h达血浆高峰浓度。含氟皮质激素代谢较慢,主要以非活性代谢产物从肾排泄。

【禁忌证】

有溃疡病、血栓性静脉炎、活动性肺结核、肠吻合术后患者忌用或慎用。

【安全用药监护】

1.不良反应

(1)并发感染为肾上腺皮质激素的主要不良反应;以真菌、结核菌、葡萄球菌、变形杆菌、铜绿假单胞菌和各种疱疹病毒为主。

(2)长期使用可引起以下不良反应。医源性库欣综合征面容和体态、体重增加、下肢水肿、紫纹、易出血倾向、创口愈合不良、痤疮、月经紊乱、肱骨头或股骨头缺血性坏死、骨质疏松及骨折(包括脊椎压缩性骨折、长骨病理性骨折)、肌无力、肌萎缩、低血钾综合征、胃肠道刺激(恶心、呕吐)、胰腺炎、消化性溃疡或穿孔,儿童生长受到抑制、青光眼、白内障、良性颅内压升高综合征、糖耐量减退和糖尿病加重。

(3)患者可出现精神症状;欣快感、激动、谵妄、不安、定向力障碍,也可表现为抑制。精神症状尤易发生于患慢性消耗性疾病的人及以往有过精神不正常者。

(4)糖皮质激素停药综合征。

2.主要相互作用

同泼尼松。

3.过敏监护、毒性监护等

同泼尼松。

4.特殊用药人群的监护

小儿如使用肾上腺皮质激素,须十分慎重,用激素可抑制患儿的生长和发育,如确有必要长期使用时,应使用短效或中效制剂,避免使用长效地塞米松制剂,并观察颅内压的变化。有癫症及精神病史者慎用。

丙酸倍氯米松

【其他名称】

倍氯米松双丙酸酯、倍可松、倍氯米松、安德心、贝可乐。

【作用与用途】

本品为倍氯米松的二丙酸酯,具有抗炎、抗过敏及止痒等作用,能抑制支气管分泌,消除支气管黏膜肿胀,解除支气管痉挛。可用气雾吸入法以缓解哮喘症状和过敏性鼻炎的预防和治疗。

【用法用量】

成年人一般每次喷药 0.05～0.1mg(每揿 1 次约喷出主药 0.05mg)每天 3～4 次。重症用全身性皮质激素控制后再用本品治疗,每天最大量不超过 1mg。儿童用量按年龄酌减,每天最大量不超过 0.8mg,症状缓解后逐渐减量。

【药动学】

本品亲脂性较强,易渗透,约有吸入量的 25% 到达肺部。

【禁忌证】

对本品过敏以及对其他皮质激素有过敏史者。本药乳膏及软膏禁止经眼给药,也禁用于细菌、真菌及病毒感染性疾病。

【安全用药监护】

1.不良反应

气雾剂对个别人有刺激感,咽喉部出现白色念珠菌感染。但吸后立即漱口可减轻刺激感,并可局部应用抗菌药物控制感染。无水钠潴留作用。偶见声嘶或口干,少数可因变态反应引起皮疹。

2.主要相互作用

(1)该品可能影响人甲状腺对碘的摄取、清除和转化率。

(2)胰岛素能与该品产生拮抗作用,糖尿病者应注意调整用药剂量。该品亲脂性较强,易渗透,约吸入量的25%到达肺部。

3.过敏监护、毒性监护

本药气雾剂仅用于慢性哮喘。哮喘急性发作时应首先使用水溶性皮质激素或支气管扩张药和抗组胺药,待急性症状控制后再改用本药维持治疗;用药后应在哮喘控制良好的情况下逐渐停用口服皮质激素,一般在本药气雾剂治疗4~5d才缓慢减量停用;长期吸入出现口腔、咽部白色念珠菌感染时,可局部给予抗真菌治疗。

4.特殊用药人群的监护

孕妇、婴儿及活动性肺结核患者慎用。

丙酸氟替卡松

【其他名称】

氟替卡松、氟替卡松丙酸酯、辅舒良、辅舒酮。

【作用与用途】

糖皮质激素类药,具有较强的抗炎和抗过敏作用,能减轻哮喘症状及控制病情进展。成年人预防性治疗轻度、中度和严重哮喘。儿童需要预防性治疗的哮喘儿童,包括目前的预防疗法不能控制病情的哮喘儿童。

【用法用量】

吸入给药,成年人,1次100~1000μg,每天2次。轻度哮喘,1次100~250μg,每天2次;中度哮喘:1次250~500μg,每天2次;重度哮喘,1次500~1000μg,每天2次。4~16岁或以上儿童,起始剂量为1次50~100μg,每天2次,随后将剂量减至可有效控制哮喘的最低剂量。

【药动学】

本品吸入给药的生物利用度为10%~30%。吸入体内的药物在肺组织中沉积量高,并可经肺吸收至全身。药物吸收后在肝生成无活性的代谢物,血浆蛋白结合率为91%,血浆清除率为1093mL/min,终末半衰期为7.2h。

【禁忌证】

对任何种类的丙酸氟替卡松有过敏史的患者。外用制剂禁用于玫瑰痤疮、寻常痤疮、酒渣鼻、口周皮炎、肛周及外阴瘙痒、原发性皮肤病毒感染及细菌感染等患者。

【安全用药监护】

1.不良反应

(1)全身不良反应在常规剂量下很少见。

(2)某些患者出现口腔和咽部白色念珠菌感染,可在用丙酸氟替卡松继续吸入的同时局部用抗真菌药治疗;某些患者吸入丙酸氟替卡松可能引起嗓音嘶哑,吸入后立即用水漱口可能有益。与其他吸入疗法一样,给药后由于喘息立刻增加可出现相反的支气管痉挛,此时应立即吸入速效支气管扩张药,立即停用丙酸氟替卡松气雾剂,检查患者,如需要,改用其他疗法。

(3)全身给药时在较低剂量下皮质类固醇就有致畸作用。有些皮质类固醇皮肤给药后亦产生致畸作用。实验结果显示小鼠每天皮下给予丙酸氟替卡松45μg/kg和150μg/kg(分别为人外用剂量的14倍和45倍)就出现致畸现象(腭裂)。

2.主要相互作用

由于首过代谢作用和肠及肝中细胞色素酶 P4503A4 的高系统清除作用,通常吸入后丙酸氟替卡松的血药浓度很低,因此,不会出现具有临床意义的由丙酸氟替卡松引起的主要相互作用。然而,同时服用 P4503A4 肝酶强抑制药(如酮康唑、利托那韦等)时,应注意有可能造成丙酸氟替卡松系统暴露的增加,从而增加本药导致全身不良反应的危险性。

3.过敏监护、毒性监护等

本药不适用于哮喘急性发作的治疗,而应作为哮喘的长期预防性治疗。用药期间不应骤然停药。

4.特殊用药人群的监护

外用制剂禁用于 1 岁以下婴儿。肺结核患者、全身性感染者、儿童用药可导致生长延迟、体重增长减缓及颅内压增高等;妊娠妇女用药应权衡利弊。

5.药品过量处置

局部应用本品有可能吸收足够的量而产生全身反应。急性过量几乎不可能发生。慢性过量应用或误用可引起肾上腺皮质功能亢进。在这种情况下应逐渐停用类固醇。但因可能出现急性肾上腺抑制,应在医生指导下停药。

6.实验室检查

长期治疗前及治疗 1 年后应进行骨 X 线检查;由接受口服激素治疗转为吸入本药治疗,或长期吸入本药剂量超过 2mg 者,可出现肾上腺皮质功能减退,应定期监测肾上腺皮质功能;长期吸入本药治疗的患儿定期监测身高。

布地奈德

【其他名称】

布德松、丁地去炎松、吉舒、拉埃诺考特。

【作用与用途】

布地奈德是局部应用的不含卤素的肾上腺皮质激素类药物。临床研究证明吸入布地奈德具有与倍氯米松相似的局部抗炎作用,而无全身肾上腺皮质激素作用。用于非激素依赖性或激素依赖性哮喘和哮喘性慢性支气管炎患者,可有效地减少口服肾上腺皮质激素的用量,有助于减轻肾上腺皮质激素的不良反应。用药后肺功能明显改善,并降低急性发作率。

【用法用量】

布地奈德气雾剂的剂量应个体化。在严重哮喘和停用或减量使用口服糖皮质激素的患者,开始使用布地奈德气雾剂的剂量是:2~7 岁儿童:每天 200~400mg,分成 2~4 次使用。7 岁以上的儿童:每天 200~800mg,分成 2~4 次使用。

【药动学】

吸入给药后,10%~15%的在肺部吸收,吸入单剂 1mg,约 10min 后达 C_{max} 为 2nmol/L。生物利用度约为 26%,其中 2/5 来自经口吞咽的部分。约 90%的经肝首关代谢,主要代谢物 6β-羟布地奈德和 16α-羟泼尼松龙的活性不到本品的 1%。本品以代谢物形式经肾排泄。

【禁忌证】

对本药任一成分过敏者禁用。中度及重度支气管扩张症、2 岁以下儿童、哺乳期妇女禁用。

【安全用药监护】

1.不良反应

可能发生轻度喉部刺激、咳嗽、声嘶;口咽部念珠菌感染;速发或迟发的变态反应,包括皮疹、接触性皮炎、荨麻疹、血管神经性水肿和支气管痉挛;精神症状,如紧张、不安、抑郁和行为障碍等。

2.主要相互作用

酮康唑及西咪替丁可影响本品的体内代谢,在推荐剂量下无明显临床意义。

3.过敏监护、毒性监护

(1)本药见效慢,喷吸后其药效需待 2~3d 达到充分发挥。因此,口服皮质激素患者换为本药时,需要有数日过渡。转化期间如患者出现鼻炎、湿疹和肌肉、关节痛等症状时,可增加口服皮质激素的剂量。

(2)吸入本药后应以净水漱洗口腔和咽部,以防真菌感染。

4.特殊用药人群的监护

活动性肺结核及呼吸道真菌、病毒感染者慎用。

5.实验室检查

长期高剂量治疗时应监测血液学和肾上腺功能。

丙卡特罗

【其他名称】

川迪、曼普特、美喘清、美普清。

【作用与用途】

本品为选择性 β_2 受体激动剂,对于支气管的 β_2 受体具有较高的选择性,适用于支气管哮喘、喘息性支气管炎、伴有支气管反应性增高的急性支气管炎、慢性阻塞性肺部疾病。

【用法用量】

①口服:成年人 1 次 $50\mu g$,每天 1 次,睡前服用或 1 次 $50\mu g$,每天 2 次,清晨及睡前服用。6 岁以上儿童,1 次 $25\mu g$,服用方法同成年人。儿童可依据年龄和体重适量增减。②气雾吸入:1 次吸入 $10\sim20\mu g$,每天 3 次,10d 为 1 个疗程,可连续 3 个疗程或视病情需要而定。儿童1 次 $10\mu g$。③直肠给药:以栓剂 $100\mu g$ 塞肛,每晚 1 次或早、晚各 1 次。

【药动学】

口服 5min 内开始起效,1.5h 左右作用最强,可持续 6~8h,消除半衰期($t_{1/2}$)为 8.4h。尿中总排泄量为 10.3%。

【禁忌证】

对本品及肾上腺素受体激动剂过敏者禁用。

【安全用药监护】

1.不良反应

偶有口干、鼻塞、倦怠、恶心、胃部不适、肌颤、头痛、眩晕或耳鸣。亦可发生皮疹、心律失常、心悸、面部潮红等。

2.主要相互作用

(1)本药与肾上腺素及异丙肾上腺素等儿茶酚胺类并用时会引起心律失常、心率增加,故应避免与上述药物并用。

(2)并用茶碱类药时,可增加舒张支气管平滑肌作用,但不良反应也增加。

(3)避免与单胺氧化酶抑制剂及三环类抗抑郁药同时应用。

3.过敏监护、毒性监护等

本药对变应原引起的皮肤反应有抑制作用,故进行皮肤试验时,应提前12h终止服用本药。

4.特殊用药人群的监护

(1)妊娠期服用本药的安全性尚未确立,所以对孕妇或有可能妊娠的妇女应权衡利弊方可服用。

(2)早产儿、新生儿和婴幼儿服用的安全性尚未确立,慎用。

(3)甲状腺功能亢进症、高血压、心脏病和糖尿病患者慎用。

5.实验室检查

低氧血症在血钾低下时增加了对心率的作用,在这种情况下要对血清钾进行监测。

沙丁胺醇

【其他名称】

舒喘灵、阿布叔醇、羟甲叔丁肾上腺素、柳丁氨醇、嗽必妥。

【作用与用途】

本品化学结构与异丙肾上腺素近似,为选择性 β_2 受体兴奋药,作用较异丙肾上腺素相当或略强。其在气管内吸收较慢,而且不易被体内的硫酸酶破坏,所以作用较强而持久。本品能有效地抑制组胺和致过敏性迟缓反应物质的释放,防止支气管痉挛。用于支气管哮喘、喘息性支气管炎、支气管痉挛、肺气肿等及慢性充血性心力衰竭。

【用法用量】

①口服:儿童,每次 0.1～0.15mg/kg,每天 2 或 3 次。②气雾吸入:每次 0.1～0.2mg(即喷吸 1～2 次),必要时每 4 小时重复 1 次,但 24h 内不宜超过 8 次。粉雾吸入,儿童,每次吸入 0.2mg,每天 3～4 次。③静脉注射:每次 0.4mg,用 5%葡萄糖注射液 20mL 或 0.9%氯化钠注射液 2mL 稀释后缓慢注射。静脉滴注:每次 0.4mg,用 5%葡萄糖注射液 100mL 稀释后滴注。④肌内注射:成年人每次 0.4mg,必要时 4h 可重复注射。小儿注射剂量每次 $8\mu g/kg$。

【药动学】

吸入本品 5～15min 作用开始,最大作用时间为 60～90min。半衰期为 3.8h,72%的随尿排出,其中 28%的为原型,44%的为代谢产物。口服 30min 后作用开始,持续 6h,口服后 2.5h 血药浓度达峰值,半衰期为 2.7～5h。口服后约 76%的随尿排出,24h 内大部分被排出,60%的为代谢产物。约 4%的由粪便排出。

【禁忌证】

对抛射氟利昂过敏患者禁用本品雾化剂。对本药或其他肾上腺素受体激动剂过敏者禁用。

【安全用药监护】

1.不良反应

(1)较常见的不良反应:震颤、恶心、心率增快或心搏异常强烈。

(2)较少见的不良反应:头晕、目眩、口咽发干。

(3)逾量中毒的早兆表现:胸痛,头晕,持续严重的头痛,严重高血压,持续恶心、呕吐,持续心率增快或心搏强烈,情绪烦躁不安等。

2.主要相互作用

(1)同时应用其他肾上腺素受体激动剂者,其作用可增加,不良反应也可能加重。

(2)并用茶碱类药时,可增加松弛支气管平滑肌的作用。也可能增加不良反应。

(3)本品的支气管扩张作用能被β受体阻滞剂普萘洛尔所拮抗,因而不宜与普萘洛尔同用。

3.过敏监护、毒性监护等

(1)对其他肾上腺素受体激动剂过敏者可能对本品呈交叉过敏。

(2)通常预防用药时口服给药,控制发作时用气雾或粉雾吸入。

(3)本药雾化吸入溶液一般剂量无效时,不能随意增加药物剂量或使用次数,反复过量使用可导致支气管痉挛,如有发生应立即停药,更改治疗方案。

4.特殊用药人群的监护

高血压、冠状动脉供血不足、糖尿病、甲状腺功能亢进症、心功能不全等患者及孕妇应慎用。

5.药品过量处置

沙丁胺醇过量可引起低钾血症,应监测血钾水平。对于有心脏症状(如心动过速,心悸)表现的患者,应考虑中断本品治疗,并给予恰当的对症治疗,如给予具有心脏选择性的β受体阻滞剂。对患有支气管痉挛病史的患者,应谨慎使用β受体阻滞剂。沙丁胺醇过量的体征为显著的心动过速和(或)肌肉震颤。应注意对于 40 揿 $100\mu g$ 的气雾剂所含沙丁胺醇相当于 4mg 的沙丁胺醇片剂。

6.实验室检查

用药期间应监测血钾浓度;使用本药预防早产的妇女,有患肺水肿的危险,应密切监测心肺功能。

第三节　小儿肺炎用药

(一)病因与临床表现

肺炎是指多种病原微生物和其他一些致病因素在肺部引起的炎症。轻型肺炎以呼吸系统症状为主,无呼吸衰竭及其他脏器或系统功能的明显损害或衰竭。起病急骤或迟缓。不同病原体所致肺炎发热的程度、热型不同。缓起者常在上呼吸道感染后出现以咳嗽为主的急性支气管炎症状,然后再出现肺炎的表现。呼吸系统的症状年长儿和幼儿以咳嗽为主。但小婴儿可无明显咳嗽而表现为吐沫,胸部体征早期常不明显,或仅有呼吸音变粗或稍减低。

肺炎患儿不仅有上述表现,还可以有其他系统的症状及体征,婴幼儿患肺炎时,常伴发如食欲缺乏、呕吐、腹泻、腹痛、腹胀等消化道症状。神经系统症状常见烦躁不安、精神萎靡甚至嗜睡或两者交替出现。幼婴易发生惊厥,多由于高热或缺钙所致。

重型肺炎患儿呼吸急促,可出现点头呼吸、三凹征、口周、指甲发绀。除呼吸系统症状之外,可出现循环系统、神经系统、消化系统等的较严重病变,并发心力衰竭、呼吸衰竭、弥散性血管内凝血、超高热或体温不升、中毒性脑病和中毒性肠麻痹及肝、肾功能损害之一者,先天性心脏病患儿,营养不良儿、新生儿等患肺炎时,均属重症。

年长儿肺炎以大叶性肺炎和支原体肺炎为常见,小儿时期有几种常见的特殊类型肺炎,其中主要有腺病毒肺炎、呼吸道合胞病毒肺炎、金黄色葡萄球菌肺炎和支原体肺炎。

(二)药物治疗要点

尽快明确病原体,以便有针对性地治疗。未明确病原体之前,应根据当地流行病学结果使用抗生素。

(1)肺炎链球菌肺炎,对青霉素敏感,少数耐药病例可用阿莫西林-克拉维酸钾治疗。

(2)金黄色葡萄球菌肺炎,病情多凶险,且该菌多耐药,需选用敏感抗生素,剂量和疗程足够。苯唑西林、头孢呋辛、万古霉素对耐药的金葡菌有效,可交替使用。

(3)嗜血流感杆菌肺炎,需选用耐酶抗生素,可用阿莫西林-克拉维酸钾或头孢呋辛。

(4)肺炎克雷白菌肺炎,为条件致病菌,耐药率高,可选头孢曲松或头孢他啶。

(5)大肠埃希菌肺炎,为条件致病菌,多为耐药菌株,可选头孢曲松或头孢他啶。

(6)铜绿假单胞菌肺炎,常为医院内获得感染,且病情严重,病菌对多种抗生素耐药,治疗宜采用联合用药和足量应用抗生素。头孢拉定对该病菌作用较强,不良反应少,头孢哌酮亦有效。

(三)常用药物

苯唑西林钠

【其他名称】

苯唑青霉素钠、新青霉素Ⅱ。

【作用与用途】

本品是耐酸和耐青霉素酶青霉素。苯唑西林对产青霉素酶葡萄球菌具有良好抗菌活性,对各种链球菌及不产青霉素酶的葡萄球菌抗菌活性则逊于青霉素。

【用法用量】

本品供肌内注射时,每 0.5g 加灭菌注射用水 2.8mL。肌内注射,成年人每天 4～6g,分4 次给药;静脉滴注,成年人每天 4～8g,分 2～4 次给药,严重感染每天剂量可增加至 12g。

小儿体重 40kg 以下者,每 6h 给予 12.5～25mg/kg,体重超过 40kg 者给予成年人剂量。

新生儿体重低于 2kg 者,日龄 1～14d 者每 12h25mg/kg,日龄 15～30d 者每 8h 按体重25mg/kg;体重超过 2kg 者,日龄 1～14d 者每 8h2smg/kg,日龄 15～30d 者每 6h25mg/kg。

【药动学】

空腹口服本品 1g,于 0.5～th 血清浓度达峰值,约 12μg/mL;本品不能透过正常脑膜;进入体内的药物,有 1/3～1/2 以原型在尿中排泄;其半衰期为 0.4h。

【禁忌证】

有青霉素类药物过敏史者或青霉素皮肤试验阳性患者禁用。

【安全用药监护】

1.不良反应

(1)过敏反应。荨麻疹等各类皮疹较常见,白细胞减少、间质性肾炎、哮喘发作等和血清病型反应少见,偶见过敏性休克。

(2)静脉使用本品偶可产生恶心、呕吐和血清氨基转移酶升高。

(3)大剂量静脉滴注本品可引起抽搐等中枢神经系统毒性反应。

(4)有报道婴儿使用大剂量本品后出现血尿、蛋白尿和尿毒症。

2.主要相互作用

(1)本品与氨基糖苷类、去甲肾上腺素、间羟胺、苯巴比妥、B 族维生素、维生素 C 等药物存在配伍禁忌,不宜同瓶滴注。

(2)丙磺舒可减少苯唑西林的肾小管分泌,延长本品的血清半衰期。

(3)阿司匹林、磺胺药可抑制本品对血清蛋白的结合,提高本品的游离血药浓度。

3.过敏监护、毒性监护

(1)应用本品前需详细询问药物过敏史并进行青霉素皮肤试验。

(2)对一种青霉素过敏者可能对其他青霉素类药物、青霉胺过敏,有青霉素过敏性休克史者有 5%～7% 的可能存在对头孢菌素类药物交叉过敏。

4.特殊用药人群的监护

(1)有哮喘、湿疹、花粉症、荨麻疹等过敏性疾病及肝病患者应慎用本品。

(2)轻、中度肾功能减退患者不需调整剂量,严重肾功能减退患者应避免应用大剂量,以防中枢神经系统毒性反应发生。

5.药物过量处置

主要表现是中枢神经系统不良反应,应及时停药并给予对症、支持治疗。血液透析不能清除苯唑西林。

6.实验室检查

少量患者可出现白细胞减少、血清转氨酶升高及血尿、尿蛋白和尿毒症,用药期间应定期进行血尿常规检查及监测肾功能。

聚肌胞

【其他名称】

聚肌胞苷酸、聚肌苷酸胞嘧啶核苷酸、聚肌苷酸-聚胞苷酸。

【作用与用途】

本品由多分子核苷酸组合而成,在体内细胞诱导下产生干扰素,有类似干扰素的作用,故有广谱抗病毒和免疫调节功能。用于病毒感染性疾病和肿瘤的辅助治疗。用于慢性乙型肝炎、流行性出血热、流行性乙型脑炎、病毒性角膜炎、带状疱疹、各种疣类和呼吸道感染等。

【用法用量】

肌内注射,婴幼儿秋季腹泻,加用本药1～2mg,每天1次,疗程3～4d,可提高常规疗法的疗效。小儿上呼吸道感染,<2岁儿童,1次1mg,每天1次;>2岁儿童,1次2mg,每天1次。

【药动学】

本品肌内注射后10～20min血药浓度达峰值,代谢产物主要从尿液排出。

【禁忌证】

对本药过敏者、孕妇禁用。

【安全用药监护】

1.不良反应

(1)几乎所有使用本药治疗的患者都出现口干、头晕、头痛、恶心、肌痛、关节炎、发冷。

(2)少数患者可出现较严重的过敏反应,还可引起自体免疫病和注射部位疼痛。

(3)静脉注射本药可有发热反应,有时达38℃以上。

(4)有出现低血压、惊厥、昏迷、血小板减少、肝功能异常、荨麻疹、过敏性休克的报道。

2.主要相互作用

本药抗病毒,维生素B_{12}促进蛋白合成抑制病毒,两药联用效果优于单用聚肌胞。

3.过敏监护、毒性监护等

注射后出现发热者,如2d后不能自行退热,应立即停药。

一、病毒性肺炎

(一)病因与临床表现

病毒性肺炎是由多种病毒感染引起的支气管肺炎。婴儿和儿童最常见的是呼吸道合胞病毒;年长儿及成年人最常见的是流行性感冒病毒。年长儿临床表现一般较轻。起病缓慢,常伴有上呼吸道感染,有头痛、乏力、肌痛、发热、持续干燥或少量黏痰等症状,症状一般较轻。婴幼儿及免疫缺损的患者,病情比较严重,可有持续高热、心悸、气急、呼吸困难、发绀和食欲缺乏,严重者可出现呼吸衰竭,可伴心力衰竭、休克、氮质血症。呼吸道合胞病毒肺炎和腺病毒肺炎尤具临床特点。

呼吸道合胞病毒肺炎简称合胞病毒肺炎,由呼吸道合胞病毒(RSV)所致。临床上有两种类型:①毛细支气管炎;②间质性肺炎。腺病毒肺炎是病毒性肺炎中较常见的一种,多通过呼吸道传染,多为散发,也可引起小流行。本症潜伏期3～8d,轻症常有持续高热,但呼吸及神经系统症状不重。

(二)药物治疗要点

目前尚无有效抗病毒药物,主要为对症治疗和加强护理,适当应用抗病毒药。如干扰素、聚肌胞、利巴韦林等。干扰素一般连用3d,聚肌胞用3次。疑有合并细菌感染时,同时加用抗生素;有喘息者用沙丁胺醇气雾剂对症治疗。

二、支原体肺炎

(一)病因与临床表现

支原体肺炎旧称原发性非典型肺炎,是由肺炎支原体(MP)感染引起的。除肺炎外,还可表现为支气管炎、气管炎及咽炎。大多起病不甚急,全身中毒症状较轻,可有不规则发热、厌食、咳嗽、畏寒、头痛、咽痛、胸骨下疼痛及胸闷等症状。体温在 37~41℃,大多数在 39℃ 左右,可为持续性热或弛张性热,或仅有低热,甚至不发热。顽固性干咳是其最主要特点,一般无呼吸困难表现,但婴儿患者可有喘鸣及呼吸困难。体征依年龄而异,年长儿往往缺乏显著的肺部体征,可有干啰音,少有湿啰音、实变征。婴儿期叩诊可得轻度浊音,呼吸音减弱,有湿啰音,有时可呈梗阻性肺气肿体征。

(二)药物治疗要点

支原体感染选红霉素、阿奇霉素,疗程一般 3~4 周。咳嗽重、高热者对症处理。

三、真菌性肺炎

(一)病因与临床表现

真菌性肺炎为深部真菌病的一种,是真菌引起的肺部感染。本病常发生在感染病程中,表现为病情一度好转后再次发热和病情加重,患儿可存在消瘦和恶病质;或伴有鹅口疮、皮肤或消化道等部位的真菌病。肺内真菌病还可同时伴葡萄球菌、大肠埃希菌等混合感染。临床表现具有支气管肺炎的各种症状和体征,但起病缓慢,可有发热,咳嗽剧烈,痰为无色胶陈样,偶带血丝,气促、发绀,肺部检查可闻及干、湿啰音。临床症状轻而肺部 X 线征象严重,X 线胸片可见大片状阴影,多见于肺底和中部,个别为粟粒样阴影,但在短期内可有变化,X 线很难与支气管肺炎、结核相鉴别。血常规白细胞减少。痰涂片可查到念珠菌发芽的酵母细胞和菌丝。

(二)药物治疗要点

氟康唑对本病疗效好,使用方便而安全。一般病例口服,严重病例静脉滴注。

(三)常用药物

氟康唑

【其他名称】

大扶康、三维康、静达、罗兰丝。

【作用与用途】

本品属吡咯类抗真菌药。抗真菌谱较广。口服及静脉注射本品对人和各种动物真菌感染,如念珠菌感染(包括免疫正常或免疫受损的人和动物的全身性念珠菌病)、新型隐球菌感染(包括颅内感染)、糠秕马拉色菌、小孢子菌属、毛癣菌属、表皮癣菌属、皮炎芽生菌、粗球孢子菌(包括颅内感染)及荚膜组织胞浆菌、斐氏着色菌、卡氏枝孢霉等有效。

【用法用量】

①口服,黏膜真菌感染,>4 周者,1 次 3mg/kg,每天 1 次;2~4 周者,1 次 3mg/kg,每 2d1 次;<2 周者,1 次 3mg/kg,每 3d1 次。②静脉滴注,>1 岁且肾功能正常的儿童,浅表念珠菌感染,每天 1~2mg/kg。全身性念珠菌或隐球菌感染,每天 3~6mg/kg。

【药动学】

本品口服吸收完全,空腹服用后 1~2h 达峰,约可吸收 90%。在体内广泛分布于皮肤、水疱液、腹水、痰液等组织体液中。在脑膜炎症时,脑脊液中药物浓度可达血药浓度的 54%~85%,血浆蛋白结合率低,少量在肝代谢,80% 的药物以原型自尿液排泄。清除半衰期为 27~37h,肾功能减退时明显延长。

【禁忌证】

对本品或其他吡咯类药物有过敏史者禁用。

【安全用药监护】

1.不良反应

(1)常见消化道反应,表现为恶心、呕吐、腹痛或腹泻等。

(2)过敏反应,可表现为皮疹,偶可发生严重的剥脱性皮炎(常伴随肝功能损害)、渗出性多形红斑。

(3)肝毒性,治疗过程中可发生轻度一过性血清氨基转移酶升高,偶可出现肝毒性症状,尤其易发生于有严重基础疾病(如艾滋病和癌症)的患者。

(4)可见头晕、头痛。

2.主要相互作用

(1)本品与异烟肼或利福平合用时,可使本品的血药浓度降低。

(2)本品与甲苯磺丁脲、氯磺丁脲和格列吡嗪等磺酰脲类降血糖药合用时,可使此类药物的血药浓度升高而可能导致低血糖。

(3)高剂量本品和环孢素合用时,可使环孢素的血药浓度升高,致毒性反应发生的危险性增加。

(4)本品与氢氯噻嗪合用,可使本品的血药浓度升高。

(5)本品与茶碱合用时,可导致毒性反应,故需监测茶碱的血药浓度。

3.过敏监护、毒性监护等

如发生过敏征兆应立即停药。

4.特殊用药人群的监护

(1)用于肾功能减退患者需减量应用。肌酐清除率(Ccr)>40mL/min者,给予常规剂量,24h 1 次;Ccr 为 21~40mL/min 者,给予常规剂量的 1/2,或每隔 48h 给药 1 次;Ccr 为 10~20mL/min 时,给予常规剂量的 1/3,或每隔 72h 给药 1 次。

(2)用本品治疗开始前和治疗中均应定期检查肝功能,如肝功能出现持续异常,或出现肝毒性临床症状时均需立即停用本品。

(3)接受骨髓移植者,如严重粒细胞减少已先期发生,则应预防性使用本品,直至中性粒细胞计数上升至 1×10^9/L 以上后 7d。

5.实验室检查

在治疗前和治疗期间每 2 周进行 1 次肝功能检查。用药期间定期检测肾功能。

第四节 小儿营养性贫血用药

一、营养性缺铁性贫血

(一)病因与临床表现

营养性缺铁性贫血是由于先天储血不足、长期摄铁过少、生长发育过快或铁耗失过多而致体内铁减少、血红蛋白合成减少的一种小细胞低色素性贫血,故又称为营养性小细胞性贫血。症状的轻重取决于贫血的程度和贫血发生、发展的速度。开始常有皮肤、黏膜逐渐苍白或苍黄,以口唇、口腔黏膜及甲床最为明显。易感疲乏无力,易烦躁哭闹或精神萎靡,不爱活动,食欲缺乏。年长儿可诉疲乏无力、头晕、眼前发黑,耳鸣,对周围环境不感兴趣、注意力不集中、记忆力减退、理解力降低、反应慢,在课堂上常表现为行为异常。肝、脾、淋巴结常轻度增大。消化系统症状常有食欲低下、呕吐、腹泻,少数有异食癖,喜食泥土、墙纸、煤渣等;可出现口腔炎、舌炎或舌乳头萎缩等。呼吸、心率加快,心前区往往可听到收缩期杂音。贫血严重者可有心脏扩大,甚至并发心功能不全。此外,可出现反甲现象;较易发生感染。

(二)药物治疗要点

对缺铁性贫血,铁剂治疗效果最佳,二价铁比三价铁更易吸收。主要铁剂有硫酸亚铁、富马酸亚铁、右旋糖酐铁、葡萄糖酸亚铁、多糖铁复合物等。

为了补充体内储存铁,使之达正常水平,铁剂治疗需维持 3 个月。

(三)常用药物

硫酸亚铁

【其他名称】

硫酸低铁。

【作用与用途】

本品为二价铁,较三价铁易吸收,含元素铁约 20%。主要用于预防婴幼儿缺铁性贫血,治疗营养性缺铁性贫血、失血性贫血及其他原因引起的缺铁性贫血。

【用法用量】

口服:小儿预防量,每天 5mg/kg;治疗量,不足 1 岁者,1 次 60mg,每天 3 次;1～5 岁,1 次 120mg,每天 3 次;6～12 岁,1 次 0.3g,每天 2 次。

【药动学】

本品主要在十二指肠及空肠近端吸收。对非缺铁者,口服摄入铁的 5%～10% 可自肠黏膜吸收。随着体内铁储存量的缺乏,吸收量可成比例增加,对一般缺铁患者,20%～30% 摄入铁可被吸收。铁吸收后与转铁蛋白结合后进入血液循环,以供造血细胞所用,也可以铁蛋白或含铁血黄素形式累积在肝、脾、骨髓及其他网状内皮组织。铁在人体中每天排泄量极微,见于尿、粪、汗液、脱落的肠黏膜细胞及酶内,丧失总量每天为 0.5～1.0mg。口服铁剂后不能自肠道吸收者均随粪便排出。

【禁忌证】

血红蛋白沉着症、含铁血黄素沉着症及不伴缺铁的其他贫血、肝肾功能严重损害、对铁剂过敏者禁用。

【安全用药监护】

1.不良反应

口服铁剂对胃肠道有刺激性,偶见食欲缺乏、腹痛、腹泻、恶心、便秘等。饭后服用可以减轻。

2.主要相互作用

(1)稀盐酸或维生素 C 可使铁剂易于吸收。

(2)服铁剂时禁用芦丁、四环素类、新霉素、别嘌醇、氯霉素、胆影葡胺、考来烯胺(消胆胺)、西咪替丁(甲氰咪胍)、青霉胺、维生素 E、肼屈嗪、阿司匹林、复方丹参片、胰酶制剂、口服避孕药、碳酸钙、氧化镁、氢氧化铝、雷尼替丁(呋喃硝胺)、丙谷胺及含钙镁离子的抗酸中草药。

(3)与茶、咖啡、碳酸氢钠、鞣酸蛋白等同服,可致铁盐沉着,妨碍其吸收。

(4)服用铁剂补血药不宜饮奶。铁剂药物不宜与谷物同服。

3.过敏监护、毒性监护

大量口服可致急性中毒,出现胃肠道出血、坏死,严重时可引起休克,应立即救治。

4.特殊用药人群的监护

酒精中毒、肝炎、急性感染、肠道炎症、胰腺炎及消化性溃疡等患者慎用。

5.药物过量处置

(1)小儿误服 1g 以上铁剂可引起急性中毒,表现为坏死性胃肠炎、呕吐、腹痛、血性腹泻、休克、呼吸困难、死亡。急救措施为立即催吐,以磷酸盐或碳酸盐溶液洗胃,并以特殊解毒药去铁胺注入胃内以结合残存的铁。

(2)长期服用可致慢性中毒,引起血色病。

6.实验室检查

治疗期间需做下列检查:血红蛋白测定、网织红细胞计数、血清铁蛋白及血清铁测定。

7.特殊药品存放要求

遮光,密闭干燥处保存。铁剂不宜放置过久,因硫酸亚铁是二价铁,放置过久,存储不当,二价铁可氧化成三价铁而影响疗效。

富马酸亚铁

【其他名称】

富马酸铁、富马铁、富血铁、紫酸铁。

【作用与用途】

本品为二价铁,含元素铁约 33%。用于治疗各种原因引起的缺铁性贫血、失血性贫血及营养不良、儿童发育期等引起的缺铁性贫血。

【用法用量】

口服。不足 1 岁者,1 次 35mg,每天 3 次;1～5 岁,1 次 70mg,每天 3 次;6～12 岁,1 次 140mg,每天 3 次。轻者疗程 2～4 周,重症患者 3～4 周。

【药动学】

铁剂以亚铁离子形式主要在十二指肠及空肠近端吸收。对非缺铁者,口服后摄入铁的 5%～10% 可自肠黏膜吸收。随着体内铁储存量的缺乏,其吸收量可成比例地增加,所以,对一般缺铁患者,摄入铁的 20%～30% 可被吸收。与食物同时摄入铁,其吸收量较空腹时减少 1/3～1/2。铁吸收后与转铁蛋白结合,再进入血循环,作为机体生成红细胞的原料,也可以铁蛋白或含铁血黄素形式储存在肝、脾、骨髓及其他网状内皮组织。本药的蛋白结合率在血红蛋白中很高,而在肌红蛋白、酶及转运铁的蛋白中均较低,在铁蛋白或含铁血黄素中也很低。铁从尿液、胆汁、汗液、脱落的肠黏膜细胞及酶内排泄,每天排泄量极微,丢失总量为 0.5～1.0mg。女性由于月经、妊娠、哺乳等原因,每日平均排泄为 1.0～1.5mg。本药口服后不能自肠道吸收者均随粪便排出。

【禁忌证】

①对铁剂过敏者;②血色病、含铁血黄素沉着症及非缺铁性贫血(如海洋性贫血);③严重肝、肾功能损害。

【安全用药监护】

1.不良反应

偶见恶心、呕吐、便秘等。排黑粪易与粪便隐血混淆。

2.主要相互作用

(1)稀盐酸可促进三价铁离子转为亚铁离子,有助于铁剂吸收,对胃酸缺乏患者尤为适用。

(2)与维生素 C 同服时,有利于本品的吸收。

(3)与西咪替丁、去铁胺、二巯丙醇、胰酶同服,可影响铁的吸收。

(4)与磷酸盐类、四环素类及鞣酸等同服,可妨碍铁的吸收。

(5)本品可减少左旋多巴、卡比多巴、甲基多巴、四环素类及喹诺酮类、青霉胺、锌制剂的吸收。

(6)与碳酸氢钠、磷酸盐类及含鞣质药物的制酸药同用,易产生沉淀而影响吸收。

3.过敏监护、毒性监护

同硫酸亚铁。

4.特殊用药人群的监护

酒精中毒、肝炎、急性感染、肠道炎症、胰腺炎及消化性溃疡等患者慎用。

5.药物过量处置

同硫酸亚铁。

6.实验室检查

用药前、后及用药时应当检查或监测:①血红蛋白;②网织红细胞计数;③血清铁蛋白及血清铁。

右旋糖酐铁

【其他名称】

右糖酐铁、葡聚糖铁、科莫非。

【作用与用途】

本品为右旋糖酐与铁的络合物,是一种可溶性的三价铁。通过直接向体内补充三价铁离子而改善因铁缺乏导致的贫血。注射剂适用于缺铁性贫血有下列情况者:有胃肠道疾病,如慢性腹泻,影响铁的吸收;确定缺铁性贫血,但口服铁剂无效,又找不出原因者;口服各种铁剂均有严重反应者。口服本品也可补充铁元素。

【用法用量】

①用量计算:需元素铁总量(mg)＝120－患者血红蛋白量(g/L)×80×kg(体重)×3.4×1.5×0.001。②用法:将总量分数次做深部肌内注射或静脉注射,静脉注射用 0.9%氯化钠注

射液或 5％葡萄糖溶液稀释,在 2～3min 注射完。每次注射量 0.5～1mg/kg,首次剂量宜小,每 2～3d1 次,如无不良反应,每天 1 次。

【药动学】

右旋糖酐铁经静脉滴注后,能被单核-吞噬细胞系统细胞摄取,特别是在肝和脾中,铁能缓慢地释放并结合于蛋白。循环铁的血浆半衰期($t_{1/2}$)为 5h,总铁的 $t_{1/2}$ 为 20h。肌内注射后,右旋糖酐铁从注射部位被吸收入毛细血管和淋巴系统。该复合物分子量较大,不易通过肾清除,少量能随尿液和粪便清除。右旋糖酐可以被代谢和清除。

【禁忌证】

严重肝、肾功能减退者、哮喘、湿疹或其他特异性变态反应的患者禁用。

【安全用药监护】

1.不良反应

注射后偶有面部潮红、头痛、头晕,重者有恶心、呕吐、腹泻、寒战、发热、肌肉关节酸痛、荨麻疹,甚至气促、心率加快、出汗、休克、昏迷。全身反应可发生在注射后数分钟,也可在注射后数小时后。缓慢注射可降低急性过敏反应。

2.主要相互作用

(1)维生素 C 与本品同服,有利于本品吸收。

(2)本品与磷酸盐类、四环素类及鞣酸等同服,可妨碍铁的吸收。

(3)本品可减少左旋多巴、卡比多巴、甲基多巴及喹诺酮类药物的吸收。

3.过敏监护、毒性监护

静脉注射偶可引起过敏性休克,且不可溢出静脉。

4.特殊用药人群的监护

酒精中毒、肝炎、急性感染、肠道炎症、胰腺炎、胃与十二指肠溃疡、溃疡性肠炎等患者慎用。

5.药物过量处置

铁不从机体被清除,过量蓄积可能产生毒性。

6.实验室检查

治疗期间应定期检查血象和血清铁水平。

蔗糖铁

【作用与用途】

适用于口服铁剂效果不好而需要静脉铁剂治疗的缺铁性贫血患者。

【用法用量】

成年人:根据血红蛋白水平每周用药 2～3 次,每次 5～10mL(100～200mg 铁),给药频率应不超过每周 3 次。儿童:根据血红蛋白水平每周用药 2～3 次,每次每千克体重给予本品 0.15mL(即＝3mg 铁/kg 体重)。

【药动学】

蔗糖铁静脉注射后,被网状内皮系统解离为蔗糖和铁。蔗糖部分主要通过尿清除,铁在血浆中被快速清除,半衰期约为 6h。稳态分布容积约为 8L。

【禁忌证】

禁用于非缺铁性贫血、铁过量或铁利用障碍、已知对单糖或二糖铁复合物过敏者。

【安全用药监护】

1.不良反应

罕见过敏反应。偶尔会出现金属味,头痛、恶心、呕吐、腹泻、低血压、肝酶升高、胸痛、嗜睡、呼吸困难、肺炎、咳嗽、瘙痒等。极少出现副交感神经兴奋、胃肠功能障碍、肌肉痛、发热、风疹、面部潮红、四肢肿胀、呼吸困难,在输液的部位发生静脉曲张、静脉痉挛。

2.主要相互作用

本品会减少口服铁剂的吸收。

3.过敏监护、毒性监护

(1)非肠道使用的铁剂会引起具有潜在致命性的过敏反应或过敏样反应。轻度过敏反应应服用抗组胺类药物;重度过敏反应应立即给予肾上腺素。

(2)有支气管哮喘、铁结合率低和(或)叶酸缺乏症的患者,应特别注意过敏反应或过敏样反应的发生。

4.特殊用药人群的监护

(1)在妊娠前 3 个月不建议使用非肠道铁剂。任何本品代谢物都不会进入到母乳中。

(2)非肠道使用的铁剂对有感染的儿童会产生不利影响。

(3)有严重肝功能不良、急性感染、有过敏史或慢性感染的患者应谨慎使用。

5.药品过量处置

用药过量会由于急性铁过载,导致高铁血症。用药过量应采用有效的方法进行处理,必要时可使用铁螯合剂。

二、营养性巨幼红细胞性贫血

(一)病因与临床表现

营养性巨幼红细胞性贫血又名营养性大细胞性贫血,是指叶酸和(或)维生素 B_{12} 缺乏或其他原因引起的 DNA 合成障碍所致的一类贫血。本病多见于婴幼儿,尤其是 2 岁以内婴幼儿。其中单纯用母乳喂养又不添加辅食者占绝大多数。起病缓慢,患儿多呈虚胖体型或轻度水肿,毛发稀疏、发黄,偶见皮肤出血点。轻度或中度贫血占大多数,乏力、头晕、心悸、耳鸣等,面色苍白逐渐加重。常伴有肝、脾、淋巴结大。消化道症状有舌痛、舌面光滑、舌乳头萎缩、口角炎、口腔黏膜小溃疡、食欲缺乏、食后腹胀、腹泻等。精神神经症状有烦躁不安、爱发脾气、表情呆滞、嗜睡、对外界反应迟钝、少哭或不哭、智力发育和动作发育落后,甚至倒退。此外尚有不协调和不自主动作,肢体、头、舌甚至全身震颤,肌张力增加,腱反射亢进,踝阵挛阳性,浅反射消失,甚至抽搐。

(二)药物治疗要点

治疗维生素 B_{12} 缺乏所致的巨幼红细胞性贫血的药物有维生素 B_{12}、腺苷钴胺(辅酶维生素 B_{12})、甲钴胺等,治疗叶酸缺乏所致的巨幼红细胞性贫血的药物有叶酸、亚叶酸钙。

（三）常用药物

维生素 B_{12}

【其他名称】

氰钴铵、钴胺素。

【作用与用途】

本品为抗贫血药。维生素 B_{12} 参与体内甲基转换及叶酸代谢，促进 5-甲基四氢叶酸转变为四氢叶酸。本品还促使甲基丙二酸转变为琥珀酸，参与三羧酸循环。主要用于巨幼细胞性贫血，也可用于神经炎的辅助治疗。

【用法用量】

口服。每天 $25 \sim 100 \mu g$（$1 \sim 4$ 片）或隔日 $50 \sim 200 \mu g$（$2 \sim 8$ 片），分次服用或遵医嘱。肌内注射，成年人，每天 $0.025 \sim 0.1 mg$ 或隔日 $0.05 \sim 0.2 mg$。用于神经炎时，用量可酌增。儿童肌内注射 1 次 $25 \sim 100 \mu g$，每天或隔日 1 次。

【药动学】

本品在胃中与胃黏膜壁细胞分泌的内因子形成维生素 B_{12} 内因子复合物，该复合物进入至回肠末端时与回肠黏膜细胞的微绒毛上的受体结合，通过胞饮作用进入肠黏膜细胞，再吸收入血液内。体内分布较广，但主要储存于肝，成年人总储量为 $4 \sim 5 mg$；大部分在 8h 经肾排泄，剂量愈大，排泄愈多。

【禁忌证】

尚不明确。

【安全用药监护】

1. 不良反应

口服有低血钾及高尿酸血症等不良反应报道。肌内注射偶可引起皮疹、瘙痒、腹泻及过敏性哮喘，但发生率低，极个别有过敏性休克。避免同一部位反复给药，且对新生儿、早产儿、婴儿、幼儿要特别小心。

2. 主要相互作用

应避免与氯霉素合用，否则可抵消维生素 B_{12} 具有的造血功能。同时给药或长期大量摄取维生素 C 时，可使维生素 B_{12} 血浓度降低。氨基糖苷类抗生素、对氨基水杨酸类、苯巴比妥、苯妥英钠、扑米酮等抗惊厥药及秋水仙碱等可减少维生素 B_{12} 从肠道的吸收。

3. 过敏监护、毒性监护

（1）本品不得做静脉注射。

（2）本品水溶液为红色，遇维生素 C、重金属盐类均能使之失败，应避免合用。

4. 特殊用药人群的监护

痛风患者如使用本品，由于核酸降解加速，血尿酸升高，可诱发痛风发作，应加注意。神经系统损伤者，在诊断未明确前，不宜应用维生素 B_{12}，以免掩盖亚急性联合变性的临床表现。

叶酸

【其他名称】

维生素 M、维生素 B_6、维生素 B_9、蝶酰谷氨酸。

【作用与用途】

叶酸是一种水溶性 B 族维生素,为人体细胞生长和繁殖的必须物质。主要用于各种原因引起的叶酸缺乏及叶酸缺乏所致的巨幼红细胞贫血;预防胎儿先天性神经管畸形及哺乳期妇女补充用药和慢性溶血性贫血所致的叶酸缺乏。还有抗肿瘤作用,对婴幼儿的神经细胞与脑细胞发育有促进作用。叶酸可作为精神分裂症患者的辅助治疗药。

【用法用量】

口服:成年人,每次 5～10mg,每天 15～30mg,直至血象恢复正常;儿童,每次 5mg,每天 3次(或每天5～15mg,分 3 次)。妊娠期、哺乳期妇女预防给药,1 次 0.4mg,每天 1 次。

【药动学】

口服后主要以还原型在空肠近端吸收,5～20min 即出现于血中,1h 后达高峰,其半衰期约为 0.7h。治疗量的叶酸约 90% 的自尿中排泄,大剂量注射后 2h,即有 20%～30% 出现于尿中。

【禁忌证】

维生素 B_{12} 缺乏引起的巨幼细胞贫血不能单用叶酸治疗。

【安全用药监护】

1.不良反应

较少,罕见过敏反应。叶酸过敏反应的严重症状包括皮疹,瘙痒,肿胀,头晕,呼吸困难。长期用药可以出现畏食、恶心、腹胀等胃肠症状。大量服用叶酸时,可使尿呈黄色。

2.主要相互作用

肌内注射时,不宜与维生素 B_1、维生素 B_2、维生素 C 同管注射;口服大剂量叶酸,可以影响微量元素锌的吸收。抗生素类药物可影响微生物法测定血清或红细胞中叶酸的浓度,出现浓度偏低的现象。大剂量叶酸能拮抗苯巴比妥、苯妥英钠和扑米酮的抗癫痫作用,可使癫痫发作的临界值明显降低,并使敏感患者的发作次数增多。甲氧蝶啶,乙胺嘧啶等能中止叶酸的治疗作用。

3.过敏监护、毒性监护

叶酸是水溶性维生素,一般超出成年人最低需要量 20 倍也不会引起中毒。凡超出血清与组织中和多肽结合的量均从尿中排出。服用大剂量叶酸可能产生的毒性作用有:①干扰抗惊厥药物的作用,诱发患者惊厥发作。②口服叶酸 350mg 可能影响锌的吸收,而导致锌缺乏,使胎儿发育迟缓,低出生体重儿增加。③掩盖维生素 B_{12} 缺乏的早期表现,而导致神经系统受损害。

4.药品过量处置

因大剂量叶酸能拮抗苯巴比妥、苯妥英钠和扑米酮的抗癫痫作用,可使癫痫发作的临界值明显降低,并使敏感患者的发作次数增多。因此,这些患者应用的叶酸剂量不应当超过 1mg,主张不超过 $400\mu g$ 为宜,以免影响病情。

5.实验室检查

(1)血清叶酸含量反映近期膳食叶酸摄入情况。＜6.8nmoL/L(3ng/mL)为缺乏。

(2)红细胞叶酸含量反映体内叶酸储存情况。＜318nmoL/L(140ng/mL)为缺乏。

抗人淋巴细胞免疫球蛋白

【其他名称】

抗胸腺细胞球蛋白、抗人淋巴细胞球蛋白、抗淋巴细胞免疫球蛋白。

【作用与用途】

主要用于临床器官移植的免疫排斥预防及治疗,骨髓移植的移植物抗宿主反应预防,以及再生障碍性贫血等病的治疗。自身免疫性溶血性贫血、原发性血小板减少性紫癜及自身免疫病也可试用。

【用法用量】

①将本品稀释于 250～500mL 氯化钠注射液中(幼儿酌减稀释用的氯化钠注射液量),静脉滴注。开始速度每分钟 5～10 滴,如 10min 后无反应,再逐渐加速,全量在 1～2h 输完。②用于器官移植和烧伤植皮时,为预防免疫排斥发生,可在手术前 3d 开始注射。在发生排斥危象时,及时注射本品。注射次数视病情需要而定。

用量:一般按每千克体重注射 20～30mg,共 5 次,1 次间隔 2～3d,需要时可每天注射。

【禁忌证】

①对异种蛋白过敏者;②严重病毒感染、寄生虫感染、全身性真菌感染,免疫功能减退的患者;③恶性肿瘤,免疫功能减退的患者;④其他细胞免疫功能极度减退的患者;⑤妊娠妇女;⑥血小板严重缺乏的患者。

【安全用药监护】

1.不良反应

注射本品后由于 T-淋巴细胞的破坏,如有体温轻度上升,寒战等属正常现象,短期内自行消退。多次使用后可能发生荨麻疹、血清病、甚至过敏性休克,应停止使用。2 次注射间隔尽可能不超过 4～5d,以降低变态反应发生的可能性。如发生过敏性休克,立即按临床过敏性休克诊疗常规处理。发生血清病,一般 3～5d 可自愈。可按临床血清病诊疗常规处理。

2.主要相互作用

与其他免疫抑制药合用,有协同作用,有造成过度抑制的危险;减毒活疫苗在进行免疫抑制治疗期间禁用;不能与血液或血液制品和含脂质的溶液混合同时输用。

3.过敏监护、毒性监护

必须准备急救治疗设备以防治过敏性休克。

4.药品过量处置

在超剂量情况下,应立即停用本品并使用广谱抗生素治疗。

5.实验室检查

输注期间需对患者进行密切的临床症状及血液检查,如红细胞、白细胞、血小板等,治疗 1～2 周后需进行肾功能检查。

6.特殊药品存放要

2～8℃避光保存。

胸腺素

【其他名称】

胸腺肽、胸腺多肽、胸腺因子、路麦。

【作用与用途】

本品是用小牛或猪的胸腺提取的多肽类激素,具有增强细胞免疫功能和调节免疫平衡等作用。用于治疗各种原发性或继发性 T 细胞缺陷病,某些自身免疫性疾病,各种细胞免疫功能低下的疾病及肿瘤的辅助治疗。

【用法用量】

皮下或肌内注射:1 次 10～20mg,每天 1 次或遵医嘱。静脉滴注:1 次 20～80mg,每天 1 次或遵医嘱。常用肌内注射,剂量视儿童年龄、体重和病情而定。如对胸腺发育不全症患儿,每天 1mg/kg,症状改善后,改维持量为每周 1mg/kg,可长期应用作替代性治疗。治疗 8 个月至 12 岁小儿反复呼吸道感染,隔日 1 次,1 次 5mg,1 个月后改为 1 周 2 次,1 次 5mg。

【药动学】

胸腺肽根据纯化过程分为 F_1～F_6 组分,按等电点不同又可把 F_5 分为 α、β 和 γ 三组,目前 $α_1$ 应用较广,其皮下注射吸收良好。本药反复给药无蓄积现象。约 60% 药物经肾随尿液排出,半衰期约为 1.65h。

【禁忌证】

对本品有过敏反应者或器官移植者禁用。接受免疫抑制治疗的患者禁用。

【安全用药监护】

1.不良反应

常见的不良反应为发热。少数患者有荨麻疹、皮疹;个别患者出现恶心、头晕、胸闷、无力、嗜睡感等。慢性乙型肝炎患者使用时可使 ALT 水平短暂上升,如无肝衰竭预兆出现,仍可继续使用。

2.主要相互作用

(1)与干扰素合用,对于改善免疫功能有协调作用。

(2)与抗生素合用,可增强抗菌作用。

(3)与化疗药合用,可降低化疗药的不良反应。

3.过敏监护、毒性监护

(1)使用前须做皮肤试验,皮肤试验阳性者不能使用。

(2)出现皮疹等症状时应停药。

(3)餐前口服。

4.特殊人群用药监护

(1)妊娠、哺乳期妇女、18 岁以下患者慎用。

(2)过敏体质者慎用。

5.实验室检查

治疗期间应定期检查肝功能。

一叶荻碱

【其他名称】

叶蕨碱、一叶秋碱。

【作用与用途】

作用与士的宁相似。但毒性较低。能兴奋脊髓。增强反射及肌肉紧张度。用于治疗小儿麻痹症及其后遗症、面神经麻痹,对神经衰弱综合征、低血压、自主神经功能紊乱所引起的头晕及耳鸣、耳聋等有一定疗效。

【用法用量】

①成年人剂量:皮下或肌内注射,1 次 8～16mg,每天 1 次,14d 为 1 个疗程。②小儿剂量:1 次 0.2～0.4mg/kg,每天 1 次,14d 为 1 个疗程。

【药动学】

尚不明确。

【禁忌证】

尚不明确。

【安全用药监护】

1.不良反应

偶见注射后发生荨麻疹、疼痛、局部刺痒、局部感染、局部肿胀等反应。个别患者有心悸、头痛,停药后可自愈。

2.药品过量处置

过量使用可导致惊厥。

23 价肺炎球菌疫苗

【其他名称】

纽莫法 23。

【作用与用途】

本药所含的经过提纯的肺炎球菌荚膜多糖可引起抗体的产生,而此抗体可有效地预防肺炎球菌的感染。任何年龄的成年人都可以对疫苗产生免疫应答。用于免疫预防由肺炎球菌引起的疾病。

【用法用量】

0.5mL(25μg)皮下或肌内注射。对肺炎球菌感染最高危的小儿(如无脾、镰状细胞疾病、肾病综合征)3～5 年再接种 1 次(应在 10 岁以下)。

【药动学】

尚不明确。

【禁忌证】

对于疫苗的任何成分过敏者禁用。除了适应证及用法中所列项目外,均禁止本品的再接种。霍奇金病患者在治疗开始前少于 10d 及治疗过程中禁忌免疫接种。已行广泛的化学治疗和(或)结合放射治疗的霍奇金病患者禁用。心、肺功能严重损害者及急性感染病患者禁用。

【安全用药监护】

1.不良反应

可能在注射部位出现暂时的疼痛、红肿、硬结和短暂的全身发热反应等轻微反应,一般均可自行缓解。必要时可给予对症治疗。罕见的不良反应有头痛、不适、虚弱乏力,淋巴结炎、过敏样反应,血清病,关节痛,肌痛,皮疹,荨麻疹。因对疫苗成分过敏而引起的急性反应,应注射1∶1000 的肾上腺素。

2.过敏监护、毒性监护

(1)本品不能静脉注射(注射时不要误入血管),不需稀释。

(2)2 岁以下的幼儿对本品不发生免疫应答反应,因此不主张接种。

3.特殊用药人群的监护

(1)孕妇使用本疫苗是否会伤害胎儿或影响生育能力,以及此种疫苗是否会从母乳中分泌,均不能肯定,故孕妇及哺乳妇女慎用。

(2)本疫苗对 2 岁以下幼儿的安全性及有效性尚未肯定。

(3)严重心、肺功能障碍的患者注射本品时要谨慎,可能会发生相当严重的全身性反应。

4.特殊药品存放要求

已开包装或是未开包装的疫苗均储存于 2～8℃环境中。

羟基脲

【其他名称】

硫酸羟脲、氨甲酰基脲。

【作用与用途】

该药是一种核苷二磷酸还原酶抑制药,可阻止核苷酸还原为脱氧核苷酸,干扰嘌呤及嘧啶碱基生物合成,选择性地阻碍 DNA 合成,对 RNA 及蛋白质合成无阻断作用。①慢性粒细胞白血病(CML)有效,并可用于对白消安耐药的 CML;②对黑色素瘤、肾癌、头颈部癌有一定疗效,与放疗联合对头颈部及宫颈鳞状细胞癌有效。

【用法用量】

口服,CML 每天 20～60mg/kg,每周 2 次,6 周为 1 个疗程;头颈癌、宫颈鳞状细胞癌等 1 次 80mg/kg,每 3d1 次,需与放疗合用。

【药动学】

本品口服吸收佳,血浆 T_{max} 为 1～2h,6h 从血中消失,可透过血-脑屏障,脑脊液中 T_{max} 为 3h,20% 在肝内代谢,80% 由尿排出。

【禁忌证】

水痘、带状疱疹及各种严重感染禁用。

【安全用药监护】

1.不良反应

(1)骨髓抑制为剂量限制性毒性,可致白细胞和血小板减少,停药后 1～2 周可恢复。

（2）有时出现胃肠道反应，尚有致睾丸萎缩和致畸胎的报道。

（3）偶有中枢神经系统症状和脱发，亦有该药引起药物性发热的报道，重复给药时可再出现。

2.主要相互作用

该药对中枢神经系统有抑制作用，故用该药时慎用巴比妥类、安定类、麻醉药等；该药有可能提高患者血中尿酸的浓度，故与别嘌醇、秋水仙碱、丙磺舒等合用治疗痛风时，需调整上述药物剂量。该药与别嘌醇合用能预防并逆转其所致的高尿酸血症，与烷化药无交叉耐药。

3.过敏监护、毒性监护

该药有诱变、致畸胎及致癌的潜在可能。服用本品可能使患者的血尿酸增高，应适当增加液体的摄入量，以增加尿酸的排泄。

4.特殊用药人群的监护

孕妇及哺乳期妇女禁用。儿童用药补液量和速度应严格控制。

5.实验室检查

定期监测白细胞、血小板、血中尿素氮、尿酸及肌酐浓度。监测骨髓抑制和肝、肾功能情况。

铁螯合剂

【其他名称】

去铁酮片。

【作用与用途】

是一种口服铁螯合剂，用于治疗各种原因引起人体各组织高铁负荷的治疗，目前主要用于耐受或不愿意接受现有铁螯合剂治疗的铁负荷过多的珠蛋白生成障碍性贫血（地中海贫血）患者。

【用法用量】

口服：治疗剂量为 25mg/kg，每天 3 次，每天剂量为 75mg/kg。建议剂量不超过 100mg/（kg·d），因为会潜在地增加不良反应的危险性。

【药动学】

去铁酮片在上消化道快速吸收。患者空腹服用单剂去铁酮，血清峰浓度出现在 45～60min；餐后服用，达峰时间延长至 2h。多数患者的消除半衰期在 2～3h。

【禁忌证】

对活性成分或处方中的任何成分过敏、有复发的中性粒细胞减少症史、有粒细胞缺乏症史、怀孕或哺乳期妇女等禁用。

【安全用药监护】

1.不良反应

最常见不良反应是淡红色/棕色尿。一般不良反应包括：恶心、呕吐、腹痛和食欲增强。多在服用去铁酮治疗的早期出现，且大多数患者在继续治疗数日或数周后缓解。最严重的不良反应是粒细胞缺乏症，出现的概率为 1.2%；其次为中性粒细胞减少症，出现的概率为 6.5%。

2.主要相互作用

去铁酮与含三价阳离子的药物,例如含铝离子的抗酸药,会存在潜在的相互作用。同服去铁酮和维生素 C 有不良相互作用的报道。

3.特殊用药人群的监护

尚无 6 岁以下儿童服用的资料。

4.特殊药品存放要求

储存在 30℃以下。

参考文献

[1] 葛洪.新编临床药物学[M].长春:吉林科学技术出版社,2018.

[2] 陈惠.临床药物学[M].昆明:云南科技出版社,2018.

[3] 杨宝学,张兰.实用临床药物学[M].北京:中国医药科技出版社,2018.

[4] 李翠琼,吕颖.药物学基础实训指导[M].西安:西安交通大学出版社,2018.

[5] 孙巽华.现代药物学与医学检验[M].昆明:云南科技出版社,2018.

[6] 刘明.药物学[M].长春:吉林科学技术出版社,2018.

[7] 赵彩珍,郭淑芳.药物学基础[M].4版.北京:科学出版社,2018.

[8] 邓霁玲,韩芬,李心红.临床药物学[M].天津:天津科学技术出版社,2018.

[9] 刘灵改,陈颖,向羿.临床药物学指南[M].天津:天津科学技术出版社,2018.

[10] 张国元,赵立春,谢程.临床药物学[M].天津:天津科学技术出版社,2018.

[11] 王丽娟.现代临床药物学[M].长春:吉林科学技术出版社,2018.

[12] 吴一凡,孙丽静,韩亚琼.现代药物学[M].长春:吉林科学技术出版社,2018.

[13] 郭成焕.实用药物学与临床[M].长春:吉林科学技术出版社,2018.

[14] 杨晶.实用药物学基础[M].北京:中国轻工业出版社,2018.

[15] 李恩波.实用临床药物学[M].长沙:中南大学出版社,2018.

[16] 于鲁志.新编临床药物学[M].长春:吉林科学技术出版社,2018.

[17] 陶平德,谢俊强,魏胜梅.实用药物学基础[M].青岛:中国海洋大学出版社,2018.

[18] 郑小吉.天然药物学[M].北京:中国医药科技出版社,2018.

[19] 滕叔恒.新编临床药物学[M].天津:天津科学技术出版社,2018.

[20] 刘克令.现代药物学[M].北京:科学技术文献出版社,2018.

[21] 傅春升.新编药物学[M].天津:天津科学技术出版社,2018.

[22] 张丽.精编临床药物学[M].长春:吉林科学技术出版社,2018.

[23] 符秀华,付红焱.药物学基础[M].北京:科学出版社,2018.

[24] 华翔.药物学基础与临床用药[M].天津:天津科学技术出版社,2018.

[25] 康玉龙.新编实用药物学基础[M].天津:天津科学技术出版社,2018.

[26] 江秉华.药物学基础与临床应用[M].昆明:云南科技出版社,2018.

[27] 符壮,钮柏琳,焦妍.药物学临床诊疗常规[M].天津:天津科学技术出版社,2018.

[29] 段红福.药物学基础与临床应用[M].长春:吉林科学技术出版社,2018.

[30] 贺大伟.临床药物治疗学[M].天津:天津科学技术出版社,2018.

[31] 郭勇.临床药物治疗学[M].北京:科学技术文献出版社,2018.

[32] 刘玉,辛婷,蒋立新.药物临床治疗学[M].长春:吉林科学技术出版社,2018.